实用临床外科常见病诊治技术

刘 新 等◎主编

长江出版传媒 湖北科学技术出版社

图书在版编目(CIP)数据

实用临床外科常见病诊治技术/刘新等主编. -- 武

汉：湖北科学技术出版社，2022.7

ISBN 978-7-5706-2073-9

Ⅰ. ①实… Ⅱ. ①刘… Ⅲ. ①外科-常见病-诊疗

Ⅳ.①R6

中国版本图书馆CIP数据核字(2022)第115730号

责任编辑：许可　　　　　　　　　　　　　　　　　封面设计：胡博

出版发行:湖北科学技术出版社　　　　　　　　　电话:027-87679426

地　　　址:武汉市雄楚大街268号　　　　　　　　邮编:430070

　　　　　(湖北出版文化城B座13-14层)

网．　　址:http://www.hbstp.com.cn

印　　　刷:山东道克图文快印有限公司　　　　　邮编:250000

787mm×1092mm　　1/16　　　　　　　　20.75印张　　485千字

2022年7月第1版　　　　　　　　　　　　　2022年7月第1次印刷

　　　　　　　　　　　　　　　　　　　　　　　定价: 88.00 元

前　言

　　外科是一门实践性很强的专业,要求临床医生既要有坚实的理论基础、正确规范的诊疗行为,又要有娴熟的操作技巧。但外科又是一个风险性较大的专业,规范的诊疗行为将会大大减少和避免临床工作中的诊治失误,进而更好地提高人们的健康水平和生存质量。为此,特组织临床一线的工作者及专家编写了本书。

　　本书介绍了外科常见疾病的诊疗,包括胃肠外科疾病、肝胆外科疾病、肛肠外科疾病、甲状腺乳腺外科疾病、泌尿外科疾病、骨外科疾病等,全书以临床实践经验为基础,结合学科发展,在系统阐述了相关基本理论、基本技能的基础上,重点针对临床常见病的诊断思路和治疗原则进行了详细描述,针对性与实用性强,内容新颖、全面,条理清晰,结构合理,融科学性、系统性、理论性及学术性为一体,有助于医学生和临床医师对疾病做出正确诊断和恰当的处理。

　　由于时间紧张,本书在编写过程中难免有不妥之处,希望广大读者给予批评和指教,我们将虚心接受并加以改正。

编　者

目　录

第一章　肝胆外科疾病

第一节　肝囊肿

一、病因与病理

肝囊肿临床上较为常见,分先天性与后天性两大类,后天性多为创伤、炎症或肿瘤性因素所致,以寄生虫性如肝包虫感染所致最多见;先天性肝囊肿又称真性囊肿,最为多见,其发生原因不明,可由先天性因素所致,可能与肝内迷走胆管与淋巴管在胚胎期的发育障碍,或局部淋巴管因炎性上皮增生阻塞,导致管腔内分泌物滞留有关。可单发,亦可多发,女性多于男性,从统计学资料来看,多发性肝囊肿多有家族遗传因素。

肝囊肿多根据形态学或病因学进行分类,Debakey 根据病因将肝囊肿分为先天性和后天性两大类,其中先天性肝囊肿又可分为原发性肝实质肝囊肿和原发性胆管性肝囊肿,前者又可分为孤立性和多发性肝囊肿;后者则可分为局限性肝内主要胆管扩张和 Caroli 病。后天性肝囊肿可分为外伤性、炎症性和肿瘤性,炎症性肝囊肿可由胆管炎性或结石滞留引起,也可与肝包囊病有关;肿瘤性肝囊肿则可分为皮样囊肿、囊腺瘤或恶性肿瘤引起的继发性囊肿。

孤立性肝囊肿多发生于肝右叶,囊肿直径一般从数毫米至 30cm 不等,囊内容物多为清晰、水样黄色液体,呈中性或碱性反应,含液量一般在 500mL 以上,囊液含有清蛋白、黏蛋白、胆固醇、白细胞、酪氨酸等,少数与胆管相通者可含有胆汁,若囊内出血可呈咖啡样,囊壁表面平滑反光,呈乳白色或灰蓝色,部分菲薄透明,可见血管走行。囊肿包膜通常较完整,囊壁组织学可分三层。①纤维结缔组织内层:往往衬以柱状或立方上皮细胞。②致密结缔组织中层:以致密结缔组织成分为主,细胞少。③外层为中等致密的结缔组织,内有大量的血管、胆管通过,并有肝细胞,偶可见肌肉组织成分。

多发性肝囊肿分两种情况,一种为散在的肝实质内很小的囊肿,另一种为多囊肝,累及整个肝脏,肝脏被无数大小不等的囊肿占据。显微镜下囊肿上皮可变性扁平或阙如;外层为胶原组织,囊壁之间可见为数较多的小胆管和肝细胞。多数情况下合并多囊肾、多囊脾,有的还可能同时合并其他脏器的先天性畸形。

二、临床表现

由于肝囊肿生长缓慢,多数囊肿较小且囊内压低,临床上可无任何症状。但随着病变的持续发展,囊肿逐渐增大,可出现邻近脏器压迫症状,如上腹饱胀不适,甚至隐痛、恶心、呕吐等,少数患者因囊肿破裂或囊内出血而出现急性腹痛。晚期可引起肝功能损害而出现腹腔积液、黄疸、肝大及食管静脉曲张等表现,囊肿伴有继发感染时可出现畏寒、发热等症状。体检可发现上腹部包块,肝大,可随呼吸上下移动、表面光滑的囊性肿物以及脾大、腹腔积液及黄疸等相应体征。

肝囊肿巨大时 X 线可有膈肌抬高,胃肠受压移位等征象。

B 超检查见肝内一个或多个圆形、椭圆形无回声暗区,大小不等,囊壁菲薄,边缘光滑整齐,后方有增强效应,囊肿内如合并出血、感染,则液性暗区内可见细小点状回声漂浮,部分多房性囊肿可见分隔状光带。

CT 表现为外形光滑、境界清楚、密度均匀一致。平扫 CT 值在 0～20Hu 之间,增强扫描注射造影剂后囊肿的 CT 值不变,周围正常肝组织强化后使对比更清楚。

MRI 图像 T_1 加权呈极低信号,强度均匀,边界清楚;质子加权多数呈等信号,少数可呈略低信号;T_2 加权均呈高信号,边界清楚;增强后 T_1 加权囊肿不强化。

三、诊断

肝囊肿诊断多不困难,结合患者体征及 B 超、CT 等影像学检查资料多可做出明确诊断,但如要对囊肿的病因做出明确判断,需密切结合病史,应注意与下列疾病相鉴别。①肝包虫囊肿:有疫区居住史,嗜伊红细胞增多,Casoni 试验阳性,B 超检查可在囊内显示少数漂浮移动点或多房性、较小囊状集合体图像。②肝脓肿:有炎症史,肝区有明显压痛、叩击痛,B 超检查在未液化的声像图上,多呈密集的点状、线状回声,脓肿液化时无回声区与肝囊肿相似,但肝脓肿呈不规则的透声区,无回声区内见杂乱强回声,长期慢性的肝脓肿,内层常有肉芽增生,回声极不规则,壁厚,有时可见伴声影的钙化强回声。③巨大肝癌中心液化:有肝硬化史以及进行性恶病质,B 超,CT 均可见肿瘤轮廓,病灶内为不规则液性占位。

四、治疗

对体检偶尔发现的小而无症状的肝囊肿可定期观察,无须特殊治疗,但需警惕其发生恶变,对于囊肿近期生长迅速,疑有恶变倾向者,宜及早手术治疗。

(一)孤立性肝囊肿的治疗

1.B 超引导下囊肿穿刺抽液术

B 超引导下囊肿穿刺抽液术适用于浅表的肝囊肿,或患者体质差,不能耐受手术,囊肿巨大有压迫症状者。抽液可缓解症状,但穿刺抽液后往往复发,需反复抽液,有继发出血和细菌感染的可能。近年有报道经穿刺抽液后向囊内注入无水酒精或其他硬化剂的治疗方法,但远期效果尚不肯定,有待进一步观察。

2.囊肿开窗术或次全切除术

囊肿开窗术或次全切除术适用于巨大的肝表面孤立性囊肿,在囊壁最菲薄、浅表的地方切除 1/3 左右的囊壁,充分引流囊液。

3.囊肿或肝叶切除术

囊肿在肝脏的周边部位或大部分突出肝外或带蒂悬垂者,可行囊肿切除,若术中发现肝囊肿较大或多个囊肿集中某叶或囊肿合并感染及出血,可行肝叶切除。此外,对疑有恶变的囊性病变,如肿瘤囊液为血性或黏液性或囊壁厚薄不一,有乳头状赘生物时,可即时送病理活检,一旦明确,则行完整肝叶切除。

4.囊肿内引流

术中探查如发现有胆汁成分则提示囊肿与肝内胆管相通,可行囊肿空肠 Roux-en-Y 吻合术。

(二)多发性肝囊肿的治疗

多发性肝囊肿一般不宜手术治疗,若因某个大囊肿或几处较大囊肿引起症状时,可考虑行一处或多处开窗术,晚期合并肝功能损害,有多囊肾、多囊膜等,可行肝移植或肝、肾、膜多脏器联合移植。

第二节　胆囊结石

一、发病情况

胆囊结石是世界范围的常见病、多发病,其发病总体呈上升趋势,而且近些年的研究提示胆囊结石与胆囊癌的关系密切,因而,对胆囊结石的发病研究越来越重视,目的是找出与其发病相关的因素,以便更好地预防其发生,同时减少并发症,也可能对降低胆囊癌的发病率起到一定作用。我国胆结石的平均发病率为8%左右,个别城市普查可高达10%以上,而且胆结石中80%以上为胆囊结石。

胆囊结石的发病与年龄、性别、肥胖、生育、种族和饮食等因素有关,也受用药史、手术史和其他疾病的影响。

(一)发病年龄

大多的流行病学研究表明,胆囊结石的发病率随着年龄的增长而增加。本病在儿童期少见,其发生可能与溶血或先天性胆管疾病有关。一项调查表明,年龄在40～69岁的5年发病率是低年龄组的4倍,高发与低发的分界线为40岁,各国的报道虽有一定差异,但发病的高峰年龄都在40～50岁这一年龄段。

(二)发病性别差异

近年来超声诊断研究结果男女发病之比约为1∶2,性别比例的差异主要体现在胆固醇结石发病方面,胆囊的胆色素结石发病率无明显性别差异。女性胆固醇结石高发可能与雌激素降低胆流、增加胆汁中胆固醇分泌、降低总胆汁酸量和活性,以及黄体酮影响胆囊动力、使胆汁淤滞有关。

(三)发病与肥胖的关系

临床和流行病学研究显示,肥胖是胆囊胆固醇结石发病的一个重要危险因素,肥胖人发病率为正常体重人群的3倍,肥胖人更易患胆囊结石的原因在于其体内的胆固醇合成量绝对增加,或者比较胆汁酸和磷脂相对增加,使胆固醇过饱和。

(四)发病与生育的关系

妊娠可促进胆囊结石的形成,并且妊娠次数与胆囊结石的发病率呈正相关,这种观点已经临床和流行病学研究所证明。妊娠易发生结石的原因有:①孕期的雌激素增加使胆汁成分发生变化,可增加胆汁中胆固醇的饱和度;②妊娠期的胆囊排空滞缓,B超显示,孕妇空腹时,胆囊体积增大,收缩后残留体积增大,胆囊收缩速率减小;③孕期和产后的体重变化也影响胆汁成分,改变了胆汁酸的肠肝循环,促进了胆固醇结晶的形成。

(五)发病的地区差异

不同国家和地区发病率存在一定差别,西欧、北美和澳大利亚人胆结石患病率高,而非洲的许多地方胆结石罕见,我国以北京、上海、西北和华北地区胆囊结石发病率较高。国家和地区间的胆石类型亦也不同,在瑞典、德国等国家以胆固醇结石为主,而英国则碳酸钙结石比其他国家发病率高。

(六)发病与饮食因素

饮食习惯是影响胆石形成的主要因素,进食精制食物、高胆固醇食物者胆囊结石的发病率明显增高。因为精制糖类增加胆汁胆固醇饱和度。我国随着生活水平提高,即胆囊结石发病已占胆结石的主要地位,且以胆固醇结石为主。

(七)发病与遗传因素

胆囊结石发病在种族之间的差异亦提示遗传因素是胆结石的发病机制之一,即凡有印第安族基因的人群,其胆石发病率就高。以单卵双胎为对象的研究证明,胆石症患者的亲属中发生胆石的危险性亦高,而胆结石家族内的发病率,其发病年龄亦提前,故支持胆结石可能具有遗传倾向。

(八)其他因素

胆囊结石的发病亦与肝硬化、糖尿病、高脂血症、胃肠外营养、手术创伤和应用某些药物有关,如肝硬化患者胆结石的发病率为无肝硬化的 3 倍,而糖尿病患者胆结石的发病率是无糖尿病患者的 2 倍。

二、病因及发病机制

胆囊结石成分主要以胆固醇为主,而胆囊结石的形成原因至今尚未完全清楚,目前考虑与脂类代谢、成核时间、胆囊运动功能、细菌基因片段等多种因素密切相关。

人类对于胆囊结石形成机制的研究已有近百年历史,并且在很长的一段时间内一直处于假说的水平。20 世纪 60 年代 Small 等人提出胆囊结石中胆固醇的主要成分是其单水结晶,胆囊结石的形成实际上是单水结晶形成、生长、凝固和固化的结果。他们并对胆汁中胆固醇的溶解过程进行了详细的研究,最终发现胆固醇与胆盐、磷脂酰胆碱三者以微胶粒的形式溶解于胆汁中,并且于 1968 年提出了著名的"Admri-and-Small"三角理论。1979 年 Holan 等在实验中将人体胆汁进行超速离心,用偏光显微镜观察胆汁中出现单水结晶所需的时间即"成核时间",发现胆囊结石患者胆汁的成核时间要明显短于正常胆汁成核时间,在正常的胆囊胆汁其成核时间平均长达 15d,因而胆汁中的胆固醇成分可通过胆管系统而不致被析出;相反,胆囊结石患者的胆汁,其成核时间可能缩短至 2.9d。目前显示胆汁中的黏液糖蛋白、免疫球蛋白等均有促成核的作用。至于抑制成核时间的物质可能与蛋白质成分有关,多为小分子蛋白质,但具体性质尚未确定。因而初步发现胆囊结石的形成与胆汁中胆固醇过饱和的程度无关。其实验结果明显与 Small 等研究结果相矛盾,这样使胆石成因的研究工作一度处于停顿状态。

在以后的胆石成因探讨中,人们发现胆囊结石的形成不仅与胆固醇有关,而且与细菌感染存在一定的联系,细菌在胆石形成中的作用开始被重视。过去的结果显示细菌在棕色结石的形成中具有至关重要的作用,较典型的证据是细菌多在胆总管而非胆囊中发生。然而形成鲜明对照的是进行胆囊结石手术的患者 10%～25%可得到胆汁阳性细菌培养结果,并发胆囊炎时则更高。但由于过去人们把研究目标集中到胆囊结石中的主要成分胆固醇上,细菌在其形成中的作用被忽略了。Vitetta 终于注意到了这一点,并在胆囊结石相关胆汁中发现了胆色素沉积,他通过进一步研究发现对于近半数的胆囊结石,尽管胆固醇是其主要成分,但在其核心都存在着类似胆色素样的沉积,这其中一部分甚至是胆汁细菌培养阴性的患者。Stewart 用扫描电镜也发现细菌不仅存在于色素型胆囊结石中,而且也存在于混合型胆囊结石中。在这诸多探讨中,Goodhart 的研究应当说是最为接近的,在他实验中约半数无症状胆囊结石患者的胆石、胆汁及胆囊壁培养出有丙酸杆菌生长,但最为可惜的是当时由于培养出的细菌浓度较低和缺乏应有的生物学性状,最终把实验结果归结于细菌污染而没有进行更深入的探讨。

无论前人的研究如何接近,由于受研究方法的限制一直没有从胆囊结石中可靠地繁殖到大量细菌,而且用传统方法所培养出来的细菌往往不能代表原始的菌群,因此只有在方法上改进才能使这一研究得以深入。现代分子生物学的飞速发展为胆囊结石成因的探讨提供了新途径,尤其是具有细菌"活化石"之称的 16S rRNA 的发现,为分析胆囊结石形成中的细菌序列同源性提供了有力手段。Swidsinsk 通过对 20 例胆汁培养阴性患者的胆囊结石标本行 PCR 扩增,结果在胆固醇含量 70%～80% 的 17 例患者中 16 例发现有细菌基因片段存在,而胆固醇含量在 90% 以上的 3 例患者则未发现细菌 DNA。此后细菌在胆囊结石形成中的作用才真正被人们所关注,有关该方面的报道日渐增多。由此认为细菌是胆石症患者结石中一个极其重要的分离物,初步揭示了细菌在胆囊结石的形成初期具有重要作用。然而由于 16S rRNA 的同源性分析仅适合属及属以上细菌菌群的亲缘关系,因此该方法并不能彻底确定细菌的具体种类,也就无法确定不同细菌在胆囊结石形成中的不同作用。因此确定胆囊结石形成中细菌的种类成为胆石成因研究中的关键问题。而目前只有在改良传统培养方法的基础上,确定常见的胆囊结石核心细菌菌种,才能设计不同的引物,进行更深入的探讨。

国内学者通过对胆固醇结石与载脂蛋白 B 基因多态性的关系研究,发现胆固醇组 X⁺ 等位基因频率明显高于对照组,并且具有 X⁺ 等位基因者其血脂总胆固醇、低密度脂蛋白胆固醇及 ApoB 水平显著高于非 X⁺ 者,提示 X⁺ 等位基因很可能是胆固醇结石的易感基因。

三、临床表现

约 60% 的胆囊结石患者无明显临床表现,于查体或行上腹部其他手术而被发现,当结石嵌顿引起胆囊管梗阻时,常表现为右上腹胀闷不适,类似胃炎症状,但服用治疗胃炎药物无效,患者多厌油腻食物,有的患者于夜间卧床变换体位时,结石堵塞于胆囊管处暂时梗阻而发生右上腹和上腹疼痛,因此部分胆囊结石患者常有夜间腹痛。

因胆囊结石多伴有轻重不等的慢性胆囊炎,疼痛可加剧而不缓解,可引起化脓性胆囊炎或胆囊坏疽、穿孔,而出现相应的症状与体征,胆囊结石可排入胆总管而形成继发性胆总管结石、胆管炎。当胆囊结石嵌顿于胆囊颈或胆囊管压迫肝总管和胆总管时,可引起胆管炎症、狭窄、胆囊胆管瘘,也可引起继发性胆总管结石及急性重症胆管炎,这是一种少见的肝外梗阻性黄疸,国外报道其发生率为 0.7%～1.8%,国内报道为 0.5%～0.8%。

四、鉴别诊断

(一)慢性胃炎

慢性胃炎主要症状为上腹闷胀疼痛、嗳气、食欲减退及消化不良史。纤维胃镜检查对慢性胃炎的诊断极为重要,可发现胃黏膜水肿、充血、黏膜色泽变为黄白或灰黄色、黏膜萎缩。肥厚性胃炎可见黏膜皱襞肥大,或有结节并可见糜烂及表浅溃疡。

(二)消化性溃疡

有溃疡病史,上腹痛与饮食规律性有关,而胆囊结石及慢性胆囊炎往往于进食后疼痛加重,特别进高脂肪食物。溃疡病常于春秋季节急性发作,而胆石性慢性胆囊炎多于夜间发病。钡餐检查及纤维胃镜检查有明显鉴别价值。

(三)胃神经官能症

虽有长期反复发作病史,但与进食油腻无明显关系,往往与情绪波动关系密切。常有神经性呕吐,每于进食后突然发生呕吐,一般无恶心,呕吐量不多且不费力,吐后即可进食,不影响食欲及食量。本病常伴有全身性神经官能症状,用暗示疗法可使症状缓解,鉴别不难。

(四)胃下垂

本病可有肝、肾等其他脏器下垂,上腹不适以饭后加重,卧位时症状减轻,立位检查可见中下腹部胀满,而上腹部空虚,有时可见胃型并可有振水音,钡餐检查可明确诊断。

(五)肾下垂

常有食欲不佳、恶心呕吐等症状,并以右侧多见,但其右侧上腹及腰部疼痛于站立及行走时加重,可出现绞痛,并向下腹部放射,体格检查时分别于卧位、坐位及立位触诊,如发现右上腹肿物因体位改变而移位则对鉴别有意义,卧位及立位肾 X 线及静脉尿路造影片有助于诊断。

(六)迁延性肝炎及慢性肝炎

本病有急性肝炎病史,尚有慢性消化不良及右上腹不适等症状,可有肝大及肝功不良,并在慢性肝炎可出现脾大、蜘蛛痣及肝掌,B 超检查胆囊功能良好。

(七)慢性胰腺炎

慢性胰腺炎常为急性胰腺炎的后遗症,其上腹痛向左肩背部放射,X 线有时可见胰腺钙化影或胰腺结石,纤维十二指肠镜检查及逆行胆胰管造影片对诊断慢性胰腺炎有一定价值。

(八)胆囊癌

本病可合并有胆囊结石。本病病史短,病情发展快,很快出现肝门淋巴结转移及直接侵及附近肝组织,故多出现持续性黄疸。右上腹痛为持续性,症状明显时多数患者于右上腹肋缘下可触及硬性肿块,B 超及 CT 检查可帮助诊断。

(九)肝癌

原发性肝癌如出现右上腹或上腹痛多已较晚,此时常可触及肿大并有结节的肝脏。B 超检查,放射性核素扫描及 CT 检查分别可发现肝脏有肿瘤图像及放射缺损或密度减低区,甲胎蛋白阳性。

五、治疗

胆囊结石的治疗方法很多,自 1882 年 Langenbuch 在德国实行了第 1 例胆囊切除术治疗胆囊结石以来,其已沿用了一百多年,目前仍不失为一种安全有效的治疗方法。

(一)胆囊切开取石术

简化手术方法的同时治疗外科疾病,一直是外科医师努力奋斗的目标。胆囊切开取石与胆囊切除相比确实创伤小、简便,但对于胆囊结石的治疗是一个不可取的方法。因为胆囊结石的形成是多因素作用的结果,一是胆汁成分的改变,二是胆囊运动功能的障碍,三是感染因素。另外胆囊本身分泌的黏蛋白等多种因素导致胆石的形成,胆囊切开取石术后胆囊周围的粘连无疑增加了胆囊运动功能的障碍,影响胆囊的排空,同时增加了感染因素,所以切开取石术后胆石复发率较高。因此,有学者认为胆囊切开取石只适用于严重的急性胆囊结石,胆囊壁的炎症和周围粘连,导致手术时大量渗血,胆囊三角解剖关系不清,易造成胆管损伤。这种患者可采用切开取石胆囊造瘘,待手术 3 个月到半年后再次行胆囊切除术。目前随着影像学的发展,有人采用硬质胆管镜在 B 超定位下经皮肝胆囊穿刺取石,虽然手术创伤进一步缩小,但仍存在着上述缺点,且操作难度大,故不易推广,适应证与胆囊切开取石相同。

(二)开腹胆囊切除术

1.适应证

胆囊结石从临床症状上大致分为三类:第一类为无症状胆囊结石;第二类具有消化不良表现,如食后腹胀、剑突下及右季肋隐痛等症状的胆囊结石;第三类具有典型胆绞痛的胆囊结石。从临床角度上讲,除第一类无症状的胆囊结石外,第二、第三类患者均为手术适应证。所谓无症状胆囊结石是指无任何上腹不适的症状,而是由于正常查体或其他疾病检查时发现胆囊结石的存在,这一类胆囊结石的患者是否行切除术具有一定的争议。无症状胆石可以不采用任何治疗,包括非手术疗法在内,但是随着胆囊结石病程的延长,多数患者所谓无症状胆石会向有症状发展,加之近年来胆囊结石致胆囊癌的发病率有增高趋势,故无症状胆囊结石是否需要手术治疗是一值得探讨的问题。胆囊结石并发症随着年龄增长而升高,故所谓"静止"的胆囊结石终生静止者很少,70%以上会发生一种或数种并发症而不再静止,且随着年龄的增长,癌变的风险增加。

胆囊结石并发胆囊炎很少有自行痊愈的可能,因此,现在比较一致的意见是有条件地施行胆囊切除术,即选择性预防性的胆囊切除术。综合国内外的研究,以下胆石患者应行预防性胆囊切除术:年龄大于 50 岁的女性患者;病程有 5 年以上者;B 超提示胆囊壁局限性增厚;结石直径在 2cm 以上者;胆囊颈部嵌顿结石;胆囊萎缩或囊壁明显增厚;瓷器样胆囊;以往曾行胆囊造瘘术。

2.手术方法

有顺行胆囊切除术、逆行胆囊切除术、顺逆结合胆囊切除术之分。对 Calot 三角粘连过多、解剖不明者,多采用顺逆结合法进行胆囊切除,既能防止胆囊管未处理而导致胆囊内的小结石挤压至胆总管,又能减少解剖不清造成的胆管或血管损伤。下面以顺逆结合法为例介绍胆囊切除术。

麻醉和体位:常用持续硬膜外腔阻滞麻醉,对高龄、危重以及精神过于紧张者近年来选择全身麻醉为妥。患者一般取仰卧位,不需背后加垫或使用腰桥。

切口:可采用右上腹直或斜切口。多选用右侧肋缘下斜切口,此种切口对术野暴露较满意、术后疼痛轻,而且很少发生切口裂开、切口疝或肠粘连梗阻等并发症。切口起自上腹部中线,距肋缘下 3~4cm 与肋弓平行向右下方,长度可根据患者的肥胖程度、肝脏高度等具体选择。

显露胆囊和肝十二指肠韧带。

游离胆囊管：将胆囊向右侧牵引，在 Calot 三角表面切开肝十二指肠韧带腹膜，沿胆囊管方向解剖分离，明确胆囊管、肝总管和胆总管三者的关系。穿过 4 号丝线靠近胆囊壁结扎胆囊管，并用作牵引，胆囊管暂不离断。

游离胆囊动脉：在胆囊管的后上方 Calot 三角内解剖分离找到胆囊动脉，亦应在靠近胆囊壁处结扎；若局部炎性粘连严重时不要勉强解剖胆囊动脉，以防不慎离断回缩后出血难止或损伤肝右动脉。

游离胆囊：自胆囊底部开始，距肝脏约 1cm 切开胆囊浆膜层，向体部用钝性结合锐性法从肝床上分离胆囊壁，直至胆囊全部由胆囊窝游离。此时再明确胆囊动脉的位置、走行，贴近胆囊壁离断胆囊动脉，近心端双重结扎；另外，仅剩的胆囊管在距胆总管约 0.5cm 处双重结扎或缝扎。

对于胆囊结石并慢性炎症很重及肥胖的病例，胆囊壁明显水肿、萎缩或坏死，Calot 三角处脂肪厚、解剖关系难辨，胆囊从肝床上分离困难，可做逆行切除或胆囊大部切除术。逆行切除游离胆囊至颈部时不必勉强分离暴露胆囊动脉，在靠近胆囊壁处钳夹、切断、结扎胆囊系膜即可，只留下胆囊管与胆囊和胆总管相连时较容易寻找其走行便于在适当部位切断结扎。有时胆囊炎症反复发作后 Calot 三角发生明显的纤维化，或胆囊壁萎缩纤维化，与肝脏紧密粘连，不适宜勉强行常规的胆囊切除术，可行胆囊大部切除术，保留小部分后壁，用电刀或用石炭酸烧灼使黏膜坏死。胆囊管距胆总管适当长度予以结扎，留存的胆囊壁可缝合亦可敞开。

胆囊床的处理：慢性胆囊炎的胆囊浆膜层往往较脆，切除后缝合胆囊床困难，是否缝合存在争议。主张缝合的理由是防止出血和预防术后粗糙的胆囊床创面引起粘连性肠梗阻，但是依作者的经验，胆囊去除后对胆囊窝创面认真地用结扎或电凝止血、用大网膜填塞创面，数百例患者不缝合胆囊床无 1 例发生此类并发症。

放置引流管：在 Winslow 孔处常规放置双套管引流，自右侧肋缘下腋中线处引出体外。对于病变较复杂的胆囊切除术，应常规放置引流，这样可减少渗出液吸收，减轻局部和全身并发症。另外胆囊切除术后大量渗胆和胆外瘘仍有发生的报道，引流在其诊治方面可起重要作用。

部分胆囊结石患者同时合并胆管结石，当有下列指征时，应在胆囊切除术后行胆总管探查术，既往有梗阻性黄疸病史；有典型的胆绞痛病史，特别是有寒战和高热病史；B 超、MRCP、PTC 检查发现胆总管扩张或胆总管结石；手术中扪及胆总管内有结石、蛔虫或肿瘤；手术中发现胆总管扩张大于 1.5cm，胆管壁炎性增厚；术中行胆管穿刺抽出脓性胆汁、血性胆汁、或胆汁内有泥沙样胆色素颗粒；胰腺呈慢性炎症而无法排除胆管内有病变者。

(三)腹腔镜胆囊切除术

自 1987 年法国 Mouret 施行了第 1 例腹腔镜胆囊切除术，短短的十余年间腹腔镜胆囊切除术迅速风靡全世界，同时也促进了微创外科的发展。腹腔镜胆囊切除术有创伤小、恢复快、方法容易掌握等优点，其手术适应证基本同开腹胆囊切除术。但是必须清楚地认识到腹腔镜不能完全代替开腹胆囊切除术，有些报道腹腔镜胆囊切除术合并胆管损伤率明显高于开腹手术，所以腹腔镜胆囊切除术是具有一定适应证的，特别是对于初学者应选择胆囊结石病程短 B

超提示胆囊壁无明显增厚的胆囊结石患者。腹腔镜探查时若发现胆囊周围粘连较重，胆囊三角解剖不清，应及时中转开腹手术。即使对于熟练者也应有一定的选择，对于老年、病程长、胆囊壁明显增厚、不排除早期癌变者，最好不要采用腹腔镜手术，以免延误治疗。

第三节　胆总管结石

一、概况

胆总管结石多位于胆总管的中下段，但随着结石增多、增大和胆总管扩张、结石堆积或上下移动，常累及肝总管。胆总管结石的含义实际上应包括肝总管在内的整个肝外胆管结石。胆总管结石的来源分为原发性和继发性。原发性胆总管结石为原发性胆管结石的组成部分，它可在胆总管中形成，或原发于肝内胆管的结石下降落入胆总管。继发性胆总管结石是指原发于胆囊内的结石通过胆囊管下降到胆总管。

继发性胆总管结石的发生率，各家报道有较大的差异。国内报道胆囊及胆总管同时存在结石者占胆石病例的 5%～29%，平均 18%。国外报告胆囊结石患者的胆总管含石率为10%～15%，并随胆囊结石的病程延长，继发性胆总管结石相对增多。

原发性胆总管结石，西方国家很少见，东方各国多发。这与我国 20 世纪 80 年代以后生活水平提高、饮食结构改变和卫生条件改善密切相关。我国幅员辽阔、人口众多，地理环境、饮食结构和卫生条件的差异很大，其发病构成比亦有较大差别。总的状况为我国南方地区和农村的原发性胆管结石发病率要比西北地区和城市的发病率高。因此目前我国原发性胆管结石仍然是肝胆外科的重要课题。

原发性胆总管结石可在胆总管内形成，或原发于肝内胆管的结石下降至胆总管。全国4197 例肝内胆管结石病例同时存在肝外胆管结石者占 78.3%。提示在诊治胆总管结石过程中要高度重视查明肝内胆管的状况。

二、病因

(一)继发性胆总管结石

形状、大小、性状基本上与同存的胆囊结石相同或相似。数量多少不一，可为单发或多发，若胆囊内多发结石的直径较小、并有胆囊管明显扩张者，结石可以大量进入胆总管、肝总管或左右肝管。

(二)原发性胆总管结石

原发性胆总管结石是发生在胆总管的原发性胆管结石。外观多呈棕黑色，质软、易碎、形状各异，大小及数目不一，有的状如细沙或不成形的泥样，故有"泥沙样结石"之称。这种结石的组成是以胆红素钙为主的色素性结石。经分析其主要成分为胆红素、胆绿素和少量胆固醇，以及钙、钠、钾、磷、镁等矿物质和多种微量元素。在矿物质中以钙离子的含量最高，并易与胆红素结合成胆红素钙。此外尚有多种蛋白质及黏蛋白构成网状支架。有的在显微镜下可见寄生虫的壳皮、虫卵和细菌聚集等。

原发性胆管结石的病因和形成机制尚未完全明了。目前研究结果认为这种结石的生成与胆管感染、胆汁淤滞、胆管寄生虫病有密切关系。

胆总管结石患者,绝大多数都有急性或慢性胆管感染病史。胆汁细菌培养的阳性率达80％～90％,细菌谱以肠道细菌为主。其中 85％为大肠埃希菌,绝大多数源于上行感染。带有大量肠道细菌的肠道寄生虫进入胆管是引起胆管感染的重要原因。这是我国农民易发胆管结石的主要因素。此外,Oddi 括约肌功能不全、肠内容物向胆管反流、乳头旁憩室等都是易发胆管感染的因素。胆管炎症水肿,特别是胆总管末端炎症水肿,容易发生胆汁淤滞。感染细菌和炎症脱落的上皮可以成为形成结石的核心。

肠道寄生虫进入胆管,一方面引起感染炎症,另一方面虫卵和死亡的虫体或残片可以成为形成结石的核心。有研究先后报告胆石解剖结果,以蛔虫为核心者占 69.86％～84.00％。

胆汁淤滞是结石生成和增大、增多的必需条件。如果胆流正常通畅,没有足够时间的淤滞积聚,即使胆管内存在感染、寄生虫等成石因素,胆管内的胆红素或胆红素钙等颗粒,可随胆流排除,不至增大形成结石病。反复胆管感染、胆总管下段或乳头慢性炎症、管壁纤维组织增生管腔狭窄、胆管和 Oddi 括约肌功能障碍等因素都可影响胆流通畅,导致胆总管胆汁淤滞,利于结石形成。但临床常可遇见胆总管结石患者经胆管造影片或手术探查,虽有胆总管扩张而无胆总管下段明显狭窄,有的患者 Oddi 括约肌呈松弛状态,通畅无阻甚至可以宽松通过直径1cm 以上的胆管探子。此种情况,可能与 Oddi 括约肌功能紊乱,经常处于痉挛状态有关。胆管结石形成之后又容易成为胆管梗阻的因素。因此,梗阻－结石－梗阻,互为因果,致使结石增大、增多甚至形成铸形结石或成串堆积。

三、临床表现

胆总管结石的临床表现比较复杂,其临床症状和体征主要表现为胆管梗阻和炎症并存的特征。由于结石的生成、增大和增多为一缓慢过程,其病史往往长达数年、数十年之久。在长期的病理过程中,多为急、慢性的梗阻、炎症反复发生。病情和表现的轻、重、缓、急,均取决于胆管梗阻是否完全和细菌感染的严重程度。

胆总管结石患者的典型临床表现多为反复发生胆绞痛、梗阻性黄疸和胆管感染的症状。常为餐后无原因的突然发生剧烈的胆绞痛,疼痛以右上腹为主,可向右侧腰背部放散,多伴恶心呕吐,常需口服或注射解痉止痛类药物才能缓解。绞痛发作之后往往伴随出现四肢冰冷、寒战、高热等感染症状,体温可达 39～41℃。持续数小时后全身大汗,体温逐渐降低。一般在绞痛发作后12～24h 出现黄疸,尿色深黄或浓茶样。如不及时给予有力的抗感染等措施,则可每天发作寒战、高热,甚至高热不退、黄疸加深、疼痛不止。有的很快发展成急性梗阻化脓性重症胆管炎、胆源性休克、肝脓肿、器官衰竭等严重并发症,预后凶险。

结石引起胆总管梗阻,除非结石嵌顿,则多属不完全性。梗阻发生后,胆管内压力增高,胆总管多有不同程度扩张,随着炎症消退或结石移动,胆流通畅,疼痛减轻,黄疸很快消退,症状缓解,病情好转。

继发性胆总管结石的临床表现特点,一般为较小的胆囊结石通过胆囊管进入胆总管下端,突然发生梗阻和 Oddi 括约肌痉挛,故多为突然发生胆绞痛和轻中度黄疸,较少并发明显胆管炎。用解痉挛、止痛等对症处理,多可在 2～3d 缓解。如果结石嵌顿于胆总管下端或壶腹部而未并发胆管感染者,疼痛可以逐渐减轻,但黄疸加深。若长时间梗阻,多数患者将会继发胆管感染。

原发性胆总管结石由于胆管感染因素长期存在,一旦急性发作,多表现为典型的疼痛、寒战高热和黄疸的查科三联征(Charcot triad)等急性胆管炎的症状。急性发作缓解后,可呈程度不同的慢性胆管炎的表现。常为反复出现右上腹不适、隐痛、不规则低热、消化紊乱,时轻时重,并可在受冷、疲劳时症状明显,颇似"感冒"。有的患者可以从无胆管炎的病史。在体检或首次发作胆管炎进行检查时发现胆总管多发结石并胆管扩张,或已明确诊断后数年无症状。这种情况可能因为 Oddi 括约肌功能良好,结石虽多但间有空隙、胆管随之扩张,没有发生明显梗阻和感染。说明胆总管虽有结石存在,若不发生梗阻或感染,可以不出现临床症状。

腹部检查在胆总管梗阻、感染期,多可触及右上腹压痛、肌紧张或反跳痛等局限性腹膜刺激征。有时可扪到肿大的胆囊或肝脏边缘或肝区叩击痛。胆管炎恢复后的缓解期或慢性期,可有右上腹深部压痛或无明显的腹部体征。

实验室检查在急性梗阻性胆管炎时主要为白细胞增多和中性粒细胞增加等急性炎症的血液像,血胆红素增高和转氨酶增高等梗阻性黄疸和肝功受损的表现。若较长时间的胆管梗阻、黄疸或短期内反复发作胆管炎肝功明显受损,可出现低蛋白血症和贫血征象。

四、治疗

胆总管结石患者多因出现疼痛、发热或黄疸等急性胆管炎发作时就诊,急性炎症期手术,难以明确结石位置、数量和胆管系统的病理改变,不宜进行复杂的手术处理,需要再手术的机会较多。但若梗阻和炎症严重,保守治疗常难以奏效。因此急诊情况下恰当掌握手术与非手术治疗的关系,具有重要性。

一般情况下,应尽量避免急诊手术。采用非手术措施,控制急性炎症期,待症状缓解后,择期手术为宜。经强有力的抗感染、抗休克、静脉输液保持水、电解质和酸碱平衡、营养支持和对症治疗。PTCD 或经内镜乳头切开取石,放置鼻胆管引流减压,多能奏效。经非手术保守治疗 12～24h,不见好转或继续加重,如持续典型的查科三联征或出现休克、神志障碍等严重急性梗阻性化脓性重症胆管炎表现者,应及时行胆管探查减压。

胆总管结石外科治疗原则和目的主要是取净结石、解除梗阻,使胆流通畅,防止感染。

(一)经内镜 Oddi 括约肌切开术或经内镜乳头切开术

经内镜 Oddi 括约肌切开术(endoscopic sphincterotomy,EST)或经内镜乳头切开术(endoscopic papillectomy,EPT)适于数量较少和直径较小的胆总管下段结石。特别是继发性结石,多因结石小、数量少,容易嵌顿于胆总管下段、壶腹或乳头部。直径 1cm 以内的结石可经 EPT 或 EST 取出。此法创伤小,见效快,更适于年老、体弱或已做过胆管手术的患者。

经纤维内镜用胆管子母镜取石,需先行 EST,然后放入子母镜,用取石网篮取石,若结石较大,应先行碎石才能取出。此法可以取出较高位的胆管结石,但操作比较复杂。

(二)开腹胆总管探查取石

目前仍然是治疗胆总管结石的主要手段,采用右上腹经腹直肌切口或右肋缘下斜切口都能满意显露胆总管。开腹后应常规触摸探查肝、胆、胰、胃和十二指肠等相关脏器。对于择期手术,有条件者在切开胆总管之前最好先行术中胆管造影片或术中 B 超检查,进一步明确结石和胆管系统的病理状况。尤其原发性胆总管结石，多数伴有肝内胆管结石或胆管狭窄等改变，需要在术中同时解决。

切开胆总管取出结石后，最好常规用纤维胆管镜放入肝内外胆管检查和取石。直视下观察肝胆管系统有无遗留结石、狭窄等病变并尽可能取净结石。然后用 F10～12 号导尿管，若能顺利通过乳头进入十二指肠并从导尿管注入 10mL 左右的生理盐水试验无误，表明乳头无明显狭窄。如果 F10 导尿管不能进入十二指肠，可用直径 2～3mm 的 Bakes 胆管扩张器试探。正常 Oddi 乳头可通过直径 3～4mm 以上的扩张器，使用金属胆管扩张器应从直径 2～3mm 的小号开始，能顺利通过后逐渐增大一号的扩张器。随胆总管的弯度轻柔缓慢放入，不可猛力强行插入，以免穿破胆总管下端形成假道，发生严重后果。胆总管明显扩张者可将手指伸入胆总管探查。有时质软、泥样的结石可以黏附在扩张胆管一侧的管壁或壶腹部，不阻碍胆管探子和导尿管通过，此时手感更为准确。还应再次强调，无论采用导尿管、Bakes 扩张器，或手指伸入探查，都不能准确了解有无胆管残留结石或狭窄，特别是肝内胆管的状况，而术中胆管镜观察和取石，可以弥补这一不足，有效减少或避免残留结石。

胆总管切开探查后，是否放置胆管引流意见不一致。目前认为不放置胆管引流，仅适于单纯性胆总管内结石（主要是继发结石），胆管系统基本正常。确切证明无残留结石、无胆管狭窄（特别是无胆总管下段或乳头狭窄）、无明显胆管炎等少数情况。可以缩短住院时间，避免胆管引流的相关并发症。严格掌握适应证的情况下可以即期缝合胆总管。在缝合技术上最好使用无创伤的带针细线，准确精细严密缝合胆总管切口，预防胆汁溢出，但应放置肝下腹腔引流，以便了解和引出可能发生的胆汁溢出。

胆总管探查取石放置"T"形管引流，是多年来传统的方法。可以有效防止胆汁外渗，避免术后胆汁性腹膜炎和局部淤胆感染，安全可靠，并可在术后通过"T"管了解和处理胆管残留结石等复杂问题。特别是我国原发性胆管结石发病率高，并存肝内胆管结石和肝内外胆管扩张狭窄等复杂病变者较多，很难保证胆总管探查术中都能完善处理。因此大多数情况下仍应放置"T"形管引流。"T"形管材料应选择乳胶管，容易引起组织反应，一般在 2～3 周可因周围粘连形成窦道。用硅胶管或聚乙烯材料的 T 形管，组织反应轻，不易形成窦道，拔管后发生胆汁性腹膜炎的机会较多，不宜采用。"T"形管的粗细，应与胆总管内腔相适应。经修剪后放入胆总管的短臂直径不宜超过胆管内径，以免缝合胆管时有张力。因为张力过大、过紧，有可能导致胆管壁血供不足或裂开、胆汁溢出和日后发生胆管狭窄。若有一定程度胆总管扩张者，最好选用 22～24F 的"T"管，以便术后用纤维胆管镜经窦道取石。缝合胆总管切口，以 00 或 000 号的可吸收线为好。因为丝线等不吸收线的线结有可能进入胆总管内成为结石再发的核心。胆总管缝合完成后，可经 T 管长臂，轻轻缓慢注入适量生理盐水试验是否缝合严密，若有漏水应加针严密缝合，以免术后发生胆汁渗漏。关腹前将"T"管长臂和肝下腹腔引流管另戳孔引出体外，以免影响腹壁切口一期愈合。

(三)腹腔镜胆总管探查取石

腹腔镜胆总管探查取石主要适于单纯性胆总管结石，并经术前或术中胆管造影片证明确无胆管系统狭窄和肝内胆管多发结石者。因此这一方法多数为继发性胆总管结石行腹腔镜胆囊切除术时探查胆总管。切开胆总管后多数需要经腹壁戳孔放入纤维胆管镜用取石网篮套取结石,难度较大,需要有熟练的腹腔镜手术基础。取出结石后可根据具体情况决定直接缝合胆总管切口或放置"T"形管引流。

(四)胆总管下段狭窄、梗阻的处理

无论原发性或继发性胆总管结石并胆总管明显扩张者,常有并存胆总管下端狭窄梗阻的可能。术中探查证实胆总管下端明显狭窄、梗阻者,应同时行胆肠内引流术,建立通畅的胆肠通道。

1.胆总管十二指肠吻合术

手术比较简单、方便、易行,早期效果较好,过去常被采用。但因这一术式不可避免发生胆管反流或反流性胆管炎,反复炎症容易导致吻合口狭窄,复发结石,远期效果欠佳。特别是吻合口上端胆管存在狭窄或肝内胆管残留结石未取净者,往往反复发生严重胆管炎或胆源性肝脓肿。有学者总结 72 例胆总管十二指肠吻合术后平均随访 5 年半的效果,优良仅占 70.8%,死于重症胆管炎或肝脓肿者占 6.3%。分析研究远期效果不良的原因:吻合口上端胆管存在不同程度的狭窄或残留结石占 52.7%,吻合口狭窄占 21%,单纯反流性胆管炎占 26.3%。因此,胆总管十二指肠吻合术今已少用。目前多主张仅用于年老、体弱、难以耐受较复杂的手术并已明确吻合口以上胆管无残留结石、无狭窄梗阻者。吻合口径应在 2cm 以上,防止日后回缩狭窄。

2.胆总管十二指肠间置空肠吻合术

将一段长 20~30cm 带血管的游离空肠两端分别与胆总管和十二指肠吻合,形成胆总管与十二指肠间用空肠架桥式的吻合通道。虽然在与十二指肠吻合处做成人工乳头或延长空肠段达 50~60cm,仍难以有效防止胆管反流并易引起胆汁在间置空肠段内滞留、增加感染因素。手术过程也比较复杂,远期效果和手术操作并不优于胆总管空肠吻合术。目前较少采用。

3.胆总管空肠 Roux-en-Y 吻合术

利用空肠与胆总管吻合,容易实现 3~5cm 以上的宽大吻合口,有利于防止吻合口狭窄。空肠的游离度大,操作方便、灵活,尤其并存肝总管、肝门以上肝胆管狭窄或肝内胆管结石者,可以连续切开狭窄的肝门及左右肝管乃至Ⅱ级肝胆管,解除狭窄,取出肝内结石,建立宽畅的大口吻合。适应范围广、引流效果好。辅以各种形式的防反流措施,防止胆管反流和反流性胆管炎,是目前最常用的胆肠内引流术式。

4.Oddi 括约肌切开成形术

早年较多用于胆总管末端和乳头狭窄患者,切开十二指肠,行 Oddi 括约肌切开、成形。实际上如同低位胆总管十二指肠吻合,而且操作较十二指肠吻合复杂、较易发生再狭窄,远期效果并不优于胆总管十二指肠吻合术。特别是近年来 EST 成功用于临床和逐渐普及,不开腹、创伤小、受欢迎,适于 Oddi 括约肌切开的病例,几乎均可采用 EST 代替,并能获得同样效果,因此开腹 Oddi 括约肌切开成形术已极少采用。

第四节　肝胆管结石

肝胆管结石(intrahepatic lithiasis)亦即肝内胆管结石,是指肝管分叉部以上原发性胆管结石,绝大多数是以胆红素钙为主要成分的色素性结石。虽然肝内胆管结石属原发性胆管结石的一部分,有其特殊性,但若与肝外胆管结石并存,则常与肝外胆管结石的临床表现相似。由于肝内胆管深藏于肝组织内,其分支及解剖结构复杂,结石的位置、数量、大小不定,诊断和治疗远比单纯肝外胆管结石困难,至今仍然是肝胆系统难以处理疗效不够满意的疾病。

一、病因和发病情况

原发性肝内胆管结石的病因和成石机制,尚未完全明了,目前比较肯定的主要因素为胆系感染、胆管梗阻、胆汁淤滞、胆管寄生虫病、代谢因素,以及胆管先天性异常等。

几乎所有肝胆管结石患者都有不同程度的胆管感染,胆汁细菌培养阳性率达95%～100%。细菌谱以大肠埃希菌、克雷白菌属和脆弱类杆菌等肠道细菌为主。这些细菌感染时所产生的细菌源性β-葡萄糖醛酸苷酶(β-glucuronidase,β-G)和由肝组织释放的组织源性β-G,可将双结合胆红素分解为单结合胆红素,再转变成非结合胆红素。它与胆汁中的钙离子结合,形成不溶解的胆红素钙。当胆管中的胆红素钙浓度增加处于过饱和状态,则可沉淀并形成胆红素钙结石。在胆红素钙结石形成的过程中,尚与胆汁中存在的大分子物质-黏蛋白、酸性黏多糖和免疫球蛋白等形成支架结构并与钙、钠、铜、镁、铁等金属阳离子聚合有关。

胆管寄生虫病与肝胆管结石形成的关系,已得到确认。已有许多资料证实在一些胆管结石的标本内见到蛔虫残体。显微镜下观察,在结石的核心中找到蛔虫的角质层残片或蛔虫卵等。推测蛔虫或肝吸虫的残骸片段、虫卵等为核心,由不定型的胆色素颗粒或胆红素钙沉淀堆积,加上炎症渗出物、坏死组织碎片、脱落细胞、黏蛋白和胆汁中其他固定成分沉淀形成结石。

胆管梗阻、胆流不畅、胆汁淤滞是发生肝内胆管结石的重要因素和条件。胆汁淤滞、积聚或流速减慢,一方面为成石物质的聚集、沉淀提供了条件,另一方面也是发生和加重感染的重要因素。正常情况下,胆管内胆汁的流动呈层流状态。胆汁中的固体质点沿各自流线互相平行移动,胆汁中的固体成分不易发生聚合。当肝胆管发生狭窄或汇合异常等因素,上端胆管扩张,胆汁停滞;胆管狭窄或扩张后胆汁流动可出现环流现象,有利于成石物质集结,聚合形成结石。胆汁淤滞的原因,多为胆管狭窄、结石阻塞、胆管或血管的先天异常,如肝内胆管的解剖变异,血管异位压迫胆管导致胆流不畅。结石和炎症往往并发或加重狭窄,互为因果,逐渐加重病理和病程进展。

我国各地肝内胆管结石的调查结果,农民所占的比例较多,达50%～70%,提示肝内胆管结石的发生可能与饮食结构、机体代谢、营养水准和卫生条件等因素有关。

二、病理生理改变

肝胆管结石的基本病理改变是由于结石引起胆管系统的梗阻、感染,导致胆管狭窄、扩张,肝脏纤维组织增生、肝硬化、萎缩,甚至癌变等病理改变。

肝内胆管结石约2/3以上的患者伴有肝门或肝外胆管结石。据全国调查资料78.3%合并肝外胆管结石,有研究 559 例肝内胆管结石的资料中有 3/4(75.7％)同时存在肝外胆管结石。因此有 2/3～3/4 的病例可以发生肝门或肝外胆管不同程度的急性或慢性梗阻,导致梗阻以上的胆管扩张,肝脏淤胆,肝大、肝功损害,并逐渐加重肝内汇管区纤维组织增生。胆管梗阻后,胆管压力上升,当胆管内压力高达 2.94kPa(300mmH$_2$O)时肝细胞停止向毛细胆管内分泌胆汁。若较长时间不能解除梗阻,最后难免出现胆汁性肝硬化、门静脉高压、消化道出血、肝功障碍等。若结石阻塞发生在肝内某一叶、段胆管,则梗阻引发的改变主要局限于相应的叶、段胆管和肝组织。最后将导致相应的叶、段肝组织由肥大、纤维化至萎缩,丧失功能。相邻的叶、段肝脏可发生增生代偿性增大。如左肝萎缩则右肝代偿性增大。由于右肝占全肝的2/3,右肝严重萎缩则左肝及尾叶常发生极为明显的代偿增大。这种不对称性的增生、萎缩,常发生以下腔静脉为中轴的肝脏转位,增加外科手术的困难。

感染是肝胆管结石难以避免的伴随病变和临床主要表现之一。炎症改变累及肝实质。胆管结石与胆系感染多同时并存,急性、慢性的胆管炎症往往交替出现、反复发生。若结石严重阻塞胆管并发感染,即成梗阻性化脓性胆管炎,并可累及毛细胆管,甚至并发肝脓肿。较长时间的严重梗阻、炎症,感染的胆汁、胆沙、微小结石,可经小胆管通过坏死肝细胞进入肝中央静脉,造成胆沙血症、败血症、肺脓肿和全身性脓毒症、多器官衰竭等严重后果。反复急慢性胆管炎的结果,多为局部或节段性胆管壁纤维组织增生,管壁增厚。逐渐发生纤维瘢痕组织收缩,管腔缩小,胆管狭窄。这种改变多发生在结石部位的附近或肝的叶、段胆管汇合处,如肝门胆管、左右肝管或肝段胆管口等部位。狭窄部位的上端胆管多有不同程度的扩张,胆汁停滞,进一步促进结石的形成、增大、增多。往往在狭窄、梗阻胆管的上端大量结石堆积,加重胆管感染的程度和频率。肝胆管结石的病情发展过程中结石、感染、狭窄互为因果,逐渐地不断地加重胆管和肝脏的病理改变,肝功损毁,最终导致肝叶或肝段纤维化或萎缩。

长期慢性胆管炎或急性炎症反复发生,有些病例的整个肝胆管系统,直至末梢胆管壁及其周围组织炎性细胞浸润,胆管内膜增生,管壁增厚纤维化,管腔极度缩小甚至闭塞,形成炎性硬化性胆管炎的病理改变。

肝内胆管结石合并胆管癌,是近年来才被广泛重视的一种严重并发症。其发生率各家报告的差别较大,从 0.36％～10％不等。这可能与诊断和治疗方法不同、病程长短等因素有关。

三、临床表现

肝胆管结石虽然以 30～50 岁的青壮年多发,但亦可发生在不满 10 岁儿童等任何年龄。女性略多于男性,男∶女约为 0.72∶1。50％以上的病例为农民。

(一)合并肝外胆管结石表现

肝内胆管结石的病例中有 2/3～3/4 与肝门或肝外胆管结石并存。因此大部分病例的临床表现与肝外胆管结石相似。常表现为急性胆管炎、胆绞痛和梗阻性黄疸。其典型表现按严重程度,可出现查科三联征(疼痛、畏寒发热、黄疸)或 Reynolds 五联征(前者加感染性休克和神志改变)、肝大等。有些患者在非急性炎症期可无明显症状,或仅有不同程度的右上腹隐痛,偶有不规则的发热或轻、中度黄疸,消化不良等症状。

(二)不合并肝外胆管结石表现

不伴肝门或肝外胆管结石,或虽有肝外胆管结石,而胆管梗阻、炎症仅发生在部分叶、段胆管时,临床表现多不典型。常不被重视,容易误诊。单纯肝内胆管结石、无急性炎症发作时,患者可以毫无症状或仅有轻微的肝区不适、隐痛,往往在 B 超、CT 等检查时才被发现。

一侧肝内胆管结石发生部分叶、段胆管梗阻并急性感染,引起相应叶、段胆管区域的急性化脓性胆管炎(acute obstructive suppurating hepatocholangitis, AOSHC)。其临床表现,除黄疸轻微或无黄疸外,其余与急性胆管炎相似。严重者亦可发生疼痛、畏寒、发热、血压下降、感染性休克或神志障碍等重症急性胆管炎的表现。右肝叶、段胆管感染、炎症,则以右上腹或肝区疼痛并向右肩、背放散性疼痛和右肝大为主。左肝叶、段胆管梗阻、炎症的疼痛则以中上腹或剑突下疼痛为主,多向左肩、背放散,左肝大。由于一侧肝叶、段胆管炎,多无黄疸或轻微黄疸,甚至疼痛不明显,或疼痛部位不确切,常被忽略,延误诊断,应予警惕。一侧肝内胆管结石并急性感染,未能及时诊断有效治疗,可发展成相应肝脏叶、段胆管积脓或肝脓肿。长时间消耗性弛张热,逐渐体弱、消瘦。

反复急性炎症必将发生肝实质损害,肝包膜、肝周围炎和粘连,急性炎症控制后,亦常遗留长时间不同程度的肝区疼痛或向肩背放散痛等慢性胆管炎症的表现。

(三)腹部体征

非急性肝胆管梗阻、感染的肝内胆管结石患者,多无明显的腹部体征。部分患者可有肝区叩击痛或肝大。左右肝内存在广泛多发结石,长期急慢性炎症反复交替发作者,可有肝、脾大,肝功能障碍,肝硬化,腹腔积液或上消化道出血等门静脉高压征象。

肝内胆管急性梗阻并感染患者,多可扪及右上腹及右肋缘下明显压痛、肌紧张或肝大,同时存在胆总管结石和梗阻,有时可扪及肿大的胆囊或 Murphy 征阳性。

四、诊断

由于肝内胆管解剖结构复杂,结石多发,分布不定,治疗困难,因此对于肝内胆管结石的诊断要求极高。应在手术治疗之前全面了解肝内胆管解剖变异,结石在肝内胆管具体位置、数量、大小、分布以及胆管和肝脏的病理改变。如肝胆管狭窄与扩张的部位、范围、程度、肝叶、段增大、缩小、硬化、萎缩或移位等状况,以便合理选择手术方法,制订手术方案。

肝内胆管结石常可落入胆总管,形成继发于肝内胆管的胆总管结石或同时伴有原发性胆总管结石,故所有胆总管结石患者都有肝内胆管结石可能,均应按肝内胆管结石的诊断要求进行各种影像学检查。

(一)病史

要详细询问病史,重视临床表现。

(二)实验室检查

慢性期可有贫血、低蛋白血症。急性感染期多有白细胞增高,血清转氨酶、胆红素增高。严重急性感染菌血症者,血液培养常有致病菌生长。

(三)影像学检查

最后确定诊断并明确结石和肝胆系统的病理状况,主要依靠现代影像学检查。

1.B 超检查

简便、易行、无创。对肝内胆管结石的阳性率为 70% 左右。影像特点是沿肝胆管分布的斑点状或条索状、圆形或不规则的强回声、多数伴有声影,其远端胆管多有不同程度的扩张。

但不足之处是难以准确了解结石在胆管内的具体位置、数量和胆管系统的变异和病理状况,并易与肝内钙化灶混淆,难以满足外科治疗的要求。

2.CT 扫描

肝内胆管结石 CT 检查的敏感性和准确率平均 80% 左右,略高于超声波检查。一般结石密度高于肝组织,对于一些含钙少,散在、不成型的泥沙样胆色素结石可成低密度。在扩张胆管内的结石容易发现,但不伴胆管扩张的小结石不易与钙化灶区别。对于伴有肝内胆管明显扩张、肝脏局部增大、缩小、萎缩或并发脓肿甚至癌变者,CT 检查有很高的诊断价值。但不能准确了解肝胆管的变异和结石在肝胆管内的准确位置和分布。

3.经皮肝穿刺胆系造影片(PTC)和经内镜逆行胆胰管造影片(ERCP)

PTC 成功后肝胆管的影像清晰,对肝胆管的狭窄、扩张、结石的诊断准确率达 95% 以上。伴有肝胆管扩张者穿刺成功率 90% 以上,但无胆管扩张者成功率较低,约 70% 左右。此检查有创,平均有 4% 左右较严重并发症及 0.13% 的病死率。不适于有凝血机制障碍、肝硬化和腹腔积液的病例。ERCP 的成功率在 86%~98% 之间,并发症约 6%,但一般比 PTC 的并发症轻,病死率约 8/10 万。相比之下,ERCP 比 PTC 安全,但若肝门或肝外胆管狭窄者,肝内胆管显影不良或不显影。因此 ERCP 还不能完全代替 PTC。

阅读分析胆系造影片时应特别注意肝胆管的正常典型分支及变异,仔细辨明各叶段胆管内结石的具体位置、数量、大小、分布以及肝胆管狭窄、扩张的部位、范围、程度和移位等。若某一叶段胆管不显影或突然中断,很可能因结石阻塞或严重狭窄,应在术中进一步探明。因此显影良好的胆系造影是诊断肝内胆管结石病不可缺少的检查内容。

4.磁共振胆系成像(MRC)

磁共振胆系成像可以清楚显示肝胆管系统的影像,无创。对于胆管肿瘤等梗阻性黄疸的影像诊断很有价值。但对于胆固醇和钙质含量少的结石,仅表现为低或无 MR 信号的圆形或不规则形阴影和梗阻以远的胆管扩张。对肝胆管结石的诊断不如 PTC 和 ERCP 清晰。

5.影像检查鉴别结石和钙化灶

目前 B 超和 CT 已广泛用于肝胆系统的影像诊断,或一般体检的检查内容。由于肝内胆管结石和钙化灶在 B 超和 CT 的影像表现相似,常引起患者不安,需要鉴别。一般情况下肝内钙化无胆管梗阻、扩张及感染症状,鉴别不难,但遇无明显症状和无明显胆管扩张的肝内胆管结石或多发成串排列的钙化灶,在 B 超、CT 影像中难于准确区别。ERCP 显示钙化灶在肝胆管外、结石在肝胆管内,钙化灶多可在 X 线上显示肝内胆管结石 X 线为阴性,因此最终需要显影良好的胆系造影和(或)X 线才能区别。

6.术中诊断

由于肝内胆管的解剖结构、结石状况复杂病情因素或设备条件限制,有时未能在术前完成准确定位诊断的检查。有的术前虽已进行 ERCP 或 PTC 等影像检查,但结果并不满意,或术中发现新的病理状况或定位诊断与术前诊断不相符合等情况时,则需在术中进行胆系影像学检查,进一步明确诊断。胆管探查取石后,不能确定结石是否取净或疑有其他病理因素者,最好在术中重复影像检查,以求完善术中措施。

术中常用的影像检查方法有术中胆管造影、术中胆管镜检查和术中 B 超检查,可根据具体情况和设备条件选择。一般常用术中胆管造影，影像清晰，准确率高。术中胆管镜检查发现结石，可随即取出，兼有诊断与治疗两者的功能。

五、手术治疗

由于肝内胆管的解剖结构和结石的部位和分布复杂多样，并发胆管狭窄的发生率高，取石困难。残留和再发结石率高，迄今治疗效果尚不够满意。目前仍然是肝胆系统难治性疾病之一。

（一）术前准备

肝内胆管结石，特别是复杂性肝内胆管结石病情复杂，手术难度大，时间长，对全身各系统功能的影响和干扰较大，除按一般常规手术的术前准备外，还应特别注意下列问题。

1.改善全身营养状况

肝内胆管结石常反复发作胆管炎或多次手术，长期慢性消耗，多有贫血、低蛋白等营养状况不佳。术前应给予高蛋白、高糖类饮食，补充维生素。有低蛋白血症或贫血者应从静脉补充人体血清蛋白、血浆或全血，改善健康状况，提高对手术创伤的耐受性和免疫功能。

2.充分估计和改善肝、肾功能、凝血机制

术前要求肝、肾功能基本正常，无腹腔积液，凝血酶原时间和凝血酶时间在正常范围。

3.重视改善肺功能

肝胆系统手术，对呼吸功能影响较大，易发生肺部并发症。术前应摄胸片，必要时检查肺功能。有慢性支气管炎或肺功能较差，应在术前治疗基本恢复后进行手术。

4.抗感染治疗

肝内胆管结石，多有肠道细菌的感染因素存在，术前应使用对革兰阴性细菌和厌氧菌有效的抗菌药物，控制感染。

（二）麻醉

可根据病情、术前诊断、手术的复杂程度选择麻醉。若为单纯切开肝门或肝外胆管取石，连续硬膜外麻醉多可完成手术。但肝内胆管结石多为复杂手术，时间较长，术中需要严密监控呼吸、循环状况，选择气管内插管全身麻醉比较安全。

（三）体位和切口

一般取仰卧位或右侧抬高 20°～30° 的斜卧位。若遇体形宽大或肥胖患者，适当垫高腰部或升高肾桥以便操作。切口最好选择右肋缘下斜切口，必要时向左肋缘延伸呈屋顶式。如果术前能够准确认定右肝内无胆管狭窄等病变存在，手术不涉及右肝者，也可采用右上腹经腹直肌切口，必要时向剑突方向延长，亦可完成左肝切除或左肝内胆管切开等操作。

（四）手术方式的选择

肝内胆管结石手术治疗的原则和目的是：取净结石、解除狭窄、去除病灶、胆流通畅和防止感染。为了达到上述目的，需要根据结石的部位、大小、数量、分布范围和肝胆管系统、肝脏的病理改变以及患者的全身状况综合分析，选择合理、效佳的手术方式。

治疗肝内胆管结石的术式较多，目前较常用的主要术式有：胆管切开取石、引流，胆管整形，胆肠吻合，肝叶、肝段切除等基本术式和这几种术式基础上的改进术式，或几种术式的联合手术。

1. 单纯肝外胆管切开取石引流术

仅适用于不伴肝内外胆管狭窄,Oddi 括约肌功能和乳头正常,局限于肝门和左右肝管并容易取出的结石。取石后放置 T 形管引流。

2. 肝外胆管切开、术中、术后配合使用纤维胆管镜取石引流术

适用于肝内Ⅱ、Ⅲ级以上胆管结石并有一定程度的胆管扩张,允许胆管镜到达结石部位附近,而无明显肝胆管狭窄或肝组织萎缩者。取石后放置 T 形管引流。若术后经 T 形管造影发现残留结石,仍可用纤维胆管镜通过 T 形管的窦道取石。

3. 肝叶、肝段切除术

1957 年我国首次报道用肝叶切除术治疗肝内胆管结石,今已得到确认和普遍采用,肝切除可以去除病灶,效果最好,优良率达 90%～95%。其最佳适应证为局限性的肝叶肝段胆管多发结石,合并该叶段胆管明显狭窄或已有局部肝组织纤维化、萎缩者。对于肝内胆管广泛多发结石或合并多处肝胆管狭窄者,则需与其他手术方法联合使用,才能充分发挥其优越性。

4. 狭窄胆管切开取石、整形

单纯胆管切开取石、整形手术,不改变胆流通道,保留 Oddi 括约肌的生理功能为其优点。但此法仅适于肝门或肝外胆管壁较薄、瘢痕少、范围小的单纯环状狭窄。取石整形后应放置支撑管半年以上。对于狭窄部胆管壁厚或其周围结缔组织增生、瘢痕多、狭窄范围大者,日后瘢痕收缩、容易再狭窄。因此大多数情况下,胆管狭窄部整形应与胆肠吻合等联合应用,才能获得远期良好的效果。

5. 胆管肠道吻合术

胆肠吻合的目的是解除胆管狭窄,重建通畅的胆流通道,并有利于残留或再发结石排入肠道,目前已广泛应用于治疗肝胆管结石并狭窄者,胆肠吻合的手术方式包括胆总管十二指肠吻合、胆管空肠 Roux-en-Y 吻合、胆管十二指肠空肠间置三种基本形式,或在此基础上设置空肠皮下盲瓣等改进的术式。

胆总管十二指肠吻合术:不可避免地发生明显的十二指肠内容物向胆管反流。此术式用于肝内胆管结石的优良效果仅为 42%～70%。不适于难以取净的肝内胆管结石或合并肝门以上的肝内胆管狭窄、肝萎缩者。对于无肝门、肝内胆管狭窄或囊状扩张、不伴肝纤维化、肝萎缩、肝脓肿,并已确认结石取净无残留结石,仅单纯合并胆总管下段狭窄者,可以酌情选用。总之肝内胆管结石在多数情况下不宜采用这一术式,应当慎重。

胆管空肠 Roux-en-Y 吻合术:空肠袢游离性好、手术的灵活度大,几乎适用于各部位的胆管狭窄。无论肝外、肝门和肝内胆管狭窄段切开,取出结石后均可将切开的胆管与空肠吻合。可以达到解除狭窄、胆流通畅的目的。辅于各种形式的防反流措施,可以减轻胆管反流,减少反流性胆管炎。优良效果达 85%～90%。

胆管十二指肠空肠间置术:适应证和效果与胆管空肠 Roux-en-Y 吻合相近,但其胆管反流和胆汁淤积比 Roux-en-Y 吻合明显,较少采用。

6. 游离空肠通道式胆管造口成形术

切取带蒂的空肠段 12～15cm,远侧端与切开的肝胆管吻合,近端缝闭成盲瓣留置于腹壁皮下。既可解除肝胆管狭窄又保留 Oddi 括约肌的正常功能。日后再发结石,可通过皮下盲瓣

取石。适于胆总管下段、乳头无狭窄和 Oddi 括约肌正常者。

　　7.肝内胆管结石并感染的急诊手术

　　肝内胆管结石并发梗阻性的重症急性胆管炎,出现高热、休克或全身性严重中毒症状,非手术治疗不能缓解者,常需急诊手术,急诊情况下,不宜进行复杂手术。一般以解除梗阻、疏通胆管引流胆汁为目的。应根据梗阻部位选择手术方式。肝外胆管、肝门胆管或左右肝管梗阻,一般切开肝外或肝门胆管可以取出结石,放置 T 管引流有效。肝内叶、段胆管梗阻,切开肝外或肝门胆管取石困难者,可在结石距肝面的浅表处经肝实质切开梗阻的肝胆管,取出结石后放置引流管。待病情好转、恢复后 3 个月以上再行比较彻底的根治性手术为妥。

第五节　急性胆囊炎

　　急性胆囊炎(acute cholecystitis)是胆囊发生的急性炎症性疾病,在我国腹部外科急症中位居第二,仅次于急性阑尾炎。

一、病因

　　多种因素可导致急性胆囊炎,如胆囊结石、缺血、胃肠道功能紊乱、化学损伤、微生物感染、寄生虫、结缔组织病、过敏性反应等,急性胆囊炎中 90%～95% 为结石性胆囊炎,5%～10% 为非结石性胆囊炎。

二、病理生理

　　胆囊结石阻塞胆囊颈或胆囊管是大部分急性结石性胆囊炎(acute calculous cholecystitis)的病因,其病变过程与阻塞程度及时间密切相关。结石阻塞不完全且时间较短者,仅表现为胆绞痛,阻塞完全且时间较长者,则发展为急性胆囊炎,按病理特点可分为四期:水肿期为发病初始 2～4d,由于黏膜下毛细血管及淋巴管扩张,液体外渗,胆囊壁出现水肿;坏死期为发病后 3～5d,随着胆囊内压力逐步升高,胆囊黏膜下小血管内形成血栓,堵塞血流,黏膜可见散在的小出血点及坏死灶;化脓期为发病后 7～10d,除局部胆囊壁坏死和化脓,病变常波及胆囊壁全层,形成壁间脓肿甚至胆囊周围脓肿,镜下见有大量中性粒细胞浸润和纤维增生。如果胆囊内压力持续升高,胆囊壁血管因压迫导致血供障碍,出现缺血坏疽,则发展为坏疽性胆囊炎,此时常并发胆囊穿孔;慢性期主要指中度胆囊炎反复发作以后的阶段,镜下特点是黏膜萎缩和胆囊壁纤维化。

　　严重创伤、重症疾病和大手术后发生的急性非结石性胆囊炎由胆囊的低血流量灌注引起,胆囊黏膜因缺血缺氧损害和高浓度胆汁酸盐的共同作用而发生坏死,继而发生胆囊化脓、坏疽甚至穿孔,病情发展迅速,并发症率和病死率均高。

三、临床表现

(一)症状

　　急性结石性胆囊炎患者以女性多见,起病前常有高脂饮食的诱因,也有学者认为与劳累、精神因素有关,其首发症状多为右上腹阵发性绞痛,可向右肩背部放射,伴恶心、呕吐、低热。

当胆囊炎病变发展时,疼痛转为持续性并有阵发性加重。出现化脓性胆囊炎时,可有寒战、高热。在胆囊周围形成脓肿或发展为坏疽性胆囊炎时,腹痛程度加剧,范围扩大,呼吸活动及体位改变均可诱发腹痛加重,并伴有全身感染症状。约 1/3 患者可出现轻度黄疸,多与胆囊黏膜受损导致胆色素进入血液循环有关,或因炎症波及肝外胆管阻碍胆汁排出所致。

(二)体征

体检可见腹式呼吸受限,右上腹有触痛,局部肌紧张,Murphy 征阳性,大部分患者可在右肋缘下扪及肿大且触痛的胆囊。当胆囊与大网膜形成炎症粘连,可在右上腹触及边界欠清、固定压痛的炎症包块。严重时胆囊发生坏疽穿孔,可以出现弥散性腹膜炎体征。

(三)实验室检查

主要有白细胞计数和中性粒细胞比值升高,程度与病情严重程度有一定的相关性,当炎症波及肝组织可引起肝细胞功能受损,血清 GPT、GOT 和碱性磷酸酶(AKP)升高,当血总胆红素升高时,常提示肝功能损害较严重。

(四)B 超检查

B 超检查是目前诊断肝胆道疾病最常用的一线检查方法,对急性结石性胆囊炎诊断的准确率高达 85% ~ 90%。B 超检查可显示胆囊肿大,囊壁增厚,呈现"双边征",胆囊内可见结石,胆囊腔内充盈密度不均的回声斑点,胆囊周边可见局限性液性暗区。

(五)CT

CT 可见胆囊增大,直径常 > 5cm;胆囊壁弥散性增厚,厚度 > 3mm;增强扫描动脉期明显强化;胆囊内有结石和胆汁沉积物;胆囊四周可见低密度水肿带或积液区。CT 扫描可根据肝内外胆管有无扩张、结石影鉴别是否合并肝内外胆管结石。

(六)核素扫描检查

可应用于急性胆囊炎的鉴别诊断。经静脉注入 ^{99m}Tc－EHIDA,被肝细胞摄取并随胆汁从胆道排泄清除。因急性胆囊炎时多有胆囊管梗阻,故核素扫描时一般胆总管显示而胆囊不显影,若造影能够显示胆囊,可基本排除急性胆囊炎。

四、诊断

结合临床表现、实验室检查和影像学检查,即可诊断。注意与上消化道溃疡穿孔、急性胰腺炎、急性阑尾炎、右侧肺炎等疾病鉴别。当合并黄疸时,注意排除继发性胆总管结石。

五、治疗

(一)非手术治疗

为入院后的急诊处理措施,也为随时可能进行的急诊手术做准备,包括禁食,液体支持,解痉止痛,使用覆盖革兰阴性菌和厌氧菌的抗生素,纠正水电解质平衡紊乱,严密观察病情,同时处理糖尿病、心血管疾病等并发症。60% ~ 80% 的急性结石性胆囊炎患者可经非手术治疗获得缓解而转入择期手术治疗。而急性非结石性胆囊炎多病情危重,并发症率高,倾向于早期手术治疗。

(二)手术治疗

急性结石性胆囊炎最终需要切除病变的胆囊,但应根据患者情况决定择期手术、早期手术或紧急手术,手术方法首选腹腔镜胆囊切除术,其他还包括开腹手术、胆囊穿刺造瘘术。

1.择期手术

对初次发病且症状较轻的年轻患者,或发病已超过 72h 但无紧急手术指征者,可选择先行非手术治疗。治疗期间密切观察病情变化,尤其是老年患者,还应注意其他器官的并存疾病,如病情加重,需及时手术。大部分患者通过非手术治疗病情可获得缓解,再行择期手术治疗。

2.早期手术

对发病在 72h 内的急性结石性胆囊炎,经非手术治疗病情无缓解,并出现寒战、高热、腹膜刺激征明显、白细胞计数进行性升高者,应尽早实施手术治疗,以防止胆囊坏疽穿孔及感染扩散,对于 60 岁以上的老年患者,症状较重者也应早期手术。

3.紧急手术

对急性结石性胆囊炎并发穿孔应进行紧急手术,术前应尽量纠正低血压、酸中毒、严重低钾血症等急性生理紊乱,对老年患者还应注意处理高血压、糖尿病等并发症,以降低手术病死率。

(三)手术方法

1.腹腔镜胆囊切除术

腹腔镜胆囊切除术(laparoscopic cholecystectomy,LC)为首选术式。术前留置胃管、尿管,采用气管插管全身麻醉。患者取头高脚低位,左倾 15°。切开脐部皮肤 1.5cm,用气腹针穿刺腹腔建立气腹,CO_2 气腹压力 12～14mmHg。经脐部切口放置 10mm 套管及腹腔镜,先全面探查腹腔。手术采用三孔或四孔法,四孔法除脐部套管外,再分别于剑突下 5cm 置入 10mm 套管,右锁骨中线脐水平和腋前线肋缘下 5cm 各置入 5mm 套管,三孔法则右锁骨中线和腋前线套管任选其一。

探查胆囊,急性胆囊炎常见胆囊肿大,呈高张力状态。结石嵌顿于胆囊颈部,胆囊壁炎症水肿,甚至化脓、坏疽,与网膜和周围脏器形成粘连。先用吸引器结合电钩分离胆囊周围粘连,电钩使用时一定要位于手术视野中央。

胆囊减压,于胆囊底部做一小切口吸出胆汁减压,尽可能取出颈部嵌顿的结石。

处理胆囊动脉,用电钩切开胆囊浆膜,大部分急性胆囊炎的胆囊动脉已经栓塞并被纤维束包裹,不需刻意骨骼化显露,在钝性分离中碰到索条状结构,紧贴壶腹部以上夹闭切断即可。

处理胆囊管,沿外侧用吸引器钝性剥离寻找胆囊管,尽量远离胆总管,确认颈部与胆囊管连接部后,不必行骨骼化处理,确认"唯一管径"后,靠近胆囊用钛夹或结扎锁夹闭胆囊管后离断。对于增粗的胆囊管可用阶梯施夹法或圈套器处理。胆囊管里有结石嵌顿则需将胆囊管骨骼化,当结石位于胆囊管近、中段时,可在结石远端靠近胆总管侧胆囊管施夹后离断;当结石嵌顿于胆囊管汇入胆总管部时,需剪开胆囊管大半周,用无创伤钳向切口方向挤压,尝试将结石挤出,不能直接钳夹结石,以避免结石碎裂进入胆总管。确认结石完整挤出后,夹闭胆囊管远端。处理胆囊壶腹内侧,急性炎症早期组织水肿不严重,壶腹内侧一般容易剥离。但一些肿大的胆囊壶腹会延伸至胆总管或肝总管后壁形成致密粘连无法分离,此时不能强行剥离,可试行胆囊大部分或次全切除,切除的起始部位应选择壶腹-胆囊管交接稍上方,要保持内侧与后壁的完整,切除胆囊体和底部。残留的壶腹部黏膜仍保留分泌功能,需化学烧灼或电灼毁损,防止术后胆漏,电灼时间宜短。

剥离胆囊,胆囊炎症可波及肝脏,损伤肝脏易出现难以控制的出血,应"宁破胆囊,勿损肝脏",可允许部分胆囊黏膜残留于胆囊床,予电凝烧灼即可。剥离胆囊后胆囊床渗血广泛,可用纱块压迫稍许,然后电凝止血。单极电凝无效可改用双极电凝。

取出胆囊,将胆囊及结石装入标本袋,由剑突下或脐部套管孔取出,亦可放置引流管后才取出胆囊,遇到巨大结石时,可使用扩张套管。

放引置流管,冲洗手术创面,检查术野无出血、胆漏,于 Winslow 孔放置引流管,由腋前线套管孔引出并固定。解除气腹并缝合脐部套管孔。

术中遇到下列情况应中转开腹。①胆囊组织质地偏硬,不排除癌变可能。②胆囊三角呈冰冻状,组织致密难以分离,或稍做分离即出现难以控制的出血。③胆囊壶腹内侧粘连紧密,分离后出现胆汁漏,怀疑肝总管、左右肝管损伤。④胆囊管—肝总管汇合部巨大结石嵌顿,有 Mirrizi 综合征可能。⑤胆肠内瘘。⑥胆管解剖变异,异常副肝管等。

术后处理包括继续抗生素治疗,外科营养支持,治疗并存疾病等。24~48h 后观察无活动性出血、胆漏、肠漏等情况后拔除引流管。

2.其他手术方法

(1)部分胆囊切除术:术中胆囊床分离困难或可能出现大出血者,可采用胆囊部分切除法,残留的胆囊黏膜应彻底电凝烧灼或化学损毁,防止残留上皮恶变、形成胆漏或包裹性脓肿等。

(2)超声或 CT 引导下经皮经肝胆囊穿刺引流术(percutaneous transhepatic gallbladder drainage,PTGD):适用于心肺疾患严重无法接受胆囊切除术的急性胆囊炎患者,可迅速有效地降低胆囊压力,引流胆囊腔内积液或积脓,待急性期过后再择期手术。禁忌证包括急性非结石性胆囊炎、胆囊周围积液(穿孔可能)和弥散性腹膜炎。穿刺后应严密观察患者,警惕导管脱落、胆汁性腹膜炎、败血症、胸腔积液、肺不张、急性呼吸窘迫等并发症。

六、几种特殊类型急性胆囊炎

(一)急性非结石性胆囊炎

指胆囊有明显的急性炎症但其内无结石,多见于男性及老年患者,病因及发病机制尚未完全清楚,推测发病早期由于胆囊缺血及胆汁淤积,胆囊黏膜因炎症、血供减少而受损,随后细菌经胆道、血液或淋巴途径进入胆囊内繁殖,发生感染。急性非结石性胆囊炎往往出现在严重创伤、烧伤、腹部大手术后、重症急性胰腺炎、脑血管意外等危重患者中,患者常有动脉粥样硬化基础。

由于并存其他严重疾病,急性非结石性胆囊炎容易发生漏诊。在危重患者,特别是老年男性,出现右上腹痛和(或)发热时,应警惕本病发生,及时行 B 超或 CT 检查有助于早期诊断。B超影像特点:胆囊肿大,内无结石,胆汁淤积,胆囊壁增厚>3mm,胆囊周围有积液。当存在肠道积气时,CT 更具诊断价值。

本病病理过程与急性结石性胆囊炎相似,但病情发展更快,易出现胆囊坏疽和穿孔。一经确诊,应尽快手术治疗,手术以简单有效为原则。在无绝对禁忌证时,首选腹腔镜胆囊切除术,若病情不允许,在排除胆囊坏疽、穿孔情况下,可考虑局麻行胆囊造瘘术,术后严密观察炎症消退情况,必要时仍需行胆囊切除术。术后给予抗休克,纠正水、电解质及酸碱平衡紊乱等支持治疗,选用广谱抗生素或联合用药,同时予以心肺功能支持,治疗重要脏器功能不全等。

(二)急性气肿性胆囊炎

临床上不多见,指急性胆囊炎时胆囊内及其周围组织内有产气细菌大量滋生产生气体积聚,与胆囊侧支循环少、易发生局部组织氧分压低下有关。发病早期,气体主要积聚在胆囊内,随后进入黏膜下层,致使黏膜层剥离,随病情加重气体可扩散至胆囊周围组织,并发败血症。本病易发于老年糖尿病患者,临床表现为重症急性胆囊炎,腹部 X 线检查及 CT 有助诊断,可发现胆囊内外有积气。注意与胆肠内瘘,十二指肠括约肌功能紊乱引起的胆囊积气,及上消化道穿孔等疾病相鉴别。气肿性胆囊炎患者病情危重,可并发坏疽、穿孔、肝脓肿、败血症等,病死率较高,达 15%~25%,应尽早手术治疗,手术治疗原则与急性胆囊炎相同。注意围术期选用对产气杆菌有效的抗生素,如头孢哌酮与甲硝唑联用。

(三)胆囊扭转

指胆囊体以胆囊颈或邻近组织器官为支点发生扭转。胆囊一般由腹膜和结缔组织固定于胆囊床,当胆囊完全游离或系膜较长时,可因胃肠道蠕动、体位突然改变或腹部创伤而发生顺时针或逆时针扭转。病理上主要以血管及胆囊管受压嵌闭为特征,病变严重性与扭转程度及时间密切相关。扭转 180°时,胆囊管即扭闭,胆汁淤积,胆囊肿大。超过 180°为完全扭转,胆囊静脉受压回流受阻,表现为胆囊肿大,胆囊壁水肿增厚,继而动脉受累,胆囊壁出现坏疽、穿孔。当扭转达 360°时,胆囊急性缺血,胆囊肿大,呈暗红甚至黑色,可有急性坏疽,但穿孔发生率较低。

本病临床罕见,误诊率高,扭转三联征有助提示本病。①瘦高的老年患者,特别是老年女性,或者合并脊柱畸形。②典型的右上腹痛,伴恶心、呕吐,病程进展迅速。③查体可扪及右上腹肿块,但无全身中毒症状和黄疸,可有体温脉搏分离现象。扭转胆囊在 B 超下有特殊影像:胆囊锥形肿大,呈异位漂浮状,胆囊壁增厚。由于胆囊管、胆囊动静脉及胆囊系膜扭转和过度伸展,在胆囊颈的锥形低回声区混杂有多条凌乱的纤细光带,但后方无声影。CT 检查见胆囊肿大积液,与肝脏分离。磁共振胆道。成像(MRCP)可清晰显示肝外胆管因胆囊管扭转牵拉呈"V"形。

高度怀疑或确诊胆囊扭转均应及时手术,首选腹腔镜胆囊切除术。因胆囊扭转造成胆囊三角解剖关系扭曲,可先复原正常胆囊位置,以利于保护胆总管。

第二章 胃肠外科疾病

第一节 先天性肥厚性幽门狭窄

肥厚性幽门狭窄是常见疾病,占消化道畸形的第三位。早在 1888 年丹麦医师 Hirschprung 首先描述本病的病理特点和临床表现,但未找到有效治疗方法。1912 年 Ramstedt 在前人研究基础上创用幽门肌切开术,从而使病死率明显降低,成为标准术式推行至今。目前手术病死率已降至 1% 以下。

依据地理、时令和种族,有不同的发病率。欧美国家较高,在美国每 400 个活产儿中 1 例患此病,非洲、亚洲地区发病率相对较低,我国发病率为 1/3 000。男性居多,占 90%,男女之比为 (4~5):1。多为足月产正常婴儿,未成熟儿较少见;第一胎多见,占总病例数的 40%~60%。有家族聚集倾向,母亲患病,则子女患病可能性增加 3 倍。

一、病理解剖

主要病理改变是幽门肌层显著增厚和水肿,尤以环肌为著,纤维肥厚但数量没有增加。幽门部呈橄榄形,质硬有弹性。当肌肉痉挛时则更为坚硬。一般测量长 2~2.5cm,直径 0.5~1cm,肌层厚 0.4~0.6cm,在年长儿肿块还要大些。但肿块大小与症状严重程度和病程长短无关。肿块表面覆有腹膜且甚光滑,由于血供受压力影响,色泽显得苍白。肥厚的肌层挤压黏膜呈纵形皱襞,使管腔狭小,加上黏膜水肿,以后出现炎症,使管腔更显细小,在尸解标本上幽门仅能通过 1mm 的探针。细窄的幽门管向胃窦部移行时腔隙呈锥形逐渐变宽,肥厚的肌层逐渐变薄,两者之间无精确的分界。但在十二指肠侧则界限明显,胃壁肌层与十二指肠肌层不相连续,肥厚的幽门肿块类似子宫颈样突入十二指肠。组织学检查见肌层肥厚,肌纤维排列紊乱,黏膜水肿、充血。由于幽门梗阻,近端胃扩张,胃壁增厚,黏膜皱襞增多且水肿,并因胃内容物滞留,常导致黏膜炎症和糜烂,甚至有溃疡。

肥厚性幽门狭窄病例并发先天畸形相当少见,约 7% 左右。食管裂孔疝、胃食管反流和腹股沟疝是最常见的畸形,但未见有大量的病例报道。

二、病因

对幽门狭窄的病因和发病机制至今尚无定论,多年来进行大量研究,主要有以下几种观点。

(一) 遗传因素

在病因学上起着很重要的作用。发病有明显的家族性,甚至一家中母亲和 7 个儿子同病,且在单卵双胎比双卵双胎多见。双亲中有一人患此病,子女发病率可高达 6.9%。若母亲患病,其子发病率为 19%,其女为 7%;如父亲患病,则分别为 5.5% 和 2.4%。经过研究指出幽门狭窄的遗传机制是多基因性,既非隐性遗传亦非伴性遗传,而是由一个显性基因和一个性修饰多因子构成的定向遗传基因。这种遗传倾向受一定的环境因素的影响,如社会阶层、饮食种类、各种季节等。发病以春秋季为高,但其相关因素不明。常见于高体重的男婴,但与胎龄的长短无关。

(二)神经功能

从事幽门肠肌层神经丛研究的学者发现,神经节细胞直至生后2~4周才发育成熟。因此,许多学者认为神经节细胞发育不良是引起幽门肌肉肥厚的机制,否定了过去幽门神经节细胞变性导致病变的学说。但也有持不同意见者,其观察到幽门狭窄的神经节细胞数目减少不明显,但有神经节细胞分离、空化等改变,这些改变可能造成幽门肌肥厚。如神经节细胞发育不良是原因,则早产儿发病应多于足月儿,然而临床以足月儿多见。近年研究认为肽能神经的结构改变和功能不全可能是主要病因之一,通过免疫荧光技术观察到环肌中含脑啡肽和血管活性肠肽神经纤维数量明显减少,应用放射免疫法测定组织中P物质含量减少,由此推测这些肽类神经的变化与发病有关。

(三)胃肠激素

幽门狭窄患儿术前血清促胃泌素升高曾被认为是发病原因之一,经反复实验,目前并不能推断是幽门狭窄的原因还是后果。近年研究发现血清和胃液中前列腺素(PGS)浓度增高,由此提示发病机制是幽门肌层局部激素浓度增高使肌肉处于持续紧张状态,而致发病。亦有人对血清胆囊收缩素进行研究,结果无异常变化。近年来研究认为一氧化氮合酶的减少也与其病因相关。幽门环肌中还原性辅酶Ⅱ(NADPHd)阳性纤维消失或减少,NO合酶明显减少,致NO产生减少,使幽门括约肌失松弛,导致胃输出道梗阻。

(四)肌肉功能性肥厚

有学者通过细致观察,发现有些出生7~10d的婴儿将凝乳块强行通过狭窄幽门管的征象,由此认为这种机械性刺激可造成黏膜水肿增厚。另一方面也导致大脑皮质对内脏的功能失调,使幽门发生痉挛。两种因素促使幽门狭窄形成严重梗阻而出现症状。但亦有持否定意见,认为幽门痉挛首先应引起某些先期症状,如呕吐,而在某些呕吐发作很早进行手术的病例中却发现肿块已经形成,且肥厚的肌肉主要是环肌,这与痉挛引起幽门肌肉的功能性肥厚是不相符的。

(五)环境因素

发病率有明显的季节性高峰,以春秋季为主,在活检组织切片中发现神经节细胞周围有白细胞浸润。推测可能与病毒感染有关,但检测患儿及其母亲的血、粪和咽部均未能分离出柯萨奇病毒,检测血清抗体亦无变化,用柯萨奇病毒感染动物亦未见相关病理改变。

三、临床表现

症状出现于生后3~6周,亦有更早的,极少数发生在4个月之后。呕吐是主要症状,最初仅是回奶,接着为喷射性呕吐。开始时偶有呕吐,随着梗阻加重,几乎每次喂奶后都要呕吐。呕吐物为黏液或乳汁,在胃内滞留时间较长则吐出凝乳,不含胆汁。少数病例由于刺激性胃炎,呕吐物含有新鲜或变性的血液。有报道幽门狭窄病例在新生儿高胃酸期发生胃溃疡及大量呕血者,亦有报道发生十二指肠溃疡者。在呕吐之后婴儿仍有很强的觅食欲,如再喂奶仍能用力吸吮。未成熟儿的症状常不典型,喷射性呕吐并不显著。

随呕吐加剧,由于奶和水摄入不足,体重起初不增,继之迅速下降,尿量明显减少,数日排便 1 次,量少且质硬,偶有排出棕绿色便,被称为饥饿性粪便。由于营养不良、脱水,婴儿明显消瘦,皮肤松弛有皱纹,皮下脂肪减少,精神抑郁呈苦恼面容。发病初期呕吐丧失大量胃酸,可引起碱中毒,呼吸变浅而慢,并可有喉痉挛及手足抽搐等症状,以后脱水严重,肾功能低下,酸性代谢产物滞留体内,部分碱性物质被中和,故很少有严重碱中毒者。如今,因就诊及时,严重营养不良的晚期病例已难以见到。

幽门狭窄伴有黄疸,发生率约 2%。多数以非结合胆红素升高为主。一旦外科手术解除幽门梗阻后,黄疸就很快消退。因此,这种黄疸最初被认为是幽门肿块压迫肝外胆管引起的,现代研究认为是肝酶不足的关系。高位胃肠梗阻伴黄疸婴儿的肝葡萄糖醛酸转移酶活性降低,但其不足的确切原因尚不明确。有人认为酶的抑制与碱中毒有关,但失水和碱中毒在幽门梗阻伴黄疸的病例中并不很严重。热能供给不足亦是一种可能原因,与 Gilbert 综合征的黄疸病例相似,在供给足够热量后患儿胆红素能很快降至正常水平。一般术后 5~7d 黄疸自然消退,不需要特殊治疗。

腹部检查时将患儿置于舒适体位,腹部充分暴露,在明亮光线下,喂糖水时进行观察,可见胃型及蠕动波。检查者位于婴儿左侧,手法必须温柔,左手置于右肋缘下腹直肌外缘处,以示指和环指按压腹直肌,用中指指端轻轻向深部按摩,可触到橄榄形、光滑质硬的幽门肿块,1~2cm 大小。在呕吐之后胃空瘪且腹肌暂时松弛时易于扪及。当腹肌不松弛或胃扩张明显时肿块可能扪不到,可先置胃管排空胃,再喂给糖水边吸吮边检查,要耐心反复检查,据经验多数病例均可扪到肿块。

实验室检查发现临床上有失水的婴儿,均有不同程度的低氯性碱中毒,血液 PCO_2 升高,pH 值升高和低氯血症。必须认识到代谢性碱中毒时常伴有低钾现象,其机制尚不清楚。少量的钾随胃液丢失外,在碱中毒时钾离子向细胞内移动,引起细胞内高钾,而细胞外低钾,同时肾远曲小管上皮细胞排钾增多,从而造成血钾降低。

四、诊断

依据典型的临床表现,见到胃蠕动波、扪及幽门肿块和喷射性呕吐等 3 项主要征象,诊断即可确定。其中最可靠的诊断依据是触及幽门肿块。同时可进行 B 超检查或钡餐检查有助于明确诊断。

(一)B 超检查

诊断标准包括反映幽门肿块的 3 项指标:幽门肌层厚度≥4mm,幽门管长度≥18mm,幽门管直径≥15mm。有人提出以狭窄指数(幽门厚度×2÷幽门管直径×100%)大于 50% 作为诊断标准。超声下可注意观察幽门管的开闭和食物通过情况。

(二)钡餐检查

诊断的主要依据是幽门管腔增长(>1cm)和管径狭窄(<0.2cm),"线样征"。另可见胃扩张、胃蠕动增强、幽门口关闭呈"鸟喙状"、胃排空延迟等征象。有报道随访复查幽门环肌切开术后的病例,这种征象尚可持续数天,以后幽门管逐渐变短而宽,然而有部分病例不能恢复至正常状态。术前患儿钡餐检查后须经胃管洗出钡剂,用温盐水洗胃以免呕吐而发生吸入性肺炎。

五、鉴别诊断

婴儿呕吐有各种病因,应与下列各种疾病相鉴别,如喂养不当、全身性或局部性感染、肺炎和先天性心脏病、颅内压增加的中枢神经系统疾病、进展性肾脏疾病、感染性胃肠炎、各种肠梗阻、内分泌疾病以及胃食管反流和食管裂孔疝等。

六、外科治疗

采用幽门环肌切开术是最好的治疗方法,疗程短,效果好。术前必须经过 24～48h 的准备,纠正脱水和电解质紊乱,补充钾盐。营养不良者给静脉营养,改善全身情况。手术是在幽门前上方无血管区切开浆膜及部分肌层,切口远端不超过十二指肠端,以免切破黏膜,近端则应超过胃端以确保疗效,然后以钝器向深层划开肌层,暴露黏膜,撑开切口至 5mm 以上宽度,使黏膜自由膨出,局部压迫止血即可。目前采用脐环弧形切口和腹腔镜完成此项手术已被广泛接受和采纳。患儿术后进食在翌晨开始为妥,先进糖水,由少到多,24h 渐进奶,2～3d 加至足量。术后呕吐大多是饮食增加太快的结果,应减量后再逐渐增加。

长期随访报道患儿术后胃肠功能正常,溃疡病的发病率并不增加;而钡餐复查见成功的幽门肌切开术后有时显示狭窄幽门存在 7～10 年之久。

第二节　胃和十二指肠溃疡

一、胃溃疡和十二指肠溃疡的特点

(一)概述

1.定义

胃、十二指肠溃疡是一种局限性圆形或椭圆形的局限性黏膜缺损,累及黏膜、黏膜下层和肌层,治愈后不留瘢痕。因溃疡的形成与胃酸-蛋白酶的消化作用有关,也称为消化性溃疡。胃、十二指肠是好发部位,近年来认为病因是多因素的,是全身疾病的局部表现。

2.流行病学

消化性溃疡是常见的消化系慢性疾病。据估计,一般人群中,5%～10%的人在人生中某一时期曾患过胃或十二指肠溃疡。近 40 年来,欧美及亚洲等地区的消化性溃疡发病率、病死率、住院率和外科手术率均有下降的趋势。然而溃疡并发症的患病率却相对稳定,甚至有上升的趋势。同时老年人消化性溃疡,尤其是老年妇女的消化性溃疡的病死率和住院率都有增高的趋势。这可能同人口老龄化。非甾体类抗感染药的广泛应用有关。十二指肠溃疡(DU)发病率明显高于胃溃疡(GU),但在一些西方国家这种差异有逐渐减小的倾向。十二指肠溃疡发病年龄多为 35～45 岁,胃溃疡年龄多为 50～60 岁,男性发病率高于女性。

3.好发部位

胃溃疡好发于胃小弯,尤其是胃角处,其中 90% 发生在胃窦部(属 I 型胃溃疡,约占胃溃疡的 57%)。溃疡的直径一般<2.5cm,但直径>2.5cm 的巨大溃疡并非少见。溃疡底部常超越黏膜下层,深达肌层甚至浆膜,溃疡下层可完全被肉芽组织及瘢痕组织所代替。

胃溃疡根据其部位和胃酸分泌量可分为四型：Ⅰ型最为常见，占 50%～60%，低胃酸，溃疡位于胃小弯角切迹附近；Ⅱ型约占 20%，高胃酸，胃溃疡并发十二指肠溃疡；Ⅲ型约占 20%，高胃酸，溃疡位于幽门管或幽门前，与长期应用非甾体类抗感染药物有关；Ⅳ型约占 5%，低胃酸，溃疡位于胃上部 1/3，胃小弯高位接近贲门处，常为穿透性溃疡，易发生出血或穿孔，老年患者相对多见。

同胃溃疡相似，十二指肠溃疡约 95% 发生于球部，直径一般<lcm。球部以下者称为球后溃疡（约占 5%）。当球部前后壁或胃大、小弯侧同时有溃疡存在时，称对吻溃疡。胃和十二指肠均有溃疡者，称复合性溃疡（属Ⅱ型胃溃疡，约占胃溃疡的 22%）。发生于幽门管溃疡或近幽门 2cm 以内的胃溃疡属Ⅲ型胃溃疡，约占胃溃疡的 20%。距食管胃连接处 4cm 以内的胃溃疡属Ⅳ型胃溃疡，在 2cm 以内者则称为近贲门溃疡。

（二）病因及发病机制

自 20 世纪 80 年代以来对于消化性溃疡的认识有了新突破，消化性溃疡主要为幽门螺杆菌感染和与非甾体类抗感染药（NSAID）有关的两大类。按病因将消化性溃疡分为：幽门螺杆菌（Hp）相关性溃疡，即 Hp 相关性溃疡；非甾体抗感染药引起的溃疡（NSAID），即 NSAID 相关性溃疡；非 Hp、非 NSAID 相关性溃疡三类。

1.幽门螺杆菌感染

在 Warren 和 Marshall 于 1982 年发现幽门螺杆菌之前，外界的压力和不良的生活习惯被认为是导致消化性溃疡的主要原因。Schwartz 在 1910 年提出"消化性溃疡是一种自身消化的产物，是胃液的消化能力超过胃和十二指肠黏膜防御能力的结果"，即经典的"无酸则无溃疡"学说一直被视为消化性溃疡的理论基础——"一旦溃疡，终身溃疡"。20 世纪 80 年代中期，质子泵抑制剂（如奥美拉唑等）这一强力抑酸剂的出现增强了溃疡的治疗效果，溃疡的治愈已不困难，但溃疡愈合后复发率居高不下，即使采用药物长期治疗，一旦停药仍不可避免复发。

幽门螺杆菌的发现具有深刻的意义，慢性胃溃疡经常复发是因为导致胃部慢性炎症的细菌（幽门螺杆菌）依然存在。Warren 和 Marshall 发现，当致病细菌被清除，慢性胃溃疡类疾病是可以完全治愈的。基于他们的这一突破性发现，胃溃疡不再是一个慢性而且经常复发的顽症，"无幽门螺杆菌无溃疡复发"已成为学者们接受的事实。国外有资料指出：40 岁以下正常人群幽门螺杆菌检出率为 20% 左右，而 60 岁以上人群幽门螺杆菌检出率为 50% 左右。在感染幽门螺杆菌的患者中 15%～20% 一生中会发生溃疡。2007 年国内调查了 26 个省市的 2 395 例 DU 患者中，Hp 阳性 1 206 例（50.4%），阴性 461 例（19.2%），未接受 Hp 检测 728 例；1 603 例 GU 患者中，Hp 阳性 833 例（52.0%），阴性 287 例（17.9%），未接受 Hp 检测 483 例，在本组病例中，DU 与 GU 患者的 Hp 感染率相仿。研究表明：幽门螺杆菌感染者发生消化性溃疡的危险性是未感染者的 20 倍。

幽门螺杆菌为革兰阴性杆菌，呈弧形或 S 形，胃黏膜是 Hp 细菌的自然定植部位。Hp 可分泌尿素酶、蛋白酶、磷脂酶及过氧化物酶等多种酶。尿素酶能分解尿素生成氨，除保护 Hp 在酸性环境中得以生存外，同时破坏胃黏膜、损伤组织细胞。蛋白酶与磷脂酶可降解胃黏液层的脂质结构及黏蛋白，损坏胃黏液层的屏障功能。过氧化物酶能抑制中性粒细胞的杀菌功能。Hp 菌株能够生成毒素相关蛋白（Ca－gA）、刺激 IL－8 与 TNF 的分泌，引起严重的炎症反应。Hp生成的细胞空泡毒素(VacA)可使细胞发生变性反应,导致细胞损伤。另外,目前一致认为Hp感染是已被证实的人类非贲门胃癌最常见的危险因素。Hp感染是慢性胃炎的主要病因,可启动一系列致病事件,从而导致萎缩性胃炎、化生、异型增生,最终发生胃癌。

2.胃酸分泌

大量临床试验和研究证明胃酸的病理性升高是溃疡发病的重要因素之一。尤其是十二指肠溃疡更加明显。胃液酸度过高,激活胃蛋白酶原,使十二指肠黏膜自身消化,可能是溃疡形成的重要原因。十二指肠溃疡患者的基础酸分泌(BAO)和最大胃酸分泌量(MAO)均高于健康人。除与迷走神经的张力及兴奋性过度增高有关外,与壁细胞数量的增加有关。正常人胃底壁细胞总数约为10亿,而十二指肠溃疡患者胃底壁细胞数高达19亿,为正常人的2倍。此外壁细胞对促胃液素、组胺、迷走神经刺激敏感性亦增高。溃疡患者在胃窦酸化情况下,正常的抑制胃泌酸机制受到影响,促胃液素异常释放,而组织中生长抑素水平低,黏膜前列腺素合成减少,削弱了对胃黏膜的保护作用,使得黏膜易受胃酸损害。而胃溃疡患者的基础胃酸分泌量(BAO)和最大胃酸分泌量(MAO)均同正常人相似,甚至低于正常人。

3.胃黏膜屏障的破坏和药物因素

人们注意到在胃溃疡病患者,胃酸和胃蛋白酶水平并不高于正常人,甚至低于正常人,证明某些患者存在胃黏膜抵抗力的下降。胃黏膜屏障由3部分组成:黏液-碳酸氢盐屏障的存在,使胃内pH值保持在2.0,而黏液与上皮细胞之间pH值保持在7.0;胃黏膜上皮细胞的紧密连接,能防止H^+逆向弥散和Na^+向胃腔弥散,上皮细胞再生功能强、更新快也是重要的黏膜屏障功能;丰富的胃黏膜血流,可迅速除去对黏膜屏障有害的物质如$H*$,并分泌HCO;以缓冲$H*$黏膜屏障损害是溃疡产生的重要环节。非甾体类抗感染药(NSAID)、肾上腺皮质激素、胆汁酸盐、酒精、氟尿喀啶等均可破坏胃黏膜屏障,造成H^+逆流入黏膜上皮细胞,引起胃黏膜水肿、出血、糜烂,甚至溃疡。长期使用NSAID使胃溃疡发生率显著增加,但并未使十二指肠溃疡发病率增高。

4.胃、十二指肠运动功能异常

一些十二指肠溃疡病患者,其胃排空速度较正常人快,液体排空过快使十二指肠球部与胃酸接触的时间较长,黏膜易于发生损伤。研究发现,对部分胃溃疡患者,胃运动异常主要表现在胃排空延迟和十二指肠的反流,前者使胃窦部张力增高,刺激胃窦黏膜中的G细胞,使之分泌的促胃液素增加,刺激胃酸分泌。由于幽门括约肌功能不良,导致反流中的胆汁、十二指肠液及胰液对胃黏膜发挥损伤作用。

5.遗传因素

研究发现消化性溃疡具有遗传素质,并且胃溃疡和十二指肠溃疡病系单独遗传,互不相干。但是在胃溃疡患者的家族中,胃溃疡的发病率比正常人高3倍;遗传因素在十二指肠溃疡的发病中起一定作用,单卵孪生患相同溃疡病者占50%,双卵孪生仅占14%。O型血者患十二指肠溃疡概率比其他血型者显著为高。另外,高胃蛋白酶血症Ⅰ型(常染色体显性遗传)在十二指肠溃疡患者中比较常见,但具体机制不清。

6.其他因素

临床研究表明,长期处于精神高度紧张、焦虑或者情绪波动者容易发生消化性溃疡,现已证明十二指肠溃疡在愈合后再遭受到精神应激时容易复发。此外,吸烟与溃疡的发生有一定的关系。吸烟可能减慢溃疡愈合的时间,原因可能是吸烟导致前列腺素合成减少,提高了胃酸的分泌,抑制或者减少了十二指肠和胰源性的碳酸氢盐的分泌。停止吸烟是吸烟治疗溃疡的一个关键因素。某些特定的疾病也会增加溃疡的发病概率,如慢性阻塞性肺疾病、酒精肝和慢性肾衰竭等。另外胃肠肽和过度饮酒也可能在溃疡发病中起一定作用,但具体机制还未完全清楚。

从胃和十二指肠的发病机制来看,两者是有区别的。其共同的致病因素主要有 Hp 感染和 NSAID 的应用。但就十二指肠溃疡而言,过量的胃酸分泌、胃排空速度过速以及十二指肠的酸中和能力减弱是引发溃疡的主要原因。胃溃疡除了上述与十二指肠溃疡共同的致病因素外,主要是十二指肠液的反流和胃黏膜的破坏。

(三)临床表现及并发症

长期性、周期性和节律性上腹疼痛为胃、十二指肠溃疡共有的特点。但两者又有其不同的表现。

1.胃溃疡

胃溃疡的高峰年龄是 50～60 岁,男性多于女性。重要的症状为上腹痛,规律性腹痛不如十二指肠明显,进食并不能使腹痛减轻。疼痛多发在餐后半个小时到 1h,也可持续 1～2h。其他表现为恶心、食欲缺乏,常表现因进食后饱胀感和因拒绝进食而引起体重减轻。抗酸药物多难以发挥作用。体格检查常发现疼痛在上腹部、剑突和脐正中间或偏左。

2.十二指肠溃疡

十二指肠溃疡可见于任何年龄,发病比胃溃疡年轻 10 岁,多见于 35～45 岁的患者,男性为女性的 4 倍。典型的十二指肠溃疡引起的疼痛常常发生在餐后数小时,疼痛主要为上腹部,有明显的节律性,且因进食而有所缓解。饥饿痛和夜间痛与基础胃酸分泌过度有关,腹痛可因服用抗酸药物而缓解,这种疼痛多为烧灼样,可以发射到背部,体检时可以发现右上腹有压痛。十二指肠溃疡引起的腹痛常呈周期性,秋冬季易于发作。

3.并发症胃和十二指肠溃疡

均可并发出血、穿孔和幽门梗阻。胃溃疡可发生恶变,而十二指肠溃疡一般不会恶变。

(四)诊断

1.X 线检查和胃镜

对疑有发生在胃和十二指肠的病变,X 线钡餐检查和纤维胃镜检查是首选的诊断方法,大约 90% 以上的胃和十二指肠病变可以通过 X 线气钡双重对比造影检查得到明确的诊断。十二指肠溃疡多发生在球部,X 线表现为龛影是诊断十二指肠溃疡病的唯一依据。正面观,溃疡的龛影多为圆形、椭圆形或线形,边缘光滑,周围可见水肿组织形成的透光圈,在溃疡愈合过程中,纤维组织增生可呈纤细的黏膜皱襞向龛影集中。胃溃疡多发生于胃小弯,X 线气钡双重造影常发现小弯龛影溃疡周围有黏膜水肿时可有环形透明区,龛影是临床上诊断胃溃疡的直接证据,溃疡周围组织的炎症使局部痉挛,可导致钡餐检查时局部疼痛和激惹现象。

应当指出,龛影虽然是诊断消化性溃疡的直接证据,但在一些情况下难以发现典型的龛影,此时内镜检查显得更为重要。据统计有 3%～7% 的患者在胃发生恶性溃疡时,钡餐检查仅表现为良性病变的征象。纤维内镜可以直接观察到胃和十二指肠内黏膜的各种病理改变。并可进行活组织病理检查,对良恶性溃疡的鉴别是有价值的。在内镜可观察到大而圆形的溃疡,底部平坦,呈白色或灰白色。

2.实验室检查

胃液分析:胃溃疡患者的胃酸浓度与量和正常人无明显区别,十二指肠溃疡的胃液量及酸浓度明显增加。血清促胃液素测定仅在疑有胃泌素瘤时做鉴别之用。

(五)治疗原则

1.手术适应证

对于消化性溃疡,外科治疗的目的主要是修复胃肠壁、手术止血或者两者兼有。而对于预防复发而言,主要是内科药物治疗(根除幽门螺杆菌和抑制胃酸分泌)。

当胃、十二指肠溃疡发生并发症而不再是单纯的溃疡时,即有可能需要采用手术治疗。两者有着相似的适应证:临床上有多年的溃疡病史。症状逐年加重,发作频繁,每次发作时间延长。疼痛剧烈影响正常生活和工作;既往曾接受过至少一次正规严格的内科治疗,治疗3个月以上仍不愈合或者经内科治愈后又复发;钡餐检查或内镜检查提示溃疡较大,溃疡直径超过2~2.5cm,或有穿透胃、十二指肠以外的征象;并发大出血、急性穿孔,或者瘢痕性幽门梗阻者。其中瘢痕性幽门梗阻是溃疡外科手术的绝对适应证;怀疑有溃疡恶变者;一些特殊性质的溃疡:胰源性溃疡、胃空肠吻合口溃疡、应激性溃疡等。

但鉴于下述原因,对胃溃疡的手术指征可适当放宽:多数胃溃疡对内科抗酸药物治疗的效果不满意,有效率仅35%~40%,而且复发率较高;部分胃溃疡有可能癌变(<5%);合理的手术治疗效果好,目前手术治疗已相当安全;胃溃疡患者年龄偏大,一旦发生并发症,手术的病死率和病残率都明显增高。因此,目前大多数外科医师都主张胃溃疡诊断明确,经过短期(8~12周)严格的药物治疗后,如果疗效不好,应该尽早手术。

2.手术方式

常用的手术方式为胃大部切除术和迷走神经切断术。其中胃大部切除术适用于胃和十二指肠溃疡,而迷走神经切断术更适合于十二指肠溃疡。但总地认为,用以治疗十二指肠溃疡的手术方式尚未达到满意的程度。高选择性迷走神经切断术的危险性最小,胃大部切最大。溃疡复发率则以选择性迷走神经切断加胃窦切除术最低,高选择性迷走神经切除术最高。后遗症以胃大部切除术最多,高选择性迷走神经切断术最少。手术方式的选择除与术者的训练、经验与认识、倾向有关,更应考虑患者的具体情况,至今尚无单一的术式能适合于所有的患者,故应根据患者的具体情况制订个体化的方案。

二、胃和十二指肠溃疡并发症的外科治疗

随着各种新型治疗溃疡病药物的发展,消化性溃疡的内科疗效明显提高。临床上需要外科治疗的溃疡也越来越少。尽管如此,溃疡病出血并发症的发病率却相对稳定,尤其在老年患者中,这可能与非甾体类抗感染药物广泛应用有关。因此,从某种意义上讲,胃、十二指肠溃疡的外科治疗,主要是针对其并发症:大出血、急性穿孔、瘢痕性幽门梗阻和胃溃疡恶变的治疗。吸烟、年龄、延期手术(>24h)以及伴随休克与否是影响并发症的重要因素。治疗时间延迟24h以上,并发症的发病率增加3倍左右,病死率增加6~7倍。

(一)大出血

胃、十二指肠溃疡大出血是指那种引起明显出血症状(出血量>1 000mL),并有失血性休克表现的大出血,表现为大量呕血、便血、皮肤苍白、尿少等低血容量休克表现。有5%~10%的胃、十二指肠大出血需经外科手术治疗。胃、十二指肠溃疡出血是溃疡常见的并发症,也是上消化道出血最为常见的原因,占上消化道出血的40%~50%。有资料表明在需要手术治疗的溃疡病患者中,大出血患者占10%~20%。并且在因十二指肠溃疡死亡的患者中,大约40%患者死于急性出血。大量研究表明,曾有过溃疡大出血的患者,再发出血的比例约为50%左右。

1.病因病理

溃疡大出血是溃疡基底血管被侵蚀破裂所致,大多数为动脉出血,但溃疡基底充血的小血管破裂,也可引起大量失血。大出血的溃疡一般位于胃小弯或十二指肠后壁,胃溃疡出血常来源于胃右、左动脉的分支或肝胃韧带内的较大血管。十二指肠溃疡出血多来自胰十二指肠上动脉或胃、十二指肠动脉等附近的血管。多数患者为间歇性出血,大出血可引起循环血量明显减少,血压下降。临床发现出血50~80mL即可引起黑便,若有便血常表明出血在1 000mL左右。

2.临床表现

呕血和排柏油样黑便是胃、十二指肠溃疡大出血的主要表现。呕血为鲜红或咖啡样。多数患者表现只有黑便而无呕血。如出血迅速可呈色泽较鲜红的血便。失血量在1 000mL以上,可出现心悸、恶心、出冷汗、口渴。当出血量超过1 500mL,便可发生低血压,患者可有眩晕、无力、口干、腹胀或腹痛,肠蠕动增强,并有苍白、出冷汗、脉搏细速、血压下降等失血现象,甚至突然晕倒。腹部检查常无阳性发现,出现腹痛的患者应注意有无溃疡出血伴发急性穿孔。实验室检查可以发现血红蛋白进行性下降。红细胞计数和血细胞比容低于正常。但在急性失血初期,血液循环量已减少而血液尚未被组织液稀释,此时检查结果并不能正确地反映出失血量的多少,所以有必要多次重复检查。

3.诊断和鉴别诊断

通常根据典型的溃疡病病史、呕血、黑便以及纤维胃镜检查,多可做出正确诊断。但在确诊前必须意识到:出血是否来自上消化道;是否属胃、十二指肠溃疡出血。必须注意同食管静脉曲张破裂、食管裂孔疝、Mallory-Weiss综合征、胃癌、胆管病变等引起的出血相鉴别;有无并发症,特别是胃、十二指肠溃疡并发门静脉高压食管静脉曲张者。

4.治疗原则

(1)止血、制酸等药物应用:经静脉或肌内注射巴曲酶(立止血);静脉给予H_2受体拮抗剂(西咪替丁等)或质子泵抑制剂(奥美拉唑);静脉应用生长抑素奥曲肽(善得定)0.3~0.5mg加入500mL补液中缓慢滴注维持24h,或0.1mg皮下注射,每6~8h一次。

(2)留置鼻胃管:用生理盐水冲洗胃腔,清除凝血块,直至胃液变清,持续低负压吸引,动态观察出血情况。可经胃管注入200mL含8mg去甲肾上腺素的生理盐水溶液,每4~6h一次。

(3)急诊胃镜治疗:内镜止血相对于保守疗法可减少出血复发率及病死率,并且可明确出血病灶,尤其是对动脉性出血和可视血管的出血极为有效。同时还可施行内镜下电凝、激光灼凝、注射或喷洒药物等局部止血措施。检查前必须纠正患者的低血容量状态。近10年来消化性溃疡并发大出血的治疗已从外科手术逐渐转到采用胃镜治疗为首选的局面。消化性溃疡急性出血的内镜止血效果良好,诸如喷涂止血剂或激光、微波等,一度替代了手术。

内镜治疗分 4 种:注射疗法;热疗法;联合疗法(注射疗法联合热疗法);机械疗法。内镜注射肾上腺素治疗溃疡出血,由于安全、低成本和易用性,目前在国外是最普遍的内镜疗法。有资料表明,对于严重的高风险出血,内镜联合疗法(药物注射联合热疗法或者联合其他机械疗法)优于单一内镜疗法,其中肾上腺素注射结合热凝固疗法是不错的选择。肾上腺素注射疗法有较高的初次止血率,而热凝固疗法可降低出血复发率。另外,应用酒精局部注射治疗溃疡出血患者,在出血灶周围选择 3~4 点,每点注射酒精 0.1~0.2mL,可在其浅层再注射 0.05~0.10mL,总量不超过 1.5~2.0mL,止血有效率达 99.7%。

(4)补充血容量:建立可靠畅通的静脉通道,快速滴注平衡盐液,做输血配型试验。同时严密观察血压、脉搏、尿量和周围循环状况,并判断失血量来指导补液。失血量达全身总血量的 20% 时,应输注羟乙基淀粉、右旋糖酐或其他血浆代用品,用量在 1 000mL 左右。出血量较大时可输注浓缩红细胞,也可输全血,并维持血细胞比容不低于 30%。输入液体中晶体与胶体之比以 3∶1 为宜。

(5)急症手术止血:多数胃十二指肠溃疡大出血,可经非手术治疗止血,约 10% 的患者需急症手术止血。手术指征为:出血速度快,短期内发生休克,或较短时间内(6~8h)需要输入较大量血液(>800mL)方能维持血压和血细胞比容者;年龄在 60 岁以上并伴动脉硬化症者自行止血机会较小,对再出血耐受性差,应及早手术;近期发生过类似的大出血或并发穿孔或幽门梗阻;正在进行药物治疗的胃十二指肠溃疡患者发生大出血,表明溃疡侵蚀性大,非手术治疗难以止血;胃溃疡较十二指肠溃疡再出血机会大 3 倍,应争取及早手术;纤维胃镜检查发现动脉搏动性出血,或溃疡底部血管显露再出血危险很大;有长久和屡次复发的溃疡史,出血前曾经检查证明溃疡位于十二指肠后壁或胃小弯,表明出血可能来自大的动脉,溃疡基底部瘢痕组织多,出血不易自止。急诊手术应争取在出血 48h 内进行,反复止血无效,时间拖延越长危险越大。

采取积极的复苏措施,力争在血流动力学稳定的情况下手术止血。手术方法有:包括溃疡在内的胃大部切除术。如术前未经内镜定位,术中可切开胃前壁,明确出血溃疡的部位,以非吸收缝线缝扎止血同时检查是否有其他出血性病灶;对十二指肠后壁穿透性溃疡出血,先切开十二指肠前壁,贯穿缝扎溃疡底的出血动脉,再行选择性迷走神经切断加胃窦切除或加幽门成形术,或做旷置溃疡的毕Ⅱ式胃大部切除术外加胃十二指肠动脉、胰十二指肠上动脉结扎;重症患者难以耐受较长时间手术者,可采用非吸收缝线溃疡底部贯穿缝扎止血。

(二)急性穿孔

1.概述

溃疡穿透浆膜层而达游离腹腔即可致急性穿孔,是胃十二指肠溃疡严重并发症,也是外科常见的急腹症。急性穿孔的发生率为消化性溃疡病的 5%~10%。其中男性占 90%。通常十二指肠溃疡急性穿孔比胃溃疡多见。一旦溃疡穿孔,就有致命的危险,十二指肠溃疡穿孔的病死率为 5%~13%,胃溃疡为 10%~40%。并且随着年龄的增加和穿孔时间的延长,病死率也相应增高。

2.病因与病理

吸烟是<75岁患者穿孔最常见的病因,有文献报道吸烟与溃疡穿孔之间存着相关关系,吸烟可显著增加各个年龄组的穿孔发生率。另外一个重要原因是非甾体类抗感染药的使用。约1/4的穿孔患者是由于使用非甾体类抗感染药,在老年人中这个比例更高。胃十二指肠溃疡穿孔可分为游离穿孔与包裹性穿孔。游离穿孔发生时,胃与十二指肠的内容物进入腹膜腔引起弥散性腹膜炎;包裹性穿孔同样形成侵蚀胃或十二指肠壁全层的溃疡孔洞,但为邻近脏器或大网膜封闭包裹,阻止了消化道内容物进入腹膜腔。如十二指肠后壁溃疡穿入胰腺,为胰组织所包裹,即所谓慢性穿透性溃疡。

90%的十二指肠溃疡穿孔发生在球部前壁,而胃溃疡穿孔60%发生在胃小弯,40%分布于胃窦及其他各部。急性穿孔后,有强烈刺激性的胃酸、胆汁、胰液等消化液和食物溢入腹腔,引起化学性腹膜炎。导致剧烈的腹痛和大量腹腔渗出液,6～8h后细菌开始繁殖并逐渐转变为化脓性腹膜炎。病原菌以大肠埃希菌、链球菌为多见。由于强烈的化学刺激、细胞外液的丢失以及细菌毒素吸收等因素,患者可出现休克。

3.临床表现

急性胃十二指肠溃疡穿孔者多有较长的病史,近期症状逐渐加重,约有10%的患者没有溃疡病史而突然发生急性穿孔。部分患者有暴饮暴食、过度疲劳、情绪激动等诱因。

急性穿孔典型的症状是突然发生的剧烈的腹痛,刀割样,难以忍受,并迅速波及全腹部,有时强烈刺激性的消化液沿升结肠外侧沟流至右下腹,引起右下腹疼痛。要与急性阑尾炎相鉴别。剧烈的腹痛使患者多有面色苍白、出冷汗、肢体发冷等休克表现。患者可以清楚地回忆起剧痛发作的时间。部分患者表现有恶心、呕吐。体检时,患者多为被动体位,表现为屈膝、不敢翻动及深吸气,全腹呈板样硬,压痛、反跳痛及肌紧张明显,疼痛主要在上腹。75%的患者肝浊音界缩小或消失,肠鸣音消失。80%的患者直立位腹部X线平片示膈下有半月形游离气体。穿孔发生后,继发细菌性腹膜炎可引起患者发热、腹胀、血白细胞计数显著升高。穿孔晚期或穿孔较大者,可出现腹胀,肠麻痹。腹腔积液超过500mL时,可叩到移动性浊音。部分老年患者或体质较虚弱者,临床穿孔表现不典型,往往以脓毒血症和感染中毒性休克为主要表现。

4.诊断和鉴别诊断

(1)急性胰腺炎:胃十二指肠溃疡穿孔和急性胰腺炎均属急腹症,两者在临床表现上有许多相似之处。严重的溃疡穿孔或溃疡穿透累及胰腺时,虽然血淀粉酶可升高,但是一般不超过正常值的5倍。急性胰腺炎起病也较急骤,多有暴饮暴食史,突然发作上腹疼痛,疼痛剧烈并且向腰背部放射,患者常有"束带"感,早期腹膜炎不明显,检查无气腹征,血清淀粉酶超过500索氏单位。

(2)急性阑尾炎:因穿孔后胃肠内容物可经升结肠旁沟或小肠系膜根部流到右下腹,引起右下腹腹膜炎症状和体征。易误为急性阑尾炎穿孔。后者常有明显的转移性右下腹疼痛,临床症状和腹部体征相对较轻,多不伴休克征象,也多无气腹征表现。

(3)急性胆囊炎和胆囊结石:腹痛和腹膜炎体征相对较轻并且局限于右上腹,有时疼痛放射至右肩胛部或腰背部。腹部超声、X线和CT检查,常有助于诊断和鉴别诊断。

(4)肝破裂出血:常有明显的外伤史,出血性休克是其主要症状,可有腹痛和腹膜炎体征,腹腔穿刺可抽出不凝血。腹部超声和 CT 检查提示有肝破裂及腹腔积液。

5.治疗原则

(1)非手术治疗:非手术治疗适用于:一般情况良好,症状体征较轻的空腹小穿孔;穿孔超过 24h,腹膜炎已局限者;患者全身情况差,年老体弱,或并发严重的心肺疾病;或是经水溶性造影剂行胃十二指肠造影检查证实穿孔业已封闭的患者;终末期脓毒症患者;或者患者因手术风险而拒绝手术。非手术治疗不适用于伴有出血、幽门梗阻、疑有癌变等情况的穿孔患者。

非手术治疗的措施主要包括:持续胃肠减压,减少胃肠内容物继续外漏,以利于穿孔的闭合和腹膜炎消退;输液以维持水、电解质平衡并给予营养支持;全身应用抗生素控制感染;经静脉给予 H_2 受体阻断剂或质子泵拮抗剂等制酸药物。非手术治疗期间需严密观察病情变化,如治疗 6～8h 后病情仍继续加重,应立即转行手术治疗。非手术治疗少数患者可出现膈下或腹腔脓肿。痊愈的患者应胃镜检查排除胃癌,根治幽门螺杆菌感染并采用制酸剂治疗。

(2)手术治疗:仍为胃十二指肠溃疡急性穿孔的主要疗法,根据患者情况结合手术条件选择单纯穿孔修补术或彻底性溃疡手术。

穿孔修补术:是治疗溃疡穿孔的主要手段,行单纯修补的病例,效果满意,但术后要加强抑酸剂和抗感染治疗。此方法简单,创伤轻,危险性小,疗效确切。并且缝闭穿孔,不仅终止胃肠内容物继续外漏,同时可较彻底地清除腹腔内的污染物和渗出液,有效地防止和减少术后并发症。如在穿孔修补术后,给予正规的内科治疗,约 30%患者溃疡可愈合,症状消失。部分溃疡复发患者需要做溃疡根治性手术。此外,在胃溃疡急性穿孔单纯修补术后的患者中,7%～11%的在随访过程中确诊为胃癌。因此,对胃溃疡患者应尽可能地取活检做病理检查,术后应定期做胃镜检查。

适应证:穿孔时间超过 8h,并发严重的腹膜炎体征及有大量脓性渗出物;术中发现腹腔污染严重,胃十二指肠明显水肿;患者全身情况差,难以耐受较大或较长时间的手术;以往无溃疡病史或有溃疡病史未经正规内科治疗,无出血、梗阻等并发症。

方法:经上腹正中切口,探查腹腔内污染情况,暴露胃幽门和十二指肠,检查穿孔所在,常可发现穿孔处已被邻近组织或肝缘所覆盖。由于穿孔局部充血水肿,有时不易确定穿孔是在幽门胃侧抑或是在幽门的十二指肠侧。如为胃溃疡穿孔,并疑有胃癌可能时,应取穿孔边缘组织做病理检查。闭合穿孔时,沿横行方向以丝线间隔缝合,第一层为对拢缝合,第二层为内翻缝合。但常由于穿孔周围组织水肿及瘢痕,无法行第二层缝合;或由于穿孔靠近幽门,内翻缝合后有可能造成幽门狭窄,可只做一层对拢缝合,再以网膜覆盖。如穿孔大,瘢痕多,难以将孔洞缝闭,可将带蒂大网膜塞入孔内后固定于肠或胃壁。穿孔缝合前及缝合后,应尽量吸除腹腔,特别是膈下及盆腔内的渗液。术后在穿孔修补附近及盆腔内可酌情放置引流管。对于较大的溃疡穿孔,网膜填塞法是比较安全的,尤其对于高危患者是不错的选择。

腹腔镜溃疡穿孔修补术:手术适应证包括急性穿孔;腹腔内渗液不多,术前患者腹膜炎症状不重,仅上腹疼痛、压痛,患者年轻;全身情况较好,能耐受人工气腹;可排除溃疡恶变或胃癌穿孔。手术禁忌证:入院时有休克症状;穿孔时间大于 24h;年龄>75 岁;并发其他重症基础疾病,如心力衰竭、肝硬化等。

手术方法:目前腹腔镜穿孔修补的方法有以下 3 种。①单纯缝合修补术:用 0 号、1－0、

2—0可吸收线顺胃肠长轴方向间断全层缝合或连锁缝合。这种方法可适用于大多数穿孔较小的患者,并且与患者本身的身体状况关系不大。此法修补可靠,但对溃疡边缘已瘢痕化或十二指肠溃疡边缘处已有变形,尤其溃疡较大时,缝合有时较困难。②网膜片修补法:用可吸收缝线穿过穿孔的两侧,缝合3~4针,将大网膜提到穿孔的表面,收紧缝线打结,使网膜片起到生理性封闭物作用即可。该手术操作简单,手术效果好,但网膜片固定须牢固。③蛋白胶粘堵法:用吸收性明胶海绵或网膜组织涂上生物蛋白胶或ZT胶后,直接插入穿孔内,使吸收性明胶海绵或网膜组织与胃十二指肠壁粘在一起,封闭穿孔,该方法适用于较小的穿孔。粘补法操作比较简单,所用黏合剂为生物制剂,但价格较昂贵。腹内空腔灌洗也是手术的重要环节,包括腹膜腔、肝上间隙、肝下间隙、盆腔等,一般推荐用6~8L的温热生理盐水。另外术后即开始应用质子泵抑制剂或 H_2 受体阻滞剂,并且要保留鼻胃管>48h,抗生素应用至少5d或直至发热消退。

术后并发症:术后缝合瘘是最常见的并发症,发生率为1.5~16%,主要发生在腹腔镜纤维蛋白胶修复患者;肺炎,可能与气腹有关;其他还有腹内脓肿形成、肠梗阻、外瘘、出血等。

手术评价:腹腔镜溃疡穿孔修补术的优势包括可以减轻术后疼痛;降低发病率的伤口并发症,如感染及切口疝形成;加快恢复进食,缩短住院日数,并更快地恢复工作等。既往对年龄小于35岁的年轻患者,多采用保守治疗,或仅行穿孔修补术,或修补术后加行高选择性迷走神经切断术;而对年龄大于40岁,特别是有胃十二指肠溃疡病史多年,经系统的内科治疗,包括正规应用 H_2 受体阻滞剂及质子泵抑制剂的抗酸与抗 Hp 治疗,效果渐差的溃疡穿孔,或既往有穿孔史、幽门或十二指肠球部瘢痕形成甚或出现过梗阻情况者,胃大部切除术仍较为合适。即便术后有残胃癌发生风险,一般多于术后20~25年发生,即使发生残胃癌,也还可以再次手术。另外,胃溃疡患者,时间久后溃疡也有恶变可能。

当然,对于胃或十二指肠球部后壁穿孔,腹腔镜下无法修补或修补困难,或者腔镜下高度怀疑有胃癌可能性者,还应果断中转开腹。总之,对青年胃十二指肠溃疡穿孔患者,腹腔镜穿孔修补手术,是目前较合理的手术方式。

急诊根治性手术:有资料表明穿孔修补术后,约2/3患者仍有轻度或重度慢性溃疡病症状。其中部分患者需要再次做根治性手术。因此,在急诊手术治疗溃疡病时是否行急诊根治性手术,应根据根治性手术的必要性和患者耐受手术的可能性决定。应使根治性手术的病死率不高于穿孔修补术或非手术治疗。通常有下列情况时应争取做根治性手术:①多年溃疡病病史,症状较重,反复发作;②曾有过穿孔或出血史;③急性穿孔并发出血;④胼胝状溃疡;⑤有瘢痕性幽门狭窄;⑥疑有癌变的胃溃疡穿孔;⑦多发性溃疡;⑧患者全身情况良好,无严重的并发病。此外,还应根据穿孔的大小、时间、腹腔内污染情况以及腹腔探查结果,进行综合判断。常用的急诊根治性手术是胃大部切除或迷走神经切断附加胃窦切除或幽门成形术。

(三)瘢痕性幽门梗阻

胃十二指肠溃疡患者因幽门管、幽门溃疡或十二指肠球部溃疡反复发作形成瘢痕狭窄,并发幽门痉挛水肿可以造成幽门梗阻。

1.病因和病理

溃疡引起的幽门梗阻有3种。

(1)幽门括约肌痉挛引起梗阻：这类梗阻属于功能性，间歇性发作。

(2)水肿性幽门梗阻：幽门部溃疡炎症使幽门狭窄，炎症水肿消退或减轻后梗阻即缓解。

(3)瘢痕性幽门梗阻：位于幽门附近的溃疡在愈合过程中，形成瘢痕，久之瘢痕收缩而产生狭窄，引起梗阻。

前两种情况是暂时的、可逆性的，在炎症消退、痉挛缓解后幽门恢复通畅；瘢痕造成的梗阻是永久性的，需要手术方能解除。瘢痕性幽门梗阻是由溃疡愈合过程中瘢痕收缩所致，最初是部分性梗阻，由于同时存在痉挛或水肿，使部分性梗阻渐趋完全性。初期，为克服幽门狭窄，胃蠕动增强，胃壁肌层肥厚。后期，胃代偿功能减退，失去张力，胃高度扩大，蠕动消失。胃内容物滞留，使促胃液素分泌增加，使胃酸分泌亢进，胃黏膜呈糜烂、充血、水肿和溃疡。由于胃内容物不能进入十二指肠，因吸收不良患者有贫血、营养障碍；呕吐引起的水电解质丢失，导致脱水、低钾低氯性碱中毒。

2.临床表现

大多数患者都有慢性溃疡症状和反复发作史，当并发幽门梗阻时，症状的性质和节律也逐渐改变。一般抗酸药物逐渐无效。由于幽门梗阻、胃潴留，患者常感到上腹部饱胀不适，时有阵发性疼痛，尤以餐后加重。自发性呕吐为幽门梗阻的主要症状，每隔 1～2d 发作一次，常发生于餐后 30～60min。呕吐量大，可超过 1 000mL，内含发酵酸臭的宿食，无胆汁。

由于多次反复大量呕吐，可引起 H^+、K^+ 和氯化物严重丢失，导致代谢性低氯低钾性碱中毒。患者可出现呼吸短促、四肢乏力、烦躁不安。由于碱中毒，使循环中游离 Ca^{2+} 减少，以及长期呕吐、禁食和 Mg^{2+} 缺乏，故可发生手足抽搐。患者临床上表现为消瘦，倦怠，皮肤干燥，丧失弹性，腹部检查可见上腹隆起，可有蠕动波，可闻及振水音。

体检时发现：营养不良，空腹时上腹隆起，可见胃蠕动波，以及有上腹部振水音。当有碱中毒低血钙时，耳前叩指试验(Chvostek 征)和上臂压迫试验(Trousseau 征)均可为阳性。

3.实验室检查

(1)血液生化检查：可发现血清 K^+、Cl^-、Ca^{2+} 和血浆蛋白均低于正常，非蛋白氮升高。

(2)血气分析：为代谢性碱中毒。

(3)X 线检查：清晨空腹透视可见胃内有液平。

(4)钡餐：可发现幽门变细或钡剂不能通过，胃呈高度扩张，明显潴留。通常 6h 后仍有1/4以上的钡剂存留于胃，甚至在 24h 后胃内仍有大量钡剂残留。

(5)纤维胃镜检查：可发现胃内有大量宿食残渣，幽门部明显狭窄，有时可见溃疡存在。

4.诊断及鉴别诊断

包括：具有慢性溃疡病病史和典型的胃潴留症状；清晨空腹置入胃管，可抽出大量酸臭的宿食。注水试验阳性(空腹经胃管注入生理盐水 750mL，半小时后抽出量＞350mL)；X 线钡餐和纤维胃镜检查证明有幽门狭窄、胃潴留。

幽门梗阻应与下列情况鉴别：痉挛水肿性幽门梗阻，系活动溃疡所致，有溃疡疼痛症状，梗阻症状为间歇性，经胃肠减压和应用解痉制酸药，疼痛和梗阻症状可缓解；十二指肠球部以下的梗阻性病变，十二指肠肿瘤、胰头癌、肠系膜上动脉压迫综合征、十二指肠淤滞症、淋巴结结核等也可以引起上消化道梗阻，据其呕吐物含胆汁，X 线、胃镜、钡餐检查可助鉴别；胃窦部与幽门的癌肿可引起梗阻,但病程较短,胃扩张程度轻,钡餐与胃镜活检可明确诊断;成人幽门肌肥厚症:极为少见,病因尚不清楚,部分病例可能同先天性因素有关。临床上很难同瘢痕性幽门梗阻和胃幽门部硬癌相鉴别。因此需要手术治疗。

5.治疗

瘢痕性幽门梗阻是外科治疗的绝对适应证,手术治疗的目的是恢复胃肠的连续性,解除梗阻。通常采用胃大部切除术,对于胃酸分泌高,临床症状明显的年轻患者可考虑做胃大部切除术加迷走神经切断术。但对老年患者,全身情况较差者,宜采用胃空肠吻合术。虽然一些学者主张用双侧躯干迷走神经切断术加内镜下幽门扩张术(内镜气囊扩张)来解除梗阻,但是此类方法狭窄的复发率较高。此外,近年微创外科发展迅速,在国外,腹腔镜双侧躯干迷走神经切断术结合胃空肠吻合术在很多机构作为治疗瘢痕性幽门梗阻的首选方法。

对手术患者必须进行积极的术前准备,包括:持续胃管减压和温盐水洗胃,以清除胃内潴留的食物,减轻胃黏膜水肿;同时给予 H_2 受体拮抗剂以减少胃酸分泌,纠正水电解质和酸碱平衡紊乱,加强营养支持疗法,改善贫血和低蛋白血症。通常术前准备为 $5\sim7d$。手术方式可采用胃大部切除术或迷走神经切断加胃窦切除术。对难以切除的十二指肠溃疡,可行溃疡旷置胃大部切除术。无论实施何种手术,术后胃管减压和空肠造瘘管饲养均是有益之举。

(四)胃溃疡恶变

胃溃疡是否恶变是个有争议的问题。有研究表明其发生率<5%。由于胃溃疡和胃溃疡恶变属两种完全不同的病变,并且临床上诊断为胃溃疡的患者中,约10%切除后的病理检查证实是癌,说明术前临床上的鉴别诊断有较高的误诊率。因此,凡是中年以上的胃溃疡患者若出现下述情况应予以重视。

长期典型的溃疡症状发生改变;经严格的内科治疗4~6周,病情无明显改善;食欲减退,进行性消瘦;粪便隐血试验持续阳性,贫血症状加重;X线和胃镜检查提示溃疡直径>2.5cm,并且不能除外恶变者。对有癌变的胃溃疡应按胃癌进行根治性胃切除术治疗,其远期疗效比原发性胃癌好。

三、胃十二指肠溃疡病的外科治疗方法

胃十二指肠溃疡主要是由胃酸增加和胃黏膜屏障受到破坏造成的,因此,外科治疗胃十二指肠溃疡的目的是控制和降低胃酸分泌,同时可以消除症状,防止复发。不同部位的溃疡其发病机制也有不同,所选择的手术方式也不尽相同。目前比较常用的手术方法大致分两类:胃大部切除术和迷走神经切断术。通常治疗胃溃疡多选择胃大部切除术,也同时治疗十二指肠溃疡。但迷走神经切断术多用于十二指肠溃疡的患者。事实上,单纯的迷走神经切断术很少应用。部分患者实施的胃—空肠吻合术也不应作为常规手术,仅适用于某些患者,原因是该种手术不能有效地减少胃酸分泌,上述两种手术方法可以合并使用,互相补充。全胃切除术仅在Zllinger-Ellison综合征严重高胃酸情况下应用。

(一)胃大部切除术

胃大部切除术在我国开展比较普遍,切除的范围是胃的远端2/3~3/4,包括胃体大部、整个胃窦部、幽门和部分十二指肠球部。一般认为十二指肠球部溃疡胃切除范围应大于胃溃疡患者。对年老体弱和女性患者切除的范围可以小些,体力劳动者和食量较大者应少切除一些。

1.胃大部切除术治疗溃疡的理论基础

胃部分切除术治疗十二指肠溃疡,需要的切除范围应该包括胃远侧的 2/3~3/4,即是胃体部的大部分、整个胃窦部、幽门和十二指肠第一部。这种手术称为胃大部切除术。其治疗溃疡的理论基础有:根据胃酸分泌的生理,经过上述范围的胃切除后,由于胃窦部已不存在,促胃液素的来源已大部分消除,体液性胃酸分泌明显减少;同时,由于大部分胃体已切除,分泌胃酸的壁细胞和主细胞数量也减少很多,使得胃酸和胃蛋白酶分泌大为减少;切除了溃疡的常发部位(邻近幽门的十二指肠第一部、幽门管和胃窦部小弯),使之不可能再在这些部位复发溃疡;切除了溃疡本身,消除了病灶;胃部分切除术后,幽门的作用不复存在,胃内容物在胃内停留的时间缩短,碱性十二指肠液反流入胃的机会增多,可以中和残胃分泌的胃酸。这种情况也有助于防止胃酸过高、溃疡复发。因此,胃部分切除术既可降低胃酸的分泌,又可以除去溃疡病灶,还可以防止溃疡的复发,所以治疗效果很好,治愈率达 85%~90%,而且手术病死率仅在 1%以下。

2.胃切除范围

胃切除范围决定胃酸降低的程度,是影响手术疗效的主要问题。通常 50%的胃切除,是从胃大弯左、右胃网膜动脉交界处到贲门下 2~3cm 处画一直线;60%为大弯处再向左在胃网膜左动脉第一个垂直分支处,到贲门下 2cm 处的连线;75%为贲门下至胃网膜左动脉弓在大弯的起点处。胃大部切除术的切除范围是胃远侧的 2/3~3/4,包括胃体的远侧部分、整个胃窦部、幽门和十二指肠第一部。切除要求一般来讲高泌酸的十二指肠溃疡与Ⅱ、Ⅲ型胃溃疡切除范围应不少于胃的 60%,低泌酸的Ⅰ型胃溃疡则可略小(50%左右)。年老体弱女性和重体力劳动者可切除少些,对少数胃酸分泌量很大的胰源性溃疡应做全胃切除。

3.溃疡的切除

胃部分切除治疗胃十二指肠溃疡的作用之一是可以切除溃疡,达到消除溃疡的目的。因为绝大多数溃疡发生在邻近幽门的十二指肠球部、胃窦部。但事实上溃疡的切除并非必要,因为消除了胃酸之后溃疡多数可以自愈,故临床上十二指肠球后溃疡等形成严重瘢痕者,不宜勉强切除时,可在幽门前胃窦部 3~4cm 处切断,但必须将残留的胃窦部黏膜全部剥离掉(Bancroft 手术),消除胃酸的作用因素,许多溃疡可以自愈。因此对溃疡切除困难或位于球后的低位溃疡,可采用旷置溃疡的手术,即溃疡旷置术(Bancroft 术)。

4.吻合口大小

胃肠吻合口的尺度对术后胃肠功能的恢复至关重要。过小的吻合口会使食物通过困难,太大的吻合口使食物过快进入空肠,易发生倾倒综合征。胃十二指肠吻合,依据十二指肠的口径,一般吻合口大小为 2.0~2.5cm。如嫌吻合口太小,可将十二指肠前壁切开一部分,以扩大吻合口。胃空肠吻合口的大小以 3~4cm(2 横指)为宜,过大易引起倾倒综合征,过小可能增加胃排空障碍。胃空肠吻合口的大小,主要取决于空肠肠腔的口径。

5.胃肠道重建

常用的消化道重建有两种基本方法:胃和十二指肠吻合(毕Ⅰ式)、胃和空肠吻合(毕Ⅱ式)。关于这两种方法哪一种更适于溃疡的手术治疗,意见仍不统一。多数认为胃十二指肠吻合较好,因为比较接近正常解剖生理,术后并发症和后遗症较少。但也有人认为胃空肠吻合更适于十二指肠溃疡的手术治疗,因为,如强调胃十二指肠吻合,则有可能因担心吻合口张力过大以致胃切除的范围不足,这样在胃酸分泌高的患者,溃疡复发可能较大。此外,胃十二指肠吻合必须将溃疡切除而且留有足够长的正常十二指肠壁,吻合口缝合才牢固,否则易发生吻合口漏或狭窄等并发症。在十二指肠溃疡瘢痕组织多或已穿透至邻近器官的情况下,勉强切除溃疡和游离足够长度的正常十二指肠壁时,即可有损伤胆总管和胰管的危险,对低位十二指肠溃疡更是如此,所以胃空肠吻合更为安全。至于胃溃疡则不存在这些问题,因为需要切除的胃较少,十二指肠也正常,几乎都可以做胃十二指肠吻合。通常胃溃疡患者,由于十二指肠多数正常,所以切除的胃组织比十二指肠溃疡少些,做毕Ⅰ式的机会比较多。而十二指肠溃疡患者更适合做毕Ⅱ式。

此外,常用的尚有胃空肠 Roux-en-Y 吻合即远端胃大部切除后,缝合关闭十二指肠残端,在距十二指肠悬韧带 10～15cm 处切断空肠,残胃和远端空肠吻合,距此吻合口以下 45～60cm 空肠与空肠近侧断端吻合。其优点有:有效预防和治疗碱性反流性胃炎,与 Billroth 式胃肠重建相比,是十分突出的优势;无输入襻并发症;吻合口宽度易掌握,溃疡防止或减少吻合口狭窄或倾倒综合征;对防止残胃癌具有重要意义。

6.吻合口与结肠的关系

多指毕Ⅱ式胃一空肠吻合方式,通常有结肠前、结肠后之分。结肠前吻合是空肠襻在结肠前侧直接上提至胃断端进行吻合,操作上比较简单,但这种吻合空肠襻较长(10～20cm),并发症相对较多。结肠后吻合是在横结肠系膜上打孔,然后将空肠襻穿过系膜孔,在结肠后方与胃进行吻合。此种吻合法空肠襻相对较短,一般为 4～5cm。通常结肠前后术式的选择取决于操作医师的熟练程度、经验和个人习惯,只要操作正确,两者并无差别。

7.近端空肠的长度与方向

近端空肠的长度与走向越靠近十二指肠的空肠,黏膜抗酸能力越强,日后发生吻合口溃疡的可能性越小。在无张力和不成锐角的前提下,吻合口近端空肠段宜短。结肠后术式要求从 Treitz 韧带至吻合口的近端空肠长度在 6～8cm,结肠前术式以 8～10cm 为宜。近端空肠与胃大小弯之间的关系并无固定格式,但要求近端空肠位置应高于远端空肠,以利排空;如果近端空肠与胃大弯吻合,应将远端空肠置于近端空肠前以防内疝。

胃大部切除术是目前治疗胃十二指肠疾病较常用的手术方法,疗效肯定。各种手术方法的选择依照各地区手术者的习惯、经验以及条件而定。各类手术均可不同程度地带来不少近期、远期并发症,并有一定的复发率。新的改进方法有待进一步积累经验及时总结。

(二)胃迷走神经切断

1.迷走神经解剖

迷走神经属混合神经。其中 80% 为传入纤维,20% 为传出纤维。左右迷走神经与食管平行下行,在气管分叉及膈肌水平之间形成食管丛,该丛再形成左右迷走神经干沿食管两侧下行并共同穿过膈食管裂孔。当胃发生向右 90° 角的旋转后,左、右干迷走神经在贲门及小弯便成为前、后干。前干分为肝支和胃前支,肝支经小网膜右行,入肝前又分出一支,下降分布至幽门括约肌及幽门窦和十二指肠球部。胃前支沿小弯走行,其外观像是前干的延续,称胃前 Latarjet 神经,并分出 3～5 支至胃底、体部,随血管穿入胃小弯壁。末端一般为 3 小支,称"鸦爪",在近小弯角切迹处分布至胃窦前壁。后干较前干粗,在胃左动脉进入胃壁处的平面分出腹腔支至腹腔丛,其胃后支即胃后 Latarjet 神经,在胃后的分支与胃前 Latarjet 神经相似。此外,后干在食管裂孔稍下或少数在食管裂孔稍上,发出 1～2 细支斜向外下分布至胃底后壁,走行隐蔽,迷走神经切断时,即使是熟练的外科医师有时也易漏切,以致术后溃疡复发,因而被称为"罪恶神经"。

2.迷走神经切断术后的病理生理改变

(1)对胃酸分泌的影响:胃壁细胞具有乙酰胆碱、促胃液素及组胺受体,三种迷走神经切断均可有效地消除乙酰胆碱受体的功能,对一个受体功能的阻断将抑制另两个受体的功能,明显抑制胃酸的分泌。

(2)对胃蛋白酶分泌的影响:高选择性迷走神经切除作用于胃黏膜的主细胞,抑制胃蛋白酶的释放,从而与降酸作用共同减轻对胃十二指肠黏膜的不良作用,使溃疡得以愈合。

(3)对促胃液素分泌的影响:迷走神经兴奋和食物刺激均能刺激胃窦和十二指肠黏膜释放促胃液素,促胃液素能刺激胃酸分泌,而胃酸分泌增高反过来抑制促胃液素分泌,这一负反馈系统起到调节循环中促胃液素水平的作用。低胃酸、胃窦黏膜碱化、胃膨胀等因素均使促胃液素分泌增加。所以,迷走神经切断术后,均同样有血清促胃液素水平升高。

(4)对胃碳酸氢盐分泌的影响:迷走神经兴奋时可刺激胃窦产生 HCO_3 分泌,高选择性迷走神经切断术保留了胃窦迷走神经支配,因此,术后对胃分泌碳酸氢盐没有影响。

(5)对胃运动功能的影响:迷走神经干切断,选择性迷走神经切断和高选择性迷走神经切除术均破坏了胃体、胃底部胃壁的张力,并加速流体食物的排出,因此有些患者可能出现进食后饱胀感,并且可在进流体食物后出现倾倒综合征。对固体食物的排空,在高选择性迷走神经切断术后仍正常,反映该手术保留了胃窦和幽门对固体食物的研磨和控制胃排空的作用。

3.迷走神经切断术的类型

根据迷走神经兴奋刺激胃酸分泌的原理以及"没有胃酸就没有溃疡"的理论,20 世纪 40 年代以后,迷走神经切断术治疗溃疡病在临床上得到应用和推广。目前迷走神经切断术有 3 种类型:迷走神经干切断术(TV);选择性迷走神经切断术(SV);高选择性迷走神经切断术(HSV)又称壁细胞迷走神经切断术(PCV)。迷走神经切断术主要是通过切断迷走神经,去除神经性胃酸分泌,消除了十二指肠溃疡发生的主要原因,同时也去除迷走神经对促胃液素分泌的刺激作用,减少了体液性胃酸分泌,达到使溃疡愈合的目的。迷走神经切断术还通过去除壁细胞群的神经支配,降低壁细胞膜上的乙酰胆碱受体浓度,从而减少胃酸的分泌;同时也影响促胃液素的浓度,使基础胃酸分泌量可减少 80%～90%。

(1)迷走神经干切断术(TV):是在膈下切断迷走神经前、后干,去除了全部脏器的迷走神经支配,也称全腹迷走神经切断术。该术式切断了胃全部迷走神经支配,使基础胃酸量和胃蛋白酶下降 78% 和 60%。但其同时也切断了支配腹部其他脏器的迷走神经,从而使这些脏器功能发生紊乱。由于胃迷走神经被切断,使胃张力与蠕动减退,胃排空延迟,胃内容物滞留,可以刺激胃窦部黏膜释放促胃液素,促进体液性胃酸分泌,容易导致溃疡复发。此外,因支配肠道的迷走神经被切断,可引起小肠功能紊乱,导致顽固性腹泻。由于迷走神经干切断后,胃壁张力减弱,导致排空延迟,因此必须加做引流术。一般多选择幽门成形术或胃空肠吻合术。

(2)选择性胃迷走神经切断术(SV):在 TV 基础上进行了改进,即保留迷走神经肝支和腹腔支,切断供应胃壁和腹腔食管段的所有迷走神经分支,避免了其他内脏功能紊乱的可能性。由于上述两种迷走神经切断术,均造成胃窦部迷走神经支配缺失,导致胃潴留。为了解决胃潴留问题,必须附加胃引流手术。常用的引流术如下所示。

幽门成形术:往幽门处做一纵向切口,然后横向缝合。或在幽门处沿胃大弯到十二指肠做一倒"U"字形,切除后行胃十二指肠吻合。

胃空肠吻合术:吻合口应在靠近幽门的胃窦最低点,以利排空。

胃窦或半胃切除术:胃十二指肠或胃空肠吻合术。近年来的资料表明,选择性迷走神经切断术总的临床效果并不比迷走神经干切断术好。

选择性迷走神经切断术加各种引流术在我国许多地方被广泛应用。在有些地方已经作为十二指肠溃疡治疗的首选方法。此方法也有一些问题,如迷走神经解剖变异,切断神经纤维常不够完整,神经也可能有再生,且有复发可能。此外,还有幽门括约肌丧失导致胆汁反流,部分患者还有倾倒综合征和腹泻等并发症。具体方法如下:找到迷走神经前干肝支和后干腹腔支,再往远侧分别找到前、后干的胃支,分别于肝支、腹腔支远侧切断前、后胃支;并注意切断前、后干分布至胃底的各小分支及后干的"罪恶神经"。此手术需加做幽门成形术或胃空肠吻合等引流手术。

(3)高选择性迷走神经切断术:随着对十二指肠溃疡发生机制的进一步认识,近年来 PCV 越来越受到重视。该术式仅切断胃前、后 Latarjet 神经分支,保留了迷走神经肝支、腹腔支和"鸦爪"支神经,降低了胃肠功能的紊乱,尤其是倾倒综合征、腹泻和胆汁反流等。术后胃肠道并发症少,病死率仅为 0.3%,但其不消除 Hp 主要的滋生场所。由于保留了胃窦幽门部的神经支配和功能,故术后不需要加做引流手术。但应注意切断可能存在的罪恶神经,以防止术后溃疡复发。

由于 PCV 有效地降低了胃酸和胃蛋白酶的分泌;保留了胃窦幽门部以及肠道的生理功能,手术安全、恢复快、术后并发症少,适用于腹腔镜手术,因此被认为是治疗十二指肠溃疡的首选方法,适用于:内科治疗无效的十二指肠溃疡;十二指肠溃疡急性穿孔在 8～12h,腹腔内无严重污染,患者全身情况允许,可采用高选择性迷走神经切断术加穿孔修补术;十二指肠溃疡出血,可采用 PCV 加出血溃疡缝扎术。随着内镜微创外科的发展,一些应用腹腔镜和胸腔镜切断迷走神经的手术也有报道。

4.迷走神经切除术后并发症

(1)胃潴留:主要是迷走神经切断后胃张力减退、胃窦幽门部功能失调所致。常发生在术后 5～7d。表现为上腹部饱胀不适,呕吐食物和胆汁。X 线钡餐和核素扫描均提示有胃排空延迟和潴留。多数患者在 2 周内症状可自行或通过禁食、持续胃肠减压、应用胃肠动力促进剂等治疗而缓解。对该类患者应注意排除机械性梗阻,慎用手术治疗。

(2)胃小弯坏死穿孔:在行 PCV 时,分离胃小弯时过于贴近胃壁或过多地损伤血管,造成胃小弯缺血、坏死和穿孔。避免手术时分离小弯血管过深过广,以及神经切断后行胃小弯侧浆膜层完整而严密的缝合,是预防胃小弯坏死穿孔的主要方法。

(3)吞咽困难:通常迷走神经前干在贲门上 2～3cm 处发出支配食管下段和贲门的分支,

若手术切断,则可引起食管下段和贲门的持续性痉挛。对长期痉挛、狭窄者,可通过食管气囊扩张而缓解。

(4)腹泻:发生率为5%~20%,原因不明,可能是迷走神经干切除后小肠神经调节功能紊乱、食糜转运加快所致。临床上可表现为轻型、发作型和暴发型。通常经调节饮食、应用止泻收敛剂等可缓解症状。若经上述处理无效,症状严重,病程持续达18个月者,可考虑行 Henle 手术(间置逆蠕动空肠)。

(三)治疗结果及评价

胃迷走神经切断术疗效的判断:如果基础胃酸分泌量较术前减少80%以上;增量组胺试验最大胃酸分泌量较术前减少60%~70%,夜间高胃酸现象消失,基础胃酸中无游离酸,提示疗效良好。胰岛素试验也可判断迷走神经是否完全切断,方法如下皮下注射胰岛素0.2U/kg,使血糖减至2.8mmol/L以下,刺激迷走神经引发胃酸分泌。如刺激胃酸分泌的反应消失,基础胃酸分泌小于2mmol/h,注射后胃酸分泌量上升小于1mmol/h,表示迷走神经切断完全;如胃酸分泌量上升为1~5mmol/h,表示切断不全,但仍足够;如胃酸分泌量上升超过5mmol/h,表示迷走神经切断不够。

各种胃切除术与迷走神经切断术的疗效评定,可参照 Visick 标准,从优到差分为四级。

1.Ⅰ级

术后恢复良好,无明显症状。

2.Ⅱ级

偶有不适及上腹饱胀、腹泻等轻微症状,饮食调整即可控制,不影响日常生活。

3.Ⅲ级

有轻到中度倾倒综合征,反流性胃炎症状,需要药物治疗,可坚持工作,能正常生活。

4.Ⅳ级

中、重度症状,有明显并发症或溃疡复发,无法正常工作与生活。

第三节　胃泌素瘤

胃泌素瘤是一种比较少见的疾病,在胰腺内分泌肿瘤中其发生率仅次于胰岛素瘤。1955年 Zollinger 和 Ellison 两人首先报道了两例表现为高胃酸分泌、顽固消化性溃疡和胰腺内非 β 细胞瘤的患者,以后人们把具有这种三联症特点的疾病称为卓-艾综合征。卓-艾综合征患者的症状多是由胰岛 G 细胞肿瘤组织分泌大量的促胃液素引起的,因此卓-艾综合征也称为胃泌素瘤。但胃窦的 G 细胞增生临床表现与胃泌素瘤相同,却无胃泌素瘤的存在,因此将胃窦的 G 细胞增生称为卓-艾综合征Ⅰ型,而将胃泌素瘤称为卓-艾综合征Ⅱ型。

胃泌素瘤除可发生在胰腺内,也可见于胰外部位,如十二指肠、胃、空肠、肝、脾门等。据统计有90%左右的胃泌素瘤发生在胃泌素瘤三角区。该三角区是指上起自胆囊管和胆总管,下至十二指肠第三部,内至胰腺颈体交界处。胰内的胃泌素瘤往往是单发的,直径一般为0.6~

2cm,但亦有较大肿瘤,且多数为恶性肿瘤。十二指肠及胃的胃泌素瘤有 50% 左右是多发性的,直径为 2~6mm,散在于黏膜之下,呈小结节样,因而内镜检查难以发现,甚至有时剖腹探查亦难发现。

一、临床表现

(一)消化性溃疡

胃泌素瘤患者的主要症状是消化性溃疡,其发生率在 90% 以上。与普通的溃疡病相比,其症状较重,腹痛持续时间长,对抗溃疡药物治疗的反应差,易于复发,易于发生出血、穿孔等并发症。溃疡可以是单发、中等大小的,亦可以是多发的,有时为大于 2cm 直径的大溃疡。

(二)腹泻

近 20% 的病例以腹泻为首发症状,有少数患者只有腹泻而无溃疡病症状。引起腹泻的主要原因是大量胃液进入肠道超过小肠吸收的能力,肠黏膜受到盐酸的直接侵蚀,同时在酸性的环境中胃蛋白酶活性增强,这些都能使黏膜受损并影响小肠的吸收功能,导致水泻。高酸状态下还可导致脂肪酶失活,发生脂肪泻。

(三)贫血

由于长期脂肪消化和吸收不良,影响到各种脂溶性维生素的摄入,且内因子在强酸的作用下失活而干扰了其与 B 族维生素 B_{12} 的结合,从而妨碍肠道对 B 族维生素 B_{12} 的吸收,使患者出现贫血。

(四)并发 MEN Ⅰ 型的临床表现

20% 左右的胃泌素瘤患者可能是多发性内分泌腺瘤(MEN)Ⅰ 型的组成部分,所以除了有消化性溃疡的症状外,尚会伴有其他内分泌肿瘤的相应症状。最常见的为甲状旁腺腺瘤或增生,伴有甲状旁腺功能亢进的症状,如骨骼疼痛、病理骨折等。

二、诊断

临床上有下列表现的患者应考虑胃泌素瘤可能:上消化道巨大、多发而难治的溃疡;溃疡位于十二指肠球后或空肠上段;外科治疗后溃疡很快复发或出现并发症;伴不明原因的水样泻或脂肪泻;有甲状旁腺瘤或垂体瘤;有明确的内分泌肿瘤或溃疡病家族史。下列检查有助于明确诊断。

(一)胃液分泌测定

70%~90% 的胃泌素瘤患者的基础胃酸(BAO)超过 15mmol/h,有的患者可高达 150mmol/h,但也有 12% 的普通溃疡病患者的 BAO 可超过 150mmol/h 的。胃泌素瘤患者的最大胃酸排出量(MAO)一般大于 60mmol/h,但增高的幅度不如正常人或普通的溃疡患者大,正常人或普通消化性溃疡患者的 BAO/MAO 之比值常小于 0.6,而胃泌素瘤患者的比值常大于 0.6。

(二)血清促胃液素测定

测定血清促胃液素的水平是诊断胃泌素瘤的直接依据。正常人或普通溃疡患者空腹促胃液素一般在 $100\mu g/mL$ 以下,而胃泌素瘤患者促胃液素水平升高至 $100~1\,000\mu g/mL$,但需多次测定。

对有些疑为胃泌素瘤而血清促胃液素水平升高不显著,临床上又难以确定诊断的患者,除了重复促胃液素水平测定外,还应进行激发试验,如促胰液素激发试验、钙刺激试验等。

胃泌素瘤诊断明确后,还应对肿瘤进行明确定位。

三、治疗

胃泌素瘤的治疗观点和治疗方法上都在不断地发展,治疗效果逐渐改善。全胃切除术在以往被认为是一个有效的方法而得到广泛的应用,患者可带瘤生存多年而无任何症状,但最后仍因肿瘤转移而死亡。随着 H_2 受体拮抗剂、质子泵抑制剂等制酸药物的出现,已有逐渐取代了全胃切除而作为首选的趋势。

1.外科治疗

手术切除肿瘤是唯一能彻底治疗患者的方法,因此为了使患者能获得根治的机会,必须对每例胃泌素瘤患者进行仔细的肿瘤定位检查。术前 B 超、CT、选择性血管造影等影像学检查对直径 1cm 以上的肿瘤定位意义较大。经皮肝穿门静脉置管(PTPC)分段取门脾静脉血测定促胃液素含量对胃泌素瘤的定位有较大的帮助。静脉插管动脉刺激试验(ASVS)是选择性地动脉插管到胃十二指肠动脉、脾动脉、肠系膜上动脉、肝动脉等,分别注射促胰液素后,由肝静脉取血测定促胃液素含量,当该分支动脉供血区有肿瘤存在时,静脉血中促胃液素含量就明显增高,根据此峰值可以推断出肿瘤的位置。鉴于后两者为有创性检查,其最终效果尚难定论,需积累更多的临床资料。对于诊断明确但不能清楚术前定位的患者,在无手术禁忌的情况下,可做剖腹探查,结合术中定位以期发现肿瘤而给予根治。

手术时无论术前肿瘤是否已定位都需仔细探查全腹腔,自胰腺、胃、十二指肠、系膜根部及后腹膜、肝脏、小肠、盆腔、卵巢等,特别应注意胃泌素瘤三角区。对大于 2cm 直径的胰腺内肿瘤不难发现,而对胰腺组织内的小肿瘤需反复仔细扣诊,对可疑的在胰腺表面小结节可切除做病理检查,对深在的可采用细针穿刺做细胞学检查。如配合术中 B 超可提高胰腺内肿瘤发现率。要注意的是不满足于发现一个肿瘤,需反复探查,特别是在 PTPC 或 ASVS 检查有峰值的部位。对胰腺外胃泌素瘤有的学者主张切开十二指肠,将黏膜外翻后仔细检查,也有主张常规地应用内镜透照胃及十二指肠壁以仔细寻找肿瘤。

位于胰头钩部或胰体部的 2cm 直径左右的胃泌素瘤,往往有完整的包膜,可将肿瘤完整摘除。位于十二指肠、胃或空肠黏膜下的单个肿瘤,也宜施行摘除术,但应将肿瘤周围的全层肠壁、胃壁切除。如肿瘤位于胰体尾部,小的可摘除,较大的可行胰尾切除,位于胰体部大于 2cm 直径的肿瘤,摘除术易于伤及大的胰管,以胰体尾切除为好。位于胰头的较大、深在而无包膜的胃泌素瘤,往往是恶性的多,如未发现有明确的远处转移,或转移灶可以较彻底地切除,应考虑行 Whipple 手术。

对已有广泛转移的恶性胃泌素瘤进行姑息手术治疗。原则上应尽可能地切除病灶,包括原发肿瘤和转移瘤,肝转移者若条件允许,可做肝不规则切除或肝叶切除。切除大部分肿瘤对增强以后的化疗效果有利。

全胃切除以往被认为是有效的方法而得到广泛应用,在已有强有力的制酸药物的今天,全胃切除的适应证已明显减少,只有在无法找到肿瘤或已广泛转移手术无法切除的恶性胃泌素瘤,并对质子泵抑制剂治疗反应不佳的患者才适合选用。

选择性迷走神经切断术可使胃酸分量减少,并使患者制酸药物的用量降低,适用于在肿瘤不能定位、无法切除而患者术前需要大剂量的制酸药物时，为了减少用药量而选用的一种辅助性手术。

2.伴 MENI 型胃泌素瘤的治疗

多数 MENI 型胃泌素瘤患者伴有甲状旁腺功能亢进症，应先行甲状旁腺切除。术后血钙正常者多数的 BAO、MAO 和血清促胃液素均下降，H_2 受体拮抗剂用量可减少。如果仅切除胃泌素瘤而不纠正甲状旁腺功能亢进，胃酸分泌不见减少。

第四节　胆汁反流性胃炎

胆汁反流性胃炎也称碱性反流性胃炎，按十二指肠反流的程度分为十二指肠胃反流和十二指肠胃食管反流。因病理性十二指肠反流与胃炎、食管炎、胃溃疡、胃癌和食管癌等疾病的发生密切相关，现对该病的发生已给予莫大的重视。

一、病因

正常人存有十二指肠短程性活动和逆蠕动，如在空腹和餐后偶有十二指肠胃反流，反流量小，胃排空正常，不会引起反流性胃炎，对人体无损害。如发作频繁、反流量大、持续时间长，则可发生病理性损害。本病最常发生在 Billroth Ⅰ 式胃次全切除术后，少数也见于 Billroth Ⅰ 式胃次全切除术、胆囊切除术和 Oddi 括约肌成形术后。胃次全切除使患者丧失了具抗反流作用的幽门，极易发生十二指肠反流。

胆囊功能障碍或胆囊切除术后，胆囊贮存浓缩胆汁以及间断排出胆汁的功能丧失，胆汁则不断排入十二指肠，空腹时胆汁反流增加而致病。许多功能性消化不良患者幽门和下食管括约肌功能性异常，频繁发生自发性松弛而致十二指肠内容物反流。

在无胃或胆管手术史者中，内源性或外源性胃肠刺激引起幽括约肌功能失调，也可造成反流性胃炎，但少见。

二、发病机制

单纯胆汁接触胃黏膜一般不引起直接损害，但可通过其刺激胃酸分泌，胆盐与胃酸结合可增强酸性水解酶的活力而破坏溶酶体膜、溶解脂蛋白，最终破坏胃黏膜屏障，H^+ 逆向弥散增加，进入黏膜和黏膜下层后刺激肥大细胞从而释放组胺，后者又刺激胃酸和胃蛋白酶分泌，最终导致胃黏膜炎症、糜烂和出血。胆汁混有胰液时其毒性作用要比单纯胆汁者为大，因胆汁中的卵磷脂与胰液中的磷脂酶 A2 起作用而转化成溶血卵磷脂，其中胆盐还能活化磷脂酶 A2 而使溶血卵磷脂生成增多，足量的溶血卵磷脂能损害胃黏膜，促使 H^+ 逆向弥散入黏膜。

促胃液素可刺激胃黏膜细胞增生以增强其屏障作用，防止 H^+ 逆向弥散。胃次全切除术去除了胃窦，使促胃液素减少 $50\% \sim 75\%$，这也就是胃切除术后反流性胃炎常见发病的原因之一。胃切除术后胆汁反流入胃是一常见现象，但不是每一患者都发生症状，其发病原因与下列因素有关。

(一)胃内细菌作用

正常人的胃液通常是无菌的,在胃切除术后反流液在胃内滞留时间长,胃内大量壁细胞丧失,造成低酸或无酸环境,有利于残胃中需氧菌和厌氧菌的滋生,细菌分解胆盐成次级胆盐,后者可损伤胃黏膜。在有症状的患者中,胃液内都有革兰阴性杆菌或假单胞菌,抗生素可减轻其症状;相反,在无症状的患者中,胃液内多无细菌生长,这就是明证。

(二)胃排空障碍

已如前述,在正常人和溃疡患者十二指肠反流是常见的,不过迅速被胃排空,如存有胃排空障碍,十二指肠反流可引起症状。

(三)胆酸成分改变

凡胆酸成分正常者不发生症状,而去氧胆酸明显增高者常有症状。

(四)胃液中钠浓度

凡胃液中钠浓度超过 15mmol/L 者易发生胃炎,而低于 15mmol/L 者常无胃炎症状。

三、症状

大多数患者主诉中上腹持续性烧灼痛,餐后疼痛加重,服碱性药物不能缓解。少数患者可表现为胸骨后烧灼痛,与反流性食管炎有关。胆汁性呕吐是其特征性表现。由于胃排空障碍,呕吐多在夜间半夜时发生,呕吐物中可伴有食物,偶有少量血丝。因顾虑进食而加重症状,患者常减少食量,可发生贫血、消瘦和营养不良等表现。

四、并发症

从病理机制上看,十二指肠反流引起胃炎、食管炎、溃疡病的原因是明确的,但更具临床意义的是下列情况。

(一)残胃癌

是胃部手术后的严重并发症,大量研究表明胆汁反流是活动性胃炎的原因之一,并与胃萎缩和肠化生呈正相关,并已查明胆汁是上述病灶癌变的促发因素。

(二)Barret 食管

是一种癌前病变,是胃食管反流性疾病的严重阶段,Barrett 食管柱状上皮的癌变与十二指肠反流关系密切。

五、诊断

反流性胃炎的症状无特异性,需进行一些辅助检查。

(一)胃镜检查

是首要的检查,可直接观察胃炎和反流变化,后者应在患者无呕吐动作时观察,可见胃黏膜充血、水肿或呈糜烂,组织学变化为胃小凹上皮增生、胃腺丧失等萎缩性胃炎等表现,要注意反流性胃炎和其他胃炎的表现无特殊区别,且反流量大小与症状也无明显相关关系,但胃镜检查是排除其他病变必不可少的检查。

(二)同位素扫描

静脉内注入^{99m}Te-HIDA,然后对胃区进行 γ 闪烁扫描,观察被检者禁食时和生理状态下的十二指肠胃反流,可以避免因插管、胃镜带来刺激而致不准确的检查结果。

（三）注碱试验

通过胃管注入 0.1％氢氧化钠灌入胃内，如引起上腹烧灼痛者为阳性，并取生理盐水、0.1％盐酸和患者自己的胃液灌入胃内做对照，诊断准确率可达 90％。

（四）Bilitee 2000 监测仪

其原理同分光光度计，能做 24h 连续监测，直接反映胃内胆汁浓度。

六、治疗

（一）药物治疗

常用药物有考来酰胺、铝碳酸镁、甲氧氯普胺、多潘力酮、西沙必利、抗酸制剂和甘珀酸等。考来酰胺为一碱性阴离子交换树脂，可与胃中胆盐结合，并加速其排空，开始时于每餐后 1h 服 4g，并于临睡前加服 1 次，1～2 周后减量，服用 3 个月仍无效，列为治疗失败。

（二）手术治疗

凡胃镜检查胃内有胆汁和碱性分泌物，具有弥散性胃炎的组织学证据，症状持续而影响生活质量，内科治疗又无效时，可考虑手术治疗，手术方法很多，应根据具体情况选用。

1.改为 BillrothⅠ式

如原为BillrothⅡ式胃次全切除者，可改为BillrothⅠ式，约半数患者的症状可获改善。

2.Roux-en-Y 型手术

原为BillrothⅡ式手术者，将吻合口处输入襻切断，近侧切端吻合至输出襻。但有并发胃排空延迟而形成胃滞留综合征的缺点。

3.空肠间置术

原为BillrothⅠ式胃次全切除者，在胃十二指肠吻合口中间置入一段长约 20cm 的空肠，有效率为 75％。

4.Tanner 手术

适用于原为BillrothⅠ式胃次全切除者，切断空肠输入襻，远切端与空肠输出襻吻合成环状襻，近切端吻合至原胃空肠吻合口 50cm 的空肠上。为了防止吻合口溃疡的发生，可加做迷走神经切断术。

5.胆总管空肠 Roux-en-Y 吻合术

治疗原发性胆汁反流性胃炎效果较好。一组 31 例原发性胆汁反流性胃炎的患者治疗采用胆总管空肠 Roux-en-Y 吻合术，不附加胃切除或迷走神经切断术。术后 27 例患者（87％）症状完全缓解，其中 19 例（63％）术前证实胃排空异常的患者中有 12 例术后实验指标改善。

第五节 应激性溃疡

机体在各种严重创伤、危重疾病等严重应激状态下可继发急性消化道黏膜糜烂、溃疡，乃至大出血、穿孔等病变，因其表现不同于常见的消化性溃疡，故命名为应激性溃疡。应激性溃疡又被称为急性胃黏膜病变、急性糜烂性胃炎等。由不同应激因素引起的又有不同的命名，如继发于严重烧伤者称之为 Curling 溃疡,由中枢神经系统病损引起者称之为 Cushing 溃疡。

一、病因与发病机制

引发应激性溃疡的病因多而复杂,各种创伤、精神创伤、严重感染机体都会出现应激反应,但是否出现应激性溃疡与病因(应激源)的强度及伤病者对应激的反应强弱有关。常见应激性溃疡的病因有:严重颅脑外伤;重度大面积烧伤;严重创伤及各种大手术后;全身严重感染;多脏器功能障碍综合征或多脏器功能衰竭;休克或心肺复苏术后;心脑血管意外;严重心理应激,如精神创伤、过度紧张等。应激性溃疡的发生是上述应激源使机体神经内分泌功能失调、对胃黏膜的损伤作用相对增强和胃黏膜自身保护功能削弱等因素综合作用的结果。

(一)神经内分泌功能失调

已有的研究证实在严重应激状态下中枢神经系统及其分泌的各种神经肽主要通过自主神经系统及下丘脑-垂体-肾上腺轴作用于胃肠靶器官,引起胃肠黏膜的一系列病理改变,导致发生应激性溃疡。其中下丘脑是应激时神经内分泌的整合中枢,下丘脑分泌的促甲状腺素释放激素(TRH)参与应激性溃疡的发生,其机制可能是通过副交感神经介导促进胃酸与胃蛋白酶原分泌,以及增强胃平滑肌收缩造成黏膜缺血。此外,中枢神经系统内的 5-羟色胺也参与调节应激反应,其作用的强度与甲状腺激素水平和血浆皮质激素水平有关。应激状态下,交感神经-肾上腺髓质系统强烈兴奋,儿茶酚胺释放增多,糖皮质激素分泌增加,两者共同持续作用下胃黏膜发生微循环障碍,最终导致应激性溃疡的形成。

(二)胃黏膜损伤作用相对增强

应激状态使胃黏膜局部许多炎性介质含量明显增加,其中脂氧化物含量随应激时间的延长而升高,具保护作用的巯基化合物含量反见降低,氧自由基随之产生增加,这些炎性介质和自由基均可加重黏膜的损害。

应激状态使胃十二指肠蠕动出现障碍,平滑肌可发生痉挛,加重黏膜缺血。十二指肠胃反流更使胆汁中的卵磷脂在胃腔内积聚使黏膜屏障受到破坏。在多数应激状态下,胃酸分泌受抑,但由于黏膜屏障功能削弱和局部损害作用增强,实际反流入黏膜内的 H^+ 总量增加,使黏膜内 pH 明显降低,其降低程度与胃黏膜损害程度呈正相关。H^+ 不断逆行扩散至细胞内,黏膜细胞呈现酸中毒,细胞内溶酶体裂解,释出溶酶,细胞自溶、破坏而死亡,加上能量不足,DNA 合成受损,细胞无法增生修复,形成溃疡。

(三)胃黏膜防御功能削弱

正常的胃黏膜防御功能由两方面组成。

1.胃黏液-碳酸氢盐屏障

主要由胃黏膜细胞分泌附于胃黏膜表面的一层含大量 HCO_3^- 不溶性黏液凝胶构成,它可减缓 H^+ 和胃蛋白酶的逆向弥散,其中的 HCO_3^- 可与反渗的 H^+ 发生中和,以维持胃壁腔间恒定的 pH 梯度。

2.胃黏膜屏障

胃黏膜上皮细胞的腔面细胞膜由磷脂双分子层结构及上皮细胞间的紧密连接构成,可防止胃腔内的胃酸、胃蛋白酶对胃黏膜的损伤作用。胃黏膜上皮迁移、增生修复功能更是胃黏膜的重要保护机制。

应激状态下黏膜屏障障碍表现为黏液分泌量降低,黏液氨基己糖及保护性巯基物质减少,对胃腔内各种氧化物等有害物质的缓冲能力由此降低,黏膜电位差下降,胃腔内反流增加,黏膜内微环境改变,促进黏膜上皮的破坏。应激时肥大细胞释出的肝素和组胺可抑制上皮细胞的 DNA 聚合酶并降低其有丝分裂活性,使得上皮细胞增生受抑。

在低血压、低灌流情况下,胃缺血、微循环障碍是应激性溃疡的主要诱因。缺血可影响胃黏膜的能量代谢,削弱其屏障功能。血流量不足也可导致 H^+ 在细胞内积聚,加重黏膜内酸中毒造成细胞死亡。

二、病理

根据诱发病因的不同,应激性溃疡可分为 3 类。

1.Curling 溃疡

见于大面积深度烧伤后,多发生在烧伤后数日内,溃疡多位于胃底,多发而表浅;少数可发生在烧伤康复期,溃疡多位于十二指肠。

2.Cushing 溃疡

常因颅脑外伤、脑血管意外时颅内压增高直接刺激中枢迷走神经核而致胃酸分泌亢进所致。溃疡常呈弥散性,位于胃上部和食管,一般较深或呈穿透性,可造成穿孔。

3.其他

多见于严重创伤、大手术、感染和休克后,也可发生在器官衰竭、心脏病、肝硬化和恶性肿瘤等危重患者。溃疡可散在于胃底、胃体含壁细胞泌酸部位。革兰阴性菌脓毒血症引起的常为胃黏膜广泛糜烂、出血和食管、胃、十二指肠或空肠溃疡。

病理肉眼所见胃黏膜均呈苍白,有散在红色瘀点,严重的有糜烂、溃疡形成。镜检可见多处上皮细胞破坏或整片脱落,溃疡深度可至黏膜下、固有肌层及浆膜层,一般在应激情况发生 4～48h 后整个胃黏膜有直径 1～2mm 的糜烂,伴局限性出血和凝固性坏死。如病情继续恶化,糜烂灶相互融合扩大,全层黏膜脱落形成溃疡,深浅不一,如侵及血管,破裂后即引起大出血,深达全层可造成穿孔。

三、诊断要点

应激性溃疡多发生于严重原发病、应激产生后的 3～5d 内,一般不超过 2 周,不同于消化性溃疡,其往往无特征性前驱症状,抑或症状被严重的原发病所掩盖。主要的临床表现为呕血或黑便,有时可有上消化道大出血,出现失血性休克,预后凶险。在危重患者发现胃液或粪便隐血试验呈阳性、不明原因短时间内血红蛋白的浓度降低 20g/L 以上,应考虑有应激性溃疡出血可能。纤维胃镜检查可明确诊断并了解应激性溃疡发生的部位以及严重程度。如应激性溃疡发生上消化道穿孔,视穿孔程度可有局限性或弥散性腹膜炎的症状和体征。Cushing 溃疡是由中枢神经病变引起的以消化道出血为主要临床表现的应激性溃疡,与一般应激性溃疡相比有以下特点:溃疡好发于食管和胃,呈多发性,形态不规则,直径 0.5～1.0cm,部分溃疡较深易引起穿孔。

Curling 溃疡为发生于严重大面积烧伤后的应激性溃疡,溃疡多在胃、十二指肠,常为单个较深的溃疡,易发生出血,如发生大出血,病死率高。

四、防治措施

(一)预防

应激性溃疡重在预防发生。高危患者应做重点预防。发生应激性溃疡的高危人群为:高龄(年龄大于 65 岁);严重创伤(颅脑外伤、大面积烧伤、各种大手术等);各类休克或持续低血压;严重全身感染;多脏器功能衰竭、机械通气大于 3d;重度黄疸;凝血功能障碍;脏器移植术后;长期用免疫抑制剂与胃肠外营养;一年内有溃疡病史。应激性溃疡不仅是胃肠功能障碍的一种表现,同时也提示存在全身微循环灌注不良和氧供不足现象。

预防措施应从全身和局部两方面同时着手。

1.全身性措施

积极去除应激因素,治疗原发病,纠正供氧不足,改善血流灌注,维持水、电解质和酸碱平衡。鼓励进食,早期进食可促进胃黏液分泌,中和胃酸,促进胃肠道黏膜上皮增生和修复,防止细菌易位。不能口服进食者可予管饲。注意营养支持的实施与监测。

2.局部措施

对胃肠功能障碍伴胃潴留者应予鼻胃管减压。抑酸剂或抗酸剂的应用有一定的预防应激性溃疡发生的作用。推荐应用胃黏膜保护剂硫糖铝。硫糖铝有促进胃黏膜前列腺素释放、增加胃黏膜血流量和刺激黏液分泌的作用,同时能与胃蛋白酶络合,抑制该酶分解蛋白质,与胃黏膜的蛋白质络合形成保护膜,阻止胃酸、胃蛋白酶和胆汁的渗透和侵蚀,同时不影响胃液的 pH,不致有细菌过度繁殖和易位导致医院获得性肺炎发生率增加的危险。可给硫糖铝 6g,分次口服或自胃管内灌入,用药时间不少于 2 周。此外,使用 L-谷氨酰胺/奥黄酸钠颗粒亦有一定预防作用。

(二)治疗

1.胃管引流和冲洗

放置鼻胃管,抽吸胃液,清除胃内潴留的胃液和胆汁,改善胃壁血液循环,减轻胃酸对黏膜溃疡的侵蚀作用。可用冷生理盐水作胃腔冲洗,清除积血和胃液后灌入 6～12g 硫糖铝,可根据情况多次使用。反复长时间应用去甲肾上腺素加冰盐水灌注是有害的,因可加重黏膜缺血使溃疡不能愈合。口服或胃管中灌注凝血酶、巴曲酶有局部止血作用。

2.手术治疗

药物止血无效时,可经胃镜局部喷洒凝血酶、高价铁溶液等止血,或选择电凝、激光凝固止血。如出血量大无法控制,或反复多次大量出血应考虑手术治疗。手术术式以切除所有出血病灶为原则。全胃切除止血效果好,但病死率高。一般选用迷走神经切断加部分胃切除术或胃大部切除术。如患者不能耐受较大手术时,可对明显出血的部位行简单的缝扎术,或选择保留胃短血管的胃周血管断流术。

第六节　克罗恩病

一、概述

克罗恩病病变可以侵及从食管至肛门的整个消化道,但以末端回肠、结肠及肛门较为常见。1932 年,Crohn 首先报道本病为回肠末端的炎症性病变,称为"局限性回肠炎",以后该病称为克罗恩病(CD)。克罗恩病在欧美国家报道较多,其发病率约为溃疡性结肠炎的一半,在女性中发生率较高。与溃疡性结肠炎一样,克罗恩病的发病机制不明,可能与心理因素、感染因素、免疫因素等有关。

二、病因

(一)感染因素

克罗恩病患者的特征性非干酪化肉芽肿导致细菌学研究以寻找致病的感染因素,但迄今未能肯定引起 CD 的致病因素。各种病毒和细菌病原体曾被认为可传播克罗恩病,仅两种分枝杆菌接近符合要求,副结核分枝杆菌可引起反刍动物肉芽肿性回肠炎,用 DNA 探针方法在少数 CD 患者小肠组织中发现鸟分枝杆菌,移植至其他动物可发生回肠炎,但抗结核治疗无效。由于研究技术的限制,尚不能做肯定的结论。麻疹病毒在克罗恩病的发病中可能起作用,瑞典的流行病学研究发现,在 30 岁前发生克罗恩病的患者与那些出生后至 3 个月内感染过麻疹的人群之间有相关性。

(二)免疫机制

克罗恩病显示有免疫障碍,但仍未清楚它在疾病的发病机制中起什么作用,是原因还是结果,或偶发症状。研究发现克罗恩病患者的体液免疫和细胞免疫均有异常。半数以上患者血中可检测到抗结肠抗体和循环免疫复合体(CIC),补体 C2、C4 亦见升高。利用免疫酶标法在病变组织中能发现抗原抗体复合物和补体 C3。克罗恩病患者出现的关节痛,也与 CIC 沉积于局部而引起的损害有关。组织培养时,患者的淋巴细胞具有毒性,能杀伤正常结肠上皮细胞;切除病变肠段后这种细胞毒作用将随之消失。克罗恩病肠壁固有层有丰富的 CD25 细胞,其中 $58\% \sim 88\%$ 为 $CD3^+$、$CD4^+$ 和 $CD8^+$,提示这些细胞为 T 细胞。患者末梢血中 T 细胞经微生物抗原刺激后可产生增生反应而引起慢性炎症。这种反应最初由 IL−1 诱导,但在病情活动期则难以测到,并发现血清对比 IL−lα 和比 IL−1β 的诱导活化作用受到明显抑制。

将克罗恩病肠固有层淋巴细胞进行培养,发现有自发性诱导干扰素 γ(IFN−γ)的释放,这种局部释放的 IFN−γ 有助于肠道局部发生免疫反应,包括增加上皮细胞组织相容性抗原 Ⅱ 的表达。电镜下发现克罗恩病回肠上皮含有吞噬溶酶体和薄层脂质,这些物质可成为抗原的刺激物,对免疫反应可能有辅助作用。患者的巨噬细胞也有协同 T 细胞和抗体介导的细胞毒作用,攻击靶细胞而损害组织,白细胞移动抑制试验亦呈异常反应,说明有细胞介导的迟发超敏现象。结核菌素试验反应低下;二硝基氯苯试验常为阴性,均支持细胞免疫功能低下。有人认为克罗恩病亦属自身免疫性疾病。P 物质和 VIP 是神经性炎症的强效介质,同时也是免疫功能调节物,当肠道含有大量此激素时就具有高度免疫反应性,可能在克罗恩病病理生理中起作用。

（三）遗传因素

近年来十分重视遗传因素在克罗恩病发病中的作用。根据单卵性和双卵性双胎的调查，双生子共患克罗恩病者较共患溃疡性结肠炎者为多。犹太人较黑人患病高，具有阳性家族史者达 10% 以上。当然，家庭成员中同患本病时尚不能排除相同环境、饮食和生活方式对发病的影响。近有人认为本病患者染色体有不稳定现象。德国的一项研究表明，当同时患强直性脊柱炎和溃疡性结肠炎时 HLA－B27、HLA－B44 显著增加，进一步研究证实 HLA－B44 与克罗恩病有关。总之，医学遗传学的研究有待深入进行。

（四）吸烟与克罗恩病

吸烟者较非吸烟者易患克罗恩病。Timmer 等多因素分析发现，克罗恩病的复发与是否吸烟有关，提示烟草中可能含有某种物质能诱发克罗恩病，机制尚不清楚。

三、病理特征

（一）病变部位

为一种非特异性炎症，最常累及回肠末段，并常蔓延波及盲肠，有时累及结肠和直肠，孤立性局限性结肠炎较少见，据统计只占 3%。

（二）大体和组织特点

克罗恩病常呈节段性分布，病变肠段全层发生水肿，淋巴管扩张，淋巴细胞、单核细胞和中性粒细胞浸润及纤维组织增生，累及结肠的病例 80% 以上出现裂缝状溃疡。由类上皮细胞、多核巨细胞形成的肉芽肿可分布在肠壁各层，但多见于黏膜下层，往往需多处取材切片才易查见。近年来，有利用肛门活检以诊断克罗恩病，特别是在瘘管及肛裂的附近，以期发现肉芽肿性改变，这可提供小肠及大肠克罗恩病的初步诊断依据。在结肠克罗恩病时，75% 的病例有肛门病变，甚至有时出现在肠道症状之前。病变累及直肠时，可形成由直肠隐窝到直肠周围脂肪组织的瘘管，亦可形成肛周脓肿和瘘管。直肠出血在结肠的局限性肠炎时，比回肠或回、结肠的局限性肠炎多见。少数结肠克罗恩病可并发结肠癌。

四、临床表现

本病临床表现比较复杂多样，与肠内病变部位、范围、严重程度、病程长短以及有无并发症有关。多数人在青年期发病，起病缓慢隐袭。早期常无症状，易被忽视。从发现症状到确诊平均 1～3 年，病程数月至数年以上。活动期和缓解期持续时间长短不一，常相互交替出现，反复发作中呈渐进性进展。

少数患者急性起病，伴有高热、毒血症状和急腹症等表现，整个病程短促，腹部症状明显，多有严重并发症。偶有以肛周脓肿、瘘管形成或关节痛等肠外表现为首发症状者，腹部症状反而不明显。本病主要有下列表现。

（一）腹泻

70%～90% 的患者有腹泻，小肠广泛病变可致水样便或脂肪便。一般无脓血或黏液，如无直肠受累多无里急后重感。肠内炎症、肠道功能紊乱和肠道吸收不良是腹泻的主要原因，少数由于瘘管形成造成的肠道短路。

（二）腹痛

50%～90% 的患者有程度不同的腹痛。腹痛可在排便或排气后缓解。因胃肠反射可引发餐后腹痛,为避免腹痛,有的患者不愿进食。

(三)发热

活动性肠道炎症及组织破坏后毒素的吸收等均能引起发热。一般为中度热或低热,常间歇出现。急性重症病例或伴有化脓性病灶时,多可出现高热、寒战等毒血症状。

(四)营养缺乏

广泛病变所致肠道吸收面积减少、频繁腹泻、摄食减少等可导致不同程度的营养障碍,表现为贫血、消瘦、低蛋白血症、维生素缺乏及电解质紊乱等。钙质缺乏可出现骨质疏松,躯干四肢疼痛。青少年发病者因营养不良而出现发育迟缓,成熟期后移。妊娠期发病对母婴均产生不良影响,易发生死胎、流产、早产、胎儿畸形等。

(五)腹块

约 1/3 病例出现硬块,大小不一,与病变部位有关,以右下腹和脐周多见。

(六)肛周表现

部分克罗恩病患者可以并发肛周表现,特别是对于有结肠病变的克罗恩病患者,50％患者可并发肛周病变。肛周病变包括肛周皮肤病变如糜烂、浸软、溃疡、肛门狭窄、肛门脓肿及肛瘘,严重者可以发生直肠阴道瘘。

克罗恩病肛门部的脓肿和肛瘘病情复杂,容易复发,处理比较困难,特别是当肛门部脓肿和肛瘘作为克罗恩病的首发症状时,诊断常较为困难。

五、辅助检查

(一)影像学检查

X 线钡剂检查呈现增生性和破坏性病变的混合。主要表现为肠壁增厚和肠腔狭窄("细线征"),初起时纵行溃疡较浅,以后变为深的和潜行的溃疡,深的横形裂口呈鹅卵石样。

(二)内镜检查

有助于发现微小和各期病变,如黏膜充血、水肿、溃疡、肠腔狭窄、肠袋改变、假息肉形成,以及卵石状黏膜像。有时肠黏膜外观正常,但黏膜活检或可发现黏膜下微小肉芽肿。经口做小肠黏膜活检对确诊十二指肠和高位空肠克罗恩病有重要意义,内镜检查时必须做黏膜活检,有助于明确诊断。内镜检查对了解瘘管、肠管狭窄的性状和长度,较 X 线检查逊色。

(三)病理检查

病理检查对克罗恩病的确诊有重要意义,可见裂隙状溃疡、可以穿透整个肠壁,结节病样肉芽肿、固有膜底部和黏膜下层淋巴细胞聚集,而隐窝结构正常,杯状细胞不减少,固有膜中量炎症细胞浸润及黏膜下层增宽。

六、诊断

国内克罗恩病的诊断标准(2002,中华医学会消化学会)如下。

(一)临床标准

具备 1 为临床可疑;若同时具备 1 和 2 或 3,临床可诊断为本病。

1.临床表现

反复发作的右下腹或脐周疼痛,可伴有呕吐、腹泻或便秘;阿弗他样口炎偶见;有时腹部可出现相应部位的肿块。可伴有肠梗阻、瘘管、腹腔或肛周脓肿等并发症。可伴有或不伴有系统性症状,如发热、多关节炎、虹膜睫状体炎、皮肤病变、硬化性胆管炎、淀粉样变、营养不良、发育阻滞等。

2.X 线钡剂造影

有胃肠道的炎性病变,如裂隙状溃疡、卵石征、假息肉、单发或多发性狭窄、瘘管形成等,病变呈节段性分布。CT 可见肠壁增厚,盆腔或腹腔脓肿。

3.内镜检查

可见跳跃式分布的纵行或匐行性溃疡,周围黏膜正常或增生呈鹅卵石样,或病变活检有非干酪坏死性肉芽肿或大量淋巴细胞聚集。

(二)世界卫生组织(WHO)推荐诊断要点

世界卫生组织(WHO)结合克罗恩病的临床、X 线、内镜和病理表现,推荐了 6 个诊断要点:非连续性或节段性病变;铺路石样表现或纵行溃疡;全壁性炎症病变;非干酪性肉芽肿;裂沟、瘘管;肛门部病变。

(三)克罗恩病疾病的活动度

CD 活动指数(CDAI)可正确估计病情及评价疗效。临床上采用较为简便实用的 Harvey 和 Brad—show 标准。

七、鉴别诊断

除与上述溃疡性结肠炎的所有疾病鉴别外,尚需与肠结核、肠道淋巴瘤、憩室炎及贝赫切特综合征(白塞病)等疾病鉴别。

(一)小肠恶性淋巴瘤

本病常以腹痛、腹泻、发热与腹部肿块为主要临床表现。最初的症状常为腹痛,多位于上腹部或脐周。体重下降,疲劳感更为明显,更易发生肠梗阻。症状多为持续性,恶化较快。腹部肿块硬,边界清楚,一般无压痛。

浅表淋巴结和肺门淋巴结肿大。多数病例肝、脾明显增大。X 线检查或 CT 检查可发现肠腔肿物。小肠活检有助于诊断。

(二)肠结核

与本病不易鉴别,X 线表现也很相似。在其他部位如肺部或生殖系统有结核病灶者,多为肠结核。

结肠镜检查及活检有助鉴别,如仍不能鉴别,可试用抗结核治疗。如疗效不明显,常需开腹探查,经病理检查才能诊断。病理检查中,结核病可发现干酪性肉芽肿,而克罗恩病则为非干酪性肉芽肿。

(三)肠型贝赫切特综合征

本病主要累及结肠时可有腹痛、腹泻以及脓血便,全身表现有发热、乏力、关节痛,肠镜检查可见肠黏膜溃疡或隆起性病变,易与炎症性肠病混淆。但本病通常有阿弗他口炎、外生殖器疱疹与溃疡、眼部病变及皮肤损害等。

八、治疗

(一)治疗原则

目的是控制急性发作,维持缓解。治疗原则可参照溃疡性结肠炎,但通常药物疗效稍差,疗程更长。

由于克罗恩病的严重度和活动性的确定不如溃疡性结肠炎明确,病变部位和范围差异亦较大,因此,在决定治疗方案时应根据疾病严重程度(轻、中、重)、病期(活动期、缓解期)及病变范围不同,掌握分级、分期、分段治疗的原则。

克罗恩病的基本治疗是内科性的,外科手术主要用于致命性并发症,并应尽量推迟手术时间、缩小手术范围,术后亦需维持治疗。

(二)外科治疗

克罗恩病手术的目的仅仅是解除症状。外科治疗是处理病变导致的各种并发症,而不能改变其基本病变进程。患者往往需要进行多次手术,因此保留肠管十分重要。

1.手术指征

(1)急诊手术指征:急性肠梗阻者;并发中毒性巨结肠,保守治疗无效者;腹腔脓肿;急性肠穿孔、肠内外瘘、严重肠出血,保守治疗无效者;顽固性感染。

(2)择期手术指征:内科治疗效果不佳,仍有肠梗阻而持续腹痛者,或一般情况未见改善者;儿童期发病,影响发育者;狭窄;有明显全身并发症(如关节炎、肝脏损害、脓皮病、虹膜睫状体炎)经内科治疗无效者;有癌变者。

2.手术方式

包括肠切除术,狭窄成形术和病变旷置术。对于绝大多数患者,肠切除仍是解除症状的首选办法。

如病变广泛,大量肠切除可能造成短肠综合征者,则应采取狭窄成形术,由于狭窄成形时病变肠管没有切除,因此不适用于病变出血或并发感染的患者。对于十二指肠克罗恩病,应采用胃空肠吻合,避免切除十二指肠。此外,尚需采用适当术式处理腹腔脓肿及肛瘘。

第七节　急性出血性肠炎

急性出血性肠炎是一种病因不明的肠管急性炎性病变,好发于小肠,以局限性病变较为多见,偶见全小肠受累甚至波及胃或结肠;起病急、进展快是本病的特点之一。

一、流行病学调查

急性出血性肠炎可发生在任何年龄组,最多见于儿童和青少年,男性病例为女性的2～3倍。国内研究显示其发病具有地域性和季节性的特点,贵州、辽宁、广东、四川等省报告病例较多,夏季和秋季为高发季节。

二、病因病理

(一)病因

急性出血性肠炎的病因至今不明确,目前认为感染和过敏发挥作用的可能性较大。急性出血性肠炎发病的地域性和季节性倾向、部分患者发病前存在肠道或呼吸道感染史、患者粪便中细菌培养阳性结果(大肠埃希菌或产气荚膜杆菌等)以及发病时出现发热和白细胞计数增高等一系列特点均提示感染可能是重要的发病因素。但多数急性出血性肠炎病例无法分离出单一致病菌,并且病理检查可以发现病变肠,壁内大量嗜酸性粒细胞浸润和小动脉纤维蛋白性坏死,提示本病有可能是变态反应的结果。

(二)病理

急性出血性肠炎主要累及小肠,以空肠下段或回肠末段较为多见,也往往最为严重;胃和结肠受累较少见。呈节段性分布的炎症、出血、坏死病变是本病的特征,病变肠段与正常肠段间分界明显;严重时炎症病变融合成片,甚至累及全部小肠病变肠段,肠壁充血、水肿、肥厚、僵硬,严重时发展至肠壁缺血,因坏死所致穿孔最常发生于肠壁系膜缘。病变肠管的黏膜层水肿明显,可见炎症细胞和嗜酸性粒细胞浸润,存在黏膜脱落形成的散在的溃疡灶;黏膜下层亦常表现为显著水肿、血管扩张充血、炎症细胞浸润;肌层除肿胀和出血外,还可见肌纤维断裂,肠壁肌层神经丛细胞有营养不良性改变;浆膜层附有纤维素样或脓性渗出物。黏膜及黏膜下层病变范围往往超过浆膜层病变范围。受累肠段的系膜通常水肿、充血,伴有多发淋巴结肿大、坏死。

三、临床表现

急性出血性肠炎缺乏特异性症状,主要临床表现包括腹痛、腹泻、发热等。根据患者的临床特点和病程演进不同,可归纳为血便型、中毒型、腹膜炎型和肠梗阻型等四种临床类型。

急性出血性肠炎起病急骤,脐周或上中腹出现急性腹痛,疼痛多呈阵发性绞痛或持续性疼痛阵发加剧,严重者蔓延至全腹,常伴有恶心、呕吐。随之出现腹泻症状,由稀薄水样便发展至血水样或果酱样便,偶有紫黑色血便或脓血便,部分病例以血便为主要症状。多数病例体温中等程度升高,至 38~39℃,可伴有寒战;重症患者、部分儿童和青少年患者体温可超过 40℃,并出现中毒症状,甚至发生中毒性休克。

腹部查体有不同程度的腹胀、腹部压痛、腹肌紧张,肠鸣音通常减弱或消失,部分病例可以触及炎性包块;肠管坏死穿孔时,可有明显的腹膜刺激征。行腹腔穿刺可抽到混浊或血性液体。

四、诊断及鉴别诊断

(一)诊断

在多发地区和高发季节,结合年龄、病史和腹痛、腹泻、血便、发热等症状,应考虑急性出血性肠炎的诊断。腹腔穿刺检查获得血性穿刺液者提示肠坏死的可能。实验室检查常有血白细胞计数升高,大便隐血试验阳性。粪便普通培养可有大肠埃希菌、副大肠埃希菌或铜绿假单胞菌生长,厌氧菌培养可有产气荚膜杆菌生长。腹部 X 线具有一定的诊断价值,早期病例可见到小肠积气扩张、肠间隙增宽和气液平面存在,病程进展后可见到肠壁内气体,X 线出现不规则的致密阴影团提示发生肠段坏死,出现膈下游离气体时则表明并发肠穿孔。

(二)鉴别诊断

急性出血性肠炎应与细菌性痢疾、肠套叠、急性阑尾炎、急性肠梗阻、克罗恩病、中毒性菌痢等相鉴别。

五、治疗

急性出血性肠炎的治疗以内科治疗为主,50%～70%的病例经非手术治疗后可以治愈。内科治疗的主要措施包括:加强全身支持,纠正水、电解质与酸碱平衡紊乱;积极预防休克的发生,对已经出现中毒性休克的患者积极行抗休克治疗;禁食并放置胃肠减压;抗感染治疗,应用广谱抗生素和甲硝唑等以抑制肠道细菌特别是厌氧菌的生长;如便血量较大导致血容量不足,在静脉补液的基础上可以采取输血治疗;应用肠外营养支持治疗等。

急性出血性肠炎由于病情严重、发展迅速、内科治疗无效而持续加重或出现严重并发症时需考虑实施手术治疗,其指征为:经腹腔穿刺检查发现脓性或血性液,考虑发生肠坏死或肠穿孔;怀疑发生肠穿孔或肠坏死,导致明显腹膜炎;经非手术治疗无法控制的消化道大出血;经非手术治疗肠梗阻不能缓解、逐渐严重;腹部局部体征逐渐加重;全身中毒症状经内科治疗仍继续恶化,出现休克倾向者;诊断不明确,无法排除需手术处理的其他急腹症。

剖腹探查明确为急性出血性肠炎的病例,应根据病变的范围和程度选择不同的手术方式。对于病变肠段尚未发生坏死、穿孔或大量出血的病例,可应用普鲁卡因做肠系膜根部封闭以改善肠段血液供应,不做其他外科处理,术后继续内科治疗。对于业已发生坏死、穿孔或大量出血的病例,则应切除病变肠段;如病变较局限,可行肠管的切除吻合手术;病变广泛者可行肠管切除,近侧和远侧肠管外置造口,以后再行二期吻合。由于急性出血性肠炎的黏膜病变通常超过浆膜病变范围,手术切除的范围应达出现正常肠黏膜的部位才可行一期吻合。

第八节　肠梗阻

一、概述

肠梗阻是一种常见而且严重的疾病,在腹部外科中有其特殊的重要性,由于它变化快,需要早期做出诊断、处理。诊治的延误可使病情发展加重,甚至出现肠坏死、腹膜炎等严重的情况。

(一)分类

肠梗阻的分类比较复杂,从不同角度着眼,可有不同的分类法。它们在临床工作中都有一定的指导作用,不仅在某种程度上能反映出病变的严重程度,并常可作为治疗原则的选择依据,因而具有重要意义。

1.根据肠梗阻发生的基本原因

肠梗阻可以分为四大类。

(1)机械性肠梗阻:由于多种原因引起肠腔狭窄、腹膜粘连、绞窄性疝、肠套叠、肠扭转等,以致肠内容物因机械的原因而不能通过者,均称为机械性肠梗阻。

机械性肠梗阻的病因又可归纳为三类。

肠壁内的病变:这些病变通常是先天性的,是炎症、新生物或创伤引起的。先天性肠扭转不良、梅克尔憩室炎症、克罗恩病、结核、放线菌病甚至嗜伊红细胞肉芽肿、原发性或继发性肿瘤等都可以产生梗阻。创伤后肠壁内血肿,可以产生急性梗阻,也可以因缺血产生瘢痕而狭窄、梗阻。

肠壁外的病变:肠粘连是常见的产生肠梗阻的肠壁外病变,在我国,疝也是产生肠梗阻的一个常见原因,其中以腹股沟疝为最多见,其他如股疝、脐疝,以及一些少见的先天性疝,如闭孔疝、坐骨孔疝也可产生肠梗阻。先天性环状胰腺、腹膜包裹、小肠扭转也都可产生梗阻。肠壁外的肿瘤、局部软组织肿瘤转移、腹腔炎性肿块、脓肿、肠系膜上动脉压迫综合征,均可引起肠梗阻。

肠腔内病变:相比之下,这一类病变较为少见,如寄生虫(蛔虫)、粗糙食物形成的粪石、发团、胆结石等在肠腔内堵塞导致肠梗阻。

(2)动力性肠梗阻:它又分为麻痹性肠梗阻与痉挛性肠梗阻两类,是由于神经抑制或毒素刺激以致肠壁肌肉运动紊乱。麻痹性肠梗阻较为常见,发生在腹腔手术后、腹部创伤或急性弥散性腹膜炎患者,由严重的神经、体液与代谢(如低钾血症)改变所致。痉挛性较为少见,痉挛性肠梗阻是由于交感神经麻痹或副交感神经兴奋,致肠管肌肉强烈痉挛收缩而肠腔变得很细小,肠内容物也不能向下运行。可在急性肠炎、肠道功能紊乱或慢性铅中毒患者发生。

(3)血运性肠梗阻:亦可归纳入动力性肠梗阻之中,是因肠系膜血管有血栓形成或发生栓塞,致肠管的血运发生障碍,因而失去蠕动能力;肠腔本身并无狭窄或阻塞。

(4)原因不明的假性肠梗阻:假性肠梗阻与麻痹性肠梗阻不同,无明显的病因可查。它是一种慢性疾病,表现有反复发作肠梗阻的症状,有肠蠕动障碍、肠胀气,但十二指肠与结肠蠕动可能正常,患者有腹部绞痛、呕吐、腹胀、腹泻甚至脂肪泻,体检时可发现腹胀、肠鸣音减弱或正常,腹部X线不显示有机械性肠梗阻时出现的肠胀气与气液面。假性肠梗阻的治疗主要是非手术方法,仅有些因并有穿孔、坏死等而需要进行手术处理,而重要的是认识这一类型肠梗阻,不误诊为其他类型肠梗阻,更不宜采取手术治疗。

不明原因的假性肠梗阻可能是一种家族性疾病,但不明了是肠平滑肌还是肠壁内神经丛有异常。近年来,有报告认为肠外营养是治疗这类患者的一种方法。

2.其他分类

(1)根据肠壁的血供有无障碍,分为单纯性和绞窄性。无血液循环障碍者为单纯性肠梗阻,如有血液循环障碍则为绞窄性肠梗阻。绞窄性肠梗阻因有血液循环障碍,其病理生理改变明显有别于单纯性肠梗阻,改变快,可以导致肠壁坏死、穿孔与继发腹膜炎,可发生严重的脓毒症,对全身的影响甚大,如处理不及时,病死率甚高。因此单纯性肠梗阻与绞窄性肠梗阻的鉴别,在临床上有极重要的意义。

(2)根据梗阻的程度而分为完全性肠梗阻与部分肠梗阻。无疑完全性肠梗阻的病理生理改变与症状均较部分肠梗阻为明显,需要及时、积极的处理,如果一段肠襻的两端均有梗阻,形成闭襻,称闭襻型肠梗阻,虽属完性肠梗阻,但因有其特殊性,局部肠襻呈高度膨胀,局部血液循环发生障碍,容易发生肠壁坏死、穿孔,结肠梗阻尤其是升结肠、横结肠肝曲部有梗阻也会出现闭襻型肠梗阻的症状,因回盲瓣为防止逆流而关闭。

(3)根据梗阻的部位分为高位、低位和小肠、结肠梗阻;也可根据发病的缓急分为急性和慢性。

上述的肠梗阻分类只表示某一特定病例在某一特定时间内的病变情况,而并不能说明病变的全部过程。任何一个肠梗阻的病理过程不是不变的,而是在一定的条件下可能转化的。要重视早期诊断,适时给予合理治疗。

(二)病理生理

肠梗阻可引起局部和全身性的病理和生理变化,急性肠梗阻随梗阻的类型及梗阻的程度而有不同的改变,概括起来有下列几方面。

1.全身性病理生理改变

(1)水、电解质和酸碱失衡:肠梗阻时,吸收功能发生障碍,胃肠道分泌的液体不能被吸收返回全身循环系统而积存在肠腔内。同时,肠梗阻时,肠壁继续有液体向肠腔内渗出,导致了体液在第三间隙的丢失。如为高位小肠梗阻,出现大量呕吐,更易出现脱水、电解质紊乱与酸碱失衡。

(2)休克:肠梗阻如未得到及时适当的治疗,大量失水、失电解质可引起低血容量休克。另外,由于肠梗阻引起了肠黏膜屏障功能障碍,肠道内细菌、内毒素易位至肝门静脉和淋巴系统,继有腹腔内感染或全身性感染,也可因肠壁坏死、穿孔而有腹膜炎与感染性休克。

(3)脓毒症:肠梗阻时,肠内容物淤积,细菌繁殖,因而产生大量毒素,可直接透过肠壁进入腹腔,致使肠内细菌易位,引起腹腔内感染与脓毒症,在低位肠梗阻或结肠肠梗阻时更明显。

(4)呼吸和心脏功能障碍:肠腔膨胀时腹压增高,膈肌上升,腹式呼吸减弱,可影响肺内气体交换,同时,有血容量不足、下腔静脉被压而下肢静脉血回流量减少,均可使心排出量减少。腹腔内压力 > 20mmHg,可产生系列腹腔间室综合征,累及心、肺、肾与循环障碍。

2.局部病理生理改变

(1)肠腔积气、积液:在肠梗阻的情况下,梗阻以上的肠腔内将有明显的积气和积液,造成肠膨胀之现象;一般梗阻性质愈急者肠内积气较多,梗阻时间愈长者则肠内之积液较多。梗阻部以上肠腔积气来自吞咽的空气;重碳酸根中和后产生的 CO_2;细菌发酵后产生的有机气体。吞咽的空气是肠梗阻时很重要的气体来源,它的含氮量高达 70%,而氮又是一种不被肠黏膜吸收的气体。

(2)肠蠕动增加:正常时肠管蠕动由自主神经系统、肠管本身的肌电活动和多肽类激素的调节来控制。在发生肠梗阻时,各种刺激增强而使肠管活动增加。在高位肠梗阻频率较快,每 3～5min 即可有 1 次,低位肠梗阻间隔时间较长,可 10～15min 有 1 次,但如梗阻长时间不解除,肠蠕动又可逐渐变弱甚至消失,出现肠麻痹。

(3)肠壁充血水肿、通透性增加:正常小肠腔内压力为 0.27～0.53kPa,发生完全性肠梗阻时,梗阻近端压力可增至 1.33～1.87kPa,强烈蠕动时可达 4kPa 以上。在肠内压增加时,肠壁静脉回流受阻,毛细血管及淋巴管淤积,引起肠壁充血水肿,液体外渗。同时由于低氧,细胞能量代谢障碍,致使肠壁通透性增加,液体可自肠腔渗透至腹腔。在闭袢型肠梗阻中,肠内压可增加至更高点,使小动脉血流受阻,引起点状坏死和穿孔。

(三)临床表现

各种不同原因所致的肠梗阻各有其特殊的表现,但肠道有梗阻致肠内容物不能顺利通过时,某些临床表现总是一致存在的,因此,有程度不同的腹痛、呕吐、腹胀和停止排便排气等症状。

1.症状

(1)腹痛:肠道的正常蠕动受到阻挡而不能通过时,必致蠕动加剧而发生绞痛;因肠蠕动有节律性,故蠕动加剧时引起的绞痛亦为阵发性。阵痛往往骤然来临,但开始时较轻,逐渐加重达高峰,持续 1～3min 后再逐渐减轻以至消失;间歇一定时间后绞痛又重新发作,一般是有增无减。

在有机械性肠梗阻时,肠绞痛经常存在;此外,患者还常自觉有"气块"在腹内窜动,到达一定部位受阻时腹痛最为剧烈,至感觉"气块"能够通过并随后有少量气体自肛门排出时,则腹痛可以立即减轻或完全消失。此种"气块"的出现,亦为肠梗阻患者所特有,更是慢性不完全性梗阻并有急性发作时所常见。如为绞窄性肠梗阻,因肠系膜的牵扯或肠曲之高度痉挛,其腹痛可为持续性并有阵发性加剧;发作突然,疼痛剧烈,阵发、频繁,但剧痛消失后一般仍有隐痛;至后期因腹腔内积存有渗脓,腹痛将为持续性,并有局部压痛。在麻痹性肠梗阻时,腹痛不是显著的症状;但在腹部高度膨胀时,患者也有腹部胀满不适。

(2)呕吐:呕吐是肠梗阻的一个主要症状,但和其他急腹症患者的呕吐有所不同。在梗阻的早期,呕吐为反射性,吐出物为发病前所进食物;以后呕吐则将按梗阻部位的高低而有所不同。高位的小肠梗阻可引起频繁呕吐,呕吐的容量甚多,主要为胃液、十二指肠液以及胰液和胆汁。低位小肠梗阻除初期的反射性呕吐以外,可以有一段时间没有呕吐,而要等到肠腔膨胀显著,肠内充满积气和积液,至引起肠襻逆蠕动时才将肠内容物反流入胃,然后引起反逆性的呕吐;这时吐出物往往先为胆性液体,然后即为具有臭味的棕黄性肠液,即所谓"呕粪"的症状。结肠梗阻时一般并无明显呕吐症状,虽然患者腹胀得很厉害,但也往往很少呕吐,用胃管抽吸时胃内也多无积气、积液。

(3)腹胀:腹胀为肠梗阻患者出现较晚的一个症状,其程度则与梗阻的部位有关。高位空肠梗阻时由于呕吐频繁,肠腔内积气、积液甚少,一般无明显腹胀感;低位小肠梗阻的腹胀主要是在腹中部或小腹部;而结肠梗阻则常为全腹胀,但以上腹部最为明显。麻痹性肠梗阻的影响往往累及全部小肠,故其腹胀也是全腹性的。闭袢性肠梗阻时因受累的肠襻胀得最为明显,因此临床上常表现为不对称的腹胀,有时能扪到该高度膨胀的肠襻,在确定诊断上有重大价值。

(4)停止排气排便:停止排气排便是完全性肠梗阻的一主要症状。该症状将视梗阻的程度和部位而异;梗阻程度愈完全者影响愈大,梗阻部位愈低者停止排便的情况也愈显著。另外,在梗阻发生的早期,由于肠蠕动增加,梗阻部位以下肠内积存的气体或粪便可以排出,当早期开始腹痛时即可出现排气排便现象,容易误认为肠道仍通畅,故在询问病史时,应了解在腹痛再次发作时是否仍有排气排便。在肠套叠、肠系膜血管栓塞或血栓形成时,可自肛门排出血性黏液或果酱样粪便。

2.体征

在单纯性肠梗阻的早期,患者一般情况无明显变化。生命体征均呈正常;除腹痛和呕吐外,其他症状并不严重。唯至晚期,由于脱水和全身的消耗,将表现为病情虚弱、脉搏微细、眼眶深陷、四肢冰冷发绀等现象。如属绞窄性梗阻,在早期全身情况虽也无显著变化,但腹痛程度较单纯性为重,随着病情进展因肠壁坏死而致有腹膜感染和毒素吸收,患者全身情况将迅速恶化。腹部理学检查可观察到腹部有不同程度的腹胀,在腹壁较薄的患者,尚可见到肠型及肠蠕动波,肠型及肠蠕动波多随腹痛的发作而出现,肠型是梗阻近端肠襻胀气后形成,有助于判断梗阻的部位。触诊时,单纯性肠梗阻的腹部虽胀气,但腹壁柔软,按之有如充气的球囊,有时在梗阻的部位可有轻度压痛,特别是腹壁切口部粘连引起的梗阻,压痛点较为明显。当梗阻上部肠管内积存的气体与液体较多时,稍加振动可听到振水声。腹部叩诊多呈鼓音。听诊时有高亢的蠕动音;此肠蠕动音在肠道有大量积气时呈高调的金属音,有时作"玎玲"声;如气体与液体同时存在时,则其音为鼓泡音,或呈气过水声。

当绞窄性肠梗阻或单纯性肠梗阻的晚期,肠壁已有坏死、穿孔,腹腔内已有感染、炎症时,则体征表现为腹膜炎的体征,腹部膨胀,有时可叩出移动性浊音,腹壁有压痛,肠鸣音微弱或消失。因此,在临床观察治疗中,体征的改变应与临床症状相结合,警惕腹膜炎的发生。

3.实验室检查

常规实验室检查对肠梗阻的诊断并无特殊价值。反复呕吐所致之脱水现象和血液浓缩,可以引起血红蛋白、红细胞和白细胞数值增加,血 K^+、Na^+、Cl^- 与酸碱平衡都可发生改变。高位梗阻,呕吐频繁,大量胃液丢失可出现低钾、低氯与代谢性碱中毒。在低位肠梗阻时,则可有电解质普遍降低与代谢性酸中毒。腹胀明显,膈肌上升影响呼吸时,亦可出现低氧血症与呼吸性酸或碱中毒,可随患者原有肺部功能障碍而异。因此,动脉血气分析应是一项重要的常规检查。此项测定可以作为脱水已否纠正,水和电解质的平衡是否恢复正常的指标,并不具有重大的诊断意义。

4.X线检查

临床诊断有疑问时,X线检查具有重要的诊断价值;从肠道充气的程度、范围和部位上,可以找出许多证据来帮助确定诊断。在正常情况下,腹部 X线上仅见胃和结肠中有气体。一旦肠内容物因肠道的机械性或麻痹性梗阻而不能运行时,气体与液体就可分离而易于在 X线上显示出来。因此,如 X线透视或摄片检查发现小肠内有气体或气液面存在时,即为肠内容物有运行障碍,亦即是有肠梗阻的证据。

为了确定肠梗阻的诊断,不论透视还是拍片,都应在直立位(或侧卧位)和平卧位同时进行。如有肠梗阻存在时,于直立位(或侧卧位)片上可以看到肠腔内有多个肠襻内含有气液面呈阶梯状。平卧位片上能确切地显示出胀气肠襻的分布情况和扩大程度,从而决定梗阻的部位所在,并根据肠襻扩大情况推测出梗阻的严重程度;钡剂灌肠可用于疑有结肠梗阻的患者,它可显示结肠梗阻的部位与性质。但在小肠梗阻时忌用胃肠造影的方法,以免加重病情。

(四)诊断

在肠梗阻的诊断过程中,实际上需要解决下列一系列的问题:肠道是否有梗阻存在;梗阻的性质是单纯性还是绞窄性;梗阻的类型是机械性还是动力性;梗阻的部位是在高位、低位小肠,还是在结肠;梗阻是急性、完全性的,还是慢性、部分性的;引起梗阻的可能原因是什么。就上述问题依次分别讨论如下。

1.是否有肠梗阻存在

这是一个根本性问题。但解决这个问题并无捷径可循,要和其他疾病的诊断步骤一样,从询问病史和体格检查入手,详细分析其临床表现,再结合实验室和 X线的检查,方能获得正确答复。

2.梗阻是单纯性还是绞窄性的

在肠梗阻的诊断初步确立以后,首先应确定梗阻的病理性质是单纯性还是为绞窄性。因从治疗角度看,绞窄性梗阻必须手术,且应尽早手术;而单纯性梗阻即使是机械性的,有时也可不必手术,即使需要手术也可以在一定时期的准备治疗或非手术治疗(包括胃肠减压和输液等)以后,再行手术更为有利。

绞窄性梗阻为单纯性梗阻比较有如下的特点:腹痛发作急骤,起始即甚剧烈,无静止期;呕吐出现较早,频繁发作,可有血液呕吐物;除晚期的肠系膜血管栓塞性肠梗阻外,其他的绞窄性梗阻腹胀一般不甚显著,即使存在也常为不对称性;患者常有明显的腹膜刺激体征,表现为腹壁的压痛和强直;腹腔穿刺时常可抽得血性浆液;早期即出现休克现象,经抗休克治疗改善不显著;腹部 X 线可显示有孤立扩大的肠襻;绞窄性梗阻用各种非手术治疗如输液及胃肠减压等措施大多无效。

3.梗阻是机械性还是动力性的

对肠梗阻除了首先要鉴别它是单纯性的还是绞窄性的以外,几乎同等重要的是须确定其究竟为机械性还是麻痹性(或痉挛性)的;因为机械性梗阻多数需要手术治疗,而麻痹性(或痉挛性)梗阻通常仅适用非手术疗法。机械性肠梗阻是常见的肠梗阻类型,具有典型的腹痛、呕吐、肠鸣音增强、腹胀等症状,与麻痹性肠梗阻有明显的区别;后者是腹部持续腹胀,但无腹痛,肠鸣音微弱或消失,且多与腹腔感染、外伤,腹膜后感染、血肿、腹部手术、肠道炎症、脊髓损伤等有关。虽然,机械性肠梗阻的晚期因腹腔炎症而出现与动力性肠梗阻相似的症状,但在发作的早期其症状较为明显。腹部 X 线对鉴别这两种肠梗阻甚有价值,动力型肠梗阻全腹、小肠与结肠均有明显充气。体征与 X 线能准确地分辨这两类肠梗阻。

4.梗阻部位是在高位小肠、低位小肠还是在结肠

不同部位的梗阻往往须采用不同的治疗方法,故辨认梗阻的部位在临床上也有一定的重要性。可依据以下情况进行判定:临床上高位小肠梗阻有剧烈的呕吐而腹胀不明显症状,腹绞痛的程度也比较缓和;低位小肠梗阻则呕吐的次数较少,但可能有吐粪现象,腹胀一般比较显著,而腹绞痛的程度也较严重;结肠梗阻的原因多为肿瘤或乙状结肠扭转,在治疗方法上也有别于小肠梗阻,及早明确是否为结肠梗阻有利于制订治疗计划。结肠梗阻以腹胀为主要症状,腹痛、呕吐、肠鸣音亢进均不及小肠梗阻明显。体检时可发现腹部有不对称的膨隆,借助腹部 X 线上出现充气扩张的一段结肠襻,可考虑为结肠梗阻。钡剂灌肠检查或结肠镜检查可进一步明确诊断。

5.梗阻是急性、完全性的,还是慢性、部分性的

肠道完全梗阻者其临床表现必然呈急性,不完全梗阻者多属慢性,二者的区别可从临床症状方面得一梗概,并可以肠曲膨胀的大小作为梗阻程度的一种标准,其诊断比较正确,但亦非绝对可靠。

6.梗阻的可能原因是什么

解决了以上几个问题以后,基本上可确定处理的方针,如能对梗阻原因有正确的诊断,则对于决定手术的方式也能有进一步的帮助。

病因的诊断可根据以下几方面进行判断。

(1)病史:了解详细的病史可有助于病因的诊断,腹部手术史提示有粘连性肠梗阻的可能。腹股沟疝可引起肠绞窄性梗阻。腹部外伤可致麻痹性梗阻。慢性腹痛伴有低热并突发肠梗阻

可能是腹内慢性炎症如结核所致。近期有大便习惯改变,继而出现结肠梗阻症状的老年患者应考虑肿瘤。饱餐后运动或体力劳动出现梗阻应考虑肠扭转。心血管疾病如心房纤颤、瓣膜置换后应考虑肠系膜血管栓塞等。

(2)体征:腹部检查提示有腹膜刺激症状者,应考虑为腹腔内炎症改变或是绞窄性肠梗阻引起。腹部有手术或外伤瘢痕应考虑腹腔内有粘连性肠梗阻。直肠指诊触及肠腔内肿块,应考虑是否有粪便,直肠膀胱凹有无肿块,指套上是否有血液。腹部触及肿块,在老年人应考虑是否为肿瘤、肠扭转。在幼儿右侧腹部有肿块应考虑是否为肠套叠。具有明显压痛的肿块多提示为炎性病变或绞窄的肠襻。

(3)影像学诊断:B超检查虽简便,但因肠襻胀气,影响诊断的效果;CT诊断的准确性虽优于B超,但仅能诊断出明显的实质性肿块或肠腔外有积液。腹部X线除能诊断是结肠、小肠,完全与部分梗阻外,有时也能提示病因,如乙状结肠扭转时,钡灌肠检查,可出现钡剂中止处呈鸟嘴或鹰嘴状。蛔虫性肠梗阻可在充气的肠腔中出现蛔虫体影。结肠道显示粪块,结合病史提示粪便梗阻。

(五)治疗

急性肠梗阻的治疗包括非手术治疗和手术治疗,治疗方法的选择根据梗阻的原因、性质、部位以及全身情况和病情严重程度而定。不论采用何种治疗方法,均应首先纠正梗阻带来的水、电解质与酸碱紊乱,改善患者的全身情况。

1.非手术治疗

(1)胃肠减压:胃肠减压是治疗肠梗阻的主要措施之一,胃肠减压的目的是减轻胃肠道的积留的气体、液体,减轻肠腔膨胀,有利于肠壁血液循环的恢复,减少肠壁水肿,使某些原有部分梗阻的肠襻因肠壁肿胀而致的完全性梗阻得以缓解,也可使某些扭曲不重的肠襻得以复位,症状缓解。胃肠减压还可减轻腹内压,改善因膈肌抬高而导致的呼吸与循环障碍。有效的胃肠减压在机械型或麻痹型的肠梗阻病例可能恢复肠腔的通畅,即使需要手术的病例用减压的方法使腹胀减轻后也可以大大减少手术时的困难,增加手术的安全性。

(2)矫正水、电解质紊乱和酸碱失衡:不论采用手术和非手术治疗,纠正水、电解质紊乱和酸碱失衡是极重要的措施。输液所需容量和种类须根据呕吐情况、缺水体征、血液浓缩程度、尿排出量和比重,并结合血清 K^+、Na^+、Cl^- 和血气分析监测结果而定。单纯性肠梗阻,特别是早期,上述生理紊乱较易纠正;而在单纯性肠梗阻晚期和绞窄性肠梗阻,尚需输给血浆、全血或血浆代用品,以补偿丧失至肠腔或腹腔内的血浆和血液。

(3)防治感染和中毒:应用抗肠道细菌,包括抗厌氧菌的抗生素。一般单纯性肠梗阻可不应用,但对单纯性肠梗阻晚期,特别是绞窄性肠梗阻以及手术治疗的患者,应该使用。常用的有以杀灭肠道细菌与肺部细菌的广谱头孢菌素或氨基糖苷类抗生素,以及抗厌氧菌的甲硝唑等。

(4)其他治疗:腹胀后如影响肺的功能,患者宜吸氧。为减轻胃肠道的膨胀,可给予生长抑素以减少胃肠液的分泌量。降低肠腔内压力,改善肠壁循环,使水肿消退,使部分单纯肠梗阻患者的症状得以改善。乙状结肠扭转可试用纤维结肠镜检查、复位。回盲部肠套叠可试用钡剂灌肠或充气灌肠复位。

采用非手术方法治疗肠梗阻时,应严密观察病情的变化。绞窄性肠梗阻或已出现腹膜炎症状的肠梗阻,经过2～3h的非手术治疗,实际上是术前准备,纠正患者的生理失衡状况后即进行手术治疗。单纯性肠梗阻经过非手术治疗24～48h,梗阻的症状未能缓解,或在观察治疗过程中症状加重,或出现腹膜炎症状,或有腹腔间室综合征出现时,应及时改为手术治疗,以解除梗阻与减压。

2.手术治疗

手术大体可归纳为下述四种。

(1)解决引起梗阻的原因:如粘连松解术、肠切开取除异物、肠套叠或肠扭转复位术等。

(2)肠切除肠吻合术:如肠管因肿瘤、炎症性狭窄等,或局部肠襻已经失活坏死,则应做肠切除肠吻合术。

对于绞窄性肠梗阻,应争取在肠坏死以前解除梗阻,恢复肠管血液循环,正确判断肠管的生机十分重要。如在解除梗阻原因后有下列表现,则说明肠管已无生机:肠壁已呈黑色并塌陷;肠壁已失去张力和蠕动能力,肠管呈麻痹、扩大、对刺激无收缩反应:相应的肠系膜终末小动脉无搏动。

如有可疑,可用等渗盐水纱布热敷,或用0.5%普鲁卡因溶液做肠系膜根部封闭等。倘若观察10～30min,仍无好转,说明肠已坏死,应做肠切除术。若肠管生机一时实难肯定,特别当病变肠管过长,切除后会导致短肠综合征的危险,则可将其回纳入腹腔,缝合腹壁,于18～24h后再次行剖腹探查术。但在此期间内必须严密观察,一旦病情恶化,即应随时行再次剖腹探查术。

(3)肠短路吻合:当梗阻病灶不可能解除,如肿瘤向周围组织广泛侵犯,或是粘连广泛难以剥离,而梗阻部位上、下端肠襻的生机是属良好时,可以考虑在梗阻部位上、下肠襻之间做短路吻合以解除梗阻现象;这种短路手术可以作为治疗肠梗阻的一种永久性手术,也可以视为第二期病灶切除术前的准备手术。但应注意旷置的肠管尤其是梗阻部的近端肠管不宜过长,以免引起盲襻综合征。

(4)肠造口术或肠外置术:肠造口术对单纯性的机械性肠梗阻有时仍不失为一种有效的外科疗法。不顾患者的一般情况及病变的局部性质,企图在任何情况下努力解除梗阻的病因并重建肠管的连续性,其结果往往造成病变肠襻穿破,故应予以避免。唯病变如在高位小肠时,特别是梗阻属完全性时,因造口后肠液丧失极为严重,不宜行肠造口术;即使小肠上部已发生坏死时,也不宜将肠襻外置,最好行期切除吻合术。

肠梗阻部位的病变复杂或患者的情况差,不允许行复杂的手术,可在膨胀的肠管上,亦即在梗阻部的近端肠管做肠造口术以减压,解除因肠管高度膨胀而带来的生理紊乱。小肠可采用插管造口的方法,造口的部位应尽量选择梗阻附近(上端)的膨胀大肠襻;肠造口术成功的关键是细致的操作,应努力防止腹腔为肠内容物所污染。术后应注意保持导管的通畅,必要时可用温盐水冲洗。一般在造口后1～2周,导管即自行松脱;此时导管即可拔去,而所遗瘘管大都能迅速愈合。

结肠则宜做外置造口,结肠内有粪便,插管造口常不能达到有效的减压目的,因远端有梗阻,结肠造口应采用双口术式。有时,当有梗阻病变的肠襻已游离或是肠襻已有坏死,但患者的情况差,不能耐受切除吻合术,可将该段肠襻外置,关腹。立即或待患者情况复苏后再在腹腔外切除坏死或病变的肠襻,远、近两切除端固定在腹壁上,近端插管减压、引流,以后再行二期手术,重建肠管的连续性。

二、粘连性肠梗阻

粘连性肠梗阻是肠梗阻最常见的一种类型,占肠梗阻的 40%~60%。

(一)病因病理

腹腔内粘连或索带的来源有二。一为先天性的,多由发育异常或胎粪性腹膜炎所致,前者多为粘连带,常位于回肠与脐或回肠与盲肠之间;而后者为胎粪所致无菌性腹膜炎的结果,常为部位不定的广泛粘连。另一类粘连的原因是后天性的,多因腹膜受手术、炎症、创伤、出血、异物、肿瘤等刺激而产生,可以为广泛的粘连,也可以呈索带状。临床上所见的粘连性肠梗阻绝大多数是后天性的,且多数是继手术后发生的;尤其是在阑尾切除术后(特别是继穿孔性阑尾炎的切除和腹腔引流后)或盆腔手术后(例如子宫及其附件的切除术),并发粘连性肠梗阻的机会最多;其他如继结肠、胃与十二指肠、胆道等手术后也可以并发粘连性肠梗阻。

粘连形成是机体的一种纤维增生的炎性反应,粘连起到血管桥的作用。腹膜含有大量的吞噬细胞,当腹腔内有任何损害,将释放大量细胞因子、介质,出现炎症反应,大量纤维素渗出并沉积在浆膜面上,形成一网格状物。如纤维素性网络能被迅速吸收,纤维增生将停止而无粘连形成,反之,成纤维细胞将产生胶原束,成为纤维粘连的基础。同时,许多毛细血管伸入其中,成纤维细胞在胶原网中增生,数周或数月后粘连形成。Ellis 认为是局部组织缺血延缓了纤维素的吸收而产生粘连。除此,滑石粉、淀粉、纱布、棉花、肠内容物、缝合材料及其他异物均能引起粘连的产生。

粘连的产生是机体创伤、缺血、感染、异物所做出的炎性反应。因此,在许多情况下,腹腔内均可发生粘连,粘连组织的存在是引起粘连性肠梗阻的根本原因,但粘连的存在却不等于必然会发生梗阻现象,事实上常需在一定的条件下方产生急性梗阻症状。广泛的粘连与纤维束带所致的肠梗阻也是不同的,前者一般均为单纯性的梗阻,而后者往往引起绞窄性梗阻。

(二)症状与诊断

粘连性急性肠梗阻的症状与一般小肠的机械性梗阻的表现基本相似;由于患者多曾有腹腔手术或感染的病史,诊断在大多数的情况下亦并无困难。患者有腹痛,伴恶心呕吐,腹部膨隆,但无压痛;过去有过同样的发作史,且于多年前曾行过阑尾切除或妇科手术,这是粘连性梗阻的典型病史。已经确定为粘连性梗阻时,尚应仔细辨别是广泛粘连所致的单纯性梗阻,还是粘连束带所引起的绞窄性梗阻。过去未做过腹部手术的,同样可发生肠粘连性梗阻;粘连的发生可能是先天性的,或是继炎症、外伤等非手术因素所造成的。有结核性腹膜炎、肠系膜淋巴结炎和腹部外伤等病史者,如诊断为单纯性的机械性肠梗阻,亦应考虑到可能有腹内粘连存在。

继手术后并发的粘连性肠梗阻可能在手术后任何时候发生,但临床上基本可分两种类型。一种是继手术后近期发生的,大多数发生在术后的 1~2 周,有的甚至在术后 3~4d 即可发生。这种术后早期发生的粘连性肠梗阻,必须与手术后的肠蠕动共济失调以及手术后的麻痹性肠梗阻等相鉴别。

另一类粘连性肠梗阻是发生在手术后的远期,自术后 2 周至 10 余年不等,多数在手术后 2 年左右。这种继手术或腹膜炎后并发的远期粘连性梗阻,一般诊断并不太困难:患者过去有手术或腹膜炎史,术后曾有多次轻度发作,表现为轻度的腹绞痛或腹胀,短期的呕吐或便秘,往往服轻泻药或灌肠排便后即行缓解;以后发作的次数愈加频繁,症状亦渐趋严重,终至形成完全性梗阻。

(三)预防

目前,多数的肠粘连是继手术后发生的,手术后粘连是产生肠梗阻的重要原因,因此,多年来,人们试图采用一些方法来防止粘连的产生,概括起来有以下两种。

1.手术中的注意事项

在手术时应注意严格的无菌术和严密的止血法,手法轻柔,尽量避免腹内组织受到不必要的损害,操作仔细。最主要的措施可概括为两个方面:防止任何腹内组织形成缺血状态;防止各种异物污染或刺激腹腔。

2.防止粘连的其他方法

清除手套上的淀粉、滑石粉,不遗留丝线头、纱布、棉花纤维、切除的组织等异物于腹腔内,减少肉芽组织的产生;减少缺血的组织,不做大块组织的结扎,有缺血可疑的部分,以大网膜覆盖,即使有粘连产生,也已有大网膜相隔;注意无菌操作技术,减少炎性渗出;保护肠浆膜面,防止损伤与干燥;腹膜缺损部分任其敞开,不做有张力的缝合;清除腹腔内的积液、积血,必要时放置引流;关腹前将大网膜铺置在切口下;及时治疗腹膜内炎性病变,防止炎症的扩散。

(四)治疗

治疗粘连性肠梗阻,首要是要区别是单纯性还是绞窄性的,是完全性还是部分的。因为手术治疗并不能消除粘连,相反地,术后还可能形成新的粘连,所以对单纯性肠梗阻,部分肠梗阻特别是广泛性粘连者,一般选用非手术治疗。又如术后早期炎性肠梗阻,除新形成的纤维素性粘连以外,与术后早期腹腔炎症反应有关,既有肠壁水肿、肠腔梗阻,又存在炎症引起的局部肠动力性障碍,一般应采用非手术治疗。

粘连性肠梗阻如经非手术治疗不见好转甚至病情加重,或怀疑为绞窄性肠梗阻,手术须及早进行,以免发生肠坏死。对反复频繁发作的粘连性肠梗阻也应考虑手术治疗。

手术方法应视粘连的具体情况采用以下方法:粘连带和小片粘连可施行简单的切断和分离;广泛粘连不易分离,且容易损伤肠壁浆膜和引起渗血或肠瘘,并再度引起粘连,所以对那些并未引起梗阻的部分,不应分离;为了防止粘连性肠梗阻在手术治疗后再发,或预防腹腔内大面积创伤后虽有粘连产生但不致有肠梗阻发生,可采取肠排列的方法,使肠襻呈有序的排列、黏着,而不致有肠梗阻;如一组肠襻紧密粘连成团引起梗阻,又不能分离,可将此段肠襻切除,做一期吻合;倘若无法切除,则做梗阻部分近、远端肠侧-侧吻合的短路手术,或在梗阻部位以上切断肠管,远断端闭合,近断端与梗阻以下的肠管做端-侧吻合。

手术后早期发生的肠梗阻,多为炎症、纤维索性粘连所引起,在明确无绞窄的情况下,经非手术治疗后可望吸收,症状消除。尤其近代有肠外营养支持,可维持患者的营养与水、电解质平衡,生长抑素可减少胃肠液的分泌,减少肠腔内液体的积蓄,有利于症状的减轻与消除。

三、肠扭转

在我国,肠扭转是常见的一种肠梗阻类型,是一段肠管甚至几乎全部小肠及其系膜沿系膜轴顺时针向或逆时针向扭转 360°～720°,因此,既有肠管的梗阻,又有肠系膜血管的扭折不通,血循环中断。

受其供应的肠管将迅速发生坏死、穿孔和腹膜炎,是肠梗阻中病情凶险、发展迅速的一类。如未能得到及时处理,将有较高的病死率(10％～33％)。

(一)病因

肠扭转可分为原发性与继发性两类。

原发性的肠扭转肠管并无解剖上的异常,病因不很清楚,可能是饱餐后,肠腔内有较多尚未消化的内容物,当体位改变,有明显的运动时,小肠因有重量下垂而不能随之同步旋转造成。

继发性肠扭转是由于先天性或后天获得的解剖上的改变,出现一固定点形成肠襻扭转的轴心。但是,扭转的产生常是下列三个因素同时存在。

1.解剖因素

如手术后粘连、梅克尔憩室、乙状结肠冗长、先天性中肠旋转不全、游离盲肠等都是发生肠扭转的解剖因素。

2.物理因素

在上述的解剖因素基础上,肠襻本身有一定的重量,如饱餐后,特别有较多不易消化的食物涌入肠腔内;肠腔有较多的蛔虫团;肠管有较大的肿瘤;在乙状结肠内存积着大量干涸的粪便等。以上都是造成肠扭转的潜在因素。

3.动力因素

强烈的蠕动或体位的突然改变,使肠襻产生了不同步的运动,使已有轴心固定位置,且有一定重量的肠襻发生扭转。

(二)临床表现

肠扭转是闭襻型肠梗阻加绞窄性肠梗阻,发病急且发展迅速。起病时腹痛剧烈,腹胀明显,早期即可出现休克,症状继续发展,逐渐加重,且无间歇期,肠扭转的好发部位是小肠、乙状结肠和盲肠。临床表现在不同部位的肠扭转亦有不同。

小肠扭转可发生在任何年龄,小肠的扭转多数是顺时针向扭转。小肠的扭转在临床上主要表现为一种急性机械性梗阻、腹绞痛很剧烈,多位于脐周围或小腹部,为持续性而有阵发加剧;由于肠系膜的牵扯,腰背部也可能感到疼痛。如扭转累及全部小肠,则呕吐可能很剧烈而腹胀反而不显著;如扭转仅累及一个肠襻,则该襻可有高度膨胀且局限于一处,有时可扪出稍有压痛的肿块。叩诊呈鼓音,但有时可叩得移动性浊音。腹膜刺激症状时常存在,至晚期常出现休克状态。

乙状结肠扭转最多见于乙状结肠冗长的老年人。患者多有便秘的习惯,或以往曾有多次腹痛、经排便排气后腹痛消失的病史。乙状结肠扭转一般可分三类:急性、短期的急性复发性、慢性非典型性。呈急性发作的患者,腹部有剧痛、呕吐,按诊有压痛、肌紧张,显示扭转重,肠管充血、缺血明显,如不及时处理可发生肠坏死。慢性患者有腹部持续胀痛,逐渐隆起,患者有下腹坠痛感但无排气排便。左腹部明显膨胀,可见肠型,叩之呈鼓音,压痛及肌紧张均不明显。

X线可见巨大双腔充气的肠襻,且有液平面,这一类乙状结肠扭转较为常见,且可反复发作。

盲肠扭转较少见,多发生在盲肠可移动的患者,常有饮食过多、用力过度以及腹内粘连等诱因,尤其是腹腔手术更常为诱起盲肠扭转的直接原因。可分为急性与亚急性两型。盲肠急性扭转不常见,起病急,有剧痛及呕吐,右下腹有肿块可触及,有压痛,可产生盲肠坏死、穿孔。亚急型起病稍缓,患者主诉右下腹部绞痛,腹部很快隆起,不对称,上腹部可触及一弹性包块。X线可见巨大的充气肠襻,伴有多个肠充气液面。

当疑有乙状结肠或盲肠扭转,而尚无腹膜炎症状时,可考虑应用钡剂灌肠以明确诊断。结肠出现阻塞,尖端呈鸟嘴样或锥形,可明确为乙状结肠扭转。盲肠扭转则显示钡剂在横结肠或肝区处受阻。

(三)治疗

肠扭转是一种较严重的机械性肠梗阻,常在短时期内发生肠绞窄、坏死,病死率较高。死亡的主要原因常为就诊过晚或治疗延误,所以应及时进行手术治疗。早期手术可降低病死率,更可减少小肠扭转坏死大量切除后的短肠综合征的发生机会,后者将给患者终身的健康带来影响。

1.扭转复位术

将扭转的肠襻按其扭转的相反方向回转复位。复位后应细致观察血液循环恢复的情况,如肠系膜血液循环恢复良好,肠管未失去生机,则还需要解决预防复发的问题,如为移动性盲肠引起的盲肠扭转,可将其固定于侧腹壁;过长的乙状结肠可将其平行折叠,固定于降结肠内侧,也可行二期手术将过长的乙状结肠切除。小肠扭转复位后,少有再扭转者,不需做固定手术。

早期乙状结肠扭转,可在乙状结肠镜明视下,将肛管通过扭转部进行减压,并将肛管保留2~3d。但这些非手术疗法必须在严密的观察下进行,一旦怀疑有肠绞窄,就必须及时改行手术治疗。

2.肠切除术

适用于已有肠坏死的病例,小肠应做一期切除吻合。乙状结肠一般切除坏死肠段后将断端做肠造口术,以后再二期手术做肠吻合术。

对保留的有疑问小肠应在24h后行再次观察手术,切除坏死的肠段。坏死的乙状结肠、盲肠,可行切除,切除端应明确有良好的生活力。可以做一期吻合,也可做外置造口,然后再做二期手术。

四、肠套叠

肠的一段套入其相连的肠管腔内称为肠套叠,以小儿最多见,其中以2岁以下者居多。

(一)病因与类型

原发性肠套叠绝大部分发生于婴幼儿,主要由肠蠕动正常节律紊乱,肠壁环状肌持续性痉挛引起,而肠蠕动节律的失调可能由食物性质的改变所致。继发性肠套叠多见于成年人,肠腔内或肠壁部器质性病变使肠蠕动节律失调,近段肠管的强力蠕动将病变连同肠管同时送入远段肠管中。

根据套入肠与被套肠部位,肠套叠分为小肠小肠型、小肠结肠型、结肠结肠型、回肠结肠型,在小儿多为回肠结肠型。套叠的结构可分为三层,外层为鞘部,中层为回返层,内层为进入层。后两者合称套入部。套入部的肠系膜也随肠管进入,结果不仅发生肠腔梗阻,而且由于肠系膜血管受压,肠管可以发生绞窄而坏死。

(二)临床表现

肠套叠的三大典型症状是腹痛、血便和腹部肿块。表现为突然发作剧烈的阵发性腹痛,患儿阵发哭闹不安,有安静如常的间歇期。伴有呕吐和果酱样血便。腹部触诊常可在腹部扪及腊肠形、表面光滑、稍可活动、具有压痛的肿块,常位于脐右上方,而右下腹扪诊有空虚感。随着病程的进展逐步出现腹胀等肠梗阻症状。钡剂胃肠道造影对诊断肠套叠有较高的准确率,灌肠检查可见钡剂在结肠受阻止,阻端钡影呈“杯口”状或“弹簧状”阴影;小肠套叠钡剂可显示肠腔呈线状狭窄而至远端肠腔又扩张。

慢性复发性肠套叠多见于成人,其发生原因常与肠息肉、肿瘤、憩室等病变有关。多呈不完全梗阻,故症状较轻,可表现为阵发性腹痛发作,而发生便血的不多见。由于套叠常可复位,所以发作过后检查可为阴性。

(三)治疗

治疗初期可用空气(或氧气、钡剂)灌肠复位,疗效可达 90% 以上,一般空气压力先用 60mmHg,经肛管灌入结肠内,在 X 线透视下明确诊断后,继续注气加压至 80mmHg 左右,直至套叠复位。如果套叠不能复位,或病期已超过 48h,或怀疑有肠坏死,或空气灌肠复位后出现腹膜刺激征及全身情况恶化,都应行手术治疗。手术方法包括手术复位以及肠切除吻合术。对手术复位失败,肠壁损伤严重或已有肠坏死者,应行一期肠切除吻合术。如果患儿全身情况严重,可将坏死肠管切除后两断端外置造口,以后再行二期肠吻合术。成人肠套叠多有引起套叠的病理因素一般主张手术治疗。

五、肠堵塞

肠堵塞是由于肠腔内容物堵塞肠腔而引起肠梗阻,在我国,尤其在农村并不罕见。这是一种单纯性机械性肠梗阻,常见的诱因是寄生虫、粪石、胆石、吞食的异物、毛粪石、植物粪石、药物等。

(一)肠蛔虫堵塞

由于肠蛔虫团引起肠堵塞在我国较多见,特别是儿童,蛔虫感染率高,蛔虫在肠道大量繁殖,当蛔虫受到某些因素影响产生强烈的活动致扭结成团堵塞肠管,加之肠管受刺激后出现痉挛加重了梗阻。患者有阵发性剧烈腹部绞痛,伴有呕吐,并可呕吐出蛔虫。这类患者多消瘦,腹壁薄,故体检时常可触及包块,并随触揉而变形,也可在触诊时感到肠管有痉挛收缩。由于蛔虫梗阻多为部分性,腹部一般无明显膨胀,肠鸣音虽有增高但不高亢。临床症状与体征常可明确诊断。腹部 X 线偶可见小肠充气及液平面,有时还可显示肠腔内有蛔虫团块阴影。

治疗单纯性蛔虫堵塞采用非手术疗法效果较好,除禁食、输液外,可口服生植物油,也可口服枸橼酸哌嗪等驱虫;如腹痛剧烈,可用解痉剂,或配以针刺、腹部轻柔按摩等。症状缓解后行驱虫治疗。如经非手术治疗无效或并发肠扭转,或出现腹膜刺激征时,应施行手术切开肠壁取虫,但应尽量取尽,以免残留的蛔虫从肠壁缝合处钻出,引起肠穿孔和腹膜炎。术后应继续驱虫治疗。

(二)粪石梗阻

在堵塞性肠梗阻中,次于寄生虫性梗阻者,以粪便堵塞引起的梗阻较为常见。粪便堵塞常见于瘫痪、重病等身体虚弱无力排便的患者,也可见于习惯性便秘的患者,积存的粪便变干成团块状堵塞在结肠造成肠梗阻。患者出现腹胀,伴阵发性腹痛。体检时,可沿左侧结肠摸到粪块,直肠指检可触及填满直肠肠腔的干硬粪块。在这类患者,症状可反复出现,因此,应及时清除直肠内积存的粪便,以防粪便堵塞。如有症状发生时可反复灌肠软化粪便,加以清洗,必要时可用器械或手指将干涸的粪块取出。值得警惕的是下端结肠肿瘤也可产生粪便梗阻。

(三)胆石堵塞

在国外文献中,胆石引起的肠堵塞占肠梗阻的 $1\% \sim 2\%$,且多为老年妇女,但在我国较为少见。

胆石堵塞多是先有胆囊结石,但仅有 $30\% \sim 60\%$ 的患者有胆绞痛史。梗阻的部位多在回肠,占 $60\% \sim 80\%$,因回肠是肠管中较窄的部位,其次是空肠($10\% \sim 15\%$),十二指肠与结肠为胆结石堵塞者较少。

胆石肠堵塞的症状是强烈的肠绞痛,胆结石得以下行时,疼痛可有缓解,当肠强烈蠕动时又可引起腹痛,临床症状表现为单纯的机械性肠梗阻。腹部 X 线除见小肠胀气外,还可能看到肠腔内有胆石阴影,如发现胆道内有气体充盈(占 $10\% \sim 40\%$),而以往又无接受过胆道与肠道吻合或胆道括约肌成形术的患者,对这一诊断的可能性给予有力的佐证。

胆石堵塞的肠梗阻一般是在做好术前准备后行手术治疗,可以试行将结石挤入宽大的结肠,但不易成功。可行肠切开取石,如有肠坏死则需行肠切除吻合术。并且要注意探查有无第二处堵塞部位。

(四)其他

含有鞣酸的食物如柿子、黑枣进食过多后,遇胃酸后成为胶状物,可与其他高植物纤维物如竹笋等凝聚成块状物;经常服用氢氧化铝凝胶、考来烯胺(阴离子交换树脂);胃肠道检查时吞服过量的钡剂;有精神障碍的女患者吞食长发等,均可产生不能消化的团状物,出现肠堵塞的症状。一般表现为单纯性肠梗阻,可先用非手术治疗,必要时可剖腹切开肠管取出异物。

六、慢性假性肠梗阻

慢性假性肠梗阻是一种以肠道不能推动肠内容物通过未阻塞的肠腔为特征的胃肠动力疾病,常发生于小肠、结肠,可累及整个消化道和所有受自主神经调节的脏器和平滑肌,是一组具有肠梗阻症状和体征,但无肠道机械性梗阻证据的临床综合征。本病常反复发作。慢性假性肠梗阻虽不是常见病,但如被忽视,患者可能遭受不必要的手术,甚至使病情的诊治更加复杂化。

(一)病因及分类

慢性假性肠梗阻可分为原发性和继发性两类。原发性是由肠平滑肌异常(肌病型)或肠神经系统异常(神经元病型)造成的。继发病因主要有结缔组织病,如系统性红斑狼疮(SLE)、硬皮病、内分泌紊乱以及帕金森病、副癌综合征、巨细胞病毒或 EB 病毒感染等。某些药物如三环抗抑郁药等也可诱发。

(二)临床表现

小肠假性肠梗阻有恶心、呕吐、腹胀和腹痛等表现,继发细菌过度生长时则可能引起腹泻。结肠病变时常表现为便秘。随着疾病自然进展,CIP 可累及消化道其他部位,在若干年内症状还可能发生变化,如食管受累时可发生吞咽困难或胃食管反流,胃部受累时则出现和胃轻瘫相符的餐后早饱、腹痛、恶心、呕吐症状。慢性假性肠梗阻还可有肠外表现,主要为膀胱及输尿管扩张,继发于自主神经疾病的假性肠梗阻常有直立性低血压、异常发汗和视觉异常等伴随症状。病史中有大量且频繁的呕吐、体重下降,几乎很少有无症状期,伴有自主功能紊乱和排尿困难表现,曾经多次剖腹探查等,可帮助我们考虑诊断假性肠梗阻。家族史中有类似疾病提示遗传性假性肠梗阻的可能。体格检查可发现严重的腹胀和中腹部的振水音。还应进行全面的神经系统检查及对直立性低血压的评价,并注意引起继发性假性肠梗阻的系统性疾病的体征。

本病无特征,诊断较为困难。当临床有怀疑时,应设法排除他种肠梗阻的可能性来确诊。腹部 X 线有类似机械性肠梗阻之处,但病史不相符。胃肠道造影检查,无梗阻发现,可观察到节段性巨食管、巨十二指肠、巨结肠或小肠扩张。纤维内镜可证实无梗阻。胃肠道转运试验和动力检查可以帮助诊断;剖腹手术或腹腔镜取的小肠或结肠全层组织活检可确诊 CIP。

(三)治疗

给予最佳的营养,保持水、电解质平衡,同时止痛,并防止肠道症状恶化。主要采用非手术治疗,目前尚缺乏特效药物。对症治疗,如胃肠减压、营养支持等。特别是全肠外营养支持对解除症状甚为有效,但为防止全肠外营养带来的一些不良后果如肠黏膜萎缩、肠道细菌易位等,仍应给予适量的肠内营养。如诊断明确,应避免外科手术治疗,即使是剖腹探查、肠壁组织活检也应慎重考虑,以免术后的肠粘连混淆了诊断,增加了诊断的困难性。慢性肠假性梗阻可累及整个食管、胃与肠道。即使当时暂无症状的部分,将来也会可能被波及。因此,外科治疗无确定性效果。

七、肠系膜血管缺血性疾病

本病是一种绞窄性动力性肠梗阻,以老年人居多。由于肠管可能在短时间内广泛坏死,术前诊断困难,病情较一般绞窄性机械性肠梗阻更为严重。

(一)病因与病理

发生于肠系膜动脉,特别是肠系膜上动脉者多于肠系膜静脉。动脉阻塞则多数是栓塞的结果,栓子的来源:心内膜炎患者心左瓣膜上赘生物的脱落,或心房纤维性颤动患者左心房中先有血栓形成,均可引起肠系膜动脉的栓塞;肺脓肿或脓毒症患者带菌的栓子可通过肺而进入循环;动脉硬化、动脉粥样变等患者的动脉栓塞脱落;在手术中可来自内脏或腹壁的血管。

静脉的阻塞几乎完全是由血栓形成的,血栓常继发于:肝硬化或肝外压迫引起的肝门静脉阻塞或血液淤滞;肝门静脉系统所支配的内脏感染,如阑尾炎、溃疡性结肠炎、绞窄性疝、痔疮等;外伤引起的肠系膜血肿或脾切除等手术引起的静脉损伤;有时肠系膜静脉之血栓形成不能查出其发病诱因,故可称之为原发性的肠系膜静脉血栓。

(二)临床表现和诊断

患者以往多有冠心病史或有心房纤颤,多数有动脉硬化表现。临床表现因血管阻塞的部位、性质和发生的缓急而各有不同。血管阻塞发生过程越急,范围越广,表现越严重。动脉阻塞的症状又较静脉阻塞急而严重。

多数病例起病急骤,剧烈的腹部绞痛是最开始的症状,用一般药物难以缓解,可以是全腹性或局限性。早期由肠痉挛所致,此后有肠坏死,疼痛转为持续。伴有频繁呕吐,呕吐物多为血性。休克常在早期出现,是失血的结果,故脉搏常细速而不规则,体温则正常或略低,但有时在病的早期即有发热。

发病初期可无明显体征,腹部平坦,柔软,肠鸣音存在,至肠襻已有坏死时,腹部可逐日膨隆,但程度一般不太严重,而范围则比较广泛,仅至病程的晚期腹胀乃趋显著。腹壁压痛、腹肌强直等腹膜刺激症状在肠襻已坏死后可能出现,但程度轻重不一。肠鸣音一般减弱,有时可完全消失。血常规往往有白细胞增加及血浓缩表现。X线平片上可见小肠和结肠均有扩大胀气的现象。

少数亚急性或慢性肠系膜血管阻塞病例的发病过程比较缓和,一般要经过1周左右方逐渐显示病变的严重性。这些发展较慢的病例早期仅有不全阻塞,往往仅表现有轻度的机械性肠梗阻的症状,可有不明显的腹痛和轻度腹胀,至后期肠方有坏死,可能出现某种程度的虚脱现象。

(三)治疗

治疗应及早诊断,及早治疗,包括支持疗法和手术治疗。肠系膜上动脉栓塞可行取栓术。血栓形成则可行血栓内膜切除或肠系膜上动脉腹主动脉"搭桥"手术。如果已有肠坏死,应做肠切除术。肠系膜上静脉血栓形成需施行肠切除术,切除范围应包括全部有静脉血栓形成的肠系膜,否则术后静脉血栓有继续发展的可能,术后应继续行抗凝治疗;急性肠系膜血管缺血性疾病,临床常因认识不足而误诊,一旦发生广泛的肠梗死,预后凶险、病死率很高。

第九节　肠结核

肠结核是结核杆菌侵犯肠道引起的慢性特异性感染,好发部位为回肠末端和回盲部。肠结核多继发于肺结核,原发性肠结核较少见,不足10%。结核病曾是我国的常见传染病,随着中华人民共和国成立后结核病防治工作的快速发展及抗结核药物的合理应用,肠结核的发病率显著降低;但在20世纪90年代以后,由于耐药菌株的产生,发病率有轻度升高的趋势。

一、病因病理

(一)病因

肠结核多数继发于肺结核,继发性肠结核最常见的感染方式为肺结核患者吞咽自己的痰液,未被消化而进入肠道,有尸检资料表明,65%~95%的肺结核患者同时伴有肠结核。原发性肠结核少见,饮用被结核杆菌污染的牛奶是原发性肠结核的主要感染原因。此外,结核菌经血液循环进入肝脏后随胆汁进入肠道、急性粟粒性结核经血行弥散、由邻近结核病灶直接蔓延、淋巴途径等则是比较少见的感染途径。

(二)病理

肠结核病变可以分布于消化道自十二指肠到直肠的各处,其中回盲部受累的比例80%。肠内容物在回盲部停留时间较长,肠道内的结核杆菌有较多的机会经过肠黏膜上皮进入黏膜腺体;回盲部具有丰富的淋巴组织,结核杆菌易于经吞噬细胞进入淋巴结与淋巴组织。

肠结核在病理形态上可表现为溃疡型和增生型两类,也可以两种病变并存。

1.溃疡型肠结核

溃疡型肠结核较为多见,继发性肠结核多属此型;其受累部位多在回肠,特别是末端回肠。早期病变见于肠壁的集合淋巴结和孤立淋巴滤泡,出现含有上皮样组织和淋巴组织的结核结节;继而发生干酪样坏死,因常伴发闭塞性动脉内膜炎导致血供受限,造成黏膜水肿、局灶性坏死和脱落,因而形成大小不等、深浅不一、边缘不规则的溃疡。病变常沿肠壁淋巴管方向、依肠管的横轴发展,容易造成肠管的环形瘢痕狭窄;多处狭窄的病变肠段之间存在不同程度扩张的肠管,形似一串腊肠。病变常可累及周围腹膜及邻近的肠系膜淋巴结,伴发腹膜和肠系膜淋巴结核。病变肠管多有肠壁纤维组织增生导致与周围组织形成紧密粘连,因此发生急性穿孔造成弥散性腹膜炎的情况较少见,而发生慢性穿孔、局限成为腹腔脓肿或形成内瘘或外瘘则相对较多见。溃疡型肠结核引起消化道大出血的机会较少。

2.增生型肠结核

增生型肠结核在继发性肠结核中相对少见,而原发性肠结核中约70%的病例为这一类型。增生型肠结核可以发生在肠道的任何部位,多位于回盲部。其特点是肠壁明显增厚变硬,黏膜下层存在大量结核性肉芽肿,中心有干酪样坏死;黏膜下层纤维组织高度增生。黏膜隆起形成大小不等的假性息肉,可伴有浅表小溃疡。由于肠壁的显著增厚和病变肠段与周围组织的粘连,常导致肠腔狭窄并产生肠梗阻,穿孔较少见。

肠结核的病理类型划分不是绝对的,溃疡型和增生型可以是肠结核不同病理阶段的表现,可同时存在于同一患者的不同病变肠段。

二、临床表现

肠结核多见于青年和中年患者,女性发病略多于男性,缺少特异性的体征和症状。由于大多数肠结核属于继发性,因此多有虚弱、食欲缺乏、消瘦、不规则发热、盗汗、乏力等结核病的全身症状。腹部症状则因病变类型不同而存在差异。

腹痛和腹泻为溃疡型肠结核的主要症状。腹部疼痛的性质为慢性隐痛或痉挛性绞痛,以右下腹、脐周围或中上腹为著,有时疼痛可波及全腹。腹痛常于进食后加重,在排气或排便后减轻。腹泻多为稀便或水泻,腹泻和便秘交替出现也很多见,少数患者的症状以便秘为主;肉眼血便或脓血便少见。腹部查体右下腹可有轻压痛,肠鸣音较活跃。

当病变发展到肠管环形瘢痕狭窄时可出现低位机械性不完全肠梗阻的症状和体征,腹部阵发性绞痛的程度更为剧烈,腹部查体可见肠型,有右下腹有压痛、肠鸣音亢进等表现。发生慢性肠穿孔形成腹腔脓肿后多有中等发热、腹痛加重和腹部出现明显压痛的肿块等症状,腹部检查常可于右下腹扪及固定的肿块;脓肿穿破腹壁还可形成肠外瘘。

增生型肠结核病程较长,其早期症状常为腹部隐痛或不适,而全身症状相对较轻。随着病程进展,逐步出现慢性不完全性低位肠梗阻的症状,腹痛类型转变为阵发性绞痛,可伴有恶心呕吐,腹部查体可见肠型,右下腹可触及触痛明显的包块,肠鸣音活跃。发生完全性肠梗阻时会有典型的腹胀、阵发性腹痛,恶心呕吐、停止排便排气等症状。

三、辅助检查

(一)实验室检查

化验检查可有血红蛋白下降、红细胞沉降率增快。并发肺结核的患者痰找结核杆菌可以呈阳性。粪便浓缩找结核杆菌及结核杆菌培养,尽管阳性率不高,但对痰找结核杆菌阴性的患者具有诊断意义。

(二)影像学检查

胸部 X 线有助于发现肺内可能存在的活动性或陈旧性结核病灶。

消化道钡剂造影有助于肠结核的诊断,溃疡型肠结核的典型表现为肠管运动加快、痉挛收缩,甚至持续性痉挛产生激惹现象,造成肠管无法被钡剂充盈,而病变的上下肠段均充盈良好,出现所谓的跳跃征。增生型肠结核的典型表现为盲肠和升结肠近段肠腔狭窄、僵硬、黏膜紊乱、结肠袋正常形态消失,可见息肉样充盈缺损,升结肠缩短致回盲部上移,伴有末端回肠扩张时提示回盲瓣受累。

四、诊断及鉴别诊断

根据以上临床表现,特别是肺部或身体其他部位有结核病灶的青壮年患者,应考虑肠结核的可能。粪便找抗酸杆菌对诊断有一定帮助,X 线钡剂或钡剂灌肠检查具有重要的诊断价值,纤维结肠镜检查可观察到结肠乃至回肠末端的典型病变,加以活组织病理检查可以确定诊断。

肠结核应与克罗恩病、溃疡性结肠炎、肠道恶性肿瘤(包括结肠癌和淋巴瘤等)相鉴别。

五、治疗

肠结核的治疗以内科治疗为主,主要采用全身支持治疗和抗结核药物治疗。肠结核的手术指征为:回盲部增生型肠结核、病变局限者;急性肠穿孔导致弥散性腹膜炎;慢性肠穿孔形成局限性脓肿或肠外瘘;溃疡型病变伴有瘢痕形成或是增生型病变导致肠梗阻;伴发消化道大出血、经非手术治疗无法控制者;诊断不明确,难以排除恶性诊断者。肠结核患者的围术期处理甚为重要,手术前和手术后均需进行抗结核治疗。对于开放性肺结核患者,必须经彻底抗结核治疗,使肠道不再继续受到结核杆菌感染时才能保证手术疗效。全身治疗和营养支持治疗有助于改善患者对手术的耐受性。

手术原则是尽可能切除病变肠段。对小肠结核应行病变肠段切除和吻合术,如为小肠多发病变,可行分段切除吻合术,但应尽量保留足够长度的小肠;回盲部结核应行右半结肠切除及回肠横结肠吻合术。如果由于患者全身因素或局部因素不允许行肠切除吻合术时,可先行解痉手术以解除肠梗阻;选择病变肠段的近端切断肠管,远侧断端闭合,近侧断端与病变远端的正常肠管吻合,避免实施病变远近端肠管的单纯袢式侧-侧吻合的短路手术,其疗效较差。急性肠穿孔时应根据患者全身状况和局部情况,进行病变肠切除术或腹腔引流术。单纯的穿孔修补术往往是在存活动性结核病灶的肠壁上进行的,失败率较高,通常应慎重采用。慢性肠穿孔形成的局限性脓肿,其周围多有紧密粘连,宜行脓腔切开引流术,待病情好转,形成瘘管后再进一步处理。肠外瘘要根据病变部位,按一般治疗肠瘘的原则,维持水和电解质平衡及营养状况,更换敷料保护瘘口周围皮肤,最后多需切除病变肠段才能治愈。残留的腹膜和肠系膜淋巴结结核病灶,宜在术后行抗结核药物治疗。

第十节　短肠综合征

短肠综合征是指因小肠广泛切除或误被短路导致吸收面积不足、进而引发的以消化吸收功能障碍和营养不良为主的临床综合病症。小肠广泛切除的主要原因包括系膜根部肠扭转导致绞窄、肠系膜上血管的外伤性断裂、肠系膜血管栓塞或血栓形成、病变范围较广的坏死性小肠炎、小肠恶性肿瘤以及克罗恩病。短肠综合征患者由于营养吸收障碍,临床表现为早期出现的腹泻、电解质紊乱和后期的严重营养不良、贫血、体重下降等一系列病症,部分患者甚至要终生依靠胃肠道外营养。

一、病理生理

小肠的整体长度和肠功能的代偿能力个体之间差异较大,肠切除的范围达到何种程度不致引起短肠综合征,并不以切除小肠的长度作为依据,而是主要取决于保留肠段的长度及其代偿能力。普遍认为,如术中回盲部和结肠完整,且术后能获得良好的代偿,保留 100cm 的小肠即可避免出现短肠综合征;亦有报道认为,保留 70cm 肠管(甚至 50cm 以上)的患者在术后可以通过肠内营养支持来维持营养需求。回盲瓣的存在对肠道消化吸收功能有重要意义,它既可延缓肠内容物输入结肠的速度,使其在小肠内的消化、吸收更完全,又能阻止结肠内细菌的反流,保持小肠内环境的稳定;结肠对于水和电解质的吸收具有重要作用,如术中回盲部与部分结肠被切除,则保留小肠的长度至少应达 150cm 左右。

不同营养物质的吸收是在小肠不同节段完成的,通常状况下,水、电解质、糖类、蛋白质、脂肪及各种维生素在空肠和回肠皆可被吸收,其中蛋白质和脂肪在回肠内吸收更完全,铁、钙和叶酸盐主要在十二指肠和上段空肠吸收,胆盐、胆固醇、B 族维生素等只在回肠吸收。由于多种原本在空肠吸收的营养物质可以在回肠代偿吸收,而回肠切除后空肠难以完全替代其吸收功能,因此回肠切除后产生的营养物质吸收障碍较空肠切除后为重。

小肠被大量切除后,残留的肠段将逐步进行代偿。表现为肠管增粗、延长,肠壁增厚;肠黏膜绒毛变长、皱襞增多,肠腺凹加深。小肠的代偿改变有助于增强小肠的消化、吸收功能,但上述代偿的发生需要以肠黏膜与肠腔内食物相接触为前提。如长期接受全胃肠外营养支持,则肠黏膜将出现萎缩。

短肠综合征的主要病理生理改变包括以下几方面。

(一)水、电解质丧失和酸碱平衡紊乱

机体消化道内每天有 4 000mL 左右的内生性分泌液,其中绝大部分均经重吸收;小肠广

泛切除后产生了一系列胃肠动力的变化,包括肠腔过短、吸收面积减少,回肠和回盲瓣对肠蠕动的限制作用消失引起肠蠕加快,部分病例还伴有结肠长度减少导致的水和电解质重吸收受限,而胃内液体排空则基本正常;多数病例在广泛肠切除术后的早期即出现严重的腹泻症状,每日经腹泻丧失的液体量可以多达 5 000mL 以上,进而导致水、电解质紊乱的发生,随之产生的酸碱平衡紊乱大多是代谢性碱中毒。

(二)营养物质吸收障碍

短肠综合征患者因蛋白质吸收障碍和热能严重不足,可出现严重消瘦、体质虚弱症状;回肠切除后导致胆盐吸收障碍,容易刺激结肠分泌液体,使液体分泌量增加而加重腹泻,并导致脂溶性维生素吸收障碍;胆盐吸收障碍还可以影响肠肝循环,引起胆汁中胆盐浓度不足,使胆石症的发生率升高;B 族维生素、铁、叶酸缺乏造成贫血;维生素 C 缺乏使毛细血管壁脆性增加,导致出血倾向加重;钙吸收减少可致乏力,甚至引起搐搦;镁缺乏产生搐搦、运动失调、眩晕、肌无力、震颤,甚至出现神经精神症状;锌缺乏可引起皮炎、内分泌异常和胶原代谢紊乱。

(三)胃酸分泌亢

进接近半数短肠综合征的患者会出现一过性的胃酸分泌亢进,其主要原因是小肠正常分泌的肠抑胃素受到抑制,使促胃液素呈高水平状态。高胃酸状态可以导致溃疡病的发生,可能加重腹泻症状,并使钙、铁等物质吸收发生障碍。

(四)尿路结石形成

正常情况下,草酸盐在肠道中与钙形成,从沉淀而防止被过度吸收。发生短肠综合征后脂肪吸收不良,脂肪酸与钙形成沉淀,竞争性抑制了草酸盐与钙形成沉淀,导致草酸盐从肠道的吸收量和从尿中的排出量均增多,进而引起泌尿系草酸钙结石的发生。

(五)小肠内细菌过度繁殖

小肠解剖和生理功能的紊乱易引起小肠内细菌繁殖,回盲瓣有防止结肠内容物反流进入小肠的作用,回盲部切除的短肠综合征患者更易于出现结肠内细菌进入小肠和细菌在小肠内的过度繁殖。细菌过度繁殖,大量分解胆盐而加剧脂肪泻、加重热量和脂溶性维生素的丧失;过度繁殖的细菌也将大量摄取 B 族维生素以满足本身的代谢需要,又可损害小肠上皮的完整性,造成液体渗出增多,以及电解质和营养物质吸收的进一步受限。

二、治疗

尽量避免过多切除小肠是预防短肠综合征发生的关键。随着对短肠综合征病理生理认识的逐步深入,以及营养支持治疗手段的日益丰富和广泛应用,短肠综合征的治疗效果较以往已有很大改善。对接受广泛小肠切除的患者的治疗通常经历以下 3 个阶段。

(一)第一阶段

为静脉营养支持阶段,需 4~8 周。患者手术后早期即可出现严重腹泻症状,每日腹泻量常超过 2 500mL,甚至为 5 000~10 000mL,多并发水、电解质紊乱和酸碱平衡失调,病情危重。

此时首先需要重点治疗的是由严重腹泻导致的脱水、低血容量、电解质紊乱及酸碱失调。应根据患者的生命体征、动脉血血气分析及血电解质测定结果,通过静脉合理补充晶体溶液、胶体溶液及电解质,并积极纠正已存在的酸碱平衡紊乱。待患者生命体征稳定后应尽早放置中心静脉插管,开展全肠外营养支持治疗,以补充患者所必需的营养物质,包括能量物质、蛋白质合成原料、各种电解质及维生素等,这是挽救患者生命最重要的措施。此外,对于高胃酸者可给予碳酸钙以中和胃酸或应用 H_2 受体拮抗药;可以酌情给予肠动力抑制药物,如口服阿片酊、可待因或洛哌丁胺等抑制肠蠕动;口服考来烯胺可消除胆盐对结肠的刺激,也能减轻腹泻。通过静脉营养支持治疗和控制腹泻,使肠道获得休息,将有助于肠道功能的恢复。当患者水、电解质平衡和酸碱代谢平衡初步稳定、腹泻量显著下降后可开始尝试口服少量等渗液体。

(二)第二阶段

为混合营养治疗阶段,可延续数月至 1 年以上。依靠全肠外营养支持治疗后,患者情况逐步稳定,腹泻量多已降至 2 000mL/d 以下,水和电解质的丢失量也相应减少。患者逐步表现出营养吸收障碍引起的一系列病症。此时应尽早开始尝试经口摄食,以利于肠道功能的代偿。口服饮食必须根据残留小肠与结肠的长度、部位与活力情况加以调整,使之个体化,并且注重缓慢进行、逐步递增的原则。初期可选择要素饮食,营养与液体量不足的部分仍需从肠外加以补充;此后根据经口摄入饮食的实际进展情况,逐渐调整静脉营养支持治疗的补充量,逐渐将热能、蛋白质、必需脂肪酸、维生素、电解质、微量元素与液体量由肠外途径供给过渡为肠内途径供给,某些维生素与无机盐可改用肌内注射。

(三)第三阶段

为口服营养阶段。随着患者剩余小肠吸收消化功能的逐步代偿和改善,腹泻已基本控制,机体营养状况日益改善,逐步调整到依靠口服摄入营养。理想状态下,多数患者已经能从肠道获得足够的营养,不再需要静脉营养的补充。需要注意的是由于储备耗尽可出现维生素 B_{12} 缺乏而引起贫血,可通过肌内注射途径长期补充维生素 B_{12}。但仍有部分患者不能达到这一状态,需要长期依赖肠外营养以维持生命,此类患者一方面需要密切注意预防和治疗长期肠外营养支持治疗可能存在的并发症,另一方面可以考虑实施外科手术治疗。

短肠综合征的手术治疗一般不可在肠切除的同时实施,通常是经长期非手术治疗后患者仍旧无法脱离全胃肠外营养支持时才考虑应用。最常用的手术方式是肠管倒置手术,利用倒置肠管的逆蠕动来减慢肠内容物的通过速度,通过延长肠道内滞留的时间以增加营养物质的吸收量。倒置肠段的长度以 7～10cm 为宜,过短将不能达到延缓排空的目的,过长则将产生梗阻症状。此外还有肠管环形吻合、环形倒置吻合、肠襻改细成形术、肠襻改细延长术、结肠间置术等多种手术方式应用效果的报道。普遍认为理想的治疗方法如下小肠移植术,但由于肠襻含有大量的淋巴结,有很高的排斥发生率及严重感染的发生率,目前尚在实验阶段,未获大样本病例长期生存的报道。

第十一节　下消化道出血

一、发病原因

下消化道出血占消化道出血的 15％，下消化道范围广、出血的病因繁多，兹将下消化道出血的病因分述如下。

(一)肿瘤和息肉

恶性肿瘤有癌、类癌、恶性淋巴瘤、平滑肌肉瘤、纤维肉瘤、神经纤维肉瘤等；良性肿瘤有平滑肌瘤、脂肪瘤、血管瘤、神经纤维瘤、囊性淋巴管瘤、黏液瘤等。这些肿瘤以癌最常见，多发生于大肠，其他肿瘤少见，多发生于小肠。

息肉多见于大肠，主要是腺瘤性息肉，还有幼年性息肉及 Peutz－Jeghers 综合征（又称黑斑息肉综合征）。

(二)炎症性病变

感染性肠炎有肠结核、肠伤寒、菌痢及其他细菌性肠炎等；寄生虫感染阿米巴、血吸虫、蓝氏贾第鞭毛虫所致的肠炎，钩虫或鞭毛虫感染所引起的下消化道出血。炎症性肠病包括溃疡性结肠炎和克罗恩病。

(三)血管病变

血管瘤、毛细血管扩张、血管畸形（其中结肠血管扩张常见于老年人，为后天获得，常位于盲肠和右半结肠，可发生大出血）、静脉曲张（注意门静脉高压所引起的罕见部位静脉曲张可见于直肠、结肠和回肠末端）。

(四)肠壁结构性病变

憩室（如小肠 Meckel 憩室）、肠重复畸形、肠气囊肿病（多见于高原居民）、肠套叠等。

(五)肛门病变

痔和肛裂。

(六)全身性疾病

白血病和出血性疾病、风湿性疾病如系统性红斑狼疮、结节性动脉炎、Behcet 病、恶性组织细胞病、尿毒症肠炎等。腹腔临近脏器恶性肿瘤浸润或脓肿破裂侵入肠腔可引起出血。

二、病史

了解便血情况是诊断下消化道出血的第一步，下消化道出血主要表现为鲜血便、暗红色或黑色大便，病史中要着重了解血便的特点：棕色粪便混有或沾有血迹，出血多来源于乙状结肠、直肠或肛门；大量鲜红色血液，提示出血来自结肠；栗色粪便意味着出血位于右侧结肠或小肠；黑色粪便表示出血来自上消化道。无痛性大量出血，通常提示憩室或血管扩张出血。血性腹泻伴有腹部绞痛、急迫感或里急后重，是炎症性肠病，感染性结肠炎或缺血性结肠炎的特点。另外年龄与便血关系不可忽视，如息肉、肠套叠、急性出血性肠炎多见于儿童、少年，结肠肿瘤及血管病变则常见于中老年人。既往史中，有无类似出血史，以往出血时的检查，诊断及治疗方法也很重要,如血管发育的畸形过去常有出血反复发作的情况。在询问家族史时应注意有无遗传性疾病,如家族性结肠息肉病、出血性毛细血管扩张症和血友病等。

三、体格检查

一般情况检查,观察贫血貌程度,注意有无皮疹、紫癜、毛细血管扩张;全身浅表淋巴结有无肿大;腹部有无触及肿块,听诊肠鸣音有无改变。特别需要强调的是,急性下消化道出血应常规进行直肠指检,能在出血早期快速发现直肠肛管内病变,简单高效。

四、实验室检查

血常规(血红蛋白、红细胞计数、血细胞比容、血小板计数);肝功能检查(胆红素、谷丙转氨酶、谷草转氨酶、血清蛋白、碱性磷酸酶);凝血功能(凝血酶原时间、部分凝血活酶时间、纤维蛋白原)。血尿素氮和血肌酐比值有助于确定消化道出血的位置:95%以上的上消化道出血 BUN:Cr>25:1,而90%以下的下消化道出血 BUN:Cr<25:1;怀疑肿瘤者要进行肿瘤标志物检查;疑伤寒者要做血培养及肥达试验。

五、辅助检查

对于急性下消化道出血目前仍然没有最明确有效的检查方法,美国消化内镜协会指南推荐纤维结肠镜检查作为急性下消化道出血的早期诊断方法,然而该指南并未对何为早期做出定义。

因此,对于进行肠镜检查的时机仍然存在争议。其他有效的检查方法有 CT 检查、肾图检查、选择性动脉造影、纤维内镜检查、B 超检查等。一项国外回顾性研究提示,增强 CT 检查能够帮助决定选择肠镜检查的最佳时机,结肠憩室引起的出血在增强 CT 影像学上表现为肠腔局部因造影剂外泄而出现浓集现象,一旦发现这种结果应立即行纤维结肠镜检查,可以快速明确出血部位进行止血治疗。

此外,当增强 CT 影像学结果表现为肠壁的增厚时,出血原因可能为结肠炎性改变或存在结肠占位性病变,在血流动力学稳定后可以择期行肠镜检查。当结肠镜检查找不到出血病灶时,应考虑小肠出血的可能性,对此,选择性动脉造影是非常有效的检查手段,它的检出率能达到40%~78%。

六、治疗现状

(一)下消化道出血的诊治程序

(1)先予输血等容量复苏。

(2)胃肠减压管内有血液者,先做胃十二指肠镜检查。

(3)胃肠减压管内无血液者,先做直肠镜检查以排除肛门直肠疾病。

(4)出血停止或减少,做结肠镜检查:①阴性者,观察,如再出血,按只能中等或大量出血处理;②阳性者,做内镜处理,若再出血做肠段切除。

(5)持续中等量出血,做紧急结肠镜检查或做^{99m}TcRBC 闪烁扫描:①闪烁扫描阳性者继续行肠系膜血管动脉造影,若发现出血部位可注入药物或栓塞治疗,否则做肠段切除;②闪烁扫描阴性者行手术探查。

(6)持续大量出血,做肠系膜动脉造影,其余处理方案同上述中等量出血者。

(二)下消化道出血的治疗

1.补充血容量

对急性下消化道大出血的患者,首先要及时补充血容量,包括输液、输血浆或全血,可输平衡液或葡萄糖生理盐水。开始输液速度要快,待血压回升后可根据中心静脉压和每小时尿量决定输液速度和种类。出现低血容量性休克时,应尽早输全血。

2.药物止血

常用止血药物包括以下几种,但目前缺乏科学的临床研究评论药物止血的疗效。

(1)生长抑素:善宁 0.6mg 加入 500mL 液体中静脉滴注维持 12h;思他宁 3mg 加入 500mL 液体中静脉滴注维持 12h。

(2)垂体后叶素:通常将垂体后叶素 20U 加入 5％葡萄糖溶液或生理盐水中,20min 内缓慢静脉滴注。垂体后叶素滴注期间应专人监护,限制滴速,慎防心律失常。有冠心病和心肌梗死患者禁用。

(3)巴曲酶:活动性出血时,巴曲酶 1～2kU,肌内注射或静脉注射,每日 1 次。

(4)巴曲亭:一般情况下活动性出血时,可肌内注射或静脉注射 1～2kU,每日 1 次。紧急情况下,可立即静脉注射 1kU,同时肌内注射 1kU。

(5)去甲肾上腺素:去甲肾上腺素 8mg 加入冷生理盐水 200～300mL 中灌肠,必要时可重复应用,对直肠、乙状结肠出血可有止血作用。

3.内镜下止血

(1)局部喷洒药物止血法:经结肠镜器械管道插入导管,对准出血病灶直视下喷洒药物进行止血。该法适用于结肠溃疡、糜烂、炎性病变、癌性溃疡、息肉摘除术后出血等。可酌情选用下列药物:去甲肾上腺素生理盐水溶液、1：10000 盐酸肾上腺素溶液、孟氏液、组织黏合剂等。

(2)局部注射药物止血法:对较局限的小出血病灶,尤其是血管性病变,可经结肠镜插入内镜注射针进行局部注射治疗。先用生理盐水冲洗出血灶表面,然后在出血灶周围选 2～4 个点,注射时注射针头倾斜 30°插入黏膜下,针头不得与肠壁垂直,以免刺入过深造成肠穿孔。止血药物可选用下列药物。

1：10000 盐酸肾上腺素溶液:可在病灶周围选 3～4 个点,每个点黏膜下注射 0.5～1mL。

高渗氯化钠－肾上腺素溶液:该溶液内含有 3.6％NaCl 及 0.005％盐酸肾上腺素溶液,在血管病灶周围选 2～3 个点,每个点注射 1mL。

无水乙醇:在病灶周围选 3 个点,每个点注射 0.1～0.2mL,观察数分钟,若仍出血,可再注射 1～2 个点。每次注射量不宜超过 0.6～0.8mL,注射量过大易致溃疡。

硬化剂:1.5％乙氧硬化醇或 0.75％十四烷基磺酸钠,在血管病灶周围选 2～3 个点,各注射硬化剂 0.5mL。

(3)高频电凝血止血法:结肠镜检查发现出血病灶后,用生理盐水或去甲肾上腺素生理盐水冲洗,以除掉血凝块及积血,然后根据病灶性质选用电热活检钳或电凝器止血。

(4)止血夹止血法:此法主要适用于小动脉出血,在内镜直视下经器械管道用持夹器送入止血夹,夹住出血部位,松去持夹器,观察 5min,若无出血可退镜。

(5)氯离子凝固术止血法:氯离子凝固术是一种新型可控制的非接触性电凝技术,该技术经离子化气体将高频能量传递至靶组织,使该组织表层获得有效凝固效应,从而达到止血和治疗病变的作用。

4.介入性止血治疗

指施行选择性或超选择性血管造影,明确消化道出血部位后,经导管灌注药物或进行栓塞治疗,从而达到止血目的。目前最常用的灌注药物是垂体后叶加压素,成人最佳灌注速度为0.2U/min,一般情况下肠系膜上动脉灌注速度为 0.2～0.3U/min,肠系膜下动脉为 0.1～0.2U/min。该药通常在动脉内灌注后 20～30min 减少血流作用最强。

5.选择性动脉栓塞疗法

分暂时性栓塞和永久性栓塞两种,前者用自体组织、吸收性明胶海绵等,后者用聚乙烯醇、硅橡胶小球等。适用于严重下消化道出血但不能手术的患者,可先栓塞,待病情稳定后择期手术。

(三)常见下消化道出血疾病的治疗

1.肠息肉

(1)一般治疗:嘱患者卧床休息,密切监测生命体征,注意病情变化,包括观察神色和肢体皮肤温度,记录血压、脉搏、呼吸、出血量、周围静脉充盈情况、每小时尿量,必要时测定中心静脉压。

(2)补充血容量:首先要及时输注液体、血浆、全血等补充血容量,开始输液速度宜快,待血压回升后可根据中心静脉压和每小时尿量决定输液速度。出现低血容量性休克时,应尽早输全血。如在补充血容量的同时,患者的血压仍较低而危及生命者,可适量静脉滴注多巴胺及间羟胺等血管活性药物,将收缩压暂时维持在 12kPa 以上,以避免低血压时间过长影响重要器官的血流灌注,并为进一步输血和止血争取时间,一般认为,在失血性休克时,应尽快补充血容量,不宜过早使用血管收缩剂。

(3)药物止血治疗。

神经垂体加压素:通常应用垂体后叶素 20U 加入 5%葡萄糖溶液或生理盐水中,20min 内缓慢静脉滴注,必要时可重复静脉滴注,垂体后叶素滴注期间应专人监护,滴速不可过快,慎防引起心律失常。冠心病和心肌梗死患者属禁忌垂体后叶素可选择性减少内脏动脉血流,有报道其控制下消化道出血有效率达到 80%左右。

巴曲亭:一般情况下活动性出血时,可肌内注射或静脉滴注 1～2kU,每日 1 次;紧急情况下,可立即注射 1kU,同时肌内注射 1kU。

其他:可静脉滴注酚磺乙胺、抗血纤溶芳酸和 6-氨基己酸。前者可减少毛细血管通透性,后两者可抑制纤维蛋白溶解作用。

(4)结肠镜下止血。

高频电凝止血:结肠镜检查发现出血病灶后,用生理盐水或去甲肾上腺素生理盐水冲洗,以除掉血块及积血,然后根据病灶性质选用下列电凝方法。①电热火箭钳止血法:操作时电热活检钳直接钳住病灶,并向肠腔内拉起而离开肌层,然后进行电凝,尽量减少电凝时组织损伤。凝固电流指数根据病灶大小而定,每次电凝 1～3s。②电凝器止血法:电凝器有单极、双极、多极三种,其止血原理系电流通过组织时产生热效应,导致组织蛋白凝固而止血。单极可凝固至黏膜下或肌层血管,止血效果好,双极凝固所用的指数级时间随病灶大小和高频电发生器不同而异。电凝通常自出血病灶周边开始,最后电凝中心部位,电凝头以刚接触病灶表面为宜,切勿压迫太紧,以免电凝后撤出电凝器时撕脱焦痂导致出血。此外,不得在同一部位重复电凝,否则凝固过深造成肠穿孔。在出血的血管上直接电凝可能破坏血管导致更多出血,因此主张将电凝器置于距出血血管周围 2～3mm 处,行环形电凝摘除术后残蒂(长度＞0.5cm)出血操作方法与一般高频电凝息肉摘除术相似。

微波凝固止血法:该法通过组织凝固坏死、小血管痉挛、管腔痉挛、凝固血栓形成等,从而达到止血目的,应用于治疗消化道出血,并取得显著的疗效。

氩离子凝固术(APC):APC 是一种非接触型电凝固技术,利用高频电流以单极技术通过电离的有导电性的氩气(氩离子体)无接触地引导到需要治疗的组织产生凝固效应,内镜下氩气刀的最大优点是凝固深度的自限性,一般不超过 3mm,不会出现穿孔,其次是氩离子束可以自动导向需要治疗的组织表面,而不一定沿氩气流原来的方向,也不一定是喷头所指的方向,它可以进行轴向、侧向和自行逆向凝固,几乎可到病变的每一个角落,对息肉、出血等病灶的处理非常自如,与一般高频电刀相比,有止血快、失血少、无氧化和焦痂等良好效果。

止血夹止血。

2.结肠癌

对于结直肠癌引起出血者,有药物、内镜和手术治疗等方法。

(1)药物治疗:抗纤溶药物氨甲环酸、6-氨基己酸等能抑制纤维蛋白溶酶原激活因子,使纤维蛋白溶酶原不能被激活为纤维蛋白溶酶,从而抑制纤维蛋白溶解,达到止血的目的;巴曲亭是一种酶性止血剂,具有凝血激酶和凝血酶的作用;维生素 K,参与凝血酶原的合成并能促进血浆凝血因子在肝脏合成,血管收缩剂如去甲肾上腺素 8mg 加入冰盐水 100mL 保留灌肠,使出血的小动脉强烈收缩而止血,可在内镜直视下喷洒止血药物,也可采用微波或激光进行凝固止血。

(2)内镜治疗:肿瘤组织发生出血,可在内镜直视下喷洒止血药物,也可采用微波或激光进行凝固止血。

(3)手术治疗:对于内科保守治疗无效者,可考虑外科手术止血。

3.炎症性肠病

(1)止血药物治疗:应用氨甲环酸、6-氨基己酸、巴曲亭、维生素 K_1 等止血药。

(2)除了止血治疗外,溃疡性结肠炎应给予氨基水杨酸制剂(ASP,美沙拉嗪、奥沙拉嗪和八柳氮等)、糖皮质激素、免疫抑制剂等药物;克罗恩病除了给上述药物外,还可给予抗生素治疗(如甲硝唑、环丙沙星等)对控制病情活动有一定疗效,还有抗 TNF-α 单克隆抗体等药物治疗。

(3)手术治疗:大出血内科治疗无效,可行手术治疗,但手术对于克罗恩病而言,术后复发率高。

4.缺血性肠炎

根据发病的原因、病情缓急和严重程度进行治疗一般为非手术治疗,因病情难以预测,必须住院治疗,及时内科治疗能缓解病情的发展,包括禁食、补液、纠正低血容量,可用血浆、低分子右旋糖酐和葡萄糖降低血液黏度,维持水、电解质平衡,静脉给予营养。如有肠麻痹时,要置胃管胃肠减压。

近年来发现吸氧、罂粟碱、异丙肾上腺素、血管舒缓素、组胺、血清素、血管活性肽和胰升糖素能扩张结肠血管,增加结肠的血流量或组织的氧供。给予广谱抗生素对控制或防止继发感染非常重要。

一般缺血性肠炎经上述治疗后,患者症状很快缓解,7~10d痊愈。

慢性发病手术治疗指征:反复发作霉菌症的慢性节段性肠炎;有肠狭窄症状者。

5.肠血管畸形

(1)非手术治疗。

药物治疗:可选择促进肝脏合成凝血酶原,增加血小板数量,抑制纤维蛋白生成的药物。

介入栓塞治疗:对血管病变所致的下消化道出血安全有效。

其他内镜下注射硬化剂、电凝止血或激光照射止血疗法。

(2)手术治疗:手术治疗在肠道血管畸形所致的下消化道出血中具有极其重要的地位,对于反复发生出血者可考虑行手术治疗,手术方法为切除病变肠段。

七、急性下消化道出血的非手术治疗

(一)急性下消化道出血导致出血性休克的处理

有以下情况之一出现应考虑为急性大出血:①鲜血便每次达 200~300mL;②面色苍白、出冷汗、脉搏 120 次/min 以上,收缩压在 90mmHg 以下,一般失血量成人在 800~1000mL 以上,仍不能使血压、脉搏保持稳定者。

急性下消化道出血导致的失血性休克主要病理生理改变为有效血容量减少,及时补充血容量至关重要,微循环开放导致的毛细血管床扩大是休克的病理生理改变之一,补液时不仅要补充已经丢失的血容量(全血、血浆和水电解质),还要补充由于毛细血管床扩大所增加的液体量。休克发生的时间与微循环开放、毛细血管床扩大的严重程度关系密切,休克发生后,持续的时间愈长,需要补充的血容量愈多。因此,抗休克治疗的早晚直接关系到休克治疗的临床疗效。在确定补液量时,要充分考虑休克发生的时间,并结合血压、脉搏、心律、中心静脉压、实验室检查结果和临床疗效综合判断。通常临床补液过多发生率远高于补液不足,原则上是宁少勿多、分次补足,避免补液过多造成急性左心力衰竭和肺水肿。

补液种类和成分:原则上讲,以补充全血、红细胞或血浆为主,但是,在临床操作过程中输血需要一定时间,最便捷的方法就是补充晶体液和代血浆。此外,为了降低血液黏滞度改善微循环,主张补充含钠的晶体溶液:含钠溶液不仅能很快纠正功能性细胞外液减少,恢复机体内环境稳定,适量输入含钠溶液还能改善和维护肾小管功能和肾小球过滤率。常用的晶体液有:平衡盐溶液、生理盐水、林格液、5%~10%葡萄糖盐水等,主要是含钠溶液。当然还应补充胶体溶液,胶体液有:全血、红细胞、血浆、各种代血浆等,胶体液有维持血浆胶体渗透压的作用,防止水分从毛细血管渗出,能维持有效血容量。此外,补充全血和红细胞能提高血液的携氧能力,改善贫血和组织缺氧,避免或改善器官功能障碍;血浆除了能补充各种凝血因子外,还能补充一些抗体;各种代血浆的产生,除了能有助于维持血浆胶体渗透压、保留血容量、维持血压外,还能缓解血源紧张和短缺的难题。但是,各种晶体和胶体的补充,以维持血细胞比容(HCT)在 30%～35% 之间为限,主要是考虑避免血液黏滞度增加影响血液循环和重要脏器的灌注。低分子右旋糖酐有扩容、维持血浆渗透压、减少红细胞聚集和防止 DIC 的作用,但可能干扰凝血机制,不宜大量使用。

补液速度:严格意义上讲,对于下消化道出血引起的失血性休克,恢复血容量的速度越快越好,但鉴于患者的心肺功能,盲目快速补液的结果是诱发心力衰竭和急性肺水肿,有心脏器质性病变患者尤为突出。

因此,补液速度的快慢是依据不诱发心力衰竭和肺水肿的最快速度,必要时还须借助强心剂预防和纠正左心衰竭。

下消化道出血引起休克进行大量补液时,应严密监测血压、脉搏或心率、尿量、皮肤弹性、口唇干燥和口干的程度等,以便于判断和确定补液的量、种类、成分、补液速度等。CVP 是目前公认的最能反映和衡量机体容量水平多寡的监测指标,很多情况下将 CVP 值的绝对值作为机体容量水平的主要标志,并依据 CVP 值决定补液量。当然一味地强调 CVP 值并不科学,动态观察 CVP 值变化并结合临床症状综合判断。血管收缩药物虽然可暂时升高血压,但易使组织缺血加重,尤其是重要脏器缺血,以至于在血压基本正常的情况下也可造成脏器的功能障碍。在急性下消化道出血的治疗中,应慎用血管收缩药物。

(二)纤维内镜下止血治疗

纤维内镜不但是有效的检查方法,通过内镜下止血方法也多种多样。内镜下局部喷洒药物止血:如去甲肾上腺素、凝血酶、医用黏合胶喷洒等;高频电凝、激光或微波,钛夹夹闭止血;局部注射止血药物:于出血灶周边注射 1:1000 肾上腺素液 2～3mL,或用高渗氯化钠与 0.005% 的肾上腺素液混合于出血灶局部注射,达到止血目的;硬化剂局部注射,主要使用无水酒精,每次 0.2～0.3mL,注射于病变出血的血管周围,无水酒精注射时要慎重,不宜超过 1mL,以免导致溃疡或穿孔。

(三)选择性血管造影下治疗

下消化道出血尤其是小肠出血,选择性或超选择性动脉造影不仅可明确出血部位和性质,同时可有效地止血,治疗方法有药物灌注和栓塞治疗,常用的灌注药物有血管升压素、肾上腺素、去甲肾上腺素和麻黄碱等,血管加压素灌注最常用,但是需要持续用药,且严密观察,其并发症包括低血压、心律失常和心搏骤停等,止血成功后发生再出血的概率有 36%～50%。随着介入技术和材料的发展,超选择性肠系膜动脉栓塞逐步被推广用于急性下消化道出血的治疗,微弹簧圈是目前临床上最常用的栓塞材料,大小仅有 2～5mm,将微弹簧圈通过导丝置入肠系膜血管远端的终末血管分支达到相应区域完成栓塞,止血成功率可以达到 80%～90%,如果发生再出血,可以重复进行栓塞。对消化道出血严重,但又不能手术者,也可先栓塞治疗,待病情稳定后择期手术,栓塞也可作为永久性治疗,适用于小肠动脉畸形、海绵状血管瘤、小动静脉瘘引起的出血等。肠道缺血是栓塞治疗最主要的并发症,发生率在 10%～22%,该并发症通常发生于肠系膜边缘动脉的栓塞后,栓塞的部位应尽量靠近肠系膜动脉终末的直小血管。

八、急性下消化道出血的手术治疗

大多数急性下消化道出血甚至持续性出血患者通过保守治疗能够成功止血,在积极复苏的情况下血流动力学仍然不稳定时,则需要急诊外科手术干预。出血部位及病因明确,非手术治疗病灶处理不满意,根据病情可采取急诊手术或择期手术。

急诊手术的适应证:①大量液体复苏仍然存在低血压或休克无改善;②持续输血(大于 6U 红细胞)的情况下,急诊肠镜检查、动脉造影、放射性核素等检查仍然无法明确出血点;病情稳定,诊断明确,全身情况好转,但继续有出血;③出血同时伴急腹症,如肠梗阻、肠穿孔、肠套叠、急性腹膜炎等;④诊断明确,出血虽已停止,考虑到过去有消化道出血特别是多次出血史,此次属间歇性出血,出血为暂时性停止,可能在短时间内再次大出血。手术在制止出血的同时,根据病情对原发病做相应的处理。对于一些非梗阻性结肠缺血性疾病,尤其是肾衰竭或重度动脉粥样硬化引起的急性下消化道出血,常常是暴发性出血,如不及时手术,病死率很高。

对于出血部位诊断明确并且各种保守治疗无效的患者应该行手术治疗,术前精确的定位对手术切除范围至关重要,不要盲目选择结肠次全切术,其术后再出血率高达 33%,病死率达到 33%~57%。通过术前有效的检查明确出血部位后进行相应肠段局部切除能有效地降低术后病死率。

手术中应仔细探查整个消化道做到不遗漏。首先排除有无上消化道出血病变,如有可疑出血,可通过术中胃十二指肠镜检查或细针穿刺检查方法排除。积血肠段检查:一般出血位置在积血肠段以上,从积血处向上探查,可发现肿瘤、息肉、憩室等病变,但也不可忽视积血肠段以下部位的探查。小肠出血时大量出血流向结肠,并积在结肠内,有可能会误以为结肠出血,而错误地进行结肠肠段切除。

因此,即使整段结肠内充满积血,也不能遗漏掉对小肠的探查,尤其是小肠内也有积血的情况下。肠段隔离法:在积血肠段以上肠管,每隔 50cm 上一肠钳,若病变正在出血,则肠钳间肠段内即可有积血出现,认定病灶处可行肠管切开探查或必要时做切除,并解剖切下肠管,找出出血部位送病理科化验。术中纤维结肠镜检查多用于不明原因的小肠出血,术中在小肠中段切开,将纤维结肠镜经切口分别插入近端和远端小肠,边进镜边观察,退镜时再仔细观察,术中应熄灭手术室灯光,在肠腔外同时观察,以发现病变的部位、数量、大小,尤其对辨认小的血管异常特别重要。

第十二节 急性阑尾炎

急性阑尾炎是外科最常见的急腹症之一,多发生于青年人,男性发病率高于女性。

一、病因、病理

(一)病因

1.阑尾管腔梗阻

阑尾管腔梗阻是引起急性阑尾炎最常见的病因。阑尾管腔细长,开口较小,容易被食物残渣、粪石、蛔虫等阻塞而引起管腔梗阻。

2.细菌入侵

阑尾内存有大量大肠埃希菌和厌氧菌,当阑尾管腔阻塞后,细菌繁殖并产生毒素,损伤黏膜上皮,细菌经溃疡面侵入阑尾引起感染。

3.胃肠道疾病的影响

急性肠炎,血吸虫病等可直接蔓延至阑尾或引起阑尾管壁肌肉痉挛,使管壁血运障碍而致炎症。

(二)病理

根据急性阑尾炎发病过程的病理解剖学变化,可分为急性单纯性阑尾炎、急性化脓性阑尾炎、坏疽性及穿孔性阑尾炎、阑尾周围脓肿四种病理类型。

急性阑尾炎的转归取决于机体的抵抗力和治疗是否及时,可有炎症消退、炎症局限化、炎症扩散三种转归。

二、临床表现

(一)症状

1.腹痛

典型症状是转移性右下腹痛。因初期炎症仅限于阑尾黏膜或黏膜下层,由内脏神经反射引起上腹或脐部周围疼痛,范围较弥散。当炎症波及浆膜层和壁腹膜时,刺激了躯体神经,疼痛固定于右下腹。单纯性阑尾炎的腹痛程度较轻,化脓性及坏疽性阑尾炎的腹痛程度较重。当阑尾穿孔时,腹痛可减轻,因阑尾管腔内的压力骤减,但随着腹膜炎的出现,腹痛可继续加重。

2.胃肠道症状

早期可有轻度恶心、呕吐,部分患者可发生腹泻或便秘。盆腔阑尾炎时,炎症刺激直肠和膀胱,引起里急后重和排尿痛。

3.全身症状

早期有乏力、头痛,炎症发展时,可出现脉快、发热等,体温多在 38 ℃内。坏疽性阑尾炎时,出现寒战、体温明显升高。若发生门静脉炎,可出现寒战、高热和轻度黄疸。

(二)体征

1.右下腹固定压痛

右下腹固定压痛是急性阑尾炎最重要的体征。腹部压痛点常位于麦氏点。

2.反跳痛和腹肌紧张

提示阑尾已化脓、坏死或即将穿孔。

三、辅助检查

(一)腰大肌试验

若为阳性,提示阑尾位于盲肠后位贴近腰大肌。

(二)结肠充气试验

若为阳性,表示阑尾已有急性炎症。

(三)闭孔内肌试验

若为阳性,提示阑尾位置靠近闭孔内肌。

(四)直肠指诊

直肠右前方有触痛者,提示盆腔位置阑尾炎。若触及痛性肿块,提示盆腔脓肿。

四、治疗

急性阑尾炎诊断明确后应尽早行阑尾切除术。部分急性单纯性阑尾炎,可经非手术治疗而获得痊愈;阑尾周围脓肿,先行非手术治疗,待肿块缩小局限、体温正常,3个月后再行阑尾切除术。

第十三节　腹股沟疝

发生在腹股沟区的腹外疝统称为腹股沟疝。腹股沟疝可分为腹股沟斜疝和腹股沟直疝,以斜疝最常见,占全部腹外疝的75%～90%。疝囊经腹壁下动脉外侧的腹股沟管内环(深环)突出,向内、向下、向前斜行经过腹股沟管,再穿出腹股沟管外环(皮下环、浅环)进入阴囊者,称为腹股沟斜疝。疝囊经腹壁下动脉内侧的直疝三角直接突出,不经内环,也不进入阴囊,称为腹股沟直疝。

腹股沟区位于下腹部前外侧壁,为左右各一的三角形区域,其上界为髂前上棘至腹直肌外侧缘的水平线,下界为腹股沟韧带,内界为腹直肌外缘。成人腹股沟管长4～5cm,位于腹前壁、腹股沟韧带的内上方,相当于腹内斜肌、腹横肌弓状下缘与腹股沟韧带之间的斜行裂隙,其走向由外向内、由上向下、由深向浅斜行。有两口和四壁。内口即深环,是腹横筋膜中卵圆形的裂隙;外口即浅环,是腹外斜肌腱膜下方的三角形裂隙。腹股沟管的前壁有皮肤、皮下组织和腹外斜肌筋膜,但外侧1/3部分尚有腹内斜肌覆盖;后壁有腹横筋膜和腹膜,内侧1/3尚有腹股沟镰;上壁有腹内斜肌、腹横肌的弓状下缘;下壁有腹股沟韧带和腔隙韧带。女性腹股沟管内有子宫圆韧带通过,男性则有精索通过。

直疝三角(Hessel bach三角)的外侧边为腹壁下动脉,内侧边为腹直肌外侧缘,底边为腹股沟韧带。此处腹壁缺乏完整的腹肌覆盖,且腹横筋膜比周围部分薄,因此易发生疝。腹股沟直疝在此由后向前突出。

一、病因及发病机制

(一)腹股沟斜疝

有先天性和后天性因素。

1.先天性因素

婴儿出生后,若鞘突不闭锁或闭锁不全,则与腹腔相通,当小儿啼哭、排便等腹内压力增加时,鞘突则成为先天性斜疝的疝囊。因右侧睾丸下降比左侧略晚,鞘突闭锁也较迟.故右侧斜疝多于左侧。

2.后天性因素

腹股沟区解剖缺损、腹壁肌或筋膜发育不全,腹内压力增加时,内环处的腹膜自腹壁薄弱处向外突出形成疝囊,腹腔内器官、组织也随之进入疝囊。

(二)腹股沟直疝

直疝三角处腹壁缺乏完整的腹肌覆盖,且腹横筋膜比周围部分薄,故易发生疝。

二、临床表现

(一)腹股沟斜疝

(1)易复性斜疝:腹股沟区有肿块,偶有胀痛感。肿块多呈带蒂柄的梨形,可降至阴囊或大阴唇。常在站立、行走、咳嗽或用力时出现,平卧休息或用手将肿块向腹腔内推送,肿块可向腹腔回纳并消失。以手指通过阴囊皮肤伸入外环,可感外环扩大,嘱患者咳嗽时,手指有冲击感。用手指紧压腹股沟深环,让患者起立并咳嗽等腹压增高时,疝块不再出现,移去手指,则可见疝块由外上方向内下突出。疝内容物若为肠襻,肿块柔软光滑,叩之呈鼓音,并常在肠襻回纳入腹腔时发出咕噜声;若为大网膜,则肿块坚韧叩呈浊音,回纳缓慢。

(2)难复性斜疝:除胀痛稍重外,主要特点是疝块不能完全回纳。

(3)嵌顿性疝:发生于强体力劳动或用力排便等腹内压骤增时。疝块突然增大,伴有明显疼痛,平卧或用手推送不能使之回纳。肿块张力高且硬度大,有明显触痛。若嵌顿内容物为肠襻,可伴有机械性肠梗阻的临床表现。痛一旦嵌顿,自行回纳的概率较小,如不及时处理,多数患者的症状逐步加重,最后发展成为绞窄性疝。

(4)绞窄性疝:临床症状多且较严重。肠襻坏死穿孔时,疼痛可因疝内压力骤降而暂时有所缓解。因此,疼痛减轻而肿块仍存在时,不可误认为是病情好转。绞窄时间较长者,可因疝内容物继发感染,侵及周围组织而引起疝外被盖组织的急性炎症,严重者可发生脓毒血症。

(二)腹股沟直疝

腹股沟直疝多见于老年人。站立时,在腹股沟内侧端、耻骨结节外上方见一半球形肿块由直疝三角突出,不进入阴囊,且无疼痛及其他症状,疝基底较宽,平卧后肿块多能自行回纳腹腔而消失,极少发生嵌顿。

三、治疗

根据病史、典型临床表现,一般可明确诊断。除少数特殊情况外,腹股沟疝一般均应尽早施行手术治疗。

(一)非手术治疗

半岁以下婴幼儿可暂不手术,用绷带压住腹股沟管深环,防止疝块突出。对年老体弱或有严重疾病不能耐受手术者,可用疝带压住内环,防止腹腔内容物突出。

(二)手术治疗

手术的基本原则是关闭疝门即内环口,加强或修补腹股沟管管壁。手术方法有:①疝囊高位结扎术;②疝修补术,包括传统的疝修补术、无张力疝修补术和经腹腔镜疝修补术。

(三)嵌顿性疝和绞窄性疝的处理

嵌顿性疝原则上需紧急手术治疗,但下列情况可试行手法复位:①嵌顿时间在 3～4 h 以内,局部压痛不明显且无腹膜刺激征者;②年老体弱或伴有较严重疾病而肠襻未绞窄坏死者。绞窄性疝的内容物已坏死,应及时手术。

第十四节　胃肠道异物

胃肠道异物主要见于误食，进食不当或经肛门塞入。美国消化内镜学会 2011 年《消化道异物和食物嵌塞处理指南》指出，异物摄入和食物团嵌塞在临床上并非少见，80％以上的异物可以自行排出，无须治疗。但故意摄入的异物 63％～76％需要行内镜治疗，12％～16％需要外科手术取出。经肛途径异物常见于借助器具的经肛门性行为，医源性（纱布、体温计等）遗留，外伤或遭恶意攻击塞入，绝大多数可通过手法取出，少数需外科手术治疗。下文按两种途径分别阐述。

一、经口吞入异物

（一）病因

1.发病对象

多数异物误食发生在儿童，好发年龄段在 6 个月至 6 岁之间；成年人误食异物多发生于精神障碍、发育延迟、酒精中毒者，以及在押人员等，可一次吞入多种异物，也可有多次吞入异物病史；牙齿缺如的老年人易吞入没有咀嚼的大块食物或义齿。

2.异物种类

报道种类相当多，多为动物骨刺、牙签、果核、别针、鱼钩、食品药品包装、义齿、硬币、纽扣电池等，也有磁铁、刀片、缝针、毒品袋及各种易于拆卸吞食的物品，笔者曾手术取出订书机、门扣、钢笔等。在押人员吞食的尖锐物品较多，常用纸片、塑料等包裹后再吞下，但仍存在风险。

（二）诊断

1.临床表现

多数病例并无明显症状。完全清醒、有沟通能力的儿童和成人，一般都能确定吞食的异物，指出不适部位。一些患者并不知道他们吞食了异物，而在数小时、数天甚至数年后出现并发症。幼儿及精神病患者可能对病史陈述不清，如果突然出现呛咳、拒绝进食、呕吐、流涎、哮鸣、血性唾液或呼吸困难等症状时，应考虑到吞食异物的可能。颈部出现肿胀、红斑、触痛或捻发音提示口咽部损伤或上段食管穿孔。腹痛、腹胀、肛门停止排气应考虑肠梗阻。发热、剧烈腹痛、腹膜炎体征提示消化道穿孔可能。在极少数情况下可出现脸色苍白、四肢湿冷、心悸、口渴、焦虑不安或淡漠以至昏迷，可能为异物刺破血管，造成失血性休克。

2.体格检查

对于消化道异物病例，病史、辅助检查远较体格检查重要。多数患者无明显体征。当出现穿孔、梗阻及出血时，相应出现腹膜炎、腹胀或休克等体征。

3.辅助检查

（1）胸腹正侧位 X 线：可诊断大多数消化道异物及位置，了解有无纵隔和腹腔游离气体，然而鱼刺、木块、塑料、大多数玻璃和细金属不容易被发现。不推荐常规钡餐检查，因有误吸危险，且造影剂被覆异物和食管黏膜，可能会给内镜检查造成困难。

（2）CT：可提高异物检出的阳性率，且更好地显示异物位置和与周围脏器的关系，但是对透 X 线的异物为阴性。

（3）手持式金属探测仪：可检测多数吞咽的金属异物，对儿童可能是非常有用的筛查工具。

（4）内镜检查：结肠镜和胃镜是消化道异物诊疗的最常用方法，且可以直接取出部分小异物。

需特别指出的是，一些在押人员为逃避关押，常用乳胶避孕套或透明薄膜包裹尖锐金属异物后吞食，或将金属异物贴于后背造成 X 线假象，应当予以鉴别。

（三）治疗

首先了解通气情况，保持呼吸道通畅。

1.非手术治疗

包括等待或促进异物自行排出和内镜治疗。

（1）处理原则：消化道异物一旦确诊，必须决定是否需要治疗、紧急程度和治疗方法。影响处理方法的因素包括患者年龄，临床状况，异物大小、形状和种类，存留部位，内镜医师技术水平等。内镜介入的时机，取决于发生误吸或穿孔的可能性。锋利物体或纽扣电池停留在食管内，需紧急进行内镜治疗。异物梗阻食管，为防止误吸，也需紧急内镜处理。圆滑无害的小型异物则很少需要紧急处理，大多可经消化道自发排出。任何情况下异物或食团在食管内的停留时间都不能超过 24h。儿童患者异物存留于食管的时间可能难以确定，因此可发生透壁性糜烂、瘘管形成等并发症。喉咽部和环咽肌水平的尖锐异物，可用直接喉镜取出。而环咽肌水平以下的异物，则应用纤维胃镜。胃镜诊治可以在患者清醒状态下或是在静脉基础麻醉下进行，取决于患者年龄、配合能力、异物类型和数量。

（2）器械：取异物必须准备的器械包括鼠齿钳、鳄嘴钳、息肉圈套器、息肉抓持器、Dormier 篮、取物网、异物保护帽等。有时可先用类似异物在体外进行模拟操作，以设计适当的方案。在取异物时使用外套管可以保护气道，防止异物掉入。取多个异物或食物嵌塞时允许内镜反复通过，取尖锐异物时可保护食管黏膜免受损伤。对于儿童外套管则并不常用。异物保护帽用于取锋利的或尖锐的物体。为确保气道通畅，气管插管是一备选方法。

（3）钝性异物的处理：使用异物钳、鳄嘴钳、圈套器或者取物网，可较容易地取出硬币。光滑的球形物体最好用取物网或取物篮。在食管内不易抓取的物体，可以推入胃中以更易于抓取。有报道在透视引导下使用 Foley 导管取出不透 X 线的钝性物体的方法，但取出异物时 Foley 导管不能控制异物，不能保护气道，亦不能评估食管损伤状况，故价值有限。如果异物进入胃中，大多在 4～6d 内排出，有些异物可能需要长达 4 周。在等待异物自行排出的过程中，要指导患者日常饮食，可以增服一些富有纤维素的食物（如韭菜），以利异物排出，并注意观察粪便以发现排出的异物。小的钝性异物，如果未自行排出，但无症状，可每周进行一次 X 线检查，以跟踪其进程。在成人，直径>2.5 cm 的圆形异物不易通过幽门，如果 3 周后异物仍在胃内，就应进行内镜处理。异物一旦通过胃，停留在某一部位超过 1 周，也应考虑手术治疗。发热、呕吐、腹痛是紧急手术探查的指征。

（4）长形异物的处理：长度超过 6～10 cm 的异物，诸如牙刷、汤勺，很难通过十二指肠。可用长型外套管（>45cm）通过贲门，用圈套器或取物篮抓住异物拉入外套管中，再将整个装置（包括异物、外套管和内镜）一起拉出。

(5)尖锐异物的处理:因为许多尖锐和尖细异物在 X 线下不易显示,所以,X 线检查阴性的患者必须行内镜检查。停留在食管内的尖锐异物应急诊治疗。环咽肌水平或以上的异物也可用直接喉镜取出。尖锐异物虽然大多数能够顺利通过胃肠道而不发生意外,但其并发症率仍高达 35%。故尖锐异物如果已抵达胃或近端十二指肠,应尽量用内镜取出,否则应每天行 X 线检查确定其位置,并告诉患者在出现腹痛、呕吐、持续体温升高、呕血、黑便时立即就诊。对于连续 3 天不前行的尖锐异物,应考虑手术治疗。使用内镜取出尖锐异物时,为防黏膜损伤,可使用外套管或在内镜端部装上保护兜。

(6)纽扣电池的处理:对吞入纽扣电池的患者要特别关注,因纽扣电池可能在被消化液破坏外壳后有碱性物质外泄,直接腐蚀消化道黏膜,很快发生坏死和穿孔,导致致命性并发症,故应急诊处理。

通常用内镜取石篮或取物网都能成功。另一种方法如下:使用气囊,空气囊可通过内镜工作通道,到达异物远端,将气囊充气后向外拉,固定住电池一起取出。操作过程中应使用外套管或气管插管保护气道。如果电池不能从食管中直接取出,可推入胃中用取物篮取出。若电池在食管以下,除非有胃肠道受损的症状和体征,或反复 X 线检查显示较大的电池(直径>20 mm)停留在胃中超过 48h,否则没有必要取出。电池一旦通过十二指肠,85% 会在 72h 内排出。这种情况下每 3~4d 进行一次 X 线检查是适当的。使用催吐药处理吞入的纽扣电池并无益处,还会使胃中的电池退入食管。胃肠道灌洗可能会加快电池排出,泻药和抑酸剂并未证明对吞入的电池有任何作用。

(7)毒品袋的处理:"人体藏毒"是现代毒品犯罪的常见运送方法,运送人常将毒品包裹在塑料中或乳胶避孕套中吞入。这种毒品包装小袋在 X 线下通常可以看到,CT 检查也可帮助发现。毒品袋破损会致命,用内镜取出时有破裂危险,所以禁用内镜处理。毒品袋在体内若不能向前运动,出现肠梗阻症状,或怀疑毒品袋有破损可能时,应行外科手术取出。

(8)磁铁的处理:吞入磁铁可引起严重的胃肠道损伤和坏死。磁铁之间或与金属物体之间的引力,会压迫肠壁,导致坏死、穿孔、肠梗阻或肠扭转,因此应及时去除所有吞入的磁铁。

(9)硬币的处理:最常见于幼儿吞食。如果硬币进入食管内,可观察 12~24h,复查 X 线检查,通常可自行排出且无明显症状。若出现流涎、胸痛、喘鸣等症状,应积极处理,取出硬币。若吞入大量硬币,还需警惕并发锌中毒。

(10)误食所致直肠肛管异物的处理:多因小骨片、鱼刺、小竹签等混在食物中,随进食时大口吞咽而进入消化道,随粪便进入直肠,到达狭窄的肛管上口时,因位置未与直肠肛管纵轴平行而嵌顿,可刺伤或压迫肠壁过久,导致直肠肛管损伤。小骨片等直肠异物经肛门钳夹取出一般不难,但有时异物大部分刺入肠壁,肛窥直视下不易寻找,需用手指仔细触摸确定部位,取出异物后还需仔细检查防止遗漏。

2.手术治疗

(1)处理原则。需手术治疗的情况包括:①尖锐异物停留在食管内,或已抵达胃或近端十二指肠,内镜无法安全取出者,或已通过近端十二指肠,每天行 X 线检查连续 3 天不前行;②钝性异物停留胃内 3 周以上,内镜无法取出,或已通过胃,但停留在某一部位超过 1 周;③长形异物很难通过十二指肠,内镜也无法取出;④出现梗阻、穿孔、出血等症状及腹膜炎体征。

（2）手术方式。进入消化道的异物可停留在食管、幽门、回盲瓣等生理性狭窄处，需根据不同部位采取不同手术方式。

开胸异物取出术：尖锐物体停留在食管内，内镜无法取出，或已造成胸段食管穿孔，甚至气管割伤，形成气管-食管瘘，继发纵隔气肿、脓肿、肺脓肿等，均应行开胸探查术，酌情可采用食管镜下取出异物加一期食管修补术、食管壁切开取出异物、或加空肠造瘘术。

胃前壁切开异物取出术：适用于胃内尖锐异物，或钝性异物停留胃内3周以上，内镜无法取出者，术中全层切开胃体前壁，取出异物后再间断全层缝合胃壁切口，并做浆肌层缝合加固。

幽门切开异物取出术：适用于近端十二指肠内尖锐异物，或钝性异物停留近端十二指肠1周以上，或长形异物无法通过十二指肠，内镜无法取出者。沿胃纵轴全层切开幽门，使用卵圆钳探及近端十二指肠内的异物并钳夹取出，过程中注意避免损伤肠壁，不可强行拉出，取出异物后沿垂直胃纵轴方向横行全层缝合幽门切口，并做浆肌层缝合加固，行幽门成形术。

小肠切开异物取出术：适用于尖锐异物位于小肠内，连续3d不前行，或钝性异物停留小肠内1周以上时。术中于异物所在部位沿小肠纵轴全层切开小肠壁，取出异物后，垂直小肠纵轴全层缝合切口，并作浆肌层缝合加固。

结肠异物取出术：适用于尖锐异物位于结肠内连续3天不前行，或钝性异物停留结肠内1周以上，肠镜无法取出者。绝大多数结肠钝性异物可推动，对于降结肠、乙状结肠的钝性异物多可开腹后顺肠管由肛门推出，对于升结肠、横结肠的钝性异物可挤压回小肠，再行小肠切开异物取出术。对于结肠内尖锐异物，可在其所处部位切开肠壁取出，，根据肠道准备情况决定是否一期缝合，也可将缝合处外置，若未愈合则打开成为结肠造瘘，留待以后行还瘘手术，若顺利愈合则可避免结肠造瘘，3个月后再将外置肠管还纳腹腔。

特殊情况：对于梗阻、穿孔、出血等并发症，如梗阻严重术中可行肠减压术、肠造瘘术等；穿孔至腹腔者，需行肠修补术（小肠）或肠造瘘术（结肠），并彻底清洗腹腔，放置引流；肠坏死较多者需切除坏死肠段，酌情一期吻合（小肠）或肠造瘘（结肠）；尖锐异物刺破血管者予相应止血处理。

二、经肛门置入异物

（一）病因

1.发病对象

多由非正常性行为引起，患者多为30～50岁之间男性。偶有外伤造成异物插入，体内藏毒，或因排便困难用条状物抠挖过深难以取出等，极少数为医疗操作遗留。

2.异物种类

多为条状物和瓶状物，种类繁多，曾见于临床的有按摩棒、假阳具、黄瓜、衣架、茄子、苹果、雪茄、灯泡、圣诞饰品、啤酒瓶、扫帚、钢笔、木条等，也有因外伤插入的钢条，极少数情况为医源性纱布、体温计等。

（二）诊断

1.临床表现

异物部分或全部进入直肠，造成肛门疼痛腹胀，直肠黏膜和肛门括约肌损伤者有疼痛及出血，若导致穿孔可出现剧烈腹痛、会阴坠胀、发热等症状，合并膀胱损伤者有血尿、腹痛、排尿困难等症状。一部分自行取出异物的患者,仍有可能出现出血和穿孔,此类患者往往羞于讲述病因,可能为医生诊断带来困难。较轻的异物性肛管直肠损,由于就诊时间晚,多数发生局部感染症状。

2.体格检查

由于患者多羞于就医,就医前多自行反复试图取出异物,就医后也可能隐瞒部分病史,因此体格检查尤为重要。腹部体检有腹膜炎体征者,应怀疑穿孔和腹腔脏器损伤,肛门指诊为必须项目,可触及异物,探知直肠和括约肌损伤情况。

3.辅助检查

体格检查怀疑穿孔可能时,血常规检查白细胞计数和中性粒细胞比值升高有助于帮助判断。放射学检查尤为重要,腹部立卧位X线可显示异物形状、位置,CT有助于判断是否穿孔及发现其他脏器损伤。

(三)治疗

1.处理原则

(1)对直肠异物病例首先需明确是否发生直肠穿孔,向腹腔穿孔将造成急性腹膜炎,腹膜返折以下穿孔将引起直肠周围间隙严重感染。X线腹平片可显示异物位置和游离气体,可帮助诊断穿孔。若患者出现低血压、心动过速、严重腹痛或会阴部红肿疼痛、发热,体查发现腹膜炎体征,X线腹平片存在游离气体,可诊断为直肠穿孔。应立即抗休克和抗生素治疗,尽快完善术前准备,放置尿管,急诊手术。若病情稳定,生命体征正常,但不能排除穿孔,可行CT检查以协助诊断。此类穿孔通常发生于腹膜返折以下,CT可发现直肠系膜含气、积液,周围脂肪模糊。当异物被取出或进入乙状结肠,行肛门镜或肠镜检查可明确乙状结肠直肠损伤或异物位置。

(2)对于没有穿孔和腹膜炎,生命体征稳定的患者,大多数异物可在急诊室或手术室内取出。近肛门处异物可直接或在骶麻下取出。对远离肛门进入直肠上段或乙状结肠的异物不可使用泻剂和灌肠,这可能造成直肠损伤,甚至可能将异物推至更近端的结肠,可尝试在肛门镜或肠镜下取出,否则只能手术取出异物。

(3)取出异物后,应再次检查直肠,以排除缺血坏死或肠壁穿孔。

(4)应当指出的是,直肠异物患者中同性恋者较多,为HIV感染高危人群,在处理直肠异物尤其是尖锐异物时,医务人员应注意自身防护。

2.经肛异物取出

多采用截石位,有利于暴露肛门,而且便于下压腹部,以助取出异物。

使直肠和肛门括约肌放松是经肛异物取出的关键,可以用腰麻、骶麻或静脉麻醉,配合充分扩肛,以利于暴露和观察。如果异物容易被手指触到,可在扩肛后使用Kocher钳或卵环钳夹持住异物,将其拉至肛缘取出。之后需用乙状结肠镜或肠镜检查远端结肠和直肠有无损伤。直肠异物种类很多,需根据具体情况设计不同方式取出。

(1)钝器:如前所述,在患者充分镇静、扩肛、异物靠近肛管的情况下,使用器械钳夹或手指可较为容易地取出异物。在操作过程中可要求患者协助做用力排便动作,使异物下降靠近肛管,以便取出。

（2）光滑物体：光滑物体如酒瓶、水果等不易抓取，对水果等破碎后无伤害的物体可以破碎后取出，但对酒瓶、灯泡等破裂后可造成损伤的物体应小心避免其破碎。光滑异物与直肠黏膜紧密贴合，将异物向下拉扯时可形成真空吸力妨碍取出，此时可尝试放置 Foley 尿管在异物与直肠壁之间，扩张尿管球囊，使空气进入，去除真空状态，取出异物。

（3）尖锐物体：尖锐物体的取出比较困难，而且存在黏膜撕裂、出血、穿孔等风险，需要外科医生在直视或内镜下仔细、耐心操作。异物取出后应再次检查直肠以排除损伤。

3.肠镜下异物取出

适用于上段直肠或中下段乙状结肠，肠镜可提供清晰的画面，可观察到细小的直肠黏膜损伤。有报道使用肠镜可顺利取出 45% 的乙状结肠异物和 76% 的直肠异物，而避免了外科手术。常用方法如下：用息肉圈套套住异物取出。使用肠镜还可起到去除真空状态的作用，适用于光滑异物的取出。成功取出异物后应在肠镜下再次评估结直肠损伤情况。

4.手术治疗

经肛门或内镜多次努力仍无法取出异物时需手术取出。有穿孔、腹膜炎等情况也是明确的手术适应证。在开腹或腹腔镜手术中，可尝试将异物向远端推动，以尝试经肛门取出。不能成功则须开腹切开结肠取出异物，之后可根据结肠清洁程度做一期缝合，或将缝合处外置。若异物已导致结直肠穿孔，则按结直肠损伤处理。还应注意勿遗漏多个异物，或已破碎断裂的异物部分。

（四）并发症及术后处理

直肠异物最危险的并发症是直肠或乙状结肠穿孔，接诊医生应做三方面的判断：①患者全身情况；②是否存在穿孔，穿孔部位位于腹腔还是腹膜返折以下；③腹腔穿刺是否存在粪样液体。治疗的 4D 原则是：粪便转流、清创、冲洗远端和引流。

若发现直肠黏膜撕裂，最重要的是确认有否肠壁全层裂伤，若排除后，较小的撕裂出血一般为自限性，无须特殊处理，而撕裂较大时需在麻醉下缝合止血，或用肾上腺素生理盐水纱布填塞。术后 3d 内应调整饮食或经肠外营养支持，尽量减少大便。

开腹取异物术后易发切口感染，对切口的处理可采用甲硝唑冲洗、切口内引流，或采用全层减张缝合关腹，并预防性使用抗生素。

若因肛门括约肌损伤或断裂导致不同程度大便失禁，需进行结肠造瘘术、括约肌修补或成形术和造瘘还纳术的多阶段治疗。

第十五节　急性胃扭转与胃扩张

一、急性胃扭转

胃因各种原因而发生沿其纵轴或横轴的过度转位称为胃扭转，但先天性内脏反位除外。胃扭转可发生于任何年龄，但以 40～60 岁多见。胃扭转在临床并不常见，有急性和慢性之分，慢性较急性常见。急性胃扭转与解剖异常有密切关系，发展迅速，不易诊断，常导致治疗延误，以往报道死亡率可高达 $30\%\sim50\%$,但随现代诊疗技术的进步,病死率已降至 $1\%\sim6\%$ 。

(一)病因

急性胃扭转多数存在解剖学因素,在不同诱因激发下致病。胃的正常位置主要依靠食管下端和幽门固定,其他部位由肝胃韧带、胃结肠韧带、胃脾韧带以及十二指肠制约,故不能做 $180°$ 的转动。若韧带松弛或缺如,在某些诱因下即可发生部分或全部胃扭转。暴饮暴食、急性胃扩张、胃下垂等都是胃扭转的诱发因素。较大的食管裂孔疝、膈疝、膈肌膨出、周边脏器如肝脏或胆囊的炎性粘连等,都可使胃的解剖位置变化或韧带松弛,而发生继发性胃扭转。

(二)临床分型

根据扭转方式不同,可分为以下 3 型。

1.纵轴型或器官轴型

胃沿贲门与幽门的连线(纵轴)发生旋转,胃大弯向上向右翻转,致小弯向下,大弯向上。胃可自前方或后方发生旋转,有时横结肠亦随大弯向上移位。

2.横轴型或系膜轴型

即胃沿小弯中点至大弯的连线(横轴)发生旋转。幽门向上向左旋转,胃窦转至胃体之前,或胃底向下向右旋转,胃体转至胃窦之前。胃前后壁对折而形成两个腔。

3.混合型

混合型扭转兼有上述两型不同程度的扭转,约占 10% 。3 种类型中以横轴型扭转常见,纵轴型次之,混合型少见。

(三)临床表现

急性胃扭转起病突然,有突发的上腹部疼痛,程度剧烈,并放射至背部或左胸肋部。常伴频繁呕吐,量不多,不含胆汁。如为胃近端梗阻则为干呕。胃管常难以插入。体检见上腹膨胀而下腹柔软平坦。急性胃扭转造成较完全的贲门梗阻时,上腹局限性膨胀疼痛、反复干呕和胃管不能插入三联征被认为是诊断依据。如扭转程度较轻,则临床表现很不典型。

(四)辅助检查

1.实验室检查

血常规可出现白细胞、中性粒细胞升高,出现并发症如上消化道大出血时,则出现急性血红白下降。亦可出现低钠、低钾血症等。

2.影像学检查

(1)X 线检查:立位胸腹部平片可见左上腹有宽大液平的胃泡影,胃角向右。上腹或向后固定,不随体位改变,左侧膈肌抬高或有膈疝表现,犹如胃泡位于下胸腔。

(2)上消化道钡剂检查:在胃扭转早期可见十二指肠无钡剂充盈,典型表现为钡剂不能通过贲门。若经胃管减压成功,缓解急症状态后再行钡剂造影检查,纵轴型扭转可见胃上下颠倒,胃大弯位于胃小弯之上,胃底液平面不与胃体相连,胃体变形,幽门向下,胃黏膜皱襞可呈扭曲走行;横轴型扭转可见胃食管连接处位于膈下的异常低位,而远端胃位于头侧,胃体、胃窦重叠,贲门和幽门可在同一水平,食管下端梗阻,呈尖削阴影。

3.内镜检查

急性胃扭转时行胃镜检查具有难度,可发现镜头插入受阻,胃内解剖关系失常,包括胃大弯侧纵行皱襞在上方,而胃小弯在下方,胃前后位置颠倒,胃形态改变或消失,无法看见幽门等。在有些患者可发现食管炎、胃肿瘤或胃溃疡。经内镜充气或旋转镜身等操作后部分胃扭转可复位,成为胃扭转良好的非手术治疗选择。

(五)治疗

急性胃扭转少见于临床,且其临床表现与其他急腹症有混淆之处,容易发生误诊。发生急性胃扭转时应先试行放置胃管,若能抽出部分液体气体,可以缓解急性症状,为进一步检查和治疗创造条件。胃镜已成为诊断和治疗本病的主要手段。

胃镜复位方法:胃镜通过贲门后先注气扩张胃体腔,然后循腔进镜,以确定胃扭转的类型、部位、方向、程度,依胃扭转的类型采取不同方法复位。若胃腔潴留液过多,应首先吸出再注气循腔进镜,根据扭转方向逆时针或顺时针旋转镜身并向前推进,若能看见幽门,继续注气即可复位,有时需要旋转数次方能复位。若侧卧位胃镜不易进入胃腔,让患者变换为仰卧可能容易将胃镜置入。复位后可给患者腹部加压,进流质饮食 3d。

急性胃扭转若胃管减压和内镜诊疗未成功,即应急诊手术治疗。胃扭转可能导致胃壁缺血坏死,但少见。多数情况下术前诊断难以明确,而是以急腹症诊断剖腹探查,在术中明确诊断。若胃扩张明显,应先抽除积气积液后再探查。若发现导致胃扭转的病因,如膈疝、胃肿瘤和溃疡、粘连带、周围韧带松弛等,应针对病因进行手术治疗,如膈疝修补和胃固定术等。若需行胃切除术或较复杂的手术,必须评估患者整体情况,在可耐受的情况下进行。否则应遵循损伤控制原则(DC),以最简单迅速的方式结束手术,病情好转后再行后期治疗。围术期需纠正水、电解质紊乱,给予液体和营养支持,术后应持续胃肠减压数天。

二、急性胃扩张

急性胃扩张是指短期内由于大量气体和液体积聚,胃和十二指肠上段高度扩张而致的一种综合征。通常为某些内外科疾病或麻醉手术的严重并发症,临床并不常见。

(一)病因与发病机制

器质性疾病和功能性因素均可导致急性胃扩张,常见者归纳为四类。

1.饮食过量或饮食不当

尤其是狂饮暴食,是引起急性胃扩张的最常见病因。短时间内大量进食使胃突然过度充盈,胃壁肌肉受到过度牵拉而发生反射性麻痹,食物积聚于胃内,胃持续扩大。

2.麻醉和手术

尤其是腹盆腔手术及迷走神经切断术,均可直接刺激躯体或内脏神经,引起胃自主神经功能失调,胃壁反射性抑制,胃平滑肌弛缓,进而形成扩张。麻醉时气管插管,术后给氧和胃管鼻饲,亦可使大量气体进入胃内,形成扩张。

3.疾病状态

胃扭转、嵌顿性食管裂孔疝、各种原因所致的十二指肠淤滞、十二指肠肿瘤、异物等均可引起胃潴留和急性胃扩张。幽门附近的病变,如脊柱畸形、环状胰腺、胰腺癌等偶可压迫胃的输出道引起急性胃扩张。躯体上石膏套后 1~2d 发生急性胃扩张,即"石膏管型综合征",可能是脊柱伸展过度,十二指肠受肠系膜上动脉压迫的结果。情绪紧张、精神抑郁、营养不良均可引起自主神经紊乱,使胃的张力减低和排空延迟,在有诱发因素时发生急性胃扩张。糖尿病神经血管病变,使用抗胆碱能药物,水、电解质平衡紊乱严重感染均可影响胃的张力和排空,导致急性胃扩张。

4.创伤应激

尤其是上腹部挫伤或严重复合伤,可引起胃的急性扩张。其发生与腹腔神经丛受强烈刺激有关。发生急性胃扩张时,由于胃黏膜的表面积剧增,胃壁受压,血液循环受阻,加之食物发酵刺激胃黏膜发生炎症,使胃黏膜有大量液体渗出。同时,胃窦扩张和胃内容物刺激使胃窦分泌胃泌素增多,刺激胃液分泌。小肠受扩张胃的推移而使肠系膜受到牵拉,一方面影响腹腔神经丛而加重胃的麻痹,另一方面使十二指肠水平部受肠系膜上动脉压迫,空肠上部亦受到牵拉而出现梗阻。幽门松弛等因素使十二指肠液反流增多。胃扩张后与食管角度发生改变,使胃内容物难以经食管排出。这些因素互为因果,形成恶性循环,终使胃急性进行性扩大,形成急性胃扩张。如病情继续发展,胃壁血液循环状况将进一步恶化,胃、十二指肠腔可出现血性渗出,最终发生胃壁坏死穿孔。

(二)临床表现

1.症状和体征

术后患者常于术后开始进流质饮食后 2～3d 发病。初期仅进食后持续上腹饱胀和隐痛,可有阵发性加剧,少有剧烈腹痛。随后出现频繁呕吐,初为小口,以后量逐渐增加,呕吐物为混浊棕绿色或咖啡色液体,无粪臭味。呕吐为溢出性,不费力,吐后腹痛腹胀不缓解。腹部呈不对称性膨隆(以上腹为重),可见无蠕动的胃轮廓,局部有压痛,并可查见振水音。也可呈全腹膨隆。脐右侧偏上可出现局限性包块,外观隆起,触之光滑而有弹性,轻压痛,此为极度扩张的胃窦,称"巨胃窦征",是急性胃扩张的特有体征。腹软,可有位置不定的轻压痛,肠鸣音减弱。随病情进展患者全身情况进行性恶化,严重者可出现脱水、酸中毒或碱中毒,并表现为烦躁不安、呼吸急促、手足抽搐、血压下降和休克。晚期可突然出现剧烈腹痛和腹膜炎体征,提示胃穿孔。救治不及时将导致死亡。

2.辅助检查

(1)实验室检查:常规血液尿液实验室检查可发现血液浓缩、低钾、低钠、低氯血症和碱中毒,脱水严重致肾衰竭者,可出现血肌酐、尿素氮升高。白细胞多不升高。呕吐物隐血试验为强阳性。

(2)X 线检查:立位腹部平片可见左上腹巨大液平面和充满腹腔的特大胃影,左膈肌抬高。

(3)B 超检查:胃肠道气体含量较多,一般不适合 B 超检查,但对于一些暴饮暴食导致的急性胃扩张,B 超是一项直接、简便的检查,可见胃内大量食物残留及无回声暗区。

(4)CT:CT 可见极度扩大的胃腔及大量胃内容物,胃壁变薄。

(三)诊断和鉴别诊断

根据病史、体征,结合实验室检查和影像学检查,诊断一般不难。手术患者进食后初期或过分饱食后,如出现多次溢出性呕吐,并发现上腹部膨隆,振水音,即应怀疑为急性胃扩张。置入胃管后如吸出大量混浊棕绿色或咖啡色液体,诊断即可成立,不应等到大量呕吐和虚脱症状出现后,才考虑本病可能。在严重创伤和感染的危重患者,如出现以上征象也应想到本病可能。鉴别诊断主要包括幽门梗阻、肠梗阻和肠麻痹、胃瘫。幽门梗阻有胃窦及幽门部的器质性病变,如肿瘤、溃疡瘢痕狭窄等,可表现为上腹饱胀和呕吐,呕吐物为酸臭宿食,胃扩张程度及全身症状较轻。肠梗阻和肠麻痹主要累及小肠,腹胀以腹中部明显,胃内不会有大量积液积气,立位 X 线腹平片可见多个阶梯状液平。弥漫性腹膜炎导致的肠麻痹具有腹膜炎体征。但需注意急性胃扩张穿孔导致弥漫性腹膜炎的情况。胃瘫在外科主要发生在腹部大手术后,由胃动力缺乏所致,表现为恢复饮食后的上腹饱胀和呕吐,呕吐多在餐后 4~6h,呕吐物为食物或宿食,不含血液,腹胀较急性胃扩张轻,消化道稀钡造影可显示胃蠕动波消失,胃潴留,但多没有严重的胃腔扩张。

(四)治疗

急性胃扩张若早期诊断和治疗,预后良好。及至已发生休克或胃坏死穿孔时,手术死亡率高,早年文献记载可达 75%。暴饮暴食导致的急性胃扩张病死率仍高,可达 20%,早期诊断和治疗是降低病死率的关键。

1.对于手术后急性胃扩张的措施

(1)留置鼻胃管:吸出胃内全部积液,用温等渗盐水洗胃,禁食,并持续胃管减压,至吸出液为正常性质为止,然后开始少量流质饮食,如无潴留,可逐渐增加。

(2)调整体位:目的是解除十二指肠水平部的受压,应避免长时间仰卧位,如病情许可,可采用俯卧位,或将身体下部略垫高。

(3)液体和营养支持:根据实验室检查经静脉液体治疗调整水、电解质和酸碱平衡。恢复流质饮食前进行全肠外营养支持,恢复进食后逐渐减少营养支持剂量。给予充分液体支持,维持尿量正常。

2.对于暴饮暴食所致的急性胃扩张的措施

胃内常有大量食物和黏稠液体,不易用一般胃管吸出,需要使用较粗胃管并反复洗胃才能清除,但应注意避免一次用水量过大或用力过猛而造成胃穿孔。若洗胃无效则需考虑手术治疗,切开胃壁清除内容物后缝合,术后应继续留置胃管减压,并予经静脉液体和营养支持,逐渐恢复流质饮食。

(五)并发症的治疗

对于已出现腹膜炎或疑有胃壁部分坏死的患者,应积极准备后尽早手术治疗。手术方法以简单有效为原则,如胃切开减压、穿孔修补、胃壁部分切除术等。术后应继续留置胃管减压,并予经静脉液体和营养支持,逐渐恢复流质饮食。

第十六节　胃、十二指肠溃疡急性并发症

胃、十二指肠局限性圆形或椭圆形全层黏膜缺损,称为胃十二指肠溃疡,因溃疡形成与胃酸—蛋白酶的消化作用有关,也称为消化性溃疡。大部分消化性溃疡可用药物治愈,药物治疗无效的溃疡患者可导致急性穿孔、出血、幽门梗阻,是胃十二指肠溃疡的主要并发症,也是临床常见的急腹症,通常需要急诊手术处理。手术方式主要有单纯修补术和胃大部切除术。迷走

神经切断曾作为治疗消化性溃疡的一种重要术式,近年来已逐渐被弃用。对于幽门梗阻不能切除原发病灶的患者还可行胃-空场短路手术。

自 1880 年 Mikulicz 实施首例溃疡病穿孔缝合以来,大网膜缝合修补至今仍是最普遍使用的方法。因单纯修补术后溃疡复发率很高,到 20 世纪中期较强调行确定性胃大部切除手术。其后由于幽门螺杆菌(HP)感染与溃疡病关系的确定,又提倡行单纯缝合修补,术后用药物根治 HP,并使用抑酸药物治疗溃疡。

消化性溃疡穿孔后应行单纯缝合还是即时行确定性手术(胃大部切除),目前仍存争论。支持行确定性手术者认为,确定性手术后的溃疡复发率、再手术率均明显低于单纯缝合组,主张穿孔至手术≤6h、腹腔污染不重、无危险因素存在时应行确定性手术。反对者认为单纯缝合后用抑酸加抗 HP 药物治疗,可获得溃疡痊愈,且不带来胃大部切除术后诸多近远期并发症,若药物治疗无效可再行确定性手术。随着损伤控制外科概念和快速康复外科概念的普及,后一观点渐成主流。

对溃疡病穿孔采用腹腔镜手术治疗是近 20 多年来的趋势,1990 年由 Mouret 首次报道,其后有较多报道,均取得较好结果。腹腔镜治疗的优点包括:可明确诊断;便于冲洗腹腔,减少感染;无开腹术的长切口,创伤小;术后止痛药用量少,恢复快等。目前我国已有较多医院开展腹腔镜手术,并在加速普及中,开腹单纯修补仅在不具备条件的基层医院仍是首选方式,但可预期腹腔镜穿孔修补术将成为消化性溃疡穿孔的普遍首选术式。本节将重点介绍腹腔镜胃十二指肠溃疡穿孔修补术,腹腔镜远端胃大部切除术和腹腔镜胃-空场吻合术。

一、病因

胃十二指肠溃疡发病是多因素综合作用的结果,其中最为重要的是胃酸分泌异常、HP 感染和黏膜防御机制破坏。

(1)溃疡只发生在与胃酸相接触的黏膜,十二指肠溃疡患者的胃酸分泌高于健康人,除与迷走神经张力及兴奋性过度增高有关外,与壁细胞数量的增加也有关,此外壁细胞对胃泌素、组胺、迷走神经刺激的敏感性亦增高。

(2)HP 感染与消化性溃疡密切相关,95% 以上的十二指肠溃疡与近 80% 的胃溃疡患者中检出 HP 感染。清除 HP 感染可以明显降低溃疡病复发率。

(3)非甾体消炎药、肾上腺皮质激素、胆汁酸盐、酒精等可破坏胃黏膜屏障,造成 H^+ 逆流入黏膜上皮细胞,引起胃黏膜水肿、出血、糜烂,甚至溃疡。正常情况下,酸性胃液对胃黏膜的侵蚀作用和胃黏膜防御机制处于相对平衡状态,如平衡受到破坏,侵害因子作用增强,胃黏膜屏障等防御因子作用削弱,胃酸、胃蛋白酶分泌增加,最终将导致溃疡。

二、病理生理

(一)穿孔

90% 的十二指肠溃疡穿孔发生在球部前壁,而胃溃疡穿孔 60% 发生在胃小弯,40% 分布于胃窦及其他各部位。急性穿孔后,有强烈刺激性的胃酸、胆汁、胰液等消化液和食物溢入腹腔,引起化学性腹膜炎,导致剧烈腹痛和大量腹腔渗出液。6～8h 后细菌开始繁殖,并逐渐转变为化脓性腹膜炎,病原菌以大肠杆菌、链球菌为多见。由于强烈化学刺激、细胞外液丢失和细菌毒素吸收等因素,患者可出现休克。胃十二指肠后壁溃疡,可穿透全层并与周围组织包裹,形成慢性穿透性溃疡,也可引起广泛的腹膜后感染。

(二)出血

溃疡基底的血管壁被侵蚀而破裂出血,大多数为动脉出血,溃疡基底部血管破裂出血不易自行停止,可引发致命的动脉性出血。引起大出血的十二指肠溃疡通常位于球部后壁,可侵蚀胃十二指肠动脉或胰十二指肠上动脉及其分支。胃溃疡大出血多数发生在胃小弯,出血源自胃左、右动脉及其分支。大出血后血容量减少,血压降低,血流变缓,可在血管破裂处形成血凝块而暂时止血。由于胃肠蠕动和胃十二指肠内容物与溃疡病灶的接触,暂时停止的出血可能再次活动出血,应予高度重视。

(三)幽门梗阻

溃疡引起幽门梗阻有痉挛、炎症水肿和瘢痕三种,前两种情况是暂时、可逆性的,在炎症消退、痉挛缓解后幽门恢复通畅,而瘢痕造成的梗阻是永久性的,需要手术方能解除。瘢痕性幽门梗阻是由溃疡愈合过程中瘢痕收缩所致,最初为部分性梗阻,由于同时存在痉挛或水肿,使部分性梗阻渐趋完全性。初期,为克服幽门狭窄,胃蠕动增强,胃壁肌层肥厚,胃轻度扩大。后期,胃代偿功能减退,失去张力,胃高度扩大,蠕动消失。胃内容物滞留使胃泌素分泌增加,胃酸分泌亢进,胃黏膜呈现糜烂、充血、水肿和溃疡。幽门梗阻病程较长者可出现营养不良和贫血。呕吐引起的水、电解质丢失导致脱水、低钾低氯性碱中毒等。

三、临床表现

(一)穿孔

多数患者有既往溃疡病史,穿孔前数日症状加重,情绪波动、过度疲劳、刺激性饮食或服用皮质激素药物等常为诱发因素。穿孔多在夜间空腹或饱食后突然发生,表现为骤起上腹部刀割样剧痛,迅速波及全腹,患者疼痛难忍,可有面色苍白、出冷汗、脉搏细速、血压下降等表现,常伴恶心、呕吐。疼痛可放射至肩部,当漏出的胃内容物沿右结肠旁沟向下流注时,可出现右下腹痛。当腹腔有大量渗出液稀释漏出的消化液时,腹痛可略有减轻。由于继发细菌感染,出现化脓性腹膜炎,腹痛可再次加重。多数患者在病程初期发热可不明显,但随病情进展体温可逐渐升高。偶尔可见溃疡穿孔和溃疡出血同时发生。溃疡穿孔后病情的严重程度与患者的年龄、全身情况、穿孔部位、穿孔大小和时间,以及是否空腹穿孔密切有关。体检时患者表情痛苦,多采取仰卧微屈膝体位,不愿移动,腹式呼吸减弱或消失;全腹压痛、反跳痛,腹肌紧张呈"板样"强直,尤以右上腹最明显;叩诊肝浊音界缩小或消失,可有移动性浊音;听诊肠鸣音消失或明显减弱。

(二)出血

胃、十二指肠溃疡大出血的临床表现取决于出血量和速度,主要症状是呕血和解柏油样黑便,多数患者只有黑便而无呕血,迅猛的出血则为大量呕血与紫黑血便。呕血前常有恶心,便血前后可有心悸、眼前发黑、乏力、全身疲软,甚至出现晕厥。患者过去多有典型溃疡病史,近期可有服用阿司匹林等情况。如出血速度缓慢则血压、脉搏改变不明显,短期内失血量超过800mL,可出现休克症状,表现为焦虑不安、四肢湿冷、脉搏细速、呼吸急促、血压下降。如血细胞比容在30%以下,出血量已超过1000 mL,患者可呈贫血貌,面色苍白,脉搏增快。腹部体征不明显,腹部可稍胀,上腹部可有轻度压痛,肠鸣音亢进。腹痛严重的患者应注意有无伴发溃疡穿孔。大量出血早期,由于血液浓缩,血象变化不大,以后红细胞计数、血红蛋白值和血细胞比容均呈进行性下降。

(三)幽门梗阻

主要症状为腹痛与反复发作的呕吐。患者最初有上腹膨胀不适并出现阵发性胃收缩痛,伴嗳气、恶心与呕吐。呕吐多发生在下午或晚间,呕吐量大,一次可达 1 000～2 000 mL,呕吐物含大量宿食,有腐败酸臭味,但不含胆汁。呕吐后自觉胃部饱胀改善,故患者常自行诱发呕吐以期缓解症状。常有少尿、便秘、贫血等慢性消耗表现。体检常见营养不良,消瘦,皮肤干燥,弹性消失,上腹隆起,可见胃型,有时有自左向右的胃蠕动波,晃动上腹部可听到振水音。

四、辅助检查

(一)穿孔

实验室检查示白细胞计数增加,血清淀粉酶轻度升高。站立位 X 线检查在 80% 的患者可见膈下新月状游离气体影。CT 检查可提供的直接征象包括胃肠壁连续性中断,局部管壁不规则,境界欠清;间接征象包括腹腔内游离气体,邻近脂肪间隙内有小气泡影,腹腔积液,以及肠系膜、网膜、腹膜密度增高,结构模糊等腹腔炎表现。

(二)出血

大出血时不宜行上消化道钡餐检查,急诊纤维胃镜检查可迅速明确出血部位和病因,出血24h 内胃镜检查阳性率可达 70%～80%,超过48h 则阳性率下降。选择性腹腔动脉或肠系膜上动脉造影也可用于血流动力学稳定的活动性出血患者,可明确病因与出血部位,并可同时进行栓塞、注药等介入治疗。

(三)幽门梗阻

清晨空腹置胃管,可抽出大量酸臭胃液和食物残渣。X 线钡餐检查可见胃腔扩大,胃壁张力减低,钡剂入胃后有下沉现象。正常人胃内钡剂 4h 即排空,如 6h 尚有 1/4 钡剂存留者,提示有胃潴留,24h 后仍有钡剂存留者提示有瘢痕性幽门梗阻。纤维胃镜检查可确定梗阻,并明确梗阻原因。

五、诊断

(一)穿孔

既往有溃疡病史,突发上腹部剧烈疼痛并迅速扩展为全腹疼痛,伴腹膜刺激征等,为上消化道穿孔的特征性表现,结合 X 线检查发现膈下游离气体,诊断性腹腔穿刺抽出液含胆汁或食物残渣,不难做出正确诊断。在既往无典型溃疡病史,十二指肠及幽门后壁溃疡小穿孔,胃后壁溃疡向小网膜腔内穿孔,老年体弱患者反应差,空腹小穿孔等情况下,症状、体征不典型,较难诊断。需与急性胆囊炎、急性胰腺炎、急性阑尾炎等急腹症鉴别诊断。

(二)出血

有溃疡病史,出现呕血与黑便时诊断并不困难。无溃疡病史时,应与应激性溃疡出血、胃癌出血、食管胃底曲张静脉破裂出血、食管炎、贲门黏膜撕裂综合征和胆道出血鉴别。

(三)幽门梗阻

根据长期溃疡病史、特征性呕吐和体征,即可诊断幽门梗阻,但应与下列情况鉴别。

(1)痉挛水肿性幽门梗阻,由活动性溃疡所致,有溃疡疼痛症状,梗阻为间歇性,经胃肠减压和应用解痉制酸药,症状可缓解。

(2)十二指肠球部以下的梗阻病变,如十二指肠肿瘤、胰头癌、十二指肠淤滞症等也可以引起上消化道梗阻,根据呕吐物含胆汁,以及 X 线、胃镜、钡餐检查可助鉴别。

(3)胃窦部与幽门的癌肿可引起梗阻,但病程较短,胃扩张程度轻,钡餐与胃镜活检可明确诊断。

六、保守治疗

(一)穿孔

保守治疗适用于一般情况好,症状体征较轻的空腹穿孔;穿孔超过 24h,腹膜炎已局限的情况;或用水溶性造影剂行胃、十二指肠造影,证实穿孔业已封闭的患者。不适用于伴有出血、幽门梗阻、疑有癌变等情况。治疗措施主要包括:一是持续胃肠减压,减少胃肠内容物继续外漏;二是输液以维持水、电解质平衡,并给予肠外营养支持,三是应用抗生素控制感染;四是经静脉给予 H_2 受体阻断剂或质子泵拮抗剂等制酸药物。非手术治疗 6～8h 后病情仍继续加重,应尽快转手术治疗。非手术治疗后少数患者可出现膈下或腹腔脓肿。痊愈的患者应行胃镜检查排除胃癌,根治 Hp 感染并继续口服制酸剂治疗。

(二)出血

治疗原则是补充血容量,防治失血性休克,尽快明确出血部位,并采取有效止血措施。主要措施如下。

(1)建立可靠畅通的静脉通道,快速滴注平衡盐溶液,同时紧急配血备血,严密观察血压、脉搏、CVP、尿量和周围循环状况,判断失血量以指导补液和输血量。输入液体中晶体与胶体之比以 3∶1 为宜。出血量较大时可输注浓缩红细胞,并维持血细胞比容不低于 30%。

(2)留置鼻胃管,用生理盐水冲洗胃腔,清除血凝块,持续低负压吸引,动态观察出血情况。可经胃管注入 200 mL 含 8mg 去甲肾上腺素的生理盐水溶液,促进血管收缩以利于止血,可每 4～6h 重复一次。

(3)急诊纤维胃镜检查可明确出血病灶,还可同时施行内镜下电凝、激光灼凝、注射或喷洒药物等局部止血措施。检查前必须纠正患者的低血容量状态。

(4)应用抑酸(H_2 受体阻断剂或质子泵拮抗剂)、生长抑素等药物,经静脉或肌内注射蛇毒血凝酶等止血药物。

(三)幽门梗阻

可先行盐水负荷试验,即空腹情况下置胃管,注入生理盐水 700mL,30min 后经胃管回吸,回收液体超过 350mL 提示幽门梗阻。经过 1 周包括胃肠减压、全肠外营养支持以及静脉给予制酸药物治疗后,重复盐水负荷试验,如幽门痉挛水肿明显改善,可以继续保守治疗,如无改善则应考虑手术治疗。术前需要充分准备,包括禁食,留置鼻胃管用温生理盐水洗胃,直至洗出液澄清;纠正贫血与低蛋白血症,改善营养状况;维持水、电解质平衡等。

七、手术治疗

胃、十二指肠溃疡穿孔、出血、幽门梗阻的手术方式主要有单纯修补术、远端胃大部切除术、胃-空场短路术、迷走神经切断术。迷走神经切断术曾作为消化性溃疡治疗的一种重要术式,近年来已逐渐被弃用,尤其在急诊手术时由于腹腔污染、组织水肿,更不适宜行此手术。手术途径有开腹手术和腹腔镜手术两种。

(一)单纯穿孔修补缝合术

优点是操作简便,手术时间短,安全性高。适应证:穿孔时间超出 8h,腹腔内感染及炎症水肿严重,有大量脓性渗出液;以往无溃疡病史,或有溃疡病史但未经正规内科治疗,无出血、梗阻并发症,特别是十二指肠溃疡患者;有其他系统器质性疾病,不能耐受急诊彻底性溃疡手术;穿孔边缘出血。

1.开腹单纯穿孔修补术

采用全身麻醉,平卧位,上腹部正中切口。入腹后吸除腹腔内积液及食物残渣。穿孔多发生在十二指肠球部或胃前壁、小弯侧,将胃向左下方牵拉多可发现穿孔部位。若在前壁未发现穿孔,则应考虑后壁穿孔的可能,需切开胃结肠韧带,将胃向上翻转,检查胃后壁。发现穿孔后,如系胃溃疡疑有恶变时,应先做活组织病理检查。沿胃或十二指肠纵轴,在距穿孔边缘约0.5cm 处用丝线做全层间断缝合。取附近网膜覆盖穿孔处,用修补缝线扎住,结扎缝线时不宜过紧,以免阻断大网膜血液循环而发生坏死。吸尽腹腔积液,若污染严重可用温水冲洗,吸尽后放置腹腔引流管,关腹术毕。

2.腹腔镜下穿孔修补术

患者全麻后取平卧位,双下肢外展。术者立于患者左侧,助手立于患者右侧,扶镜手立于患者两腿间。于脐下缘做 1 cm 切口,向腹腔刺入气腹针,充气并维持气腹压力在 12 mmHg,再经此切口置入 10 mm 套管,插入腹腔镜。在腹腔镜直视下分别于左中腹、左上腹和右中腹置入 3 个 5 mm 套管。

吸除腹腔内积液及食物残渣,探查腹腔,寻找穿孔部位。穿孔多发生在十二指肠球部或胃的前壁、小弯侧,将胃向左下方牵拉便可发现穿孔部位。若肝脏遮盖术野,可用粗缝线将肝左叶暂时悬吊(缝线在脂肪处缝扎一针固定并穿出腹壁)。

十二指肠穿孔可用 2-0 带针缝线沿十二指肠的纵轴,距穿孔边缘约 0.5 cm 处做全层间断缝合。取附近网膜覆盖穿孔处,用修补缝线扎住。如系胃溃疡疑有恶性变时,应先做活组织病理检查,明确诊断。穿孔边缘的陈旧瘢痕组织可用超声刀适当修整后再间断缝合。吸净腹腔积液,大量生理盐水冲洗腹腔直至吸出液澄清。仔细检查无活动性出血后,在盆腔及右肝下各置引流管一根。放尽气腹,逐层缝合脐部套管口,术毕。

(二)远端胃大部切除术

该术式优点是一次手术可同时解决穿孔和溃疡两个问题,手术适应证包括:患者一般情况良好,穿孔在 8h 内,或虽超过 8h 但腹腔污染尚不严重;慢性溃疡病特别是胃溃疡患者,曾行内科治疗,或治疗期间穿孔;十二指肠溃疡穿孔修补术后再穿孔;有幽门梗阻或出血史者。

1.开腹远端胃大部切除术

全麻成功后患者取平卧位,取上腹部正中切口入腹。探查见幽门梗阻。助手将横结肠向足侧牵拉,将胃牵向头侧,并向上提拉,充分展开胃结肠韧带,造成一定张力。沿距大弯侧胃壁3 cm 的无血管区切开胃结肠韧带,进入网膜囊。向右侧分离胃结肠韧带直至十二指肠下方。寻找横结肠系膜前后叶间的分离平面,沿此平面向胰腺下缘分离,在胰头表面幽门下寻找胃网膜右静脉,予以结扎离断。向胃窦方向继续寻找胃网膜右动脉,根部双重结扎并离断。沿胃大弯向左侧继续分离胃结肠韧带,直至脾下极,寻找胃网膜左动静脉,根部双重结扎并离断。

评估切除范围与吻合张力等因素,可选择保留胃短血管或离断胃短血管1~2支。游离出大弯侧胃壁以供离断胃和吻合之用。将胃向足侧牵拉,将肝脏牵向头侧,充分显露胃小弯。离断幽门上血管,从幽门上缘切开肝胃韧带,完成十二指肠的游离。用直线切割闭合器离断十二指肠,十二指肠残端做3~4针浆肌层间断缝合加固。将胃向头侧牵拉并向上提起,充分暴露胃胰襞,游离胃胰襞寻找胃左动静脉,分别结扎、离断。将胃向足侧牵拉,游离胃小弯以备离断胃和吻合之用。沿预定切离线用直线闭合器钉合后,切除远端胃,胃断端闭合线可酌情加强缝合。

2.腹腔镜远端胃大部切除术

(1)体位与套管位置:全麻成功后患者取平卧位,两腿分开。术者立于患者左侧,助手立于患者右侧,扶镜手立于患者两腿之间。监视器需用两台,分置于患者头端两侧。经脐孔穿刺并建立气腹,维持气腹压12 mmHg。套管孔分布采用"弧形五孔法",脐部放置10 mm套管为观察孔,左侧腋前线肋缘下放置12mm套管为主操作孔,脐左侧5cm偏上放置5mm套管为辅助操作孔,右侧腋前线肋缘下放置5mm套管、右锁骨中线脐水平偏上放置10mm套管为助手操作孔。

(2)探查:探查腹腔污染情况,寻找穿孔部位,明确胃病灶大小、部位、胃壁炎症程度,评估吻合条件。探查腹腔有无其他异常,边探查边用吸引器吸净腹腔污染物。

(3)远端胃切除术:用粗缝线悬吊肝脏,以充分显露胃小弯侧。根据穿孔大小,可选择用钛夹夹闭或丝线缝合穿孔处,控制污染物继续溢出,并可控制溃疡出血。助手用肠钳将胃大弯向头侧牵拉,并向上提拉,术者以左手分离钳牵拉胃结肠韧带,造成一定张力,沿距大弯侧胃壁3cm的无血管区用电钩或超声刀打开胃结肠韧带,进入网膜囊。向右侧分离胃结肠韧带直至十二指肠下方,寻找横结肠系膜前后叶间的分离平面,沿此平面向胰腺下缘分离并寻找胃网膜右静脉,血管夹夹闭并离断。向胃窦方向继续寻找胃网膜右动脉,血管夹夹闭并离断。转而沿胃大弯向左侧继续分离胃结肠韧带,直至脾下极,寻找胃网膜左动静脉,结扎并离断。游离出大弯侧胃壁以供离断胃和吻合之用。术者左手钳将胃向足侧牵拉,助手提拉肝胃韧带,于肝十二指肠韧带左侧寻找胃右血管并离断。游离并离断幽门上血管,完成十二指肠的游离。充分暴露胃胰襞,超声刀游离胃胰襞寻找胃左静脉、动脉,分别夹闭并离断。游离胃小弯4~5 cm以备离断胃和吻合之用。有学者认为腹腔镜下B-Ⅰ式吻合操作较复杂,可靠性逊于B-Ⅱ式吻合,故推荐选择后者。用直线切割闭合器离断十二指肠。用2把抓钳固定钳夹胃窦断端和距Treitz韧带15cm处空肠对系膜缘处定位,以备开腹后操作。上腹正中开5cm纵向切口入腹,将胃提出腹腔外,沿预定切离线用直线切割闭合器离断切除远端胃。于残胃大弯远端缝牵引线。提出空肠,在钳夹肠管远端肠壁缝牵引线。利用牵引线将残胃大弯与近端空肠靠近并列,吻合方向通常按"空肠近端对胃大弯,远端对胃小弯"。在距胃断端2 cm大弯侧开一小口,于钳夹空肠处开一小口,将直线切割闭合器的两支分别插入小口中,调整方向后击发完成胃肠吻合。可经胃腔将胃管下拉置入吻合口远端空肠后,双层缝合残留开口,完成B-Ⅱ式吻合。关闭上腹切口,重新建立气腹,冲洗腹腔,检查无活动性出血后,在右肝下置引流管。放尽气腹,关闭腹壁各套管口,术毕。

(三)胃-空场短路吻合术

幽门狭窄梗阻,又无法切除,或者虽可勉强切除,但患者全身情况差,无法耐受者,按照损伤控制外科理念,可行胃-空场短路吻合术。

1.开腹胃-空场短路吻合术

患者全麻,取平卧位。做上腹正中切口约 10 cm 逐层入腹。探查病变部位,梗阻程度,腹腔有无其他异常。选择吻合部位后切开胃结肠韧带,进入网膜囊。向两侧分离胃结肠韧带,游离出大弯侧胃壁以供吻合之用。提起空肠,在距 Treitz 韧带 15 cm 处对系膜缘缝牵引线。在胃大弯侧开一小口,近端空肠对系膜缘开一小口,将直线切割闭合器的两支分别插入,闭合击发后完成胃-空场吻合,双层缝合残留开口。可距胃-肠吻合口 10cm 处加做布朗吻合,以缓解胆汁反流。

2.腹腔镜胃-空场短路吻合术

手术人员站位和套管孔位置同前述腹腔镜远端胃大部切除术。

探查腹腔,寻找病变部位,明确病灶大小、部位、胃壁炎症程度,评估吻合条件。探查腹腔有无其他异常。沿距大弯侧胃壁 3cm 的无血管区用电钩或超声刀切开胃结肠韧带,进入网膜囊。向两侧分离胃结肠韧带,游离出大弯侧胃壁以供吻合之用。助手将胃体向上翻起,术者将距 Treitz 韧带 20cm 处空肠自结肠前拉向胃体后壁。在胃后壁近大弯侧及距 Treitz 韧带 20 cm 处空肠对系膜缘缝牵引线。在牵引线处胃后壁近大弯侧及空肠对系膜缘各开一约 0.5 cm 小孔,分别置入直线切割闭合器的两支(注意勿进入胃肠壁的层次间),牵拉牵引线使胃壁、空肠壁对齐,注意勿夹入肠系膜,闭合击发行胃空肠侧侧吻合(结肠前吻合,空肠输入袢对胃大弯)。在腹腔镜下用 3-0 可吸收缝线连续或间断缝合关闭侧侧吻合后残留的小开口。间断或连续缝合关闭空肠系膜与横结肠系膜之间间隙,以防发生内疝。放尽气腹,关闭腹壁各切口,术毕。

十二指肠后壁溃疡向腹膜后穿孔引起广泛腹膜后感染者,应按十二指肠损伤处理,此类情况临床少见,病情隐匿,且病情重,死亡率高。

八、术后处理

监测生命体征,持续胃肠减压,应用抗生素预防感染,应用抑酸药物,肠外营养支持。鼓励患者早期活动,以助胃肠道功能恢复,并预防深静脉血栓形成。肛门排气后可酌情拔除胃管,渐次恢复流质饮食。使用药物或物理方法协助排痰。保持引流管畅通,每日记录引流量,观察引流液性状,以及时发现吻合口漏、出血等情况,术后48h引流量减少后可拔除。恢复饮食后可改为口服抑酸药治疗,手术 6 周后复查胃镜。

第十七节　十二指肠良性肿瘤

十二指肠良性肿瘤少见,良、恶性比例为 1：(2.6～6.8)。据国内 1747 例与国外 2469 例十二指肠良恶性肿瘤综合统计,十二指肠良性肿瘤分别占 21％与 33％。十二指肠良性肿瘤本身虽属良性,但部分肿瘤有较高的恶变倾向,有的本身就介于良、恶性之间,甚至在镜下均难于鉴别。尤其肿瘤生长的位置常与胆、胰引流系统有密切关系,位置固定,十二指肠的肠腔又相对较窄,因此常常引起各种症状,甚至发生严重并发症而危及生命。由于十二指肠位置特殊,在这些肿瘤的手术处理上十分棘手。

一、十二指肠腺瘤

十二指肠腺瘤是常见的十二指肠良性肿瘤,约占小肠良性肿瘤的 25%。从其发源可分为 Brunner 腺瘤和息肉样腺瘤两种。

(一)Brunner 腺瘤

Brunner 腺瘤系十二指肠黏液腺(Brunner 腺)腺体增生所致,故有人认为它并非真正的肿瘤。该腺体位于十二指肠黏膜下层,可延伸至黏膜固有层,其导管通过 Lieberkuhn 腺陷窝开口于十二指肠腔,分泌含粘蛋白的黏液和碳酸氢盐。此腺体绝大多数位于十二指肠球部,降部和水平部依次减少。

Brunner 腺瘤有 3 种类型。腺瘤样增生:最多见,为单个瘤样物突出肠腔内,有蒂或无蒂,质较硬,呈分叶状。国外报道其直径多不超过 1 cm,国内报道肿瘤均较大,最大达 8 cm。局限性增生:表面呈结节状,多位于十二指肠乳头上部。弥漫性结节增生:呈不规则的多发性小结节,分布于十二指肠的大部分。

Brunner 腺瘤显微镜下所见无明显包膜,由纤维组织、平滑肌分隔成大小不等的小叶结构,可见腺泡、腺管和潘氏细胞,故认为属错构瘤,极少恶变。

1.临床表现

十二指肠 Brunner 腺瘤常无明显临床症状,当肿瘤生长到一定程度可出现上腹部不适、饱胀、疼痛或梗阻,约 45% 病例有上消化道出血,以黑便为主,伴贫血,少有呕血。

2.诊断

十二指肠 Brunner 腺瘤常由上消化道辅助检查发现十二指肠黏膜下隆起性病变,而获得临床诊断,最后确诊常依赖病理组织检查。

常用辅助检查手段为钡餐或气钡双重造影和十二指肠镜。前者见球后有圆形充盈缺损或呈光滑的"空泡征",若为弥漫性结节样增生,则呈多个小充盈缺损,如鹅卵石样改变。十二指肠镜则可见肿瘤位于黏膜下,向肠腔内突出,质较硬,黏膜表面有炎症、糜烂,偶见溃疡,行活体组织病理检查时必须取材较深方能诊断。

3.治疗

理论上 Brunner 腺瘤属错构瘤性质,很少恶变,加之有学者认为 Brunner 腺瘤系胃酸分泌过多的反应,因而认为可经药物治疗消退,或长期追踪。但因于术前很难对 Brunner 腺病定性,而且腺瘤发展到一定大小常致出血、贫血等,绝大多数学者认为仍应手术治疗,特别是对单个或乳头旁局限性增生的腺瘤应予切除。处理方法如下。

(1)肿瘤小且蒂细长者可经内镜切除。

(2)肿瘤较大,基底较宽应经十二指肠切除。

(3)球部肿瘤直径>3 cm,基底宽,切除后十二指肠壁难以修复者,可行胃大部切除。

(4)肿瘤位于乳头周围,引起胆、胰管梗阻或疑有恶变经快速病理检查证实者,应做胰头十二指肠切除。

(二)十二指肠腺瘤性息肉

十二指肠腺瘤多属此类。源于十二指肠黏膜腺上皮,有别于 Brunner 腺瘤。由于腺瘤的结构形态不同,表现各异,预后亦有较大的差异。目前按腺瘤不同结构和形态将其分为 3 类。绒毛状腺瘤:腺瘤内有大量上皮从管腔黏膜表面突起,呈绒毛状或乳头状,表面如菜花样,基底部、质软、易出血,恶变率高达 63%,临床较少见。管状腺瘤:较多见,肿瘤多数较小、有蒂、质较硬,肿瘤内以管腔为主,少见绒毛状上皮,恶变率较低,约 14%。管状绒毛状腺瘤:其形状结构和恶变率居前两者之间。

1.临床表现

早期多无症状,肿瘤发展到一定大小则可有上腹部不适、隐痛等胃十二指肠炎表现。较长病史者可出现贫血,大便隐血阳性,其中尤以绒毛状腺瘤表现突出。位于乳头部腺瘤可因阻塞胆总管而致黄疸,或诱发胰腺炎。较大的肿瘤可致十二指肠梗阻,但较罕见。

2.诊断

同其他十二指肠肿瘤诊断方法一样,依赖于十二指肠低张造影和十二指肠镜检查,前者表现为充盈缺损;后者则可见向肠腔突起的肿块、呈息肉样或乳头状,病理学检查常可明确诊断。

B 超及 CT 等检查对诊断较大的腺瘤也有一定参考价值。

值得注意的是:十二指肠腺瘤可伴发于家族性息肉、Gardner 综合征等,因而对十二指肠腺瘤做出诊断的同时,应了解结肠等其他消化道有无腺瘤存在。

3.治疗

十二指肠腺瘤被认为是十二指肠腺癌的癌前期病变,恶变率高。因此,一旦诊断确定应争取手术治疗。具体方法如下。

(1)经内镜切除:适用于单发较小、蒂细长、无恶变可能的腺瘤。蒂较宽、肿瘤较大则不宜采用。应注意电灼或圈套切除易发生出血和穿孔。切除后复发率为 28%~43%,故应每隔半年行内镜复查,1~2 年后每年复查 1 次。

(2)经十二指肠切除:适用于基底较宽、肿瘤较大经内镜切除困难者。乳头附近的肿瘤亦可采用此法。切除后同样有较高的复发率,要求术后内镜定期随访。

手术方法如下:切开十二指肠侧腹膜(kocher 切口),游离十二指肠,用双合诊方法判断肿瘤部位和大小,选定十二指肠切开的部位,纵向切开相应部位侧壁至少 4cm,显露肿瘤并切取部分肿瘤行术中快速病理切片检查。如肿瘤位于乳头附近,则经乳头逆行插管以判断肿瘤与乳头和胆管的关系,如有黄疸则应切开胆总管,经胆管内置管以显露十二指肠乳头。注意切除肿瘤时距瘤体外周 0.3~0.5cm 切开黏膜,于肌层表面游离肿瘤。乳头附近肿瘤常要求连同瘤和乳头一并切除,因而应同时重做胆胰管开口。其方法如下:在胆管开口前壁切断 Oddi 括约肌,用两把蚊式钳夹住胆管和胰管开口相邻处,在两钳之间切开约 0.5 cm,分别结扎缝合,使胆、胰管出口形成一共同通道,细丝线间断缝合十二指肠黏膜缘与胆、胰管共同开口处的管壁,分别于胆管和胰管内插入相应大小的导管,以保证胆汁、胰液引流通畅,亦可切开胆总管,内置T 管,下壁穿过胆管十二指肠吻合口达十二指肠,胰管内置管,经 T 形管引出体外,缝合十二指肠切口,肝下置引流,将胃肠减压管前端置入十二指肠。本法虽然术后胆胰管开口狭窄、术后胰腺炎、十二指肠瘘等并发症较少,但切除范围有限。

(3)胃大部切除:适用于球部腺瘤,蒂较宽,周围有炎症,局部切除后肠壁难以修复者。

(4)胰头十二指肠切除:适用于十二指肠乳头周围单个或多发腺瘤,或疑有恶变者。十二指肠良性肿瘤是否应行胰头十二指肠切除术尚有争议。

二、其他十二指肠良性肿瘤

十二指肠良性肿瘤有的前面已经提到(如平滑肌瘤、脂肪瘤等),有的十分罕见(如神经源性肿瘤、错构瘤、纤维瘤、内分泌肿瘤等),以及一些组织的异位等在本节中不再阐述。

(一)十二指肠血管瘤(肉瘤)

血管瘤90%以上见于空肠与回肠,十二指肠少见,通常来自黏膜下血管丛。多数为很小的息肉状肿瘤,呈红色或紫血色,向肠腔内突出,可单发,也可多发,可呈局限性生长,也可弥漫性分布可分为3型。Ⅰ型毛细血管瘤:无包膜,呈浸润性生长,在肠黏膜内呈蕈状突起的鲜红色或仅呈暗红色或紫红色斑。Ⅱ型海绵状血管瘤:由扩张的血窦构成,肿瘤切面呈海绵状。Ⅲ型混合型血管瘤:常并发出血,在诊断与治疗上均感棘手。极少数血管瘤可恶变为血管肉瘤。

血管肉瘤亦来自十二指肠的血管组织,除了能转移外,临床表现与血管瘤相似,但血管肉瘤的血管丰富,易向黏膜生长而形成溃疡与出血。

(二)十二指肠纤维瘤(肉瘤)

纤维瘤好发于回肠黏膜,十二指肠纤维瘤很少见,常为单发,也可多发。由肠黏膜纤维组织发生的良性肿瘤,也可发生在黏膜下、肌层、浆膜下。外观呈结节状,有包膜、界限清楚的肿瘤,切面呈灰白色,可见编织状的条纹,质地韧。镜下由胶原纤维和纤维细胞构成,其间是血管和其周围少量疏松的结缔组织。瘤组织内纤维排列成索状,纤维间含有血管的细胞,一般不见核分裂象。纤维肉瘤镜下瘤细胞大小不一,呈梭形或圆形,分化程度差异很大,瘤细胞核大深染,核分裂象多见,生长快,预后不佳。术后易复发。

临床表现:主要症状为腹痛、恶心、呕吐、食欲不振、消瘦等,偶可发生梗阻与出血。

十二指肠肿瘤可引起严重并发症,少数可发生恶变,故一旦确诊,应以手术治疗为主。切除率一般可达98%以上,切除方案应根据病灶所在十二指肠的部位、大小、形态、肿瘤的类型而定,一般肿瘤较小且距十二指肠乳头有一定的距离时,可行局部肠壁楔形切除,或局部摘除,有学者主张经十二指肠将肿瘤做黏膜下切除;肿瘤较大或多发性者,可行部分肠段切除术;肿瘤累及壶腹部或有恶变倾向时,应行部分十二指肠切除术。术中一定要注意将切除的肿瘤标本送冰冻切片检查,才能根据病理结果确定切除的范围。对十二指肠小的、单发的、带蒂的良性肿瘤可在内镜下用圈套器切除,或用微波、激光凝固摘除。

第十八节　十二指肠恶性肿瘤

本节主要讨论的十二指肠恶性肿瘤指原发于十二指肠组织结构的恶性肿瘤,即原发性十二指肠恶性肿瘤,较少见,国外报道尸检发现率为 0.02%～0.05%,约占胃肠道恶性肿瘤的

0.35%,但小肠肿瘤以十二指肠发生率最高,约占全部小肠肿瘤的41%。其中恶性肿瘤多于良性肿瘤,前后两者比例约为6.8:1。

一、十二指肠腺癌

十二指肠腺癌是指起源于十二指肠黏膜的腺癌。其发病率国外文献报道占十二指肠恶性肿瘤的80%,占全消化道恶性肿瘤的1%偏低。国内报道占十二指肠恶性肿瘤的65%左右,占全消化道肿瘤的0.3%,占小肠恶性肿瘤的25%～45%。好发于50～70岁,男性稍多于女性。笔者查阅中南大学湘雅二医院病历资料,近10年来仅发现十二指肠腺癌18例,占同期内十二指肠恶性肿瘤的70%左右。

(一)病因病理

目前对十二指肠腺癌的病因不甚清楚。胆汁和胰腺中分泌出来的可能是致癌原的一些物质,如石胆酸等二级胆酸,对肿瘤的形成起促进作用。十二指肠腺癌与下列疾病有关:家族性息肉病、Gardner 和 Turcot 综合征、Von Reeklinghausen 综合征、Lynch 综合征、良性上皮肿瘤如绒毛状腺瘤等。另有报道其与溃疡或憩室的恶变以及遗传等因素也有一定关系。

根据癌瘤发生的部位可将十二指肠腺癌分为壶腹上段、壶腹段(不包括发生于胰头、壶腹本身及胆总管下段的癌)及壶腹下段。以发生于壶腹周围者最多,约占50%。其次为壶腹下段,壶腹上段最少。十二指肠癌大体形态分为息肉型、溃疡型、环状溃疡型和弥漫浸润型,以息肉型多见,约占60%,溃疡型次之。镜下所见多属乳头状腺癌或管状腺癌,位于十二指肠乳头附近以息肉型乳头状腺癌居多,其他部位多为管状腺癌,呈溃疡型或环状溃疡型,溃疡病灶横向扩展可致十二指肠环形狭窄。

(二)分期

国内对十二指肠腺癌尚未进行详细分期,其分期方法多沿引美国癌症联合会制订的分期法,即:临床分期为第 I 期,肿瘤局限于十二指肠壁;第 II 期,肿瘤已穿透十二指肠壁;第 III 期,肿瘤有区域淋巴结转移;第 IV 期,肿瘤有远处转移。

TNM 分期为:

T:原发肿瘤。

T_0:没有原发肿瘤证据。

T_{is}:原位癌。

T_1:肿瘤侵犯固有层或黏膜下层。

T_2:肿瘤侵犯肌层。

T_3:肿瘤穿破肌层浸润浆膜或穿过无腹膜覆盖的肌层处(如系膜或后腹膜处)并向外浸润$\leqslant$2cm。

T_4:肿瘤侵犯毗邻器官和结构,包括胰腺。

N:局部淋巴结。

N_0:无局部淋巴结转移。

N_1:局部淋巴结有转移。

M:远处转移。

M_0:无远处转移。

M_1:有远处转移。

(三)临床表现

早期症状一般不明显,或仅有上腹不适、疼痛、无力、贫血等。其症状、体征与病程的早晚及肿瘤部位有关。根据文献统计,常见症状、体征分别如下。

1.疼痛

多类似溃疡病,表现为上腹不适或钝痛,进食后疼痛并不缓解,有时疼痛可向背部放射。

2.厌食、恶心、呕吐

此类消化道非特异性症状在十二指肠腺癌的发生率为 30%～40%,如呕吐频繁,呕吐内容物多,大多是由肿瘤逐渐增大堵塞肠腔、引起十二指肠部分或完全梗阻所致。呕吐内容物是否含有胆汁可判别梗阻部位。

3.贫血、出血

贫血、出血为最常见症状,其出血主要表现为慢性失血,如大便隐血、黑便;大量失血则可呕血。

4.黄疸

黄疸系肿瘤阻塞壶腹所致,此种肿瘤引起黄疸常因肿瘤的坏死、脱落而使黄疸波动,常见于大便隐血阳性后黄疸也随之减轻;另外黄疸常伴有腹痛。以上两点有别于胰头癌常见的进行性加重的无痛性黄疸。

5.体重减轻

此种症状亦较常见,但进行性体重下降常预示治疗效果不佳。

6.腹部包块

肿瘤增长较大或侵犯周围组织时,部分病例可扪及右上腹包块。

(四)诊断、鉴别诊断

由于本病早期无特殊症状、体征,故诊断主要依赖于临床辅助检查,其中十二指肠低张造影和纤维十二指肠镜是术前确诊十二指肠肿瘤的主要手段。

十二指肠低张造影是首选的检查方法,如行气钡双重造影可提高诊断率。因癌肿形态不同,其 X 线影像有不同特征,一般可见部分黏膜粗、紊乱或皱襞消失,肠壁僵硬。亦可见息肉样充盈缺损、龛影、十二指肠腔狭窄。壶腹部腺癌与溃疡引起的壶腹部变形相似,易误诊。十二指肠纤维内镜检查因难窥视第 3、4 段,故可能遗漏诊断。临床可采用超长内镜或钡餐弥补其不足。镜下见病变部位黏膜破溃,表面附有坏死组织。如见腺瘤顶部黏膜粗糙、糜烂,应考虑癌变,对可疑部位需取多块组织行病理检查,以免漏诊。

B超、超声内镜和 CT 检查可见局部肠壁增厚,并可了解肿瘤浸润范围、深度、周围区域淋巴结有无转移,以及肝脏等腹内脏器情况。

对上述检查仍未能确诊者,行选择性腹腔动脉和肠系膜上动脉造影,有助于诊断。

由于发生在壶腹部癌可原发于十二指肠壁黏膜、胰管或胆管,而来源部位不同,其预后可能不同,因此,Dauson 和 Connolly 对肿瘤产生的粘蛋白进行分析来提示肿瘤组织来源,唾液粘蛋白来自真正的壶腹的肿瘤是胆管上皮和十二指肠黏膜的特征,中性黏蛋白是 Bruner 腺特征性分泌蛋白;硫酸粘蛋白则主要由胰管产生。

需与十二指肠腺癌相鉴别的疾病繁多,但根据主要临床征象不同,考虑不同疾病的鉴别:一是表现为梗阻性黄疸者,需与其鉴别的常见疾病有胰头癌、胆管癌、胆管结石、十二指肠降部憩室等;二是表现为呕吐或梗阻者,则需与十二指肠结核、溃疡病幽门梗阻、环状胰腺、肠系膜上动脉综合征相鉴别;三是消化道出血者,需与胃、肝胆系、结肠、胰腺、右肾和腹膜后等肿瘤相鉴别;四是上腹隐痛者,需与溃疡病、胆石症等相鉴别。

(五)治疗

十二指肠腺癌原则上应行根治切除术,其术式可根据癌肿的部位和病期选用十二指肠节段切除或胰头十二指肠切除等术式。对于不能切除的肿瘤可采用姑息性胆肠引流或胃肠引流等术式。据文献报道,20 世纪 90 年代以后,十二指肠腺癌而行胰头十二指肠切除率上升至62%～ 90%,使术后 5 年生存率达到 25%～60%。由于胰头十二指肠切除符合肿瘤手术治疗、整块切除和达到淋巴清除的原则,同时有良好的治疗效果,目前已基本被公认为治疗十二指肠癌的标准术式。现将几种常用术式及注意事项介绍如下。

1.胰头十二指肠切除术

十二指肠腺癌手术时,淋巴结转移率为 50%～65%,尽管很多医者认为淋巴结阳性并不影响术后生存率,但胰头十二指肠切除因其能广泛清除区域淋巴结而倍受推崇。随着手术技巧的提高和围术期管理的加强,胰头十二指肠切除术后死亡率降至 10%以下。胰头十二指肠切除术包括保留幽门和不保留幽门两种基本术式,应根据肿瘤所在部位和生长情况加以选择。但应注意的是:十二指肠腺癌行胰头十二指肠切除术后较之胰腺或胆管病变行胰头十二指肠切除有更高的并发症发生率,如胰漏等,其机制可能与软胰结构即胰腺质地正常、胰管通畅有关。一般认为,原发十二指肠癌行胰头十二指肠切除术应注意下列各点。一是采用套入式法的胰空肠端端吻合为好。特别是胰管不扩张者更为适宜。二是十二指肠肿瘤侵及胰腺钩突部机会较少。因此,处理钩突部时在不影响根治的原则下,可残留薄片胰腺组织贴附于门静脉,较有利于手术操作;另外,分离其与门静脉和肠系膜上静脉间细小血管支时,不可过度牵拉,避免撕破血管或将肠系膜上动脉拉入术野将其损伤。门静脉保留侧的血管支需结扎牢固,采用缝合结扎更加妥善。三是不伴梗阻性黄疸者,胆胰管常不扩张。因此,经胆管放置细 T 形管引流,其横臂一端可经胆肠吻合口放入旷置的空肠襻内,另一端放在近侧胆管,有助于减少胆肠、胰肠吻合口瘘的发生。四是伴有营养不良、贫血、低蛋白血症者,除考虑短期 TPN 治疗外,术中宜于空肠内放置饲食管(经鼻或行空肠造瘘置管)备术后行肠内营养,灌注营养液或(和)回收的消化液如胆、胰液等,颇有助于术后患者的恢复。五是对高龄或伴呼吸系统疾病者,应行胃造瘘术。六是术后应加强防治呼吸系统并发症,尤其是肺炎、肺不张等,采用有效的抗生素,鼓励咳嗽和床上活动等措施。

2.节段性十二指肠管切除术

本术式选择适当,能达到根治性切除的目的,其 5 年生存率不低于胰头十二指肠切除术的效果,且创面小,并发症少,手术死亡率低。此术式主要适用于水平部、升部早期癌,术前及术中仔细探查,必须确定肠壁浆膜无浸润,未累及胰腺,区域淋巴结无转移。充分游离十二指肠外侧缘,切断十二指肠悬韧带,游离十二指肠水平部和升部,切除包括肿瘤在内的十二指肠段及淋巴引流区域组织,在肠系膜上血管后方将空肠远侧端拉至右侧,与十二指肠降部行端端吻合。若切除较广泛,不可能将十二指肠行端端吻合时,也可行 Roux-en-Y,即空肠、十二指肠和空肠、空肠吻合术。

3.乳头部肿瘤局部切除术

对肿瘤位于乳头部的高龄患者或全身情况欠佳不宜行胰头十二指肠切除术者,可行乳头部肿瘤局部切除术。手术要点如下。

(1)纵向切开胆总管下段,探查并明确乳头及肿瘤的部位。通过胆总管切口送入乳头部的探条顶向十二指肠前壁做标志,在其上方 1 cm 处切开做一长 5 cm 的纵向切口,也可做横行切口,在肠腔内进一步辨认乳头和肿瘤的关系。

(2)在十二指肠后壁乳头肿瘤上方,可见到胆总管的位置,在牵引线支持下,距肿瘤约 1cm 处切开十二指肠后壁和胆总管前壁,并用细纯丝线将两者的近侧切端缝合,其远侧切端亦予以缝合做牵引乳头部肿瘤。用相同的方法,距肿瘤 1 cm 的周边行边切开边缝合十二指肠后壁和胆总管,直至将肿瘤完整切除。大约在 12 点至 3 点方向可见胰管开口,分别将其与胆总管和十二指肠后壁缝合,在切除肿瘤的过程中,小出血点可缝扎或用电凝止血。切除肿瘤后,创面需彻底止血。

(3)经胰管十二指肠吻合口置一口径适宜、4～5 cm 长的细硅胶管,纳入胰管内支撑吻合口,并用可吸收缝线将其与胰管缝合一针固定。经胆总管切口置 T 管,其横壁一端置入近侧肝管,另一端伸向并通过胆总管十二指肠吻合口,入十二指肠腔内,起支撑作用。横行缝合十二指肠前壁切口和胆总管切口,T 管从后者引出。

(4)切除胆囊,放置腹腔引流管关腹。

(5)乳头部肿瘤局部切除,不仅要求完整切除肿瘤,而且边缘不残留肿瘤组织,应行冰冻切片检查协助诊断。

(6)在完成胆总管、胰管与十二指肠后壁吻合之后,如果已放置 T 管,可不必再行胆总管十二指肠侧侧吻合术。但应保留 T 形管 3～6 个月以上。

(7)术后应加强预防胰瘘、胆瘘、胰腺炎和出血等并发症。使用生长抑素、H_2 受体阻滞药等。编者曾有 1 例十二指肠乳头部腺癌经局部切除后 3 年复发,再次手术局部切除后共生存近 5 年。

4.胃大部分切除术

对十二指肠球部的早期癌,病灶靠近幽门可采用本术式。注意切缘必须距肿瘤 2cm 以上,不要误伤周围重要结构。放疗、化疗对十二指肠腺癌无显著疗效,个别报道化疗能延长存活时间,可在术中或术后配合使用。

(六)预后

十二指肠腺癌总的预后较胰头癌与胆总管下段癌等好。其手术切除率 70% 以上,根治性切除后 5 年生存率为 25%～60%。但不能切除的十二指肠癌预后差,生存时间一般为 4～6 个月,几乎无长期生存病例。而十二指肠癌根据发生的部位不同其预后亦有差异,一般认为发生于十二指肠第三、四段的腺癌预后比发生于第一、二段者预后好,其原因认为有如下三点。①生物学特征不同,第三、四段肿瘤生物学特征表现为中肠特性而第一、二段表现为前肠特性。②第三、四段肿瘤临床发现常相对较早,即使肿瘤虽已突破固有肌层,但常不侵犯周围器官而仅侵及周围脂肪组织。③第三、四段腺癌由于可行肠段切除而手术死亡率低。有很多资料显示，十二指肠腺癌预后与淋巴结阳性与否、肿瘤浸润的深度、组织学分化程度及性别等无关。但有胰腺等侵犯，被认为是导致局部复发和致死的原因。

二、十二指肠类癌

类癌是消化道低发性肿瘤，仅占消化道肿瘤的 $0.4\%\sim1.8\%$，而十二指肠类癌发病率更低，仅占全胃肠类癌的 1.3%，占小肠类癌的 5%。十二指肠第二段多见，第一段次之。

(一)病理

十二指肠类癌是起源于肠道肠嗜铬细胞，能产生多种胺类激素肽，是胺前体摄取和脱羧肿瘤，属神经内分泌肿瘤范畴。肿瘤一般较小，单发或多发。随肿瘤增长可出现恶性肿瘤浸润生长的特征，诸如浸润和破坏黏膜、肌层，继而侵及浆膜和周围脂肪结缔组织、淋巴管和血管。十二指肠类癌一般属于低度恶性肿瘤，生长缓慢。转移较少，最常见的转移部位是肝脏，其次是肺。判断类癌的良、恶性不全取决于细胞形态，主要取决于有无转移。一般认为肿瘤的转移与其大小有关，肿瘤小于 1 cm 者转移率为 2%，$1\sim2$ cm 者转移率为 50%，超过 2 cm 者则 $80\%\sim90\%$ 有转移。

十二指肠类癌多发生于降部黏膜下，质硬、表面平滑，易发生黏膜浅表溃疡。肿瘤切面呈灰白色，置于甲醛溶液固定后转为鲜黄色。如肿瘤呈环形浸润可引起十二指肠肠腔狭窄；位于十二指肠乳头附近者可压迫胆管出现黄疸；若向浆膜外生长，则可浸润周围脏器。

(二)临床表现

十二指肠类癌一方面有十二指肠肿瘤的共同表现，如黑便、贫血、消瘦、黄疸或十二指肠梗阻症状；另一方面由于类癌细胞分泌多种具有生物活性的物质，如 5-HT、血管舒张素、组胺、前列腺素、生长抑素、胰高糖素、胃泌素等，当这些生物活性物质进入血循环时，尤其是类癌肝转移时这些生物活性物质直接进入体循环，可出现类癌综合征，表现为发作性面、颈、上肢和躯干上部皮肤潮红和腹泻等。腹泻严重时有脱水、营养不良、哮喘，甚至出现水肿、右心衰竭等。但应注意的是：个别绒毛管状腺瘤患者也可分泌 5-羟色胺，使 5-HIAA(5-羟基吲哚乙酸)升高，从而产生中肠型类癌症。

(三)诊断

胃肠钡剂造影和纤维十二指肠镜检查有助于诊断，但 X 线和镜检所见有时难以与腺癌鉴别，需行活体组织病理检查。

测定 24h 尿 5-HI AA 排出量是目前诊断类癌和判定术后复发的重要依据之一。类癌患者排出量超过正常 $1\sim2$ 倍，类癌综合征患者排出量更高。

B 型超声和 CT 检查主要用于诊断有无肝脏或腹腔淋巴转移灶。

(四)治疗

以手术治疗为主。局部切除适用于 <1 cm、远离十二指肠乳头的肿瘤，如肿瘤较大呈浸润性发生，或位于十二指肠乳头周围，应行胰头十二指肠切除术。

对类癌肝转移，可在切除原发灶同时切除转移灶。肝内广泛转移者可行肝动脉结扎或栓塞治疗。

类癌综合征病例可用二甲麦角新碱和磷酸可待因控制症状，前者易引起腹膜后纤维化。

腹泻难以控制可用对氯苯丙氨酸,每日 4.0g,但可能引起肌肉痛和情绪低落。广泛转移病例可用阿霉素、5-FU、长春碱、氨甲蝶呤、环磷酰胺等,可有一定疗效。最近研究表面链佐星疗效最好,单独用赛庚啶亦有疗效。放疗可缓解骨转移所引起的疼痛,但不能使肿瘤消退。

三、十二指肠恶性淋巴瘤

原发性十二指肠恶性淋巴瘤是指原发于十二指肠肠壁淋巴组织的恶性肿瘤,这有别于全身恶性淋巴瘤侵及肠道的继发性病变。Dawson 提出原发性小肠恶性淋巴瘤的 5 项诊断标准:一是未发现体表淋巴结肿大;二是白细胞计数及分类正常;三是 X 线胸片无纵隔淋巴结肿大;四是手术时未发现受累小肠及肠系膜区域淋巴结以外的病灶;五是肝、脾无侵犯。原发性小肠恶性淋巴瘤发病率的地区差异很大,在中东国家的发生率甚高,但在美国仅占小肠恶性肿瘤的 1%,而我国的小肠恶性淋巴瘤占小肠恶性肿瘤的 20%～30%。据国内 1389 例小肠恶性淋巴瘤统计,发生于十二指肠者有 218 例,占 15.7%,国外 908 例中有 102 例,占 11.2%。虽然恶性淋巴瘤占全部小肠恶性肿瘤的一半以上,但其主要发生于回肠,约占 47%,其次为空肠,十二指肠少见。

(一)病理

原发性十二指肠恶性淋巴瘤起源于十二指肠黏膜下淋巴组织,可向黏膜层和肌层侵犯,表现为息肉状或为黏膜下肿块或小肠管纵轴在黏膜下弥漫性浸润,常伴有溃疡。肿瘤常为单发,少有多发。按组织学形态可分为淋巴细胞型、淋巴母细胞型、网织细胞型、巨滤泡型以及 Hodgkin 病。按大体病理形态可分为:①肿块型或息肉型;②溃疡型;③浸润型;④结节型。按组织学类型可分为:霍奇金病与非霍奇金淋巴瘤两大类,以后者最多见。转移途径可经淋巴道、血运以及直接蔓延,淋巴结转移较腺癌为早。

(二)临床表现

原发性十二指肠恶性淋巴瘤好发于 40 岁左右,比其他恶性肿瘤发病年龄较轻,男女发病率比例为(1～3):1。该病在临床上表现无特异性,可因肿瘤的类型和部位而异。Noqvi(1969)提出临床病理分期标准:Ⅰ期,病灶局限,未侵犯淋巴结;Ⅱ期,病灶局限,已侵犯淋巴结;Ⅲ期,邻近器官组织受累;Ⅳ期,有远处转移。

1.腹痛

腹痛大多由肠梗阻,肿瘤的膨胀、牵拉,肠管蠕动失调,肿瘤本身的坏死而继发感染,溃疡、穿孔等因素所致。腹痛为该病的最常见症状,据国内资料统计,发生率约为 65% 以上。出现较早,轻重不一,隐匿无规律,呈慢性过程。初起为隐痛或钝痛,随病情的发展逐渐加重,转为阵发性挛性绞痛,晚期疼痛呈持续性,药物不能缓解。腹痛多数位于中腹部、脐周及下腹部,有时可出现在左上腹或剑突下。一旦肿瘤穿孔而引起急性腹膜炎时,可出现全腹剧痛。

2.肠梗阻

肿瘤阻塞肠腔或肠壁浸润狭窄均可引起肠梗阻。临床常见的症状,出现较早。多为慢性、部分性梗阻,反复发作恶心、呕吐,进餐后加重。乳头部以上梗阻者,呕吐物中不含胆汁;乳头部以下梗阻者,呕吐物中含大量胆汁。腹胀不明显。

3.腹部肿块

因有 60%～70% 的肿瘤直径超过 5 cm,大者有 10 cm 以上,故临床上据国内资料统计约

25.5％的患者可扪及腹部包块,有的以该病为主诉。

4.黄疸

因恶性肿瘤侵犯或阻塞胆总管开口部或因转移淋巴结压迫胆总管而引起梗阻性黄疸。黄疸发生率远远低于腺癌。大约为2％。

5.肠穿孔与腹膜炎

因肿瘤侵犯肠壁发生溃疡,坏死、感染而致穿孔,急性穿孔引起弥漫性腹膜炎,慢性穿孔可以引起炎性包块、脓肿、肠瘘。在十二指肠恶性淋巴瘤中的发生率为15％～20％,北京协和医院统计发生率为19.4％,比其他恶性肿瘤发生率高。

6.其他

十二指肠恶性淋巴瘤尚可出现上消化道出血、消瘦、贫血、腹泻、乏力、食欲下降、发热等一些非特异性临床表现。

(三)诊断与鉴别诊断

该病的早期诊断十分困难,往往被误诊为胃十二指肠炎、消化性溃疡、慢性胰腺炎、胆管疾病等。经常延误诊断超过数月之久。误诊率可高达70％～90％。具体原因分析:一是缺乏特异性临床表现;二是医师对该病的认识不足,甚至缺乏这方面的知识,故警惕性不高;三是该病往往以急症就诊,常被急腹症的临床表现所掩盖;四是该病的诊断方法,尤其在基层医院常常没有有效的诊断手段。出现未能查明原因的发热、恶心、呕吐、食欲下降、消瘦、贫血、肠道出血、上腹部疼痛、慢性肠梗阻等临床表现时,应警惕有该病的可能性,而进行各项检查。

1.实验室检查

缺乏特异性,可能出现红细胞数与血红蛋白量下降,呕吐物与大便隐血试验阳性。

2.X线检查

X线平片可能显示十二指肠梗阻的X线表现,或软组织块影。胃肠道钡餐双重对比造影对十二指肠肿瘤的诊断准确率达42％～75％,主要表现为十二指肠黏膜皱襞变形、破坏、消失、肠壁僵硬,充盈缺损、龛影或环状狭窄。十二指肠恶性淋巴瘤X线表现更具有一定特征。因该病破坏肌层中肠肌神经丛,故肠管可能出现局限性囊样扩张,呈动脉瘤样改变,肠壁增厚,肠管变小,呈多发性结节状狭窄。十二指肠低张造影,更有利于观察黏膜皱襞的细微改变,使其诊断准确率提高到93％左右。

3.内腔镜检查

十二指肠镜对该病可以直接进行观察病灶的大小、部位、范围、形态等,同时可进行摄像、照相、刷检脱落细胞和活检以获病理确诊。

4.其他

B型超声、CT和DSA等对该病的诊断有一定作用,但价值不大。

(四)治疗

该病应以手术治疗为主,手术有诊断与治疗的双重作用。国内报告原发性十二指肠恶性肿瘤的手术率约为60％。手术方案根据该肿瘤所在部位、病变的范围而决定。可以考虑局部切除,但应行胰十二指肠根治性切除。

该病对放疗和化疗有不同程度的敏感性。故术前和术后可以配合进行。疗效优于单纯手术治疗。一般放疗的剂量为 40 Gy(4 000 rad)左右。化疗一般采用 CTX、VCR、ADM、MTX、PCB 及泼尼松等药组成的各种联合化疗方案。

四、十二指肠平滑肌肉瘤

十二指肠平滑肌肉瘤是起源于十二指肠黏膜肌层或固有肌层或肠壁血管壁的肌层肿瘤，根据其组织学特征，分为平滑肌瘤、平滑肌肉瘤和上皮样平滑肌瘤(或称平滑肌母细胞肌瘤)，后者罕见。平滑肌瘤和平滑肌肉瘤分别居十二指肠良、恶性肿瘤发病率的第二位，但也有统计认为淋巴瘤发生率稍高于平滑肌肉瘤者。由于临床上平滑肌瘤和平滑肌肉瘤表现无明显差异，大体观难以区别其性质，因而列入一并讨论。

(一)病理

十二指肠平滑肌肉瘤根据其生长方式可分为腔外型、腔内型、腔内外型和壁间型等四型。平滑肌肉瘤主要见于腔外型、腔内外型。平滑肌肉瘤的特点是肿瘤较大，瘤内易发生出血、坏死、囊变，形成多个内含黄色液体的囊腔，若囊内继发感染，破溃后与肠腔相通形成假性憩室，若向腹腔破溃、穿孔则形成局限性脓肿。区分良恶性肿瘤缺乏统一标准。一般认为肿瘤直径大于 10 cm 或已有转移者，可诊断为肉瘤；直径大于 8 cm、质脆、血供丰富者，肉瘤可能性大。

术中快速切片病理检查有时难以正确判定其良、恶性，应以石蜡切片观察核分裂象的数目作为诊断的主要依据，判定标准有如下几种。

(1)每个高倍镜视野下核分裂象多于 2 个则为恶性。

(2)每 10 个高倍镜视野下核分裂象超过 5 个为肉瘤。

(3)每 25 个高倍镜视野下核分裂象为 1～5 个为低度恶性，多于 5 个为肉瘤。

(4)镜下有不典型核分裂象，核的多形性和染色深是肉瘤的基本特征。

(5)每 25 个高倍镜视野下核分裂象数≥4 个，圆形核超过 20％为肉瘤。平滑肌瘤能否恶变尚不清楚。上皮样平滑肌瘤的大多数瘤细胞呈圆形或多边形，胞质内有空泡或核周有透明区，以此可与平滑肌瘤和平滑肌肉瘤鉴别。以往认为上皮样平滑肌瘤属良性肿瘤，有恶性趋向，现认为此型肿瘤存在良性和恶性两种，恶性较少，后者多向肝转移或腹膜种植。平滑肌肉瘤多向肝转移或腹腔瘤床种植。少有淋巴转移。

(二)临床表现

十二指肠平滑肌肿瘤所产生的症状、体征与其他十二指肠良、恶性肿瘤相似，但以出血、腹部肿块较为突出。有统计肉瘤的出血发生率约为 80％，肌瘤约为 50％，可为少量、持续或间歇大出血，出血与否和出血程度与肿瘤大小无直接关系。肿块多在右上腹，表面较光滑，硬或囊性感，活动度差，个别肿块可在右下腹触及。

(三)诊断

十二指肠平滑肌肿瘤首选的检查方法如下。

(1)胃肠道钡剂造影，其 X 线特征视肿瘤生长方式和大小而异。腔内型肿瘤可表现为表面光滑、边界清楚的充盈缺损，如形成溃疡则于充盈缺损部有龛影；腔外型肿瘤见十二指肠受压，黏膜皱襞紊乱；如肿瘤破溃与肠腔相通时，有巨大憩室征。

(2)十二指肠内镜检查可见肠壁外压性改变或黏膜下隆起病变，黏膜糜烂。十二指肠降部以下病变易被漏诊，活检亦因取材受限，难以明确诊断。

（3）CT 检查在十二指肠部位有边界清楚的实质性肿块影,若肿瘤内有对比造影剂和气体,更有助于诊断。增强扫描为中等血供或血供较丰富的肿瘤,应与胰头部肿瘤鉴别。

（四）治疗

该病一旦确诊,即使肿瘤局部复发,或转移病灶,均应积极手术探查,不应轻易放弃手术机会。力争根治性切除,对于晚期的或复发的病例,只要全身情况和局部解剖条件许可,即可积极做姑息性切除或其他手术,这样可以延长生存期,有时甚至可以达到意想不到的效果。其手术方案应根据肿瘤大小、生长部位和生长方式决定。局部切除仅适用于十二指肠外侧壁腔外型肌瘤。由于肉瘤术后复发主要是瘤床和腹腔内肿瘤种植,因此,术中避免瘤体包膜破裂是预防复发的关键之一。术毕于瘤床部位可用蒸馏水浸泡和冲洗。胰头十二指肠切除术适用于较大或位于十二指肠乳头周围的肿瘤。

平滑肌肉瘤肝转移病灶的边界较清楚可沿肿块边缘切除。若有多个转移灶局限于一叶,宜于肝叶切除。对不能切除的肝转移灶,可行肝动脉插管和门静脉插管化疗。笔者遇到 1 例 46 岁的男性患者,因十二指肠平滑肌肉瘤（约 4cm 直径）同时右肝后叶有一直径 5cm 的转移灶,而行肉瘤所在十二指肠段的切除以及不规则的右肝后叶切除,术后 3 年因肿瘤复发,再次行肝肿瘤切除,痊愈出院。

五、十二指肠脂肪瘤（肉瘤）

临床上十二指肠脂肪瘤与脂肪肉瘤表现无明显差异,大体观乃至镜下均难以区别其性质,因而列入一并讨论。脂肪瘤（肉瘤）来自原始间叶组织,多发生于腹膜后。小肠脂肪瘤占整过消化道脂肪瘤的 50％以上,占小肠良性肿瘤的 20％,发病率次于平滑肌瘤,60％发生于回肠,十二指肠与空肠各占 20％左右,多见于老年人,男性略多于女性。

脂肪瘤外观呈黄色,质软,有一层极薄的外膜,有油脂样光泽,瘤组织分叶规则,并有纤维组织间隔存在。其镜下结构与正常脂肪组织基本一样,有包膜。脂肪肉瘤极少数由脂肪瘤恶变而来,而且一开始即具有恶性特征。肉眼观大体标本差异较大,有的似一般脂肪瘤,有的呈鱼肉样外观或黏液样外观。镜下组织学分类有:分化良好型;黏液样型;圆形细胞型;多形性脂肪瘤等四型。十二指肠脂肪瘤（肉瘤）早期无特异性临床表现,根据肿瘤的大小、部位、范围而异,有肠梗阻、腹痛、黄疸、呕吐、食欲下降,乏力、消瘦等不同表现,少有肠套叠与出血的发生。绝大多数患者是通过消化道钡餐检查或十二指肠镜发现肿瘤的。有学者曾遇到 1 例十二指肠脂肪瘤,患者曾在当地施行局部切除,8 个月后又因肿瘤复发而致十二指肠梗阻并出现黄疸,故行胰十二指肠切除,病理诊断为十二指肠脂肪肉瘤,术后恢复良好,现已生存 4 年多,尚未见复发与转移。

第十九节　　十二指肠内瘘

十二指肠内瘘是指在十二指肠与腹腔内的其他空腔脏器之间形成的病理性通道,开口分别位于十二指肠及相应空腔脏器。十二指肠仅与单一脏器相沟通称单纯性十二指肠内瘘,与

2 个或以上的脏器相沟通则称为复杂性十二指肠内瘘。前者临床多见,后者较少发生。内瘘时十二指肠及相应空腔脏器的内容物可通过该异常通道相互交通,由此引起感染、出血体液丧失(腹泻呕吐)水电解质紊乱、器官功能受损以及营养不良等一系列改变。

先天性十二指肠内瘘极为罕见,仅见少数个案报道十二指肠可与任何相邻的空腔脏器相沟通形成内瘘,但十二指肠胆囊瘘是最常见的一种类型,据统计其发生率占十二指肠内瘘的 44%~83%,十二指肠胆总管瘘占胃肠道内瘘的 5%~25%。韦靖江报道胆内瘘 72 例,其中十二指肠胆总管瘘,占 8.3%(6/72)。其次为十二指肠结肠瘘,十二指肠胰腺瘘发生罕见。

一、病因

十二指肠内瘘形成的原因较多,如先天发育缺陷医源性损伤、创伤、疾病等。在疾病中,可由十二指肠病变所引致,如十二指肠憩室炎,亦可能是十二指肠毗邻器官的病变所造成的,如慢性结肠炎胆结石等。一组资料报道,十二指肠内瘘最常见的病因是医源性损伤其次是结石、开放性和闭合性损伤。肿瘤、结核、溃疡病、克罗恩病及放射性肠炎等病理因素低于 10%。

(一)先天因素

真正的先天性十二指肠内瘘极为罕见,仅见少数个案报道。许敏华等报道 1 例先天性胆囊十二指肠内瘘,术中见十二指肠与胆囊间存在异常通道,移行处黏膜均光滑,无瘢痕。

(二)医源性损伤

医源性损伤引起的十二指肠内瘘一般存在于十二指肠与胆总管之间,多由胆管手术中使用硬质胆管探条探查胆总管下端所致,因解剖上胆总管下端较狭小,探查时用力过大穿破胆总管和十二指肠壁,形成胆总管十二指肠乳头旁瘘。薛兆祥等报道 8 例胆管术后发生胆总管十二指肠内瘘,原因均是胆总管炎性狭窄,胆管探条引入困难而强行探查。这提示对胆总管炎性狭窄行胆总管探查术时使用探条应慎重,不可暴力探查,以减少医源性损伤。再者,胆总管 T 形管引流时,T 形管放置位置过低、置管时间过长、T 形管压迫十二指肠壁致缺血、坏死、穿孔,引起胆总管十二指肠内瘘,亦属于医源性损伤。樊献军等报道 2 例胆管术后 T 形管压迫十二指肠穿孔,胆总管 T 形管引流口与十二指肠穿孔处形成十二指肠内瘘。由此提示:胆总管 T 形管引流时位置不宜放置过低,或者在 T 形管与十二指肠之间放置小块大网膜并固定、隔断,以免压迫十二指肠,造成继发性损伤。

(三)结石

十二指肠内瘘常发生于十二指肠与胆管系统间,大多数是被胆石穿破的结果。90% 以上的胆囊十二指肠瘘、胆总管十二指肠瘘、胆囊十二指肠结肠瘘,均来自慢性胆囊炎、胆石症。内瘘多在胆、胰十二指肠汇合区,与胆管胰腺疾病有着更多关系。胆囊炎、胆石症的反复发作导致胆囊或胆管与其周围某一器官之间的粘连,是后来形成内瘘的基础。在粘连的基础上,胆囊内的结石压迫胆囊壁引起胆囊壁缺血、坏死、穿孔,并与另一器官相通形成内瘘。胆囊颈部是穿孔形成内瘘最常见部位之一,这与胆囊管比较细小、胆囊受炎症或结石刺激后强烈收缩、颈部承受压力较大有关。胆囊炎反复发作时最常累及的器官是十二指肠、结肠和胃,当胆管系统因炎症与十二指肠粘连,胆石即可压迫十二指肠造成肠壁的坏死、穿孔、自行减压引流,胆石被排到十二指肠,从而形成胆囊十二指肠瘘、胆总管十二指肠瘘、胆囊十二指肠结肠瘘。这种因结石嵌顿、梗阻、感染导致十二指肠穿孔自行减压形成的内瘘,常常是机体自行排石的一种特殊过程,或视为胆结石的一种并发症,有时可引起胆石性肠梗阻。

(四)消化性溃疡

十二指肠的慢性穿透性溃疡,常因慢性炎症向邻近脏器穿孔而形成内瘘,如溃疡位于十二指肠的前壁或侧壁者可穿入胆囊,形成胆囊十二指肠瘘。而溃疡位于十二指肠后壁者穿入胆总管,引起胆总管十二指肠瘘,十二指肠溃疡亦可向下穿入结肠引起十二指肠结肠瘘,或胆囊十二指肠结肠瘘。也有穿透性幽门旁溃疡所形成的胃、十二指肠瘘,或肝门部动脉瘤与十二指肠降部紧密粘连向十二指肠内破溃而导致大出血的报道,它亦是一种特殊的十二指肠内瘘。因抗分泌药对十二指肠溃疡的早期治疗作用,由十二指肠溃疡引起的十二指肠内瘘目前临床上已十分少见。

(五)恶性肿瘤

恶性肿瘤引起的十二指肠内瘘亦称为恶性十二指肠内瘘,主要是十二指肠癌浸润结肠肝曲或横结肠,或结肠肝区癌肿向十二指肠的第三、四段浸润穿孔所致。Hersheson 收集 37 例十二指肠结肠瘘,其中 19 例起源于结肠癌。近年国内有报道十二指肠结肠瘘是结肠癌的少见并发症,另外十二指肠或结肠的霍奇金病,或胆囊的癌肿也可引起十二指肠内瘘。随着肿瘤发病率的增高,由恶性肿瘤引起十二指肠内瘘的报道日益增多。

(六)炎性疾病

因慢性炎症向邻近脏器浸润穿孔可形成内瘘。炎性疾病包括十二指肠憩室炎、克罗恩病溃疡性结肠炎、放射性肠炎及肠道特异性感染,如腹腔结核等均可引起十二指肠结肠瘘或胆囊十二指肠结肠瘘。

二、发病机制

先天性十二指肠内瘘的病理改变:异常通道底部为胆囊黏膜,颈部为十二指肠腺体上方 0.5 cm,可见胆囊腺体与十二指肠腺体相移行,证实为先天性异常。王元和谭卫林报道 2 例手术证实的先天性十二指肠结肠瘘均为成年女性。内瘘瘘管都发生在十二指肠第三部与横结肠之间。鉴于消化系统发生的胚胎学研究,十二指肠后 1/3 与横结肠前 2/3 同属中肠演化而来。因此从胚胎发生学的角度来分析,如果中肠在胚胎发育过程中发生异常,则形成这类内瘘是完全有可能的。

三、检查

(一)实验室检查

选择做血、尿、便、常规生化及电解质检查。

(二)其他辅助检查

1.X 线检查

X 线检查包括腹部透视、腹部平片和消化道钡剂造影。

(1)腹部透视和腹部平片:有时可见胆囊内积气,是诊断十二指肠内瘘的间接依据,但要与产气杆菌引起的急性胆囊炎相鉴别。十二指肠肾盂(输尿管)瘘时,腹部平片可见肾区有空气阴影和不透 X 线的结石(占 25%～ 50%)。

(2)消化道钡剂造影:消化道钡剂造影能提供内瘘存在的直接依据,可显示十二指肠内瘘瘘管的大小、走行方向、有无岔道及多发瘘。上消化道钡剂造影可见影像有以下几种。

胃、十二指肠瘘:胃幽门管畸形及与其平行的幽门管瘘管。

十二指肠胆囊瘘:胆囊或胆管有钡剂和(或)气体,瘘管口有黏膜征象。以前者更具诊断意义。此外,胆囊造瘘时不显影也为间接证据之一。

十二指肠结肠瘘:结肠有钡剂充盈。

十二指肠胰腺瘘:钡剂进入胰腺区域。

下消化道钡剂灌肠:可发现钡剂自结肠直接进入十二指肠或胆管系统,对十二指肠结肠瘘的正确诊断率可达 90% 以上。做结肠气钡双重造影,可清楚地显示瘘管的位置,结合观察显示的黏膜纹,有助于鉴别十二指肠结肠瘘、空肠结肠瘘、结肠胰腺瘘和结肠肾盂瘘。

(3)静脉肾盂造影:十二指肠肾盂(输尿管)瘘患者行此检查时,因病肾的功能遭到破坏,常不能显示瘘的位置,但从病肾的病变可提供瘘的诊断线索;并且治疗也需要通过造影来了解健肾的功能,所以仍有造影的意义。

2.超声、CT、MRI 检查

可从不同角度不同部位显示肝内外胆管结石及消化道病变的部位、范围及胆管的形态学变化,而对十二指肠内瘘的诊断只能提供间接的诊断依据。如胆管积气、结肠瘘浸润十二指肠等。

3.ERCP 检查

内镜可直接观察到十二指肠内瘘的瘘口,同时注入造影剂,可显示瘘管的走行大小等全貌,确诊率可达 100%,是十二指肠内瘘最可靠的诊断方法。

4.内镜检查

(1)肠镜检查:可发现胃肠道异常通道的开口,并做鉴别诊断。十二指肠镜进入十二指肠后见黏膜呈环形,皱襞柔软光滑,乳头位于十二指肠降段内侧纵行隆起的皱襞上,一般瘘口位于乳头开口的上方,形态多呈不规则的星状形,无正常乳头形态及开口特征。当瘘口被黏膜覆盖时不易被发现,但从乳头开口插管,导管可从瘘口折回至肠腔,改从乳头上方瘘口插管,异常通道显影而被确诊,此时将镜面靠近瘘口观察,可见胆汁或其他液体溢出。内镜下十二指肠内瘘应注意与十二指肠憩室相鉴别,憩室也可在十二指肠乳头附近有洞口,但边缘较整齐,开口多呈圆形,洞内常有食物残渣,拨开残渣后能见到憩室底部导管向洞内插入即折回肠腔注入造影剂可全部溢出,同时肠道内可见到造影剂,而无异常通道显影。一组资料报道 47 例胆总管十二指肠内瘘同时合并十二指肠憩室 5 例,有 1 例乳头及瘘口均位于大憩室的腔内,内镜检查后立即服钡剂检查,证实为十二指肠降段内侧大憩室纤维结肠镜检查对十二指肠结肠瘘可明确定位,并可观察瘘口大小,活组织检查以确定原发病灶的性质为选择手术方式提供依据。

(2)腹腔镜检查:亦可作为十二指肠内瘘诊断及治疗的手段且有广泛应用前景。

(3)膀胱镜检查:疑有十二指肠肾盂(输尿管)瘘时,此检查除可发现膀胱炎征象外,尚可在病侧输尿管开口处看到有气泡或脓性碎屑排出;或者经病侧输尿管的插管推注造影剂后摄片,可发现十二指肠内有造影剂。目前诊断主要依靠逆行肾盂造影,将近 2/3 的患者是阳性。

5.骨炭粉试验

口服骨炭粉,15~40min 后有黑色炭末自尿中排出。此项检查仅能肯定消化道与泌尿道之间的内瘘存在,但不能确定瘘的位置。

四、临床表现

十二指肠瘘发生以后,患者是否出现症状,应视与十二指肠相通的不同的空腔脏器而异。与十二指肠相交通的器官不同,内瘘给机体带来的后果亦不同,由此产生的症状常因被损害的器官的不同而差异较大,如十二指肠胆管瘘是以胆管感染为主要病变,故临床以肝脏损害症状为主;而十二指肠结肠瘘则以腹泻呕吐、营养不良等消化道症状为主。

(一)胃、十二指肠瘘

胃、十二指肠瘘可发生于胃与十二指肠球部横部及升部之间,几乎都是由于良性胃溃疡继发感染、粘连,继而穿孔破入与之粘连的十二指肠球部,或因胃穿孔后形成局部脓肿,继而破入十二指肠横部或升部。胃、十二指肠瘘形成后,对机体的生理功能干扰不大,一般多无明显症状。绝大部分患者都因长期严重的溃疡症状而掩盖了瘘的临床表现;少数患者偶尔发生胃输出道梗阻。

(二)十二指肠胆囊瘘

十二指肠胆囊瘘症状颇似胆囊炎,如嗳气、恶心呕吐、厌食油类、消化不良,有时有寒战高热、腹痛出现黄疸而酷似胆管炎、胆石症的表现。有时表现为十二指肠梗阻,也有因胆石下行到肠腔狭窄的末端回肠或回盲瓣处而发生梗阻,表现为急性机械性肠梗阻症状。如为癌症引起,则多属晚期,其症状较重,且很快出现恶病质。

(三)十二指肠胆总管瘘

通常只出现溃疡病的症状,有少数可发生急性化脓性胆管炎而急诊入院。

(四)十二指肠胰腺瘘

十二指肠胰腺瘘发生之前常先有胰腺脓肿或胰腺囊肿的症状,故可能追问出有上腹部肿块的病史。其次,多数有严重的消化道出血症状。手术前不易明确诊断。Berne 和 Edmondson 认为消化道胰腺瘘具有 3 个相关的临床经过,即胰腺炎后出现腹内肿块及突然出现严重的胃肠道出血,应警惕内瘘的发生;腹内肿块消失之时,常为内瘘形成之日,这个经验可供诊断时参考。

(五)十二指肠结肠瘘

良性十二指肠结肠瘘常有上腹部疼痛、体重减轻、乏力、胃纳增大、大便含有未消化的食物或严重的水泻。有的患者伴有呕吐,可闻到呕吐物中的粪臭,结合既往病史有诊断意义。内瘘发生的时间,据统计从 1 周到 32 周,多数(70％以上)患者至少在内瘘发生 3 个月才被确诊而手术。内瘘存在时间越长,症状就越突然,后果也越严重。先天性十二指肠结肠瘘最突出的症状是腹泻,往往自出生即出现,病史中查不到腹膜炎、肿瘤和腹部手术的有关资料。由于先天性内瘘在十二指肠一侧开口位置较低而且内瘘远端不存在梗阻,故很少发生粪性呕吐与腹胀。如无并发症,则不产生腹痛。要注意与非先天性良性十二指肠结肠瘘的区别。若为恶性肿瘤浸润穿破所造成的十二指肠结肠瘘,除了基本具备上述症状外,病情较重,恶化较快,常同时又有恶性肿瘤的相应症状。

(六)十二指肠肾盂(输尿管)瘘

十二指肠肾盂(输尿管)瘘临床上可先发现有肾周围脓肿,即病侧腰痛局部有肿块疼痛向大腿或睾丸放射,腰大肌刺激征阳性。以后尿液可有气泡,或者尿液混浊,或有食物残渣,以及尿频、尿急、尿痛等膀胱刺激症状。如果有突然发生水样、脓性腹泻同时伴有腰部肿块的消失，往往提示内瘘的发生。此时腰痛减轻，也常有脱水及血尿。此外尚有比较突出的消化道症状如恶心、呕吐和厌食，肾结石自肛门排出甚为罕见，未能得到及时治疗者呈慢性病容乏力和贫血，有时可以引起明显的脓毒血症，患者始终有泌尿道的感染症状，有的患者有高氯血症的酸中毒。宁天枢等曾报道 1 例先天性输尿管十二指肠瘘并发尿路蛔虫病，患者自 4 岁起发病到 18 岁就诊止，估计自尿道排出蛔虫达 400 条左右，该例经手术证实且治愈。原武汉医学院附属第一医院泌尿外科报道 1 例 5 岁男性右输尿管十二指肠瘘的患者，也有排蛔虫史，由于排蛔虫，首先想到的是膀胱低位肠瘘，很容易造成误诊。该例手术发现不仅右输尿管上段与十二指肠间有一瘘管，而且右肾下极 1cm 处有一交叉瘘管与十二指肠降部相通，实为特殊。故对尿路蛔虫病的分析不能只局限于膀胱低位肠瘘的诊断。

五、并发症

(1)感染是最常见的并发症，严重者可发生败血症。

(2)合并水、电解质紊乱。

(3)出血、贫血亦是常见并发症。

六、诊断

对十二指肠内瘘，术前诊断较为困难，因为大部分十二指肠内瘘缺乏特征性表现，漏诊率极高。有学者报道 10 例胆囊十二指肠内瘘，术前诊断 7 例为胆囊炎胆囊结石，3 例诊断为肠梗阻。提高十二指肠内瘘的正确诊断率，应注意以下几个方面。

(一)病史

正确详细的既往史、现病史是临床诊断的可靠信息来源，有下列病史者应考虑有十二指肠内瘘存在的可能。

(1)既往有反复发作的胆管疾病史，尤其是曾有胆绞痛黄疸后又突然消失的患者。

(2)既往彩超或 B 超提示胆囊内有较大结石，近期复查显示结石已消失，或移位在肠腔内。

(3)长期腹痛、腹泻、消瘦、乏力，伴程度不等的营养不良。

(二)辅助检查

十二指肠内瘘诊断的确定常需要借助影像学检查，如 X 线检查、彩超或 B 超、CT、MRI、ERCP 等，能提供直接的或间接的影像学诊断依据，或内镜检查发现胃肠道异常通道的开口等即可明确诊断。

七、治疗

十二指肠内瘘的治疗分为非手术治疗和手术治疗，如何选择争议较大。

(一)非手术治疗

鉴于部分十二指肠内瘘可以自行痊愈，加之部分十二指肠内瘘可以长期存在而不发生症状，目前多数学者认为只对有临床症状的十二指肠内瘘行手术治疗，方属合理。一组资料报道 13 年行胆管手术 186 例，术后发生 8 例胆总管十二指肠内瘘(4.7%)，经消炎、营养支持治疗，6 例内瘘治愈(75%)，仅有 2 例经非手术治疗不好转而改行手术治疗而治愈。非手术治疗包括纠正水、电解质紊乱，选用有效足量的抗生素控制感染，积极的静脉营养支持，必要时可加用生长激素。严密观察生命体征及腹部情况,如临床表现不好转应转手术治疗。

(二)手术治疗

在输液(建立两条输液通道)、输血、抗感染等积极抗休克与监护下施行剖腹探查术。

1.胃、十二指肠瘘

根据胃溃疡的部位和大小,做胃大部分切除术及妥善地缝闭十二指肠瘘口,疗效均较满意。若瘘口位于横部及升部,往往炎症粘连较重,手术时解剖、显露瘘口要特别小心避免损伤肠系膜上动脉或下腔静脉。Webster 推荐在解剖、显露十二指肠瘘口之前,先游离、控制肠系膜上动脉和静脉,这样既可避免术中误伤血管,又可减轻十二指肠瘘口的修补张力。

2.十二指肠胆囊瘘

术中解剖时应注意十二指肠胆囊瘘管位置有瘘口短而较大的直接内瘘,也有瘘管长而狭小的间接内瘘。由于粘连多,解剖关系不易辨认,故宜先切开胆囊,探明瘘口位置与走向,细致地游离,才不致误伤十二指肠及其他脏器,待解剖完毕后,切除十二指肠瘘口边缘的瘢痕组织,再横行缝合十二指肠壁。若顾虑缝合不牢固者,可加用空肠浆膜或浆肌片覆盖,然后探查胆总管是否通畅,置 T 管引流,最后切除胆囊。对瘘口较大或炎性水肿较重者,应做相应的十二指肠或胃造口术,进行十二指肠减压引流,以利缝合修补的瘘口愈合,术毕须放置腹腔引流。

3.十二指肠胆总管瘘

单纯性的由十二指肠溃疡并发症引起的十二指肠胆总管瘘可经非手术治疗而痊愈。对经常发生胆管炎的病例或顽固的十二指肠溃疡须行手术治疗,否则内瘘不能自愈。较好的手术方法如下:迷走神经切断胃次全切除的胃空肠吻合术。十二指肠残端的缝闭,可采用 Bancroft 法。十二指肠胆总管无须另做处理,胃内容改道后瘘管可以自行闭合。如有胆管结石、胆总管积脓,则不宜用上述手术方法。应先探查胆总管,胆管内结石、积脓、食物残渣等均须清除、减压,置 T 形管引流;或者待十二指肠与胆总管分离后分别修补十二指肠和胆总管的瘘孔,置 T 管引流,另外做十二指肠造口减压。切除胆囊,然后腹腔安置引流。

4.十二指肠胰腺瘘

关键在于胰腺脓肿或囊肿得到早期妥善的引流,及时解除十二指肠远端的梗阻再加上营养支持,则十二指肠胰腺瘘均能获得自愈。因胰液侵蚀肠壁血管易造成严重的消化道出血。如非手术治疗无效,应及时进行手术,切开十二指肠壁,用不吸收缝线缝扎出血点。

5.十二指肠结肠瘘

有学者曾报道 1 例因溃疡穿孔形成膈下脓肿所致的十二指肠结肠瘘,经引流膈下脓肿后,瘘获得自愈。结核造成内瘘者,也有应用抗结核治疗后而痊愈的报道,但大多数十二指肠结肠瘘内瘘(包括先天性),均需施行手术治疗。由于涉及结肠,术前须注意充分的肠道准备与患者全身状况的改善。良性的可做单纯瘘管切除,分别做十二指肠和结肠修补,缝闭瘘口,倘瘘口周围肠管瘢痕较重或粘连较多,要行瘘口周围肠切除和肠吻合术。将位于十二指肠第三部的内瘘切除后,有时十二指肠壁缺损较大,则修补时应注意松解屈氏韧带,以及右侧系膜上血管在腹膜后的附着处,保证修补处无张力。必要时应用近段空肠襻的浆膜或浆肌覆盖修补十二指肠壁的缺损。由十二指肠溃疡引起者,只要患者情况允许宜同时做胃次全切除术。先天性者,有多发性瘘的可能,因此手术时要认真而仔细地探查,防止遗漏。因结肠癌浸润十二指肠而引起恶性内瘘者,视具体情况选择根治性手术或姑息性手术。

(1)根治性手术:Callagher 曾介绍以扩大的右半结肠切除术治疗位于结肠肝曲恶性肿瘤所致的十二指肠结肠瘘。所谓的扩大右半结肠切除,即标准右半结肠切除加部分性胰十二指肠切除,然后改建消化道。即行胆总管(或胆囊)-空肠吻合,胰腺-空肠吻合(均须分别用橡皮管或塑料管插管引流),胃-空场吻合,回肠-横结肠吻合术。

(2)姑息性手术:对于无法切除者,可做姑息性手术。即分别切断胃幽门窦横结肠、末端回肠,再分别闭锁胃与回肠的远端,然后胃-空场吻合,回肠-横结肠吻合与空肠输出襻同近侧横结肠吻合。无论是根治性或姑息性手术,术中均需安置腹腔引流。

6.十二指肠肾盂(输尿管)瘘

(1)引流脓肿:伴有肾周围脓肿或腹膜后脓肿者,须及时引流。

(2)排除泌尿道梗阻:如病肾或输尿管有梗阻应设法引流,可选择病侧输尿管逆行插管或暂时性肾造口术。经上述治疗,有少数瘘管可闭合自愈。

(3)肾切除和瘘修补术:病肾如已丧失功能或者是无法控制的感染而健肾功能良好,可考虑病肾的切除,以利内瘘的根治。采用经腹切口,以便同时做肠瘘修补。因慢性炎症使肾周围粘连较多,解剖关系不清,故对术中可能遇到的困难要有充分的估计并做好相应准备,包括严格的肠道准备。十二指肠侧瘘切除后做缝合修补,并做十二指肠减压,腹腔内和腹膜外的引流。

(4)十二指肠输尿管瘘多数需将病肾和输尿管全切除。如仅在内瘘的上方切除肾和输尿管,而未切除其远侧输尿管,则瘘可持续存在。少数输尿管的病变十分局限,肾未遭到严重破坏,则可考虑做病侧输尿管局部切除后行端端吻合术。术后须严密观察病情,继续应用有效的抗生素,给予十二指肠减压。

第二十节　胃、十二指肠憩室

一、胃憩室

胃憩室可分类为真性和假性两类。对外科医生而言,在手术时区分这两类是非常明显的,但 X 线检查却会引起诊断困难。

假性胃憩室通常是由于良性溃疡造成深度穿透或局限性穿孔。其他因素包括坏死性肿瘤和粘连向外牵张等。这些胃憩室的壁可能不包含任何可辨认的胃壁。

真性的胃憩室较假性少见。可能会有多发性的,通常憩室壁由胃壁的所有层次组成。病因不确定,可能是先天性的。在所有的胃肠憩室病例报告中,真性胃憩室约占 3%。

(一)发生率

有文献报道 412 例真性胃憩室,其中的 165 例是在 380 000 例常规钡餐检查中发现的,发生率为 0.04%。然而在 Meerhof 系列报道中,在 7 500 例常规 X 线钡餐检查中,发现 30 例憩室,发生率为 0.4%。尽管两组发生率相差 10 倍,但不可能代表胃憩室发生率的真正差异,可能与小的病灶易被疏漏及检查者经验等因素有关。

(二)病理

胃憩室以发生在右侧贲门的后壁为多见。在 Meorof 的报道中,部分患者是属于近贲门的胃憩室,其余的多为近幽门的胃憩室。Patmer 报道所收集的 342 例胃憩室中,259 例在胃远端的后壁(73%),31 例在胃窦,29 例在胃体,15 例在幽门,8 例在胃底。胃憩室大小差异很大,通常直径为 1~6 cm,呈囊状或管状。胃腔和憩室间孔大的可容纳 2 个指尖,最小的只能用极细的探针探及。多数孔径为 2~4 cm。开口的大小与并发症有关,宽颈开口憩室内容物不滞留,并发症发生率较低;腔颈较小者,食物残渣易滞留和细菌过度繁殖,可能引发炎症。另外,憩室开口小者钡剂难以进入憩室腔内,X 线钡餐检查不易发现。

(三)临床表现与并发症

憩室可能发生在任何年龄,但最常发生在 20~60 岁的成年人。Palmer 组,成年人占80%。儿童通常是真性憩室,且易发生并发症。大部分胃憩室是无症状的,有时在一些患者中,充满食物残渣的胃大憩室会引起上腹部胀感及不适,但在缺乏特殊的并发症者,手术切除憩室后很少能减缓症状。胃憩室并发症罕见。由于内容物滞留和细菌过度繁殖可导致急性憩室炎,严重时会发生穿孔。炎症致局部憩室壁黏膜和血管糜烂,可引起出血和便血。穿孔伴出血则导致血腹。有个案报告成年人胃憩室造成幽门梗阻。罕见的是,憩室内出现恶性肿瘤、异物和胃石。

(四)诊断

除发生并发症外,大部分胃憩室无任何症状,故多系在上消化道疾病检查时偶然发现的。在没有其他病理情况时发现憩室较困难。

憩室在上部胃肠道钡餐检查中表现为胃腔的突出物,周围平整圆滑,对照剂有时聚集在囊袋底部,当患者站立时,囊内上部有空气。发生于胃前壁或胃后壁的憩室很容易被忽视,除非使用气钡双重对比造影技术,并取患者头低位或站立位进行检查。小憩室可被误认为穿透性胃溃疡,反之亦然。两者的区分取决于病变的部位,由于近贲门溃疡是少见的。其他运用钡餐进行鉴别诊断的包括:贲门癌、贲门裂隙疝、食管末端憩室和皮革样胃。

患者口服对照造影剂 CT 扫描通常能显示憩室。若不给予对照剂,或憩室没有对照物填充,CT 结果会与肾上腺肿瘤相似。内镜对鉴别诊断是最有价值的。

(五)治疗

仅显示有憩室存在并非手术切除的指征。经常显现模糊的消化不良症状,而无其他异常或憩室的并发症,则手术治疗不会减轻患者的症状。手术仅适应于有并发症时,如发生憩室炎或出血,或合并其他病灶出现者。当诊断不能确定,剖腹探查是最后手段。

(六)手术方法

手术由憩室部位和有无合并病灶而定。

若憩室近贲门,游离胃左侧大网膜,以显露近胃食管孔的后方,小心分离粘连、胃壁和胰腺,显露分离憩室,需要时可牵引憩室以利显露,切除憩室、残端双层缝合。

若剖腹探查时不易发现憩室时,可钳闭胃窦,经鼻胃管注入盐水充盈胃,可能易于发现。

胃小弯和大弯侧憩室做 V 形切除,缝合裂口。幽门窦的憩室可施行部分胃切除术治疗,若合并胃部病灶时尤其适合。

二、十二指肠憩室

消化道憩室最常见的部位是结肠,其次为小肠,而小肠憩室最常发生于十二指肠,即十二指肠憩室。最早在 1710 年由法国病理学家 Chome 报道,1913 年 Case 首先用 X 线钡剂造影发现十二指肠憩室,1914 年 Bauer 对 1 例产生梗阻症状的十二指肠憩室行胃-空场吻合术,1915 年 Forsell 和 Key 首次切除 1 例经 X 线检查出的十二指肠憩室。根据目前的文献统计,十二指肠憩室的钡剂造影检出率为 1%～6%,内镜检出率为 12%～27%,尸检检出率更高,为15% ～22%。

(一)病因

憩室产生的确切原因尚不清楚,多认为因先天性肠壁局限性肌层发育不全或薄弱,在肠内突然高压,或长期持续、或反复压力增高时,肠壁薄弱处黏膜及黏膜下层突出形成憩室。肠壁外炎症组织形成的粘连瘢痕牵拉亦可导致憩室发生。故不同类型的憩室,其产生原因也有所不同。

1.先天性憩室

非常少见,为先天性发育异常,出生时即存在。憩室壁的结构包括肠黏膜、黏膜下层及肌层,与正常肠壁完全相同,又称为真性憩室。

2.原发性憩室

部分肠壁存在先天性解剖缺陷,因肠内压增高而使该处肠黏膜及黏膜下层向外突出形成憩室。罕见的黏膜和黏膜下层向内突出形成十二指肠腔内憩室,多位于乳头附近,呈息肉样囊袋状。此种憩室壁的肌层组织多缺如或薄弱。

3.继发性憩室

多由十二指肠溃疡瘢痕收缩或慢性胆囊炎粘连牵拉所致,故均发生在十二指肠球部,又称为假性憩室。

(二)病理生理

十二指肠憩室多数可终身没有症状,也没有病理改变,仅在并发憩室炎症或出血时出现相应病理变化和临床症状。

1.好发部位

十二指肠憩室以单发性多见,多发罕见。原发性憩室 70% 位于十二指肠降部,20% 位于水平部,10% 位于升部。继发性憩室则多在十二指肠球部。文献统计 60%～95% 的憩室位于十二指肠降部内侧壁,并且多位于以十二指肠乳头为中心的 2.5 cm 直径范围内,称为乳头旁憩室(PAD)。好发于此处的原因是该处为胚胎发育时前肠和后肠的结合部,为先天性薄弱区,加上胆胰管穿行致结缔组织支撑缺乏,使该处肠壁缺陷或薄弱。

PAD 在解剖上与胰腺关系密切,与胰管和胆管邻近,多数伸向胰腺后方,甚至穿入胰腺组织内。此外,PAD 中还有一种特殊情况,即胆总管和胰管直接开口于憩室,故 PAD 常可引起梗阻、胆管炎、胰腺炎等并发症。

2.病理改变

憩室大小形态各异,与其解剖位置、肠内压力及产生的时间长短有关。一般大小为 0.5～

10 cm,形状可呈圆形、椭圆形或管状等。憩室颈部大小与症状的产生密切相关,颈部开口较宽者憩室内容物容易引流,可长时间无症状发生;如开口狭小,或因炎症反应导致开口狭小、憩室扩张,则肠内容物或食物进入憩室后容易潴留其中,发生细菌感染而致憩室炎和其他并发症。

3.病理分型

根据憩室突出方向与十二指肠腔的关系,可分为腔内型憩室和腔外型憩室。临床常见为腔外型憩室,腔内型罕见。

(1)腔内型憩室:憩室壁由两层肠黏膜和其间少许黏膜下结缔组织构成,呈息肉状或囊袋状,附着于十二指肠乳头附近,肠腔外触之似肠腔内息肉。部分病例十二指肠乳头位于憩室内,故易引起胆道、胰腺疾病及十二指肠腔内堵塞,并发胃十二指肠溃疡,此类病例也常伴有其他器官先天畸形。

(2)腔外型憩室:多为圆形或呈分叶状,颈部可宽可窄。多为单发,约 10% 的患者可有两个以上腔外憩室或并存其他消化道憩室。70% 的位于十二指肠降部,与胰腺解剖关系密切,30% 的在水平部或升部。

(三)临床表现

十二指肠憩室很少发现 30 岁以下患者,82% 的患者在 60 岁以上才出现症状,大多数在 58~65 岁时做出诊断,男女发生率几乎相等。多数十二指肠憩室无症状,只有在发生并发症后才引起不适。憩室的大小、形状各不相同,但多数颈部口径比较狭小,一旦肠内容物进入又不易排出时,可引起各种并发症。常见的十二指肠憩室并发症可分为憩室炎和憩室压迫邻近结构两类情况。前者系由于憩室内食糜潴留引发急、慢性憩室炎和憩室周围炎,可有右上腹疼痛及压痛,并可向背部放射,并伴有上腹饱胀不适,恶心、呕吐。严重的憩室炎可继发溃疡、出血或穿孔,出现黑便和剧烈腹痛等症状。后者系因憩室内食糜潴留膨胀,或较大的十二指肠腔内、外憩室扩张,引起十二指肠部分梗阻,或者憩室内虽无肠内容物潴留,但也可能压迫邻近器官而产生并发症。临床表现为上消化道梗阻症状,呕吐物初为胃内容物,其后为胆汁,甚至可混有血液,呕吐后症状可缓解。十二指肠乳头附近的憩室,特别是憩室在乳头内者,可因炎症、压迫胆管和胰管而引发胆道感染、梗阻性黄疸和急、慢性胰腺炎,出现相应症状和体征。

十二指肠憩室的并发症较多,如十二指肠部分梗阻、憩室炎、憩室周围炎、憩室内结石、急性或慢性胰腺炎、胃十二指肠溃疡恶变、大出血、穿孔、胆管炎、憩室胆总管瘘、十二指肠结肠瘘、梗阻性黄疸等。

1.憩室炎与憩室出血

由于十二指肠憩室内容物潴留,细菌繁殖,发生感染,引起憩室炎。继之憩室黏膜糜烂出血,亦有憩室内为异位胰腺组织,并发胰腺炎引起出血,或憩室炎症侵蚀穿破附近血管发生大出血。尚有少见的憩室内黏膜恶变出血。

2.憩室穿孔

由于憩室内容物潴留,黏膜炎性糜烂并发溃疡,最终穿孔。穿孔多位于腹膜后,穿孔后症状不典型,甚至剖腹探查仍不能发现。通常出现腹膜后脓肿、胰腺坏死、胰瘘。若剖腹探查时发现十二指肠旁蜂窝组织发炎,或有胆汁、胰液渗出,应考虑憩室穿孔可能,需切开侧腹膜仔细探查。

3.十二指肠梗阻

多见于腔内型憩室,形成息肉样囊袋堵塞肠腔。也可因较大的腔外型憩室内容物潴留,压迫十二指肠导致梗阻,但大多数是不全性梗阻。

4.胆、胰管梗阻

多见于 PAD,腔内型或腔外型均可发生。因胆总管、胰管开口于憩室下方或两侧,甚至于憩室边缘或憩室内,致使 Oddi 括约肌功能障碍,发生梗阻。憩室机械性压迫胆总管和胰管,可致胆汁、胰液潴留,腔内压力增高,十二指肠乳头水肿,胆总管末端水肿,增加逆行感染机会,并发胆管感染或急慢性胰腺炎。十二指肠憩室合并肝胆、胰腺疾病时所表现的症状群可称为 Lemmel 综合征,亦有人称之为十二指肠憩室综合征。

5.伴发病

十二指肠憩室常伴有胆道疾病、胃炎、消化性溃疡、胰腺炎、结石、寄生虫等,之间互相影响,互为因果,两者同时存在的可能性为 $10\%\sim50\%$。其中伴发胆道疾病者应属首位,常是胆道术后综合征的原因之一。因此在处理十二指肠憩室的同时,要注意不要遗漏这些伴发病,反之亦然。

十二指肠憩室反复引起逆行性胆总管感染,可造成胆总管下段结石。大西英胤等收集部分世界文献统计,显示十二指肠憩室合并胆石的发病率为 $6.8\%\sim64.2\%$,并发现日本人的发病率比英美人高。有人指出在处理胆石症时(事先未发现十二指肠憩室)同时处理憩室的情况日益多见。遇到十二指肠乳头开口正好在憩室内和(或)合并胆石症者,处理较为困难,术前应有所估计。

(四)辅助检查

无症状的十二指肠憩室多于行上消化道钡餐检查时被发现,如果发现应做正、斜位摄片,重点了解憩室大小、部位、颈部口径和排空情况。十二指肠镜检查为诊断此病的"金标准",其优点是可以直视十二指肠憩室,并重点了解憩室颈与乳头的关系,有助于正确选择手术方式。对伴有胆胰病变者可同时行 ERCP,以了解胆胰管情况。有观点认为 MRI 在十二指肠憩室诊断中具有较高准确性,且认为其临床意义不止于诊断憩室本身,更在于对胆道炎症和结石的病因诊断,以及对 ERCP 及内镜下治疗的指导作用。

1.X 线钡餐检查

可发现十二指肠憩室,表现为突出肠壁的袋状龛影,轮廓整齐清晰,边缘光滑,加压后可见龛影中有黏膜纹理延续到十二指肠。有的龛影在钡剂排空后,显示为腔内残留钡剂阴影的较大憩室,颈部较宽,在憩室内有时可见气液平面。如憩室周围肠黏膜皱襞增粗,轮廓不整齐,局部有激惹征象,或憩室排空延长,或有限局性压痛,为憩室炎表现,如憩室固定不能移动,为憩室周围炎表现。

继发性十二指肠憩室常伴有十二指肠球部不规则变形,并有肠管增宽阴影。当憩室较小或颈部狭窄,其开口部常被肠黏膜皱襞掩盖,或因憩室内充满大量食物残渣,而不易发现其存在。如有少量钡剂进入憩室,或可见一完整或不完整的环影。用低张十二指肠 X 线钡剂造影可增加憩室的发现率。

2.纤维十二指肠镜检查

除可发现憩室的开口外,尚可了解憩室与十二指肠乳头的关系,为决定手术方案提供依据。

3.胆道造影

有静脉胆道造影、经皮经肝穿刺胆道造影(PTC)或 ERCP 等方法。可了解憩室与胆管胰管之间的关系,对外科治疗方法的选择有参考意义。憩室与胆胰管的关系有胆胰管开口于憩室底部,或胆胰管开口于憩室侧壁或颈部等。这些胆胰管异常开口常伴有 Oddi 括约肌功能异常,因而容易引起憩室内容物的逆流或梗阻,而导致胆管炎或胰腺炎。

(五)诊断

临床中十二指肠憩室的延误诊断率很高,原因是其临床表现没有特异性,难以与常见病如急、慢性胆囊炎、胆石症、慢性胃炎、胃溃疡、胰腺炎、非溃疡性消化不良等相区别,或有时与这些疾病并存,加上十二指肠憩室的发现率较低,临床医师缺乏警惕性,出现相关症状时首先想到的是常见病,对合并有常见病而症状反复发作的患者,也只满足于原有诊断,而忽略追查原因。因此,凡有前述临床表现而按常见病治疗效果不佳时,除考虑治疗措施得当与否外,还要考虑到存在十二指肠憩室的可能性,以下几点尤应引起注意:一是无法用溃疡病解释的消化道症状和黑便史;二是胆囊切除术后症状仍存在,反复发作胆管炎而无结石残留或复发者;三是反复发作的慢性胰腺炎;四是无明确原因的胆道感染。若怀疑憩室是引起症状的原因,也必须排查其他疾病。诊断十二指肠憩室时应先行上消化道钡餐检查,诊断依据为 X 线上显示的狭颈憩室,钡剂潴留其内>6h,有条件时可以加做纤维十二指肠镜检查进一步确诊,并明确其与十二指肠乳头的关系。

(六)治疗

治疗原则:没有症状的十二指肠憩室无须治疗。有一定临床症状而无其他病变存在时,应先采用内科治疗,包括饮食调节,使用制酸药、解痉药等,并可采取侧卧位或调整各种不同姿势,以帮助憩室内积食排空。由于憩室多位于十二指肠降部内侧壁,甚或埋藏在胰腺组织内,手术切除比较困难,故仅在内科治疗无效并屡次并发憩室炎、出血或压迫邻近脏器时才考虑手术治疗。手术切除憩室为理想的治疗,但十二指肠憩室壁较薄弱,粘连紧密,剥离时易撕破,憩室位于胰腺头部者分离时出血多,并容易损伤胰腺及胆胰管等,故手术方式必须慎重选择。手术原则是切除憩室和治疗憩室并发症。

1.手术适应证

十二指肠憩室有下列情况可考虑手术。

(1)憩室颈部狭小,内容物潴留,排空障碍,有憩室炎的明显症状,反复进行内科治疗无效。

(2)憩室出血、穿孔或形成脓肿。

(3)憩室巨大、胀满,使胆总管或胰管受压梗阻,以及胆胰管异常开口于憩室内,引起胆胰系统病变。

(4)憩室内有息肉、肿瘤、寄生虫或性质不明病变等。

2.术前准备

除按一般胃肠手术前准备外,应尽量了解憩室的部位及与周围器官的关系。准确定位有利于术中探查和术式选择。上消化道 X 线钡餐造影应摄左前斜位和右前斜位片,以判断憩室在十二指肠内前侧或内后侧,与胰腺实质和胆道走行的关系及憩室开口与十二指肠乳头的关系。位于降部内侧的憩室,最好在术前行内镜及胆道造影检查,了解憩室与十二指肠乳头及胆管的关系。必须留置胃管,必要时术中可经胃管注入空气,使憩室充气以显示其位置。

3.常用手术方法

因十二指肠憩室的手术比较复杂,风险较大,目前国内外均没有腹腔镜十二指肠憩室手术的相关报道,手术仍局限于开放式。术中显露憩室有不同途径,依其部位而定。位于十二指肠水平部和升部的憩室应将横结肠系膜切开显露;位于降部内前侧的憩室,应解剖降部内前缘;在降部内后侧的憩室,应切开十二指肠外侧腹膜,将十二指肠向左前方翻转以显露。

(1)憩室切除术:对容易分离或位于十二指肠水平部和升部的憩室,以切除为好。找到憩室后将其与周围粘连组织剥离干净,在憩室颈部钳夹切除。钳夹部位需离开十二指肠约 1 cm,做纵行(或斜行)切除,切除时避免用力牵拉,以防切除黏膜过多,导致肠腔狭窄。切除后做全层间断内翻缝合,外加浆肌层间断缝合。

憩室位于十二指肠降部内侧时,可在十二指肠降段前壁中段做一小切口,将憩室内翻入十二指肠腔切除,再缝合十二指肠切口。

若憩室位于十二指肠乳头附近或胆总管、胰管的开口处,切除憩室后须行胆囊切除术、胆总管置 T 形管引流及十二指肠乳头成形术。也可考虑将憩室纳入十二指肠腔,在十二指肠内施行切除,然后做十二指肠乳头成形术。

(2)憩室内翻缝闭术:切除憩室会损伤胆总管开口时,不宜强行切除,可做憩室内翻缝闭术,此种手术只适用于无出血、穿孔等并发症的较小憩室。方法如下:于憩室颈部做一荷包缝合,用血管钳将憩室内翻入肠腔内,然后结扎荷包缝线,或使憩室内翻后以细丝线缝合颈部,使其不再脱出即可。

(3)转流术(捷径术):适用于无法切除或不宜内翻或缝闭的憩室,可行胃部分切除 B-Ⅱ式吻合术,使食物改道,将憩室旷置,以避免炎症出血等并发症。对于巨大憩室也有人主张用 DeNicola 法做 Y 形憩室空肠吻合术。

4.十二指肠憩室急性并发症治疗

(1)出血:当憩室入口较小引流不畅时,易使憩室及其周围反复发生炎症,导致局部溃疡、糜烂,可使血管裸露破裂。憩室内如有异位的胰、胃及其他腺组织,或憩室内有异物存留、肿瘤、静脉破裂等,亦可导致憩室出血。临床上以黑便多见,若出血量较大,则可引起呕血。

对十二指肠憩室出血患者,若血压等生命体征稳定,首选抗炎、抑酸、止血等保守治疗,多数有效。随着内镜技术的普及与提高,各种内镜下止血法已广泛开展。只要全身情况许可,急诊内镜检查配合相应治疗已成为诊断和治疗十二指肠憩室出血的首选方法。目前用于内镜下止血的方法主要为无水乙醇、高渗钠-肾上腺素、吸收性明胶海绵等局部注射,以及凝血酶喷洒、金属止血夹等单独或联合应用。对动脉喷射样出血往往需用止血夹止血法,但要求组织具有一定的弹性,或为裸露血管出血。如上述几种内镜止血法治疗无效,就应及时开腹手术治疗。

手术治疗首选憩室切除术,既可切除病灶,又可达到有效止血目的。但有的憩室向胰腺内长入,或距十二指肠乳头太近,若切除易误伤胆胰管,十二指肠多发憩室亦较难切除。遇到这些情况,必须切开十二指肠壁,在直视下缝扎出血点,止血可靠后行十二指肠旷置、B-Ⅱ式胃部分切除术。此外,经保守治疗出血停止后,可择期行保留幽门的十二指肠旷置胃空肠吻合术,此术式可避免残留憩室和十二指肠排空障碍,以及反流性胃炎,有利于防止残胃癌的发生。

(2)穿孔:因十二指肠憩室通常位于腹膜后,所以其穿孔症状的发展常呈隐匿性,早期体征亦不明显,为避免误漏诊,需注意上腹部剧烈疼痛伴腰背部疼痛要想到十二指肠憩室穿孔的可能。早期症状不明显的患者,会逐渐出现腹膜刺激征,故反复检查腹部体征并前后对比有重要意义,另外诊断性腹腔穿刺和腹部 X 线检查亦对本病诊断有意义。CT 检查可见腹膜后十二指肠周围积液、积气。在手术探查中发现横结肠系膜右侧或小肠系膜根部有胆汁染色和捻发感时,提示十二指肠穿孔存在。

穿孔诊断明确后多需手术治疗,术式选择应根据十二指肠憩室穿孔的部位、大小、发病时间长短、腹腔污染情况决定。对伤口小、边缘血运好、穿孔时间较短的患者,行单纯修补加局部引流,同时将胃管放至修补处远端肠腔内即可;对破口虽小,但病程长、破口周围污染较重者,行修补加十二指肠造口术;对十二指肠破口大、肠壁有缺损不能直接缝合者,可行带蒂肠片修补术;对十二指肠降段、水平段憩室穿孔,应考虑行十二指肠憩室化手术。术后禁食,应用抗生素,并早期应用静脉营养支持,以保证穿孔处愈合。

(七)术后并发症及处理

由于憩室缺乏肌层组织、壁薄及与周围组织粘连,分离时易撕破,或损伤周围器官,又或因缝合欠佳,常见手术并发症有以下几种。

1.十二指肠漏

为严重并发症,死亡率高,多在切除乳头旁憩室时发生。防止的关键在于分离憩室时要操作轻柔,缝合要严密。一旦发生十二指肠漏必须及时引流,给予胃肠减压,抗感染治疗和营养支持,维持水、电解质平衡,漏口多可逐渐愈合。

2.梗阻性黄疸与胰腺炎

多因切除憩室时误伤胆管或胰管,或憩室内翻缝闭时致胆总管远端或壶腹部局限性狭窄引起。临床表现为上腹部疼痛、发热及黄疸,需再次手术解除梗阻。为避免此并发症发生,手术时应仔细辨认胆、胰管,切除憩室时勿将十二指肠黏膜切除过多,以免影响胆道开口的通畅。切除距乳头近的憩室前,一般应先行胆总管切开,插入导管至壶腹部以标志胆道开口位置,然后再分离憩室,缝合时防止误将胆道开口缝合。

十二指肠手术是高风险手术,术后处理十分重要,主要措施如下。

(1)生命体征监测。

(2)持续十二指肠减压(将胃管远端送至十二指肠降部)3~5d

(3)施行十二指肠造瘘者必须妥善固定造瘘管,术后 15d 以后方能酌情拔除。

(4)其他应严格按照胃肠道手术后常规处理。

第二十一节　肠系膜上动脉综合征

肠系膜上动脉综合征(SMAS)也称为十二指肠淤滞症、十二指肠血管压迫症、十二指肠麻痹、胃肠系膜麻痹、肠系膜上动脉十二指肠压迫综合征或 Wilkie 病,而 SMAS 是目前普遍接受的命名。本病为十二指肠水平部受肠系膜上动脉压迫导致的十二指肠梗阻,也有学者认为是由十二指肠功能紊乱所致。临床表现为间歇性上腹痛、呕吐等上消化道梗阻症状。本病并不少见,可发生于任何年龄,但以体型瘦长的中、青年女性多见。慢性 SMAS 的临床表现无特异性,往往被误诊为胃炎、胆囊炎、消化性溃疡、神经官能症、早孕反应等,急性 SMAS 则症状持续而严重。X 线钡餐检查和 CT 是本病主要诊断方法,十二指肠空肠吻合术是目前最肯定的治疗方法。

一、病因

SMAS 病因多为先天性因素,少为后天性因素。主要原因是肠系膜上动脉(SMA)和腹主动脉夹角变小(正常角度 30°~50°),SMA 压迫十二指肠水平部而导致梗阻。消瘦造成 SMA 和腹主动脉间脂肪过少,Treitz 韧带过短,SMA 开口过低,胃或肠管下垂,腰椎前突等,均可导致这一效果。肠系膜上动脉根部淋巴结核、肿大淋巴结压迫也可造成梗阻。骨科治疗中使用躯体石膏固定,造成长时间的脊柱过伸姿势,也可能引起急性 SMAS,即"石膏管型综合征"。另外,十二指肠功能失调也是引起肠系膜上动脉综合征的一个不容忽视的原因。

二、临床表现

急性 SMAS 通常表现为无诱因的餐后上腹部饱胀不适、疼痛和呕吐,有的可出现中上腹绞痛,但能自行缓解。其中呕吐为主要症状,一般发生在餐后半小时,呕吐物为含胆汁的胃内容物,呕吐后取俯卧位或胸膝位时症状可得到缓解。症状频繁发作,间歇期长短不一。患者近期可能有情绪不佳,体重锐减,因严重疾病卧床或躯体石膏固定的病史。体格检查可见上腹部饱满,胃型及蠕动波,上腹部轻压痛,可闻及振水音。长期反复发作者可出现消瘦、贫血、低蛋白血症,急性严重发作时可出现水、电解质、酸碱平衡紊乱。

三、辅助检查

(一)X 线检查

单纯立位腹部平片可见左上腹扩大的胃泡及其内的液平面,右上腹液平面,此即为十二指肠梗阻所特有的"双液面征"。钡餐检查具有特征性的表现,钡剂在十二指肠水平部的中 1/3 和远 1/3 处通过受阻、中断,呈典型垂直的钡柱截断征,也称"笔杆征",近端十二指肠及胃扩张、胃潴留、胃下垂等,或有明显的十二指肠逆蠕动,也称"钟摆征",改变为俯卧位后梗阻消失,钡剂能顺利通过十二指肠水平部进入空肠。

(二)其他检查

如电子胃镜可发现胃十二指肠的扩张,多普勒 B 超检查、CT 三维重建、MRA 均可测量 SMA 和腹主动脉之间的夹角,可发现夹角变小至 10°~22°,十二指肠受压处前后径<1 cm,近端十二指肠前后径>3 cm。

四、诊断

根据临床症状和影像学证据诊断。但要排除可引起类似症状的器质性病变,如消化性溃疡、胆道疾病、胰腺和十二指肠肿瘤、腹膜后肿瘤等,不要轻易诊断 SMAS。

五、治疗

(一)保守治疗

治疗 SMAS 首选保守治疗,缓解期宜少食多餐,以易消化食物为主,餐后取侧卧位或俯卧位,预防发作。严重发作时应禁食、持续胃肠减压,并给予全肠外营养支持,调整水、电解质平衡。必要时输注白蛋白,纠正低蛋白血症,及输血纠正贫血,以改善患者全身状况。若以上保守治疗无效,呕吐发作频繁,消瘦明显,严重影响工作和生活时则需手术治疗。

(二)手术治疗

过去针对 SMAS 的手术方式有很多,有的手术还比较复杂,创伤较大,术后并发症多,但疗效并无明显优势,如胃大部切除术、胃空肠吻合术、十二指肠环形引流术等,现已很少应用,在此不详释。目前公认较为合理的术式为 Treitz 韧带松解术和十二指肠空肠吻合术。前者通过切断 Treitz 韧带,使十二指肠水平部下移至肠系膜上动脉与腹主动脉之间较宽处,此术式仅适用于十二指肠悬韧带过短的患者,且并不能使所有病例的十二指肠下降满意,而且在一些病例中,若 SMA 周围淋巴结形成硬质索带,压迫十二指肠的因素未能解除,十二指肠下降亦不能改善症状。十二指肠空肠吻合术是将梗阻近端十二指肠水平部与空肠近段行侧侧吻合,尤其适合于梗阻近端十二指肠扩张明显者。此术式疗效好(有效率为 80%～100%),且不复杂,故临床应用较多。Treitz 韧带松解术手术步骤:向上提起翻转横结肠中部,向前提起空肠上段,显露 Treitz 韧带;横行切断此韧带及其附近的后腹膜,游离十二指肠,使十二指肠与空肠交接点的位置下移 4～5 cm;十二指肠水平部肠管上缘、肠系膜上动脉起始点与腹主动脉三者之间的间隙能通过两横指较为理想;最后横行缝合后腹膜。

十二指肠空肠吻合术手术步骤:向上提起横结肠,在右侧选一无血管区横行切开横结肠系膜,显露扩张的十二指肠降部和水平部,尽量游离十二指肠水平部,应注意勿损伤结肠中动脉;将距离 Treitz 韧带 7.5～10cm 的近段空肠提至右侧,与已游离的十二指肠做侧侧吻合,建议使用可吸收抗菌缝线行双层间断缝合,吻合口宜大,最好宽 5 cm 以上;吻合完成后将横结肠系膜切口边缘缝合固定于十二指肠壁上,以消除裂隙,防止内疝形成。术中注意空肠切开吻合处在保证无张力的情况下,应尽量靠近 Treitz 韧带,以减少盲袢,避免"盲袢综合征"发生。

六、术后处理

手术之后应继续禁饮食,持续胃肠减压,全肠外营养支持 1 周左右。鼓励患者尽早下床活动,促进胃肠道功能恢复。肛门排气后可酌情拔除胃管及腹腔引流管,循序渐进恢复经口进食。

第三章 甲状腺乳腺外科疾病

第一节 甲状腺炎

甲状腺炎是指甲状腺组织发生变性、渗出、坏死、增生等炎症病理改变而导致的一系列临床病症。甲状腺炎的命名和分类，目前尚无统一的定论。各种炎症之间无内在联系，其病因、病理变化、临床特点和预后均各不相同。

一、急性化脓性甲状腺炎

临床上，本病可发生于任何年龄，国外统计资料表明多见于 $20\sim40$ 岁女性，且已有甲状腺疾患，尤其有结节性甲状腺肿者易患本病。

(一)病因

急性化脓性甲状腺炎是急性甲状腺炎中的主要类型，但临床较少见。大多由化脓性细菌经血行或邻近感染蔓延到甲状腺所致，病原菌常见为葡萄球菌、链球菌或肺炎球菌等，亦有报道布鲁杆菌感染可引起本病。梨状窝窦道瘘常伴有本病或引起本病反复发作。

(二)病理

在病理上，表现为急性炎症的特征性改变，可为局限性或广泛性，初期有大量多形核细胞和淋巴细胞浸润，常伴有坏死和脓肿形成，发病前已有结节性甲状腺肿者易产生脓肿，如甲状腺本来正常者，则广泛化脓多见。脓液可进入深部组织，甚至进入纵隔，破入气管、食管。愈合时具有大量纤维组织增生。

(三)临床表现

临床表现可见发病急，甲状腺肿大、疼痛、压痛，伴发热、畏寒、寒战、心动过速。颈部后伸、吞咽时甲状腺疼痛加剧，疼痛可向两颊、两耳或枕部放射，甲状腺肿大多为单侧，偶可双侧，质硬，并有邻近器官或组织感染的征象。甲状腺脓肿形成时可有波动感，局部皮肤红、肿、痛。

(四)辅助检查

血常规检查可见末梢血白细胞计数升高，以多形核白细胞为主，血培养可能为阳性，血沉加快。一般甲状腺功能无变化，检测甲状腺摄 ^{131}I 率正常，血清 T_3、T_4 水平亦在正常范围。甲状腺扫描显像可见局部有放射性减低区。对反复发生本病或颈部脓肿的患者应排除是否有先天异常，应行食管吞钡或 CT 检查，是否来源于梨状窝的鳃囊窦道或梨状窝窦道瘘。

(五)诊断

根据患者的临床表现及一般实验室检查即可做出诊断。诊断主要根据全身败血症症状，伴有高热、寒战、白细胞总数及中性粒细胞增高，或原有颈部化脓感染，随即出现甲状腺肿大、疼痛、压痛。需与亚急性肉芽肿性甲状腺炎鉴别。后者通常不侵犯颈部其他器官，疼痛相对较轻，血沉明显增快，早期有一过性甲亢症状以及血 T_3、T_4 升高而甲状腺摄 ^{131}I 率降低的分离现象,甲状腺活检有多核巨细胞出现或肉芽肿形成。另外,进行性恶性甲状腺肿瘤(AMTT)也可发生局部坏死,类似急性化脓性甲状腺炎,但其预后差,病死率高应予以鉴别。

(六)治疗

局部热敷,卧床休息,合理使用抗生素,可根据脓液中细菌种类选用抗生素。如局部已形成脓肿或保守治疗不能使感染消退时,则应手术切开引流,也可进行针吸治疗。

二、亚急性甲状腺炎

亚急性甲状腺炎可分为亚急性肉芽肿性甲状腺炎和亚急性淋巴细胞性甲状腺炎(又称无痛性甲状腺炎)两型。

(一)病因

本病的病因不明。一般认为本病起因为病毒感染,多数患者于上呼吸道感染后紧接着发病。发病时,患者血清某些病毒抗体滴度升高,包括柯萨奇病毒、腺病毒、流感病毒、腮腺炎病毒等。当腮腺炎流行时,亦可造成流行性甲状腺炎,患者血清中有高滴度的腮腺炎病毒抗体。根据对 HLA 的研究,一些患者可能与 HLA－B35 相关,本病患者可能对病毒存在易感性。近年来又发现本病患者循环系统中存在直接针对 TSH－R 的抗体,并证实存在针对甲状腺抗原的致敏 T 淋巴细胞,所以本病病因不能完全以病毒感染解释,是否有自身免疫异常,尚无定论。

(二)病理

甲状腺滤泡上皮细胞的破坏及滤泡完整性的丧失是本病病理的主要结局。已经生成的 TH 与异常的碘化物质一起从滤泡释放入血中,促使血清中的 T_4 及 T_3 升高,临床上产生甲状腺功能亢进,抑制 TSH 的分泌。由于滤泡上皮细胞的破坏,TSH 不能增加对放射性碘的摄取,致使放射性碘摄取率减低。在疾病的后期,滤泡内贮存的以前生成的激素已排尽,血中的 T_4 及 T_3 浓度下降,有时降至甲状腺功能减退水平,而 TSH 上升,常可高于正常。如病情稳定,甲状腺摄 ^{131} I 率可高于正常一段时间,最终随着激素分泌的恢复,血中 T_4、T_3 升高,TSH 浓度下降至正常范围。

甲状腺通常中度肿大,常不对称,病变可局限于甲状腺的一部分,累及一侧或双侧甲状腺,甲状腺肿大呈结节状。包膜纤维组织增生,并和周围组织粘连,但很少侵及甲状腺附近器官。甲状腺质地较硬,有弹性,切面灰白色或浅黄色。病变与周围甲状腺分界清楚。镜下病变呈灶性分布,范围大小不一,各处病变处于不同病变阶段。早期可见滤泡破坏,上皮细胞崩解、基膜碎裂类胶质减少或消失。中性粒细胞可浸润到被破坏的滤泡内,形成微小脓肿。病变进一步发展,可见组织细胞和多核巨细胞位于滤泡内,围绕胶质形成肉芽肿。上皮样细胞与多核巨细胞构成结核样肉芽组织,但无干酪样坏死。间质水肿,有淋巴细胞、浆细胞、嗜酸粒细胞和组织细胞浸润,后期成纤维细胞增生纤维化。本病经数月后,炎症逐渐消退,最后纤维化而痊愈。病灶之间可见新生的小滤泡,腔内无胶质。上皮细胞呈立方或砥柱状,有的含有胶质和吸收空泡,也可见中等或较大的甲状腺滤泡,胞内有胶质。上皮细胞呈立方或扁平状,这可能是残留的滤泡或压迫萎缩的滤泡。

(三)临床表现

亚急性甲状腺炎多见于中年女性,发病有季节性(夏季是其发病的高峰),发病时患者常有上呼吸道感染。典型者整个病程可分为早期伴甲亢、中期伴甲减(又可分为过渡期和甲减期两期)以及恢复期三期。

1.早期

起病多急骤,常伴有上呼吸道感染的症状和体征,如发热,伴畏寒、疲乏无力和食欲缺乏,淋巴结肿大。最为特征性的表现为甲状腺部位的疼痛和压痛,常向颌下、耳后或颈部等处放射,咀嚼和吞咽时疼痛加重。甲状腺病变范围不一,可先从一叶开始,以后扩大或转移到另一叶,或始终限于一叶。病变腺体肿大,坚硬,压痛显著。亦有少数患者首先表现为无痛性结节、质硬、TSH 受抑制,需注意鉴别。病变广泛时滤泡内甲状腺激素以及碘化蛋白质一过性大量释放入血,因而除感染的一般表现外,尚可伴有甲状腺功能亢进的常见表现,如一过性心悸、神经过敏等,但通常不超过 2~4 周。

2.中期(过渡期及甲减期)

本病多为自限性,大多持续数周至数月可完全缓解,少数患者可迁延 1~2 年,个别留有永久性甲减的后遗症。当甲状腺滤泡内甲状腺激素由于感染破坏而发生耗竭,甲状腺实质细胞尚未修复前,血清甲状腺激素浓度可降至甲减水平。本病临床上大部分患者不出现甲减期,经历甲亢期后,由过渡期直接进入恢复期;少数患者出现甲减期,可持续 2~4 个月,甲状腺功能逐渐恢复正常。个别患者由于甲状腺损坏严重,进入甲减期后,不能恢复,留下永久性甲减的后遗症。

3.恢复期

症状逐渐好转,甲状腺肿及结节逐渐消失,也有不少病例遗留小结节,以后缓慢吸收。如果治疗及时,患者多可完全恢复。极少数变成永久性甲减患者。

4.复发

在轻症或不典型病例中,甲状腺仅略增大,疼痛和压痛轻微,不发热,全身症状轻微,临床上也可没有甲亢或甲减表现。本病病程长短不一,可有数周至半年以上,一般为 2~3 个月。病情缓解后,尚可能复发。

(四)实验室检查和特殊检查

1.一般检查

红细胞、白细胞计数轻至中度增高,中性粒细胞正常或稍高,偶可见淋巴细胞增多,血沉明显增快,多大于或等于 40mm/h,可达 100mm/h。

2.甲状腺功能检查

甲亢期血清 TT_3、TT_4、FT_3、FT_4升高,TSH 分泌受抑制,甲状腺摄^{131}I 率低,呈现所谓"分离现象"。这是由于甲状腺滤泡细胞破坏,原贮存的 T_3、T_4漏入血循环,使得血中 T_3、T_4升高,反馈抑制垂体分泌 TSH,失去 TSH 刺激、甲状腺摄碘功能减退;其次是炎症损害了滤泡细胞摄碘功能,甲亢期甲状腺摄^{131}I 率可低至测不出。甲减期患者血清 TT_3、TT_4、FT_3、FT_4减低,TSH 升高,甲状腺摄^{131}I 率可反跳性升高。

3.彩色多普勒 B 超检查

在急性阶段,受累增大的甲状腺组织没有血运增加,彩色多普勒超声示低回声区;而在恢复阶段,超声显示为伴轻微血运增加的等回声区。一般 1 年以后血运恢复正常。对鉴别诊断及对本病的评价与监测,彩色多普勒超声是一种无创且快捷的检查方法。

4.甲状腺放射性核素扫描(摄^{131}I率低时,放射性核素碘不能用于扫描)

可见图像残缺或显影不均匀,一叶肿大者常见无功能结节或一叶残缺。

5.甲状腺活检

可见特征性多核巨细胞或肉芽肿样改变。

（五）诊断

依据甲状腺肿大、疼痛、有压痛,伴全身症状,发病前有上呼吸道感染史,血沉增快,血清T$_3$、T$_4$升高而甲状腺摄^{131}I率降低,呈分离现象,诊断常不难确定。诊断标准如下所述。

(1)甲状腺肿大疼痛、质硬、触痛,常伴上呼吸道感染症状和体征(发热、乏力、食欲缺乏、颈淋巴结肿大等)。

(2)血沉加快。

(3)甲状腺摄^{131}I率受抑制。

(4)一过性甲亢。

(5)抗甲状腺球蛋白抗体(TGAb)或抗过氧化酶抗体(TPOAb)阴性或低滴度。

(6)甲状腺细针穿刺或活检有多核巨细胞或肉芽肿改变。

本病符合上述4条即可诊断。

（六）鉴别诊断

颈前包块伴有疼痛者除本病外可见于甲状腺囊肿或腺瘤样结节急性出血、甲状腺癌急性出血、急性化脓性甲状腺炎、迅速增大的甲状腺癌、疼痛性桥本甲状腺炎、甲状舌骨导管囊肿感染、支气管腮裂囊肿感染、颈前蜂窝组织炎等,需注意鉴别。但亚急性甲状腺炎、甲状腺囊肿或腺瘤样结节急性出血占全部病例的90%以上。本病常需同下列疾病鉴别。

1.甲状腺囊肿或腺瘤样结节急性出血

常见于用力活动后骤然出现疼痛,甲状腺局部有波动感,血沉正常,甲状腺功能正常,超声包块内有液性暗区。

2.甲状腺癌

亚急性甲状腺炎的甲状腺质硬,10%患者甲状腺部分肿大,且无明显症状,扫描可为冷结节,需与甲状腺癌鉴别。但本病的疼痛可自行缓解或迅速波及对侧,血沉快,摄^{131}I率低,应用泼尼松治疗疗效显著,可资鉴别。必要时可甲状腺穿刺活检。

3.桥本甲状腺炎

也可伴轻微甲腺疼痛、触痛,但较少见,一般不伴明显的碘代谢紊乱和血沉加速,TGAb或TPOAb显著升高。

4.亚急性淋巴细胞性甲状腺炎

不伴甲状腺疼痛或压痛,反复发作者可达10%～15%;无病毒感染前驱症状,很少有病毒抗体滴度改变,血沉大多正常,活检示淋巴细胞性甲状腺炎。

5.侵袭性纤维性甲状腺炎

病理检查可鉴别侵袭性纤维性甲状腺炎及甲状腺结核肉芽肿。

(七)治疗

(1)症状较轻的患者不需特殊处理,可适当休息,并给予非甾体类消炎镇痛药。阿司匹林0.5~1g或吲哚美辛(消炎痛)25mg,3~4次/d,疗程约2周。

(2)全身症状较重、持续高热,甲状腺肿大,压痛明显者,可采用肾上腺糖皮质激素治疗。首选泼尼松20~40mg/d,在治疗后数小时即可出现疼痛缓解,甲状腺肿大开始缩小,用药1~2周后逐渐减量,疗程1~2个月,但停药后部分患者可能反复,再次用药仍然有效;亦可合用非甾体类消炎镇痛剂,不但可消除疼痛,还可减少反复;伴甲亢时,一般较轻,不需服用抗甲状腺药物治疗,有些患者可给予小剂量普萘洛尔。

(3)如病程较长,有可能发生甲减,对这些患者应考虑加服干甲状腺片40~60mg/d,或L—T4 100~150μg/d,直到功能恢复正常为止(一般为3~6个月)。加服干甲状腺片可以加强垂体的反馈调节,减少TSH分泌,有利于甲状腺肿及结节的缩小及症状消除。

(4)本病多可自行缓解,一般不需手术治疗。90%以上的患者病情缓解后甲状腺功能亦恢复正常,只有5%~10%的患者发生永久性甲减,需给予终生替代治疗。

三、亚急性淋巴细胞性甲状腺炎

(一)病因

病因尚未阐明。库欣综合征肾上腺切除术后,本病发病率增加,自身抗体滴度增加。本病发病前病毒感染证据较少,近年来有证据提示本病病因可能与自身免疫有关。

(二)病理

淋巴细胞浸润是亚急性淋巴细胞性甲状腺炎与亚急性肉芽肿性甲状腺炎的共同表现,亚急性淋巴细胞性甲状腺炎也可看到类似亚急性肉芽肿性甲状腺炎那样的滤泡细胞破坏和纤维化,但罕见多核巨细胞和桥本甲状腺炎的特征性生发中心。

(三)临床表现

1.症状

主要表现是甲亢,可有心动过速、怕热、多汗、疲劳、肌无力、体重下降等。但无甲亢的突眼和胫前黏液性水肿,可有甲亢本身所致的凝视、眼裂增宽。

2.体征

包括典型的甲亢体征,甲状腺轻度肿大或正常大小(本病散发型50%无甲状腺肿),甲状腺无触痛,质地较坚实。典型患者病程为在甲亢期后接着是需要治疗的一过性甲状腺功能减退期,通常1~8个月后甲状腺功能恢复。约有1/3患者甲亢后会出现明显的甲减期。极少数患者成为永久性甲减。本病在产后1~2个月内发病率增高。

(四)实验室检查

疾病早期,随着甲状腺滤泡细胞的破坏,血循环中T_3、T_4明显升高。血沉正常或轻度升高(通常不足50mm/h),这与肉芽肿性甲状腺炎明显不同。甲状腺摄^{131}I率下降,TSH刺激也不能使其增加。血清甲状腺球蛋白升高,甲状腺球蛋白抗体和微粒体抗体在80%的产后发病型和50%的散发型患者中低至中度升高。甲状腺超声示弥散性或局灶性低回声。甲状腺活检有诊断价值。本病有弥散性或局灶性淋巴细胞浸润,无肉芽肿改变,无桥本甲状腺炎所见纤维化、Hiurthle细胞,无生发中心形成或罕见。

（五）诊断

本病早期表现为甲亢，血 T_3、T_4升高，甲状腺摄^{131}I率降低，甲状腺不痛，亦无触痛等。该病较易漏诊，常易把产后甲状腺肿大或肿大加重看成非毒性甲状腺肿，而且往往不考虑"慢性虚弱综合征"的乏力，精神障碍可能与甲状腺的变化有关系。偶尔可以长期低热为突出表现，以"发热待查"而做其他检查，忽略了亚急性甲状腺炎可能。对于产后1年内出现的疲劳、心悸、情绪波动或甲状腺肿大的任何妇女都应怀疑有产后甲状腺炎的可能。诊断中应注意因缺乏甲状腺激素使垂体假腺瘤性增生的高催乳素血症及真正的产后发生 PRL 瘤的鉴别。产后甲状腺功能障碍引起的长期闭经应注意避免与 Sheehan 病或自身免疫性垂体瘤相混淆。

（六）鉴别诊断

1.亚急性淋巴细胞性甲状腺炎与亚急性肉芽肿性甲状腺炎相鉴别

亚急性淋巴细胞性甲状腺炎与亚急性肉芽肿性甲状腺炎的临床过程及实验室检查极为相似，可依据以下几点鉴别。

（1）亚急性肉芽肿性甲状腺炎较少发生甲亢。甲状腺很痛并且有压痛，而无痛性甲状腺炎的甲状腺不痛亦无压痛。

（2）伴随一过性甲亢的亚急性肉芽肿性甲状腺炎很少反复发作，而 $10\%\sim15\%$ 的无痛性甲状腺炎可反复发作。

（3）病毒感染前驱症状常见于亚急性肉芽肿性甲状腺炎，但很少见于无痛性甲状腺炎。

（4）亚急性肉芽肿性甲状腺炎绝大多数血沉加快，可达 $100\mathrm{mm/h}$。

（5）无痛性甲状腺炎很少有病毒抗体滴度改变，而 44% 亚急性肉芽肿性甲状腺炎有病毒抗体滴度改变。

（6）甲状腺活检在无痛性甲状腺炎显示为淋巴细胞性甲状腺炎，而不是肉芽肿性甲状腺炎。

2.亚急性淋巴细胞性甲状腺炎与甲亢相鉴别

本病甲亢持续时间短，通常小于3个月，甲亢程度通常中等。

（七）治疗

本病的治疗为对症治疗。患者症状常轻微而短暂，故不需特殊治疗。

（1）对于甲亢症状非常明显者，可用β受体阻滞药如普萘洛尔，不必用抗甲状腺药物，手术与放射性核素治疗当属禁忌。本病甲状腺不痛，一般不需要用糖皮质激素治疗。但有报道，分娩后即采用泼尼松 $20\mathrm{mg/d}$，两个月后逐渐减量，可预防苯丙氨酸丙酮酸氨基转移酶（PPT）复发，但疗效及是否合理尚待进一步证实。

（2）甲减期，如症状持续时间延长或加重，可采用 $L-T_4$ 或干甲状腺片替代治疗 $3\sim6$ 个月，然后停药。永久性甲减者则需终生替代治疗。有报道过量的碘吸收对临床和实验性自身免疫性疾病存在有害的影响。甲状腺功能减退最易发生在日摄碘量高于日需要量的、有 PPT 病史的妇女，因此，除缺碘地区外，对于产后甲状腺炎或有该病史者，应避免过多接受碘。甲状腺激素不能预防再次妊娠后产后甲状腺炎的复发和永久甲减的发生。

（八）预后

本病甲亢期通常 $1\sim2$ 个月内缓解，整个病程不足1年，而滤泡贮碘功能的恢复却很慢，可以长至临床症状完全缓解以后的 1 年以上。由于潜在甲减的可能,本病患者需每年检查一次甲状腺功能,长期随访,持续多年。甲状腺肿及甲状腺功能障碍对年轻妇女只是短暂不适,无真正危险性,但合并红斑狼疮者应引起重视。PPT 患者急性期过后,半数患者仍有甲状腺肿,测定抗甲状腺抗体滴度仍高,TRH 试验呈过度反应,再次分娩后 PPT 复发的危险性为25%～40%。无论患者甲状腺实质是否有萎缩,真正的危险是永久性甲减的发生。

四、慢性淋巴细胞性甲状腺炎

慢性淋巴细胞性甲状腺炎包括两个临床类型,即甲状腺肿大的桥本甲状腺炎(HT)和甲状腺萎缩的萎缩性甲状腺炎。两者有相同的甲状腺自身抗体和甲状腺功能的改变,不同点为前者甲状腺肿大,后者甲状腺萎缩,后者可能是前者的终末期,但是有些现象提示,桥本甲状腺炎与自身免疫性甲状腺病(AT)是两种独立的疾病。

(一)病因

本病由遗传因素与非遗传因素相互作用产生。本病有家族聚集现象,且女性多发。HLA基因部分决定遗传易感性,但这种作用不强,而且此种因素与不同的群体(人种、地区)之间存在一定关系。甲状腺自身抗体的产生与常染色体显性遗传有关。在欧洲及北美,本病患者中HLA－B8 及 HLA－DR3、HLA－DR5 多见,而日本人多见的是 HLA－B35。自身免疫性甲状腺病患者与 HLA－DR3 明显相关,而桥本甲状腺炎患者与 HLA－DR5 明显相关。目前多倾向认为本病是由先天性免疫监视缺陷,器官特异的抑制性 T 淋巴细胞数量或质量的异常所致。

(二)病理

1.肉眼观

甲状腺弥散性对称性肿大,少数病例可不对称,体积可较正常大 4～5 倍。包膜完整、增厚、与周围组织少有粘连,一般表面光滑。切面无胶质,灰白色或灰黄色,或略呈分叶状肉样,质韧如橡皮。也可形成大小不一的结节,灰白色,质硬,质量可达 350g,临床遇见结节型常误诊为甲状腺癌而做甲状腺手术。

2.分型

细针穿刺细胞学表现可分为淋巴细胞型和嗜酸细胞型。

(1)淋巴细胞型:中等量至大量的淋巴细胞,滤泡上皮细胞多形性,无胞质丰富而红染的嗜酸粒细胞,也称 Hirthle 细胞或 Askanazy 细胞,有时可见滤泡上皮细胞团中有淋巴细胞。

(2)嗜酸细胞型:在前者基础上出现较多的 Askanazy 细胞。一般认为涂片中,淋巴细胞数等于滤泡上皮细胞数为中等量淋巴细胞,淋巴细胞数大于滤泡细胞数为大量淋巴细胞。

(三)临床表现

桥本甲状腺炎为甲状腺炎中最常见的临床类型,90%以上发生于女性。不少本病患者临床症状阙如,体检时的异常发现也不多。

1.典型临床表现

本病多见于中年女性,病程较长,甲状腺呈弥散性、质地硬韧、无痛的轻度或中度肿大,发展慢,可有轻压痛、颈部局部压迫和全身症状不明显,常有咽部不适感,这比甲状腺肿大更常见。

甲状腺肿大是桥本甲状腺炎最突出的临床表现，肿大可轻度至重度，多数中等度肿大，为正常人的2～3倍，重40～60g；肿大多为弥散性，可不对称，质地坚实，韧如橡皮样，随吞咽活动；表面常不光滑，可有结节，质硬，尤其在老年人易误诊为恶性疾病；甲状腺肿大压迫食管、气管和喉返神经者，非常罕见；甲状腺疼痛、触痛罕见，如有疼痛，应与亚急性甲状腺炎鉴别。甲状腺若为非对称性肿大，在甲状腺功能正常者，易误诊为孤立性或多结节性甲状腺肿。

2.特殊临床表现

(1)桥本甲亢是指桥本甲状腺炎临床上有甲亢表现，桥本甲状腺炎与甲亢共存，甲状腺同时有桥本甲状腺炎及甲亢两种组织学改变。临床可见到典型甲亢表现和实验室检查结果：①具有甲亢高代谢综合征，怕热、多汗、细震颤、心动过速、体重减轻等；②甲状腺肿大可有血管杂音；③部分患者有浸润性突眼、颈前黏液性水肿等；④高滴度 TPOAb、TGAb，可有 TSAb 阳性；⑤甲状腺摄^{131}I率增高，不被 T_3 抑制试验所抑制，TRH 兴奋试验不能兴奋。⑥其原因可能与自身免疫性甲状腺炎使甲状腺破坏，甲状腺激素的释放增多有关，也可因存在有 TSAb，刺激尚未受到自身免疫炎症破坏的腺体组织，使甲状腺激素增加。但由于腺体组织不断被破坏，或由于 TSH 阻断性抗体的影响，最终甲状腺功能是减低的。桥本甲亢常需抗甲状腺药物治疗，但不宜手术及放射性核素治疗，因易发生永久性甲减。

(2)桥本假性甲亢或桥本一过性甲亢：可能与炎症破坏了正常甲状腺滤泡上皮，原贮存的甲状腺激素漏入血循环有关。

甲亢为本病的部分临床表现，但甲状腺活检无甲亢表现。TSAb 阳性，甲状腺摄^{131}I率正常或降低，TRH 兴奋试验可兴奋，甲亢症状可短期内消失、不需抗甲状腺药物治疗，或对症给予小剂量普萘洛尔(心得安)即可。

(3)浸润性突眼：本病可伴发浸润性突眼，其甲状腺功能正常、减退或亢进。眼外肌间质有大量淋巴细胞、浆细胞浸润，成纤维细胞分泌黏多糖增多，胶质合成活跃，眼外肌水肿，体积增大、病变常先累及下直肌和内直肌，原因未明。

(4)自身免疫性多内分泌腺病综合征Ⅱ型：此型为自身免疫性甲状腺疾病合并 Addison 病、1 型糖尿病、性腺功能减退症。

(5)儿童桥本甲状腺炎：占儿童甲状腺肿 40% 以上，多见于 9～13 岁，5 岁以下罕见。同成人相比，儿童桥本甲状腺炎甲状腺质韧硬如橡皮者较成人为少，伴结节较少；TPOAb 和 TGAb 滴度较成人为低，TPOAb 及 TGAb 阴性病例较成人多见；病理类型以淋巴细胞型多见；易误诊为非毒性或青春期甲状腺肿。

(6)合并淋巴瘤或癌：下列情况应想到合并癌或淋巴瘤的可能，而应做穿刺或切开活检。①甲状腺疼痛明显，甲状腺激素治疗和一般对症处理无效。②甲状腺激素治疗后甲状腺不见缩小反而增大。③甲状腺肿大伴邻近淋巴肿大或有压迫症状。④甲状腺内有冷结节，不对称、质硬、单个者。桥本甲状腺炎合并淋巴瘤及乳头状癌文献中介绍较多，而伴甲状腺髓样癌却很少。

(7)亚急性桥本病：亚急性起病较急，甲状腺肿大较快，可伴疼痛，需与亚急性淋巴细胞性甲状腺炎鉴别。但无 T_3、T_4 升高而甲状腺摄^{131}I率降低的分离现象，无发热等全身症状，抗甲状腺抗体阳性，后期出现甲减。

(8)桥本脑炎:本病严重但罕见,其病因有争论但肯定与自身免疫有关,其最具特征性改变是高滴度抗甲状腺抗体,特别是单克隆抗体(MCA)。本病用糖皮质激素治疗效果很好。

(四)实验室检查和特殊检查

1.甲状腺功能

多数桥本甲状腺炎患者甲状腺功能正常,约 20％患者有甲减表现,有甲亢表现者不到 5％。本病为慢性进行性,最终随甲状腺破坏而出现甲减。本病进展为甲减的速度同下列因素相关:①女性比男性进展快,女性进展速度是男性的 5 倍;②45 岁以后进展快;③最初甲状腺抗体滴度高预示进展快;④最初 TSH 升高者进展快。

2.抗体测定

(1)抗甲状腺抗体:抗甲状腺抗体测定对诊断本病有特殊意义。大多数患者血中 TGAb 及 TPOAb 滴度明显升高,可持续较长时间,甚至可达数年或十多年。采用目前国内常用的放射免疫双抗体测定方法,两者大于 50％时有诊断意义。

(2)TSBAb:在 10％的桥本甲状腺炎及 20％的自身免疫性甲状腺病患者血循环中存在。TSBAb 阳性的成人甲减,以 T_4 治疗,当 TSBAb 自然消失后,停止 T_4 治疗,甲状腺功能恢复正常者只有 40％,且观察到 TSBAb 仅在 5％～10％的慢性自身免疫性甲状腺炎的甲减中起作用。

3.甲状腺 B 超检查

B 超检查为诊断本病的常用方法,但无特异性。

4.甲状腺扫描

甲状腺显像表现为核素分布不均、为不规则的稀疏与浓集区,边界不清或表现为冷结节。甲状腺显像在本病中无特异诊断价值。

5.过氯酸钾排泌试验

60％的患者过氯酸钾排泌试验显示阳性。

(五)诊断

典型的自身免疫性甲状腺炎病例诊断并不困难,困难的是临床不典型病例容易漏诊或误诊。可根据以下几条确诊。

(1)甲状腺肿大、质韧,有时峡部肿大或不对称或伴结节均应疑为本病。

(2)凡患者具有典型的临床表现,只要血中 TGAb 或 TPOAb 阳性,则可诊断。

(3)临床表现不典型者,需要有高滴度的抗甲状腺抗体测定结果才能诊断,即两种抗体用放免法测定时,连续 2 次结果大于或等于 60％以上。

(4)同时有甲亢表现者,上述高滴度的抗体持续存在半年以上。

(5)一般来说,采用血中抗甲状腺抗体测定多能帮助诊断,但有些患者需要多次检测才能检出抗体滴度增高,还有的患者抗甲状腺抗体滴度始终不高,因此,必要时考虑做穿刺活检(FNA)或手术活检。甲状腺穿刺活检方法简便,有确诊价值。

(6)如前所述,B 超检查对诊断本病有一定意义。

(7)与本病易于同时发生的自身免疫性疾病和甲亢不完全相同。

(六)鉴别诊断

本病需与其他甲状腺疾病鉴别。关于桥本甲状腺炎与其他甲状腺疾病的鉴别诊断一般不困难,前者见高滴度的抗甲状腺抗体,而后者少见。

1.非毒性甲状腺肿及甲状腺肿瘤

甲状腺功能一般正常,易与桥本甲状腺炎鉴别。年轻的桥本甲状腺炎患者与弥散性非毒性甲状腺肿的鉴别更加困难,因为在这个年龄组的患者,不像成人那样血中有较高水平的抗甲状腺抗体。

2.弥散性毒性甲状腺肿

通常肿大的甲状腺质地较软,抗甲状腺抗体滴度较低,两者区别常较困难,必要时做活体检查。

3.Riedel 甲状腺炎

Riedel 甲状腺炎大多见于成年女性。发病后病情进展缓慢。甲状腺可有不同程度的肿大。病变部位呈进行性纤维硬化,质地坚硬,如木如石,无压痛。可发生不同程度的呼吸道阻塞和吞咽困难,可有声音嘶哑,压迫症状与甲状腺肿大程度不成比例,亦无颈淋巴结肿大。临床上常伴有腹膜后纤维化及硬化性胆囊炎。白细胞计数和血沉大多正常。T_3、T_4、TSH、^{131}I 摄取率等多正常。抗甲状腺抗体阴性或滴度很低。甲状腺扫描示未受累部分正常,受累部位无核素分布。当病变侵犯甲状腺两叶时,可发生甲减,此时血 T_3、T_4 低于正常、甲状腺摄^{131}I 率亦低于正常范围。有甲状腺一叶或两叶肿大,再结合该病的临床特点如病变部位质地坚硬、无压痛、无颈淋巴结肿大,有不同程度的气管压迫症状及有关实验室检查可拟诊本病。本病确诊依赖甲状腺活检。因甲状腺极硬,针刺活检常不满意。注意应与甲状腺癌、淋巴瘤、桥本甲状腺炎(纤维型)以及亚急性肉芽肿性甲状腺炎相鉴别。

(七)治疗

桥本甲状腺炎目前无特殊治疗方法。临床确诊后,视甲状腺大小及有无症状而决定是否进行治疗。如甲状腺较小,又无明显压迫症状者可随诊观察,暂不治疗;对甲状腺肿大明显并伴有压迫症状者,采用 $L-T_4$ 制剂治疗可减轻甲状腺肿;如有甲减者,则需采用甲状腺激素替代治疗。

1.桥本甲状腺炎伴甲减的治疗

桥本甲状腺炎伴有甲减者,长期以干甲状腺片或 $L-T_4$ 替代治疗。一般从小剂量开始,干甲状腺片 $40\sim60mg/d$,或 $L-T_4$ $50\sim100\mu g/d$,逐渐增量分别至 $120\sim180mg/d$ 或 $200\sim300\mu g/d$,直到腺体开始缩小,敏感的 TSH 水平降至正常。因人而异逐渐调整到维持量。老年患者或有缺血性心脏病者,$L-T_4$ 从 $12.5\sim25\mu g/d$ 较小剂量用起,增加剂量应缓慢,间隔 4 周,以便 TSH 在变动剂量后能达到一个稳定浓度。妊娠期患者应增加 $L-T_4$ 剂量 $25\%\sim50\%$。

桥本甲状腺炎有亚临床型甲减者的治疗同上,剂量宜小。有学者观察到用 $L-T_4$ 治疗 1 年,约 24% 的患者甲状腺功能可恢复正常。这种甲状腺功能恢复可能同 TSBAb 消失、细胞毒作用停止、锂盐、胺碘酮或其他含碘物消失有关。甲状腺功能恢复后 T_4 减量或停用。下列情况应做缓解后跟踪:①分娩 1 年内;②进食高碘或低碘食物者;③用细胞因子治疗者。

2.桥本甲状腺炎伴甲亢的治疗

对桥本甲亢应按甲亢治疗,可以硫脲类或咪唑类药物处理,一般不用 RAI 治疗及手术治疗;一过性甲亢者,给以 β 受体阻滞药对症处理即可。当怀疑桥本甲状腺炎合并有甲状腺癌或淋巴瘤时,需采用手术治疗,术后终生 L-T$_4$ 替代治疗。

第二节 单纯性甲状腺肿

单纯性甲状腺肿是以缺碘为主的代偿性甲状腺呈弥散性或结节性肿大但不伴有功能异常者。常见于离海较远的高原山区,因此亦称"地方性甲状腺肿"。我国多山的各省,尤其是云贵高原和陕西、山西、宁夏等地区的居民,患此病的较多。

一、病因

单纯性甲状腺肿的病因可分为三类。

(一)合成甲状腺激素原料(碘)的缺乏

合成甲状腺激素原料(碘)的缺乏是引起单纯性甲状腺肿的主要原因,在我国离海较远的山区,如云贵高原和陕西、山西、宁夏等地,由于山区中土壤碘盐被冲洗流失,以致食物及饮水中含碘不足,故患此病者较多,又称为"地方性甲状腺肿"。在缺乏原料碘而甲状腺功能仍需维持正常需要的情况下,腺垂体促甲状腺激素的分泌则增加,因而促使甲状腺发生代偿性肿大。

(二)甲状腺激素的需要量增加

在青春期、妊娠期、哺乳期和绝经期,身体的代谢旺盛,甲状腺激素的需要量增加,引起长期的促甲状腺激素的过多分泌,亦能促使甲状腺肿大。这种肿大是一种生理现象,常在成人或妊娠哺乳期后自行缩小。

(三)甲状腺激素生物合成和分泌的障碍

部分单纯性甲状腺肿的发生是由于甲状腺激素生物合成和分泌过程中某一环节的障碍,如致甲状腺肿物质中的过氯酸盐、硫氰酸盐、硝酸盐等可妨碍甲状腺摄取无机碘化物,如磺胺类药物、硫脲类药物以及含有硫脲类的蔬菜(萝卜、白菜)能阻止甲状腺激素的合成,由此而引起血中甲状腺激素的减少,因此,也就增强了腺垂体促甲状腺激素的分泌,促使甲状腺肿大。同样,隐性遗传的先天缺陷如过氧化酶或蛋白水解酶等的缺乏,也能造成甲状腺激素生物合成或分泌障碍,而引起甲状腺肿。

二、病理

单纯性甲状腺肿最显著的病理改变是滤泡的高度扩张,充满大量胶体,而滤泡壁细胞变为扁平,这是甲状腺功能不足的现象。虽然镜下可看到局部的增生状态,表现为由柱状细胞所组成的、突入滤泡腔的乳头状体,但此种增生状态仅为代偿性的。

在形态方面,单纯性甲状腺肿可分为弥散性和结节性两种。弥散性多见于青春期,扩张的滤泡平均地散在于腺体的各部。而结节性多见于流行区,扩张的滤泡集成一个或数个大小不等的结节,结节周围被有不完整的纤维包膜。

结节性甲状腺肿经一段时期后,由于血液循环不良,在结节内常发生退行性变,引起囊肿形成(往往并发囊内出血)和局部的纤维化和钙化等。巨大结节长期压迫结节间组织,可使有功能的组织萎缩退化,临床上表现为甲状腺功能低下。结节发展的另一结果是发生某种程度的自主性,即甲状腺结节分泌甲状腺激素的功能,不再依赖于促甲状腺激素,也不再受服用甲状腺激素的抑制,此时,如用大剂量碘剂治疗,很容易发生继发性甲亢。另外,结节性甲状腺肿还有发生恶变的可能。

三、临床表现

(一)单纯性甲状腺肿

单纯性甲状腺肿一般不呈功能上的改变,故一般无全身症状,基础代谢率正常。早期双侧甲状腺呈弥散性肿大,质软,表面光滑无结节,可随吞咽动作上下移动。逐渐在肿大腺体一侧,也可在两侧,扪及多个或单个结节;囊肿样变的结节,可并发囊内出血,结节可在短期内迅速增大。

(二)较大的结节性甲状腺肿

较大的结节性甲状腺肿可以压迫邻近器官而引起各种症状。

1.压迫气管

压迫气管比较常见。自一侧压迫,气管向对侧移位或变弯曲;自两侧压迫,气管变为扁平。由于气管内腔变窄,呼吸发生困难,尤其胸骨后甲状腺肿更为严重。气管壁长期受压,可以软化,引起窒息。

2.压迫食管

压迫食管少见,仅胸骨后甲状腺肿可能压迫食管,引起吞咽时不适感,但不会引起梗阻症状。

3.压迫颈深部大静脉

压迫颈深部大静脉可引起头颈部血液回流障碍,此种情况多见于位于胸廓上口大的甲状腺肿,特别是胸骨后甲状腺肿。临床出现面部青紫、肿胀,颈部和胸前表浅静脉的明显扩张。

4.压迫喉返神经

压迫喉返神经可引起声带麻痹,发生声音嘶哑。压迫颈部交感神经节链,可引起霍纳(Horner)综合征。

四、诊断

(1)多见于地方性甲状腺肿流行区,病程长,可数年或数十年。

(2)开始有双侧甲状腺弥散性肿大,而后在甲状腺内(一侧或两侧)出现单个或多个大小不等的结节。

(3)结节质韧或较软,光滑,随吞咽动作上下移动。生长缓慢,一般很少发生压迫症状。胸骨后甲状腺肿可有头颈部静脉回流障碍症状。结节发生囊性变,短期内迅速增大,出现疼痛。

(4)甲状腺功能一般正常。

(5)部分患者合并甲状腺功能亢进症,少数可发生癌变,表现为近期肿块迅速增长,并出现恶性变体征。

五、治疗

结节性甲状腺肿,可继发甲状腺功能亢进,也可发生恶变。因此,应积极进行治疗。

(一)保守治疗

(1)青春发育期或妊娠期的生理性甲状腺肿,可以不给药物治疗,应多食含碘丰富的海带、紫菜等。

(2)20 岁以前年轻人弥散性单纯性甲状腺肿者,可给以少量甲状腺素,以抑制腺垂体促甲状腺激素的分泌。常用剂量为 15～30mg,2 次/d,口服,3～6 个月为 1 个疗程。

(二)手术治疗

如有以下情况者,应及时行手术治疗,施行甲状腺大部切除术。

(1)已发展成结节性甲状腺肿者。

(2)压迫气管、食管、喉返神经或交感神经节而引起临床症状者。

(3)胸骨后甲状腺肿。

(4)巨大甲状腺肿,影响工作生活者。

(5)结节性甲状腺肿继发育功能亢进者。

(6)结节性甲状腺肿疑有恶变者。

第三节 结节性甲状腺肿

一、概述

由于甲状腺非炎性和肿瘤性原因阻碍甲状腺激素合成,而导致垂体前叶分泌多量促甲状腺激素,使甲状腺代偿性肿大,称为单纯性甲状腺肿。甲状腺可呈对称性或多结节性肿大,女性多见。也可呈地方性分布,常因缺碘所致,又称地方性甲状腺肿。当病灶持续存在或反复恶化及缓解时,甲状腺不规则增生或再生,逐渐形成结节,则称为结节性甲状腺肿,为甲状腺外科的常见疾病。

二、临床表现

(1)甲状腺肿大,开始呈弥散性、对称性,后出现单个或多个大小不等、质地不一的结节,呈不对称性。

(2)甲状腺结节可发生囊性变、坏死、出血、纤维化或钙化,囊内出血或囊性变可在短期内迅速增大,出现疼痛。

(3)结节生长缓慢,可随吞咽上下移动。随腺体增大和结节增多,可出现压迫症状。①气管压迫:出现堵塞感,呼吸不畅,甚至呼吸困难。气管可狭窄、弯曲移位或软化。②食管压迫:巨大甲状腺肿可伸入气管和食管之间,造成吞咽困难。③喉返神经压迫:出现声音嘶哑。④颈交感神经压迫:可出现 Horner 综合征(眼球下陷,瞳孔变小,眼睑下垂)。⑤上腔静脉压迫:上腔静脉综合征(单侧面部、颈部或上肢水肿),往往由胸骨后甲状腺肿压迫所致。

(4)部分患者可合并甲亢(毒性多结节性甲状腺肿),可出现甲亢症状,但比 Graves 病症状轻。

(5)部分病例的结节可恶变,出现质硬结节,甚至颈部淋巴结肿大。

三、诊断要点

(1)多见于地方性甲状腺肿流行区,病程长,可数年或十数年。多见于成年女性。

(2)甲状腺内可扪及单个或多个大小不等、质地不一的结节,甲状腺肿结节巨大者可伴有压迫症状,如气管压迫、声嘶、Horner 综合征等。

(3)少数可发生癌变,表现为近期肿块迅速增长,并出现恶性变体征。

(4)合并甲亢病例可表现为甲亢症状。

(5)甲状腺功能基本正常,合并甲亢病例可出现 T_3、T_4 增高,吸 ^{131}I 率增高。

(6)尿碘排泄减少,一般低于 100ng/L,血浆蛋白结合碘(PBI)降低。

(7)甲状腺球蛋白(Tg)升高,为衡量碘缺乏的敏感指针。

(8)B 超检查可确定甲状腺的结节大小,证实甲状腺内囊性、实性或混合性多发结节的存在。B 超引导下细针穿刺细胞学检查,诊断准确性更高。

(9)放射性核素扫描可评估甲状腺功能状态,多数结节性甲状腺肿表现为温和凉结节。如出现热结节,表示该结节有自主功能。如发生冷结节,则应警惕恶性结节的存在。

(10)CT、MRI 有利于胸骨后甲状腺肿或纵隔甲状腺肿的诊断。

四、治疗方案及原则

(1)青春发育期或妊娠期的生理性甲状腺肿,可以不给药物治疗,也不需手术治疗。应多食含碘丰富食物。

(2)25 岁以前年轻人弥散性单纯性甲状腺肿者,可给以少量甲状腺素,以抑制垂体前叶促甲状腺激素的分泌。常用剂量为左甲状腺素 $50\sim100\mu g/d$ 或甲状腺素片 $60\sim120mg/d$,连服 3~6 个月。

(3)手术指征:①结节性甲状腺肿并有坏死、囊性变、出血、钙化者;②腺叶过于肿大,压迫气管、食管、喉返神经或交感神经节而引起临床症状者;③胸骨后甲状腺肿;④巨大甲状腺肿,影响工作生活者;⑤结节性甲状腺肿继发甲状腺功能亢进者,应按甲亢术前严格准备后再行手术;⑥结节性甲状腺肿疑有恶变者;⑦为美观要求,患者迫切要求手术。

手术方式应根据结节多少、大小、分布而决定。一般可行甲状腺叶次全切除术或全切除术,也可行近全甲状腺切除术。如术中对可疑结节行冰冻切片检查证实为恶性,应行全甲状腺切除。

第四节　甲状腺腺瘤

一、概述

甲状腺腺瘤起源于甲状腺滤泡组织,是最常见的甲状腺良性肿瘤。此病在全国散发性存在,病理上可分为滤泡状、乳头状和 Hurthle 细胞三种类型,后二者少见。乳头状瘤难与乳头状囊腺瘤区别,有人又称为乳头状囊腺瘤。滤泡状瘤最为多见,可分为巨滤泡性(或胶质性)、胎儿性、胚胎性及单纯性腺瘤。

二、临床表现

(1)多见于 40 岁以下女性。

(2)甲状腺无痛性肿块,早期无症状,个别有吞咽不适或梗死感。

(3)甲状腺内可触及单个圆形或椭圆形结节,个别为多发。表面光滑,界限清楚,与皮肤无粘连,随吞咽上下移动。质地不一,实性者软,囊性者则硬。

(4)部分患者因肿瘤出血而突然增大,出现局部胀痛和压痛,肿瘤增大后可引起邻近器官组织压迫症状。

(5)部分病例为自主功能性腺瘤,可出现甲亢症状。

(6)少数病例可发生腺瘤恶变。肿瘤质硬、固定或出现颈部淋巴结肿大。

三、诊断要点

(1)40 岁以下女性,颈前出现无痛性肿块,无自觉症状,部分可因囊内出血而表现为肿物短期内增大,并出现局部胀痛。

(2)局限于一侧叶甲状腺体内的单发结节,呈圆形或卵圆形,质地稍硬,表面光滑,边界清楚,无压痛,生长缓慢。

(3)甲状腺功能一般正常,少数合并甲亢者 T_3、T_4 可增高,称高功能或毒性腺瘤。

(4)放射性核素扫描可为"温结节",囊性者可表现为"冷结节"。高自主功能性腺瘤可表现为"热结节"。如肿物为实性且核素扫描为"冷结节",应注意腺瘤癌变可能。

(5)甲状腺吸收 ^{131}I 功能正常。

(6)B 超检查可辨别腺瘤实性或囊性。

四、治疗方案及原则

临床上甲状腺腺瘤有癌变和引起甲亢的可能,原则上应早期手术,可行腺瘤摘除术。但切除腺瘤时应将腺瘤连同其包膜周围 1cm 范围的正常甲状腺组织整块切除,必要时应做腺叶大部分切除或腺叶次全切除,也可将腺叶全切除。切除标本应即送冰冻切片检查以判定有无恶变,已恶变者则需按甲状腺癌处理。

第五节　甲状腺癌

甲状腺癌大多为原发性,根据起源于滤泡细胞或滤泡旁细胞,可将原发性甲状腺癌分为滤泡上皮癌和髓样癌两大类。而滤泡上皮癌又可分为乳头状癌、滤泡状癌及未分化癌。

一、原发性甲状腺癌分类

(一)乳头状癌

乳头状癌好发于 40 岁以下的年青女性及 15 岁以下的少年儿童。乳头状癌占甲状腺癌的 60%~80%。癌肿多为单个结节,少数为多发或双侧结节,质地较硬,边界不规则,活动度差。肿块生长缓慢,多无明显的不适感,故就诊时,平均病程已达 5 年左右,甚至达 10 年以上。癌肿的大小变异很大,小的癌肿直径可小于1cm,坚硬,有时不能触及,常因转移至颈淋巴结而就诊,甚至在尸检时病理切片才得以证实为甲状腺癌。

(二)滤泡状癌

滤泡状癌是指有滤泡分化而无乳头状结构特点的甲状腺癌,其恶性程度高于乳头状癌,约占甲状腺癌的20%,仅次于乳头状癌而居第2位。主要见于中老年人,特别是40岁以上的女性。一般病程长,生长缓慢,多为单发,少数也可为多发或双侧结节。质实而硬韧,边界不清,常缺乏明显局部恶性表现。

(三)未分化癌

未分化癌恶性程度高,常见于60～70岁的老年人,约占甲状腺癌的5%。发病前可有甲状腺肿或甲状腺结节,但短期内肿块迅速增大,并迅速发生广泛的局部浸润,形成双侧弥散性甲状腺肿块。肿块局部皮肤温度增高,肿块大而硬,边界不清,并与周围组织粘连固定,伴有压痛,常转移至局部淋巴结而致淋巴结肿大。

(四)髓样癌

髓样癌起源于甲状腺滤泡旁细胞,不常见,约占甲状腺癌的5%,可见于各种年龄,但好发于中年患者,女性多于男性,属于中等恶性程度的肿瘤。甲状腺髓样癌一般可分为散发型和家族型两大类。散发型约占80%,家族型约占20%。癌肿易侵蚀甲状腺内淋巴管,经淋巴结转移,常转移的部位是颈部淋巴结、气管旁软组织、食管旁或纵隔淋巴结,可产生压迫症状及转移性肿块。也可经血行转移至肺、骨骼或肝脏。

二、临床表现

(一)症状

甲状腺肿块多数在无意中或普查时发现,增长速度较快,有的患者出现声音嘶哑或呼吸、吞咽困难,亦有甲状腺肿块不明显而首先发现颈淋巴结肿大者。

(二)体征

甲状腺癌多为单个结节,结节可为圆形或椭圆形,有些结节形态不规则,质硬而无明显压痛,常与周围组织粘连而致活动受限或固定。若发生淋巴结转移,常伴有颈中下部、胸锁乳突肌旁肿大的淋巴结。一般来说,甲状腺单个结节比多个结节、小的实质性结节比囊性结节、男性比女性发生甲状腺癌的可能性大,但多发性结节、囊性结节均不能排除甲状腺癌的可能。家族型甲状腺髓样癌常为双侧肿块,并可有压痛。甲状腺癌较大时可压迫和侵袭周围组织与器官,常有呼吸困难、吞咽困难及声音嘶哑。远处转移时,可出现相应的临床表现。甲状腺髓样癌可有肠鸣音亢进、气促、面颈部阵发性皮肤潮红、血压下降及心力衰竭等类癌综合征体征。

三、辅助检查

(一)实验室检查

1.甲状腺功能测定

一般应测定血清 TT_4、FT_4、TT_3、FT_4、$sTSH(uTSH)$。必要时还应检测抗甲状腺球蛋白抗体和 TPOAb 或 TSAb 等。如均正常,一般不考虑有甲状腺功能异常。如 $sTSH<0.5mU/L$,FT_4(或 FT_3)正常或稍升高,即应考虑有亚临床型甲亢可能。甲状腺癌患者的甲状腺功能一般正常,少数可因肿瘤细胞能合成和分泌 T_3、T_4 而出现甲亢症状,较轻者可仅有

TSH 下降和 FT_3、FT_4 的升高。肿瘤出血、坏死时,有时也可出现一过性甲亢。

2.血清甲状腺球蛋白测定

血清 Tg 测定主要用于分化良好的甲状腺癌的复发判断。当血 TSH 很低时,一般测不到 Tg,使用重组的人 TSH(rhTSH)后,Tg 分泌增多,血 Tg 一般升高 10 倍以上;分化程度差的肿瘤患者升高不足 3 倍。但分化较好的甲状腺癌患者(约 20%)血清中存在 Tg 自身抗体,用免疫化学和 RIA 法测定 Tg 时可使 Tg 呈假性升高或降低。分析结果时必须引起注意。接受 $L-T_4$ 治疗的甲状腺癌患者,如血清 Tg 正常或测不出,提示复发的可能性小,5 年存活率高;如血清 Tg 高于正常,提示肿瘤已复发。

3.血清 CT 测定及五肽促胃液素兴奋试验

血清 CT 升高是甲状腺髓样癌的较特异性标志。髓样癌患者在滴注钙剂后,血 CT 进一步升高,而正常人无此反应。因此,血清 CT 测定及钙滴注兴奋试验可作为本病的诊断依据,同时可作为家族型甲状腺髓样癌患者家族成员的筛选与追踪方法之一。血清 CT 测定还用于筛选非家族型甲状腺髓样癌和甲状腺 C 细胞增生症病例。

因此,在甲状腺肿瘤的术前诊断中,事实上血 CT 测定和五肽促胃液素兴奋试验已经成为继细针活检、B 超、放射核素扫描等的另一项诊断方法。

(二)影像学诊断

1.超声波检查

高分辨率 B 超在甲状腺疾病中主要有以下用途。

(1)了解甲状腺容量和血流情况。B 超较单光子发射计算机断层扫描(SPECT)、CT、MRI 等均有其独到的优越性,尤其在了解血流情况方面其优点突出。

(2)了解甲状腺结节的大小、位置,可发现"意外结节",明确甲状腺后部的结节位置以及与附近组织的关系。

(3)作为结节穿刺、活检的引导,甲状腺 B 超检查已成为甲状腺肿瘤术前诊断和术后追踪的重要方法。在高分辨率 B 超系统中,加入立体定位系统(3D 扫描 B 超),可进一步提高其敏感性和诊断效率。

2.甲状腺核素扫描

采用 ^{131}I 或 ^{99m}Tc 作为示踪剂对甲状腺进行扫描,可显示甲状腺肿块的大小、位置、形态、数目及功能状态,有助于甲状腺肿块的性质及异位甲状腺肿块的鉴别与定位。热结节和温结节多为良性甲状腺腺瘤(但也有例外),而凉结节和冷结节提示为无功能甲状腺腺癌、甲状腺囊肿伴有出血坏死或甲状腺癌肿。特别是男性患者,出现边界不清的单个冷结节时,应高度怀疑甲状腺癌的可能。

临床上应用核素扫描显像检查的另一目的是确定甲状腺结节(包括肿瘤)的功能性(摄取碘、合成和分泌 TH 等)。与 ^{131}I 或 ^{123}I 比较,^{99m}Tc 或($^{99m}TcO^-$)的特异性和敏感性更高,而且不会导致碘甲亢。甲状腺恶性病变行甲状腺全切后,可用诊断性 ^{131}I 检查来判断是否有病灶复发。如血清 Tg 水平大于 10ng/mL,可应用 ^{131}I(剂量为 3.7GBq,即 100mCi)行甲状腺扫描,以确定是否有复发或甲状腺外转移。

3.甲状腺 CT 和 MRI 检查

(1)甲状腺区 CT 扫描。可用于肿瘤的分级。注意在 CT 片上发现任何多发性淋巴结存在钙化、血供增多、增大、出血、形态不规则,或在 MRI 图像上发现结节呈低至中等 T_1 和 T_2 信号强度(提示含多量 Tg),不论甲状腺内有无病灶,都应考虑甲状腺癌转移灶的可能。

(2)甲状腺区 MRI 检查。当重点了解病变与毗邻组织的关系时,可首选 MRI 检查。MRI能清楚地显示甲状腺位置、大小、肿块与腺体及周围组织的关系。甲状腺良性肿瘤常为边界清楚、局限性长 T_1 与长 T_2 信号肿块。甲状腺癌常表现长 T_1 及不均匀长 T_2 异常肿块。肿块可向上下蔓延,左右浸润,常伴有颈部淋巴结肿大。

(三)细胞学检查

临床上凡有甲状腺结节(尤其是迅速增大的单个的甲状腺结节)患者都应想到甲状腺癌可能。细针(或粗针)抽吸甲状腺组织,进行细胞学检查是鉴别甲状腺肿块病变性质的简单、易行而且较可靠的方法。其具体方法为选用 22~27 号针头套在 10mL 或 25mL 针筒上,颈部常规消毒后,将针头刺入甲状腺肿块抽吸,也可将针头转换几个不同的角度进行抽吸,抽吸的标本涂片做细胞学检查。目前认为该技术对区别甲状腺肿块性质其敏感性大于 80%,特异性大于 70%。但限于技术因素和组织细胞类型不同等问题,仍有 16%~20% 的病例难以做出诊断。如区别滤泡细胞癌的良、恶性可能需要血管、包膜浸润的证据,因此,没有病理组织学的发现是难以诊断的,同时也可出现假阳性或假阴性。但细针穿刺仍然是大多数病例首选的诊断方法。如果细针穿刺失败,或所得结果不能确诊,换用粗针抽吸活检可提高诊断率,筛选手术病例。穿刺获得的细胞也可做细胞遗传学和分子生物学(如癌基因与抑癌基因突变等)分析协助诊断。

四、诊断

甲状腺癌的诊断应综合病史、临床表现和必要的辅助检查结果。

(1)甲状腺癌患者的主诉常常为"颈部肿块"或"颈部结节"。在病史询问中,要特别注意肿块或结节发生的部位、时间、生长速度,是否短期内迅速增大;是否伴有吞咽困难、声音嘶哑或呼吸困难;是否伴有面容潮红、心动过速及顽固性腹泻等表现;是否因患其他疾病进行过头颈部、上纵隔放射治疗及有无 RAI 治疗史等;是否暴露于核辐射污染的环境史;从事的职业是否有重要放射源以及个人的防护情况等。髓样癌有家族遗传倾向性,家族中有类似患者,可提供诊断线索。

(2)检查时肿块边界欠清,表面高低不平,质硬,活动度小或完全固定,颈部常可扪及肿大淋巴结。髓样癌约有 15% 病例呈家族性倾向,可伴发肾上腺嗜铬细胞瘤和甲状旁腺瘤等内分泌系统新生物。

(3)既往有头颈部的 X 线照射史。现已确诊 85% 的儿童甲状腺癌的患者都有头颈部放射史。

(4)B 超有助于诊断。放射性核素扫描,大多数甲状腺癌表现为冷结节。

(5)血清降钙素测定对早期诊断甲状腺髓样癌有十分重要的价值,用放射免疫法测定。

(6)有多发性内分泌腺瘤病的家族史者,常提示甲状腺髓样癌。

(7)孤立性甲状腺结节质硬、固定,或合并压迫症状。

(8)存在多年的甲状腺结节,突然生长迅速。

(9)有侵犯、浸润邻近组织的证据;或扪到分散的肿大而坚实的淋巴结。

(10)借助^{131}I甲状腺扫描、细胞学检查、颈部 X 线、间接喉镜等检查,可明确诊断。

(11)确诊应依靠冰冻切片或石蜡切片检查。

五、鉴别诊断

甲状腺癌应与甲状腺瘤或囊肿、慢性甲状腺炎等相鉴别。

(一)甲状腺瘤或囊肿

甲状腺瘤或囊肿为甲状腺一侧或双侧单发性或多发性结节,表面平滑,质地较软,无压痛,吞咽时移动度大。囊肿张力大,也可表现质硬。甲状腺放射性核素扫描,B 超波检查等可帮助诊断。仍鉴别困难时,可穿刺行细胞学检查。

(二)慢性甲状腺炎

慢性甲状腺炎以慢性淋巴性甲状腺炎和慢性纤维性甲状腺炎为主。慢性淋巴性甲状腺炎,起病缓慢,甲状腺弥散性肿大,质地坚韧有弹性,如象皮样,表面光滑,与周围正常组织无粘连,可随吞咽运动活动,局部不红不痛无发热,可并发轻度甲状腺功能减退,晚期压迫症状明显,实验室检查可示血沉加快,肝功能絮状反应阳性,血清蛋白电泳分析示 γ 球蛋白增高,甲状腺扫描常示摄^{131}I 率低且分布不匀。慢性侵袭性纤维性甲状腺炎,甲状腺逐渐肿大,质地异常坚硬,如岩石样。其特点为侵袭甲状腺周围组织,甲状腺被固定,不能随吞咽活动,其也可压迫气管、食管,引起轻度呼吸困难或吞咽困难,但一般不压迫喉返神经或颈交感神经节。晚期多合并有甲状腺功能减退。鉴别困难时,可行穿刺细胞学检查。

六、治疗

(一)手术治疗

甲状腺癌一经诊断或高度怀疑甲状腺癌患者,一般均需尽早手术治疗。

1.术前准备

手术前(特别是手术因故推迟时)服用 L－T$_4$进行抑制性治疗,可使手术操作更容易,同时也可抑制癌细胞的扩散。手术时应常规行病理检查,以进一步明确病变性质及决定手术方式。

2.甲状腺癌的手术方式和范围

根据布达佩斯国家肿瘤研究所和医学院的建议以及美欧的普遍意见和经验,一般标准术式是甲状腺近全切,仅遗留 2～4g 上叶组织,并清扫全部可疑淋巴结。术中应仔细探查颈部淋巴结,如颈部淋巴结受累,应行颈部淋巴结清除术。术后 4 周可根据甲状腺癌的组织类型、是否转移与浸润来进行术后的残留或复发组织的放射碘扫描及放射碘治疗。放射碘全身扫描可确定颈部残留的甲状腺组织及癌组织,同时也可确定远处的转移灶。

(二)术后治疗

1.术后放化疗的原则

对肿瘤直径小于 1cm 的低危复发患者,术后不必行局部放疗,但对肿瘤直径大于 1cm 的低危复发患者和所有高危复发患者,在术后必须进行放疗,或给予治疗量的放射性碘。如肿瘤的摄碘能力很差,应行外放射治疗。

甲状腺癌术后应常规用 L－T$_4$替代治疗,以维持甲状腺功能,如肿瘤摘除后仍保留有足够的甲状腺组织,一般亦主张加用 L－T_4(或干甲状腺片),其目的是抑制 TSH 分泌,防止肿瘤复发。不论是何种甲状腺癌,均应在术后(至少 5 年内)应用 L－T_4,抑制血 TSH 水平在 0.1mU/L 以下(sTSH 或 uTSH 法),5 年后可用 L－T_4 维持在 0.1～0.3mU/L 范围内。

2.术后患者的病情变化

可能有 3 种主要类型。

(1)局部复发或远处转移。

(2)临床上有或无症状体征;用 T_4 治疗时,血 Tg 正常或稍高,停用 T_4 后 Tg 升高。

(3)无复发的临床表现和影像学依据,用 T_4 治疗时或停用 T_4 后 Tg 均正常,后两类患者均应积极使用 T_4 抑制 TSH 分泌,一旦确诊为复发,应再次手术或采取放射性碘治疗。

3.术后追踪的主要生化指标

是血清 TSH 和 Tg,一般每 3～6 个月复查 1 次。必要时可定期行 B 超或 CT(MRI)检查,亦可考虑做全身放射碘扫描追踪(至少相隔 2 年)。如临床上高度怀疑有复发,而上述影像检查阴性,可考虑做[201]Tl,或[99m]Tc([99m]Tc－sesta－M1B1)扫描,或 18 氟－脱氧葡萄糖－PET,或[11]C－蛋氨酸－PET 扫描,以确定复发病灶的部位和程度。

4.放射性碘治疗

[131]I 扫描能显示手术后的残余癌组织或远处转移灶。如果患者首先使用 L－T_4(50～70μg)进行替代治疗,当停用 3 周后,患者 TSH 水平升高。再经 2～3 周,当血清 TSH 上升到 50mU/L 时,可服用[131]I 5～10mCi,72h 后行全身扫描。近来,人们已改用重组的人 TSH (rhTSH)先刺激甲状腺(包括含 TSH 受体的癌细胞)及 PET 扫描来对转移灶进行定位与追踪,方法可靠,灵敏度高。如果发现残留的甲状腺癌组织或转移灶,通常可施以[131]I 50～60mCi,如果是有功能的转移癌则剂量加倍。一般[131]I 总量为 100～150mCi。1～2d 后可继以 TH 抑制治疗,将血清 TSH 抑制到小于 0.1mU/L 或对 TRH 全无反应为止。一般 T4 的用量为 300μg。定期的[131]I 扫描要根据患者的情况而定,以每 6 个月 1 次为宜。如果前次扫描已发现有转移病灶,则需要再次行[131]I 全身扫描。而对甲状腺球蛋白不高,前次[131]I 扫描证明无转移的患者,则不需再次扫描,但可在手术 1 年后重复扫描。扫描显示复发,则再次使用[131]I 治疗,并且剂量较前次要大,但[131]I 的总治疗量不超过 500mCi。扫描显示无复发,则继续使用 T_4 治疗。TH 治疗的目的一方面是替代、维持甲状腺的正常功能,另一方面是反馈、抑制 TSH 分泌。

(三)放射治疗

未分化癌具有一定的放射敏感性,可采用放射线治疗。乳头状、滤泡状及髓样癌一般不采用放疗。但当乳头状、滤泡状癌组织无摄碘功能或髓样癌术后有高 CT 状态及难以切除的复发癌、残余癌和骨转移癌,亦可用外放射治疗。

(四)化疗

甲状腺癌对化疗不敏感,可用于甲状腺癌综合性姑息治疗。对晚期甲状腺癌或未分化癌可试用环磷酰胺、阿霉素等治疗。

手霉素为法尼基蛋白转移酶抑制剂,常单独或与其他药物联合用于治疗未分化性甲状腺癌。近年来开始试用的单克隆抗体靶向治疗可能是治疗甲状腺癌(主要是髓样癌)的一种新途径(如抗 CEA 放射标记的抗体)。近年来试用生长抑素类似物和干扰素治疗甲状腺髓样癌,有一定疗效,化疗药物与免疫调节剂合用,可提高机体免疫力,加强抗癌效果。

(五)经皮酒精注射治疗

经皮酒精注射治疗主要用于实性小至中等结节的治疗。对拒绝行 ^{131}I 治疗或手术治疗的良性结节亦可考虑用此法治疗。注射酒精最好在 B 超引导下进行,在结节内找到血管最丰富的区域后,用 21~22 号针头注入酒精。治疗前和治疗后应追踪 TSH、FT_4、FT_3 和 Tg。此法可有 60% 左右的治愈率。酒精注射主要用于治疗无功能性甲状腺结节、高功能结节和甲状腺腺瘤。对甲状腺癌患者,尤其是有转移和局部压迫症状者,不能首选酒精注射治疗。

(六)对症治疗

甲状腺癌术后出现甲状旁腺功能减退时,可补充钙剂和维生素 D。甲状腺髓样癌伴类癌综合征时,可服用赛庚啶缓解症状。

第六节　甲状腺功能亢进症

一、病因

(一)诱因

甲状腺功能亢进症(简称甲亢)的发病机制和病因未明,主要有以下因素诱发:免疫功能异常,遗传因素,感染因素,精神因素。

(二)遗传易感性

一般认为,甲状腺功能亢进症是以遗传易感性为背景,在感染、精神创伤等因素作用下,诱发体内的免疫系统功能紊乱,免疫耐受、识别和调节功能减退,抗原特异或非特异性 T_3 细胞功能缺陷,机体不能控制针对自身组织的免疫反应,T_3 细胞减弱了对 TH 细胞的抑制,特异 B 淋巴细胞在特异 TH 细胞辅助下产生异质性免疫球蛋白(自身抗体)。

二、病理生理

(一)甲状腺激素(TH)分泌过多的病理生理作用

TH 分泌过多的病理生理作用是多方面的,其作用机制尚未完全阐明。TH 可促进氧化磷酸化,主要通过刺激细胞膜的 Na^+-K^+-ATP 酶(即 Na^+-K^+ 泵),此酶为异源二聚体蛋白,存在于心、肝、肾、骨骼和脂肪细胞膜中,T_3 刺激该酶两个亚基基因的转录,并参与转录后修饰的调节,使 mRNA 增加。此酶在维持细胞内外 Na^+/K^+ 梯度的过程中,需要大量能量以促进 Na^+ 的主动转移,以致 ATP 水解增多,从而促进线粒体氧化磷酸化反应,结果氧耗和产热均增加。甲状腺激素的作用虽是多方面的,但主要在于促进蛋白质的分解,促进产热作用以及儿茶酚胺样作用,从而影响各种代谢和脏器的功能。如甲状腺激素增加基础代谢率,加速营养物质的消耗。甲状腺激素和儿茶酚胺的协同作用加强后者在神经、心血管和胃肠道等脏器的兴奋和刺激作用。

(二)甲状腺激素对心肌、肝脏和脂肪细胞的作用

TH 对心肌、肝脏和脂肪细胞具有直接刺激作用。如可通过激活腺苷环化酶,产生 cAMP,调节心脏 β 肾上腺素能受体基因表达。T_3 过多可降低周围血管阻力,增加心肌收缩力,加快心律。棕色脂肪是啮齿类动物暴露在寒冷环境或过食反应的选择性产热部位。此过程需 T_3 和细胞特异性 $β_2$ 肾上腺素能受体刺激线粒体解耦联蛋白,该蛋白增加棕色脂肪的分解,通过氧化磷酸化解耦联,使能量以热能散发。另外,T_3 既刺激脂肪生成也刺激脂肪分解,内源性脂肪酸是 T_3 的底物,导致产热增多。T_3 诱导脂肪代谢过程许多酶的生成,包括苹果酸脱氢酶、葡萄糖-6-磷酸脱氢酶、脂肪酸合成酶。甲状腺功能改变可引起脂蛋白代谢的变化,甲状腺功能减退(简称甲减)时低密度脂蛋白胆固醇(LDL-C)和高密度脂蛋白胆固醇(HDL-C)升高,而甲亢时则相反。低密度的变化主要表现在低密度颗粒的清除率方面,而高密度的变化又是由肝细胞表面的低密度受体表达变化引起的。HDL-C 的变化至少与胆固醇酯的转移有关,而决定转换率的主要因素又是基因的多型性,并因此而引起个体在脂肪代谢方面的不均一性变化。

(三)激素原转换酶

将激素原转换为有更强生物活性的激素。神经内分泌细胞有两种特异性 PC(PC$_1$ 和 PC$_2$),激素的活性和分泌速度也受这两种酶活性的调节。T_3 可下调 PC$_2$ mRNA 的表达,PC$_2$ 增强因子中存在 T_3 的反应元件,并可通过 T_3 对这些反应元件的负性调节作用而改变 T_3 的作用,直至导致甲亢或甲减。

三、临床表现

本病多见于女性,男女之比为 1:(4~6)。甲亢起病一般较缓慢,多在起病后 6 个月至 1 年内就诊,也有起病后数年方就诊者。少数可在精神创伤和感染等应激后急性起病,或因妊娠而诱发本病。甲亢的临床表现与患者发病时的年龄、病程和 TH 分泌过多的程度有关。一般患者均有神经质、怕热、多汗、皮肤湿热、心悸、乏力和体重减轻等。部分患者可有发热(一般为低热)。

(一)高代谢症群

由于 T_3、T_4 分泌过多和交感神经兴奋性增高,促进物质代谢,加速氧化,使产热、散热明显增多,患者常有疲乏无力,不耐热、多汗,皮肤温暖潮湿、体重锐减、低热(危象时可有高热等);甲状腺激素促进肠道糖吸收,加速糖的氧化利用和肝糖分解等,可致糖耐量异常或使糖尿病加重;甲状腺激素促进脂肪分解与氧化,胆固醇合成、转化及排出均加速、常致血中总胆固醇降低。蛋白质代谢加速致负氮平衡、体重下降、尿肌酸排出增多;骨骼代谢和骨胶原更新加速、尿钙磷、羟脯氨酸等排出量增高。

(二)甲状腺肿

不少患者以甲状腺肿大为主诉,甲状腺呈弥散性对称性肿大,质软,吞咽时上下移动,少数患者的甲状腺肿大不对称或肿大不明显。

由于甲状腺的血流量增多,故在上、下极外侧可听到血管杂音(为连续性或以收缩期为主的吹风样杂音),可扪及震颤(以腺体上部较明显)。杂音明显时可在整个甲状腺区听到,但以上、下极明显,杂音较轻时仅在上极或下极听到。触到震颤时往往可以听到杂音,但杂音较弱

时可触不到震颤。杂音和震颤为本病一种较特异性的体征,对诊断本病具有重要意义。

(三)眼部表现

甲亢时引起的眼部改变大致分两种类型,一类由甲亢本身所引起,系交感神经兴奋眼外肌群和上睑肌所致;另一类为浸润性突眼,为眶内和球后组织体积增加、淋巴细胞浸润和水肿所致,又称为甲亢眼病。

1.单纯由甲亢引起的眼部主要改变

(1)上眼睑挛缩。

(2)眼裂增宽(Dalrymple 征)。

(3)上眼睑移动滞缓(von Graefe 征),眼睛向下看时,上眼睑不能及时随眼球向下移动,可在角膜上缘看到白色巩膜。

(4)瞬目减少和凝视(Stellwag 征)。

(5)惊恐眼神。

(6)向上看时,前额皮肤不能皱起(Joffroy 征)。

(7)两眼内聚减退或不能(Mobius 征)。眼部的体征还有很多,可根据需要尽量做多项试验,因为有些试验可为阴性,而另一些试验可为阳性。

2.甲亢眼病

甲亢眼病又称浸润性突眼。患者有明显的自觉症状,常有畏光、流泪、复视、视力减退、眼部肿痛、刺痛、异物感等。检查可发现视野缩小,斜视,眼球活动减少甚至固定。眼球明显突出,突眼度一般在 18mm 以上,两侧多不对称。由于眼球明显突出,眼睛不能闭合,结膜、角膜外露而引起充血、水肿、角膜溃疡等。重者可出现全眼球炎甚至失明。有少数浸润性突眼患者突眼并不明显,但却有明显畏光、流泪、复视、巩膜结膜充血水肿及眼球活动障碍等。因此,眼球突出的程度并不是判断浸润性突眼的最佳指标。

眼球急速运动试验可用于判断眼肌的受累程度。用双目镜等测定眼球急速运动,观察眼球的水平和垂直活动度($10°$、$20°$ 和 $40°$),并同时进行眼肌疲劳试验。本试验的个体差异大。在甲亢眼病早期,眼球急速运动试验无明显改变,如有异常说明眼肌病变较严重(如纤维化)。甲亢患者(无论是治疗或未治疗者)血清 IL-6 明显升高,而血清可溶性 IL-6 受体(sIL-6R)水平受治疗的明显影响,与眼病的活动性也有明显关系,伴活动性眼病者的血清 sIL-6R 明显升高。

甲亢常并发青光眼(开角性和正常眼压性)。据报道,在 104 例甲亢患者中,13% 有典型青光眼性视野缺损,其中 6.5% 为正常眼压性青光眼,而眼压升高者达 22%,均明显高于非甲亢的一般人群。

(四)精神神经系统表现

患者易激动,神经过敏、舌和双手平举向前伸出时有细震颤、多言多动、失眠紧张、思想不集中、焦虑烦躁、多猜疑等,有时出现幻觉,甚而亚躁狂症,但也有寡言、抑郁者,以老年人多见。腱反射活跃,反射恢复时间缩短。甲亢(尤其是亚临床型甲亢)伴有的焦虑症状应与泛发性焦虑症鉴别,Iacovides 等应用四种甲亢/焦虑指数对这两种疾病进行鉴别,认为有一定鉴别意义,但确诊仍有赖于实验室检查证实。

（五）心血管系统表现

甲亢时由于 TH 对心血管系统的作用,以及交感神经兴奋性增高等,常使甲亢患者有明显临床表现,心悸、气促是大部分甲亢患者的突出主诉。

1.心动过速

心动过速是心血管系统最早、最突出的表现。绝大多数为窦性心动过速,心律多在 90～120 次/min。心动过速为持续性,在睡眠和休息时有所降低,但仍高于正常。静息和睡眠时心律快慢与基础代谢率呈正比。甲亢时,静息状态下的窦性心律增快主要与 T_3 兴奋窦房结细胞 f-通道蛋白质的转录,细胞质 f-通道的电导性增加有关。

2.其他类型的心律失常

房性期前收缩最常见,其次为阵发性或持续性心房颤动。也可见室性交界性期前收缩,偶见房室传导阻滞。有些患者可仅表现为原因不明的阵发性或持续性心房纤颤,尤以老年人多见。

3.心音改变

由于心肌收缩力加强,使心搏增强,心尖部第一心音亢进,常有收缩期杂音,偶在心尖部可听到舒张期杂音。

4.心脏扩大

心脏扩大多见于久病及老年患者。当心脏负荷加重、合并感染或应用 β 受体阻滞药可诱发充血性心力衰竭。持久的房颤也可诱发慢性充血性心力衰竭。出现心脏扩大和心脏杂音,这可能由长期高排出量使左室流出道扩张所致,心脏并无明显解剖学异常。

5.血压改变

收缩压升高、舒张压下降和脉压增大为甲亢的特征性表现之一。有时可出现毛细血管搏动征、水冲脉等周围血管征。发生原因系心脏收缩力加强、心排出量增加和外周血管扩张、阻力降低。

6.甲亢性心脏病

甲亢伴有明显心律失常、心脏扩大和心力衰竭者称为甲亢性心脏病。以老年甲亢和病史较久未能良好控制者多见。其特点为甲亢完全控制后心脏功能可完全恢复正常,用呼吸储备容量的测定可以预测甲亢性心脏病的发生。一般认为,在过量 TH 的长期作用下,心肌肥厚导致高心排出量性心脏病,但在一部分甲亢患者中,也可并发低心排出量性心脏病或心力衰竭。有报道,伴有严重突眼的甲亢患者的右心室内膜活检显示明显的淋巴细胞性心肌炎,而不伴突眼者仅有极轻的心肌炎病变,淋巴细胞浸润伴心肌细胞肥大和间质纤维化,提示为扩张型心肌病,但多数低心排出量性心肌病变与自身免疫的炎症过程无直接关系。

（六）消化系统表现

食欲亢进是甲亢的突出表现之一。但少数老年患者可出现畏食,甚至恶病质。也有少数患者呈顽固性恶心、呕吐,以致体重在短期内迅速下降。由于过多 TH 的作用,使肠蠕动增加,从而使大便溏稀、次数增加,甚至呈顽固性腹泻或脂肪泻。TH 对肝脏也可有直接毒性作用,致肝大,甲亢引起明显肝脏受损者少见,少数可出现肝功能异常,转氨酶升高甚或黄疸。甲亢患者发生畏食的原因很复杂,其中可能主要与年龄(老年人)、肝功能异常和焦虑症状有关,而与高钙血症无关。

(七)血液和造血系统表现

周围血液中白细胞总数偏低、淋巴细胞百分比和绝对值及单核细胞增多,血小板寿命缩短,有时可出现皮肤紫癜。由于消耗增加,营养不良和铁的利用障碍偶可引起贫血。

(八)运动系统表现

运动系统主要表现为肌肉软弱无力,甲亢患者可伴骨密度(BMD)降低。

(九)生殖系统表现

女性患者常有月经稀少,周期延长,甚至闭经,但部分患者仍能妊娠、生育。男性多阳痿,偶见乳腺发育。甲亢患者的黄体生成素(LH)分泌增多,促卵泡激素(FSH)仅男性升高,LH和 FSH 的脉冲性分泌不受影响,催乳素(PRL)分泌正常,男性患者性腺类固醇类激素和性激素结合球蛋白(SHBG)明显升高,而游离睾酮指数下降,这说明男性甲亢患者存在原发性性腺功能减退,可能与 SHBG 升高有关。

(十)皮肤、毛发及肢端表现

皮肤光滑细腻,缺乏皱纹,触之温暖湿润。年轻患者可有颜面潮红,部分患者面部和颈部可呈红斑样改变,触之褪色,尤以男性多见。多数患者皮肤色素正常,少数可出现色素加深,以暴露部位明显。口腔、乳晕无色素加深,也有部分患者色素减退,出现白癜风。甲状腺功能亢进时可出现毛发稀疏脱落,少数患者可出现斑秃,甲亢控制后斑秃可痊愈。约 5% 患者有典型对称性黏液性水肿,常与浸润性突眼同时或之后发生,有时不伴甲亢而单独存在。多见于小腿胫前下 1/3 部位,称为胫前黏液性水肿,是本病的特异性表现之一。黏液性水肿性皮肤损害也可见于足背和膝部、面部、上肢,甚至头部。初起时呈暗紫红色皮损。皮肤粗厚,以后呈片状或结节状叠起,最后呈树皮状,可伴继发感染和色素沉着。在少数患者中尚可见到指端软组织肿胀,呈杵状,掌指骨骨膜下新骨形成(肥皂泡样),以及指或趾甲的邻近游离边缘部分和甲床分离,称为指端粗厚,为甲亢的特征性表现。

(十一)内分泌系统表现

TH 过多除可影响性腺功能外,肾上腺皮质功能于本病早期常较活跃,血促皮质素(ACTH)、氢化可的松及 24h 尿 17—羟皮质类固醇(17—羟)升高,而在重症(如危象)患者中,因受过多 T_3、T_4 抑制而尿 17—羟、17—酮、类固醇均下降,氢化可的松半衰期缩短。其功能呈相对减退。肾上腺皮质储备功能轻微受损。葡萄糖耐量受损,也与血 TH 和血胰岛素生长因子结合蛋白—1(IGFBP—1)增高有关。

(十二)甲亢危象

甲亢危象系本病严重表现,可危及生命,主要诱因为精神刺激、感染、甲状腺手术前准备不充分等。早期为患者原有的症状加剧,伴中等发热、体重锐减、恶心、呕吐,以后发热体温可达 40℃或更高,心动过速,常在 160 次/min 以上,大汗、腹痛、腹泻,甚而谵妄、昏迷。死亡原因多为高热虚脱,心力衰竭,肺水肿,严重水、电解质代谢紊乱等。

(十三)甲亢性肌肉病变

1.急性甲亢性肌病或甲亢伴急性延髓瘫痪

罕见,起病急,数周内可出现说话和吞咽困难,发音不准,也可合并甲亢危象,并可导致呼吸肌瘫痪,威胁生命。

2.慢性甲亢性肌病

较多见,起病慢,早期最多累及近端肌群和肩或髋部肌群,其次是远端肌群;患者诉进行性肌无力,消瘦,甚至萎缩。登楼、蹲位起立甚至梳头困难,新斯的明治疗一般无效,尿肌酐排泄增高。肌病和甲亢的关系未明,可能由于过多的 TH 作用于肌细胞线粒体,发生肿胀变性。近端肌群主要由含线粒体丰富的肌红细胞组成,故在本病中受累最早且重。

3.甲亢伴周期性瘫痪

多见于亚洲地区的患者,年轻男性多发。发作时常伴血清钾过低,葡萄糖和胰岛素静脉滴注可诱发本症,症状和家族性周期性瘫痪相似。

4.甲亢伴重症肌无力

主要累及眼部肌群,有眼睑下垂、眼球运动障碍和复视,朝轻暮重。新斯的明治疗有良好效果。甲亢和重症肌无力均为自身免疫性疾病,肌细胞中均可检出自身抗体,但甲亢并不直接引起重症肌无力,两者可先后或同时见于对自身免疫有遗传缺陷的同一患者中。

四、诊断

(一)血清 TH 测定

1.血清 FT_4 与 FT_3

FT_3、FT_4 不受血中甲状腺结合球蛋白(TBG)变化的影响,直接反应甲状腺功能状态。其敏感性和特异性均明显高于 TT_3、TT_4。成人正常参考值如下。放射免疫分析法(RIA 法):FT_3 3～9pmol/L(0.19～0.58ng/dL),FT_4 9～25pmol/L(0.7～1.9ng/dL)。免疫化学发光法(ICMA 法):FT_3 2.1～5.4pmol/L(0.14～0.35ng/dL),FT_4 9～23.9pmol/L(0.7～1.8ng/dL)。

2.血清 TT_3

血清中 T_3 与蛋白结合达 99.5％以上,故 TT_3 亦受 TBG 的影响。TT_3 浓度的变化常与 TT_4 的改变平行,但在甲亢初期与复发早期,TT_3 上升往往很快,约 4 倍于正常;TT_4 上升较缓,仅为正常的 2.5 倍。故 TT_3 为早期甲亢、治疗中疗效观察及停药后复发的敏感指标,亦是诊断 T_3 型甲亢的特异指标。但应注意老年人淡漠型甲亢或久病者 TT_3 也可能不高。成人正常参考值,RIA 法:1.8～2.9nmol/L(115～190ng/dL)。ICMA 法:0.7～2.1mmol/L(44.5～136.1ng/dL)。

3.血清 TT_4

血清 TT_4 是判定甲状腺功能最基本的筛选指标。血清中 99.95％以上的 T_4 与蛋白结合,其中 80％～90％与 TBG 结合。TT_4 是指 T_4 与蛋白结合的总量,受 TBG 等结合蛋白量和结合力变化的影响;TBG 又受妊娠、雌激素、病毒性肝炎等因素影响而升高;受雄激素、低蛋白血症(严重肝病、肾病综合征)、泼尼松等影响而下降。成人正常参考值如下。RIA 法:65～156nmol/L(5～12μg/dL)。ICMA 法:58.1～154.8mmol/L(4.5～11.9μg/dL)。

4.血清 rT_3

rT_3 无生物活性,是 T_4 在外周组织的降解产物,其血浓度的变化与 T_3、T_4 维持一定比例,尤其与 T_4 变化一致,可作为了解甲状腺功能的指标。甲亢初期或复发早期可仅有 rT_3 升高。在重症营养不良或某些全身性疾病时,rT_3 明显升高,而 TT_3 明显降低,为诊断低 T_3 综合征的重要指标。成人正常参考值(RIA 法):0.2～0.8nmol/L(13～53ng/dL)。

(二)促甲状腺激素(TSH)测定

甲状腺功能改变时,TSH 的波动较 T_3、T_4 更迅速而显著,故血中 TSH 是反映下丘脑－垂体－甲状腺轴功能的敏感指标,尤其对亚临床型甲亢和亚临床型甲减的诊断有重要意义。其测定方法较多。RIA 的灵敏度有限,最低测定值为 0.5mU/L,由于正常人可低于此值,故无法区别甲亢者和正常人,如做促甲状腺激素释放激素(TRH)兴奋试验,则可间接判断甲状腺功能状态及 TRH－TSH－TH 的调节关系。用免疫放射分析(IRMA)法测定超敏促甲状腺激素(sTSH),正常参考值为 0.4～3.0mU/L 或 0.6～4mU/L,本法的最低检出值为 0.04mU/L,约有 90%以上的甲亢患者低于正常低值。故一般可取代 TRH 兴奋试验。用 ICMA 法测定 TSH 的灵敏度可达 0.01mU/L,其敏感性进一步提高,方法简便,快速可靠,且无须担心放射污染。荧光分析(TRIFA)法克服了酶标志物不稳定,化学发光标记仅能一次发光及荧光标记受干扰因素多等缺点,非特异性信号降到了可以忽略的程度,其分析检测限和功能检测限分别为 0.001mU/L 和 0.016mU/L。ICMA 和 TRIFA 较 IRMA 的灵敏度提高了很多倍,故又称为高灵敏度促甲状腺激素(uTSH)。必须指出,不论 TSH 测定的灵敏度多高,都必须结合临床和其他甲状腺功能检查才能做出正确诊断判断预后或做治疗决策。

(三)TSH 受体抗体测定

TSH 受体抗体测定方法较多,易出现假阴性和假阳性结果。促甲状腺激素受体抗体(TRAb)的常规测定方法是用放射受体法来测定 TSH 的结合抑制活性(猪的 TSH 受体),第二代 TRAb 测定法是用重组的人 TSH 受体代替,并包被成固相,据报道,可使敏感度从 70%提高到 86.7%,但仍有假阳性。未经治疗的甲亢患者,血甲状腺刺激抗体(TSAb)阳性检出率可达 80%～100%,有早期诊断意义,对判断病情活动、是否复发亦有价值;还可作为治疗后停药的重要指标。

(四)其他自身抗体

其他自身抗体有抗 p53 蛋白抗体。一般抗 p53 蛋白只存在于肿瘤(如大肠癌、直肠癌)患者中,而 Kuhn 等在 73 例各种自身免疫性疾病中,查出 17 例有抗 p53 蛋白的自身抗体,其中包括甲亢,其发生机制和意义未明。

(五)TRH 兴奋试验

甲亢时血 T_3、T_4 增高,反馈抑制 TSH,故 TSH 不受 TRH 兴奋试验影响。EGO 中30%～50%的人 TRH 兴奋试验无反应或反应性下降。如静脉注射 TRH 200μg 后 TSH 有升高反应可排除甲亢;如 TSH 不增高(无反应)则支持甲亢的诊断。应注意 TSH 无反应还可见于甲状腺功能“正常”的甲亢眼病、垂体疾病伴 TSH 分泌不足等。本试验不良反应少,对冠心病或甲亢性心脏病患者较 T_3 抑制试验更为安全。

(六)甲状腺摄碘(^{131}I)率

本法诊断甲亢的符合率达 90%,缺碘性甲状腺肿也可升高,但一般无高峰前移,必要时可做 T_3 抑制试验鉴别。本法不能反映病情严重程度与治疗中的病情变化,但可用于鉴别不同病因的甲亢,如摄^{131}I 率降低可能为甲状腺炎伴甲亢、碘甲亢或外源 TH 引起的甲亢症。

应注意本法受多种食物及含碘药物(包括中药)的影响,如抗甲状腺药物(ATD)、ACTH、可的松、溴剂、利血平、保泰松、对氨基水杨酸、甲苯磺丁脲等均使之降低;长期使用女性避孕药使之升高,故测定前应停用上述药物 1～2 个月。甲状腺摄[131]I 率还受许多疾病的影响,如肾病综合征时增高;应激状态、吸收不良综合征、腹泻时降低。孕妇和哺乳期禁用此项检查。正常参考值,用盖革计数管测定,3h 及 24h 值分别为 5％～25％和 20％～45％,高峰在 24h 出现。甲亢者,3h 大于 25％,24h 大于 45％,且高峰前移。由于 T_3、T_4 和 TSH 测定方法的不断改善,敏感性与特异性进一步提高,目前已很少用甲状腺摄[131]I 率来诊断甲亢。

(七)T_3 抑制试验

T_3 抑制试验主要用于鉴别甲状腺肿伴摄[131]I 率增高系由甲亢抑或非毒性甲状腺肿所致,亦可用于长期抗甲状腺药物治疗后,预测停药后复发可能性的参考。甲状腺功能正常的活动性眼病患者有 40％～80％T_3 抑制试验阳性。大多数学者认为对伴眼病的甲亢诊断来说,T_3 抑制试验较 TRH 兴奋试验更可靠,但两试验合用可增加诊断准确性。

方法为先测基础摄[131]I 率后,口服 T_3 20μg,3 次/d,连续 6d(或甲状腺片 60mg,3 次/d,连服 8d),然后再做摄[131]I 率。对比两次结果,正常人及单纯甲状腺肿患者摄[131]I 下降 50％以上;甲亢患者不能被抑制,故摄[131]I 下降不足 50％。伴有冠心病、甲亢性心脏病或严重甲亢者禁用本项试验,以免诱发心律失常、心绞痛或甲亢危象。

(八)病理检查

1.甲状腺针吸细胞活检(FNA)

甲亢临床上有典型的甲亢症状,甚至有突眼,临床诊断并不困难,做 FNA 是为了与慢性淋巴细胞性甲状腺炎(CLT)伴甲亢区别。FNA 诊断甲亢时,有许多学者发现甲状腺滤泡上皮细胞一致,但是核的大小差异较大。可有胶质,但一般量较少。上皮细胞胞质内有细小的空泡,有时无胶质,必须和滤泡状甲状腺肿瘤鉴别。Lowhagen 总结甲亢的病理特点如下:①胶质少,切片内血液成分多;②滤泡细胞较大,有丰富的胞质,含有边缘空泡。Myren 发现甲亢的细胞核的直径比非毒性甲状腺肿的细胞核直径大。

2.甲状腺超微结构

甲亢的柱状上皮功能活跃,电镜下细胞器多。如高尔基体肥大,线粒体数目增多,粗面内质网和核糖体增多,微绒毛较长且数目增多,胞质表浅部见较多的内吞的胶质滴,有大小不一的溶酶体。

3.组织化学与免疫组织化学

甲亢时,甲状腺过氧化物酶(TPO)、单胺氧化酶及琥珀酸脱氢酶的活性明显升高,免疫组化和电镜观察发现,电镜下可见微绒毛细长且数目增多,微绒毛表面阳性物质反应性增强(微绒毛是 TH 合成的碘化部位)。

(九)影像学检查

1.超声诊断

甲亢时,甲状腺呈弥散性、对称性、均匀性增大(可增大 2～3 倍),边缘多规则,内部回声多呈密集、增强光点,分布不均匀,部分有低回声小结节状改变。腺体肿大明显时,常有周围组织受压和血管移位表现。多普勒彩色血流显像(CDFI)显示患者甲状腺腺体内血流呈弥散性分布,为红蓝相间的簇状或分支状图像(繁星闪烁样血流图像),血流量大,速度增快,超过 70cm/s,甚至可达 200cm/s。血流量为正常人的 8～10 倍。同时可见显著低阻力的动脉频谱和湍流频谱。甲状腺上、下动脉管径明显增宽。弥散性甲状腺肿大有时难与其他结节性甲状腺肿相区别,因此,需结合临床资料并利用 CDFI 观察到有特异性血流频谱不难做出正确诊断。彩色多普勒超声亦可用于甲亢治疗后的评价。眼球后 B 超有助于甲亢眼病的诊断。

2.核素诊断

甲亢时,可见颈动、静脉提前到 6~8s 显像(正常 8~12s 颈动脉显像,12~14s 颈静脉显像),甲状腺于 8s 时显像,其放射性逐渐增加,明显高于颈动、静脉显像。

3.CT 或 MRI 诊断

目前认为,CT 在甲亢诊断及鉴别诊断方面具有重要价值。首先,用 CT 可排除肿瘤;其次,在眼部病变不明显时,可观察到眼外肌受累的情况。CT 检查尚可鉴别球后眼外肌炎。可在球后减压术前充分估计眶部受累程度,以指导眼科手术。MRI 检查费用昂贵,检查时间长,且未发现具有比 CT 多的优势,不作为首选。

鉴别诊断方面,主要是在 CT 上表现为眼外肌肥大的炎症或眼外肌浸润的眶部疾病,如特发性眼肌炎、炎性假瘤、肉芽肿、转移癌等,但这些病变不同于甲亢,常急性发作,有深部疼痛、复视或眼睑下垂。特发性眼肌炎是一种局限性、非特异性眶部炎症,特征是附着在巩膜的肌腱受累。而甲亢在 CT 上主要表现为肌腹肥大,特别是后半部(靠近眶尖部)肌腹肥大明显,而肌腱附着处正常。IH 磁共振分光镜检可测定眼球后组织中硫酸软骨素蛋白聚糖的浓度,为一种新的评估甲状腺相关眼病(TAO)的检查方法。

(十)功能诊断

典型病例经详细询问病史,依靠临床表现即可诊断。不典型病例,尤其是小儿、老年或伴有其他疾病的轻型甲亢或亚临床型甲亢病例易被误诊或漏诊。在临床上,遇有病程长的不明原因体重下降、低热、腹泻、手抖、心动过速、心房纤颤、肌无力、月经紊乱、闭经等均应考虑甲亢的可能;对疗效不满意的糖尿病、结核、心力衰竭、冠心病、肝病等,也要排除合并甲亢的可能性。不典型甲亢的确诊有赖于甲状腺功能检查和其他必要的特殊检查。血 FT_3、FT_4(或 TT_3、TT_4)增高及 sTSH 降低(小于 0.1mU/L)者符合甲亢;仅 FT_3 或 TT_3 增高而 FT_4、TT_4 正常可考虑为 T_3 型甲亢;仅有 FT_4 或 TT_4 增高而 FT_3、TT_3 正常者为 T_4 型甲亢;血 TSH 降低,FT_3、FT_4 正常,符合亚临床型甲亢。必要时可进一步做 sTSH(或 uTSH)测定和(或)TRH 兴奋试验。

(十一)病因诊断

在确诊甲亢基础上,应先排除其他原因所致的甲亢,再结合患者有眼征、弥散性甲状腺肿、血 TSAb 阳性等,可诊断为甲亢。有结节者需与自主性高功能甲状腺结节、多结节性甲状腺肿伴甲亢、毒性腺瘤、甲状腺癌等相鉴别。多结节毒性甲状腺肿和毒性腺瘤患者一般无突眼,甲亢症状较轻,甲状腺扫描为"热"结节,结节外甲状腺组织的摄碘功能受抑制。亚急性甲状腺炎伴甲亢症状者,甲状腺摄 ^{131}I 率减低。CLT 伴甲亢症状者,血中自身抗体阳性。碘甲亢者有过量碘摄入史,甲状腺摄 ^{131}I 率降低,可有 T_3、rT_3 升高而 T_3 不高的表现。其他如少见的异位甲状腺肿伴甲亢、TSH 甲亢及伴瘤综合征性甲亢等均应逐一排除。

五、鉴别诊断

(一)与其他甲亢的鉴别(病因鉴别)

引起甲亢的病因很多,临床上应先排除非甲状腺性甲亢后,甲亢的诊断才能成立。甲亢的病因多种多样。

1.结节性甲状腺肿伴甲亢

本病又称毒性多结节性甲状腺肿,为非毒性甲状腺肿患者(5%~8%)久病后出现甲亢症状,其机制不明。

(1)病因及病理:是否有一种特异致病因素使某些非毒性结节性甲状腺肿发展为甲亢尚不清楚,也无法通过病理学特征把非毒性和毒性结节性甲状腺肿区别开来。从非毒性转变为毒性甲状腺肿的病变涉及甲状腺结节功能自主性的建立,即腺体中一个或几个区域不受 TSH 刺激,甚至在疾病早期也有散在的功能自主性病灶。随着时间的延长,这些散在病灶体积和数量增加,以致表现为甲状腺功能正常的非毒性结节性甲状腺肿,约 1/4 对 TRH 反应低于正常或无反应,说明已有一定程度的自主性 TH 分泌功能。

(2)临床特点:毒性多结节性甲状腺肿多发生于老年人或年龄较大者,多见于服用较大量碘剂(碘甲亢)者。其症状轻重不一,眼征罕见,但可有眼睑挛缩。甲状腺呈结节性肿大,质硬,有多个结节,血管杂音少见。症状一般较甲亢为轻,但常以某一器官或系统的症状为突出,尤其是心血管系统,如心律失常和充血性心力衰竭。消瘦和乏力较为明显,可伴有畏食。

(3)诊断:某些毒性结节性甲状腺肿的诊断比较困难。甲状腺核素显像有助于诊断(示放射性浓聚和缺损征象),浓聚征象较明显。T_3、T_4 多高于正常,当某些患者血清 TT_3、TT_4 或 FT_3、FT_4 较接近或稍微超过正常值范围上限时,诊断也存在困难。T_3 抑制试验又受限制(老年人多有心脏疾患或隐性疾患)。

TRH 兴奋试验反应降低,反映甲状腺至少有部分功能自主性,如 TSH 测不到,TRH 兴奋试验无反应,多提示为毒性结节性甲状腺肿。如实验室检查不能得到明确诊断,而临床有甲状腺毒症的表现时,可用抗甲状腺药物做试验性治疗。

(4)治疗:本病首选放射性[131]I 治疗。因部分患者摄碘率较低,应用剂量较大,为 20~30mCi。放疗前应先用抗甲状腺药物准备至甲状腺功能正常状态,以防止发生放射性甲状腺炎使甲状腺毒症加重。普萘洛尔对改善甲亢症状有帮助,常用于放疗前后的治疗。放疗可致甲减,怀疑有恶变者应予手术。

2.毒性甲状腺腺瘤

本病是具有自主性分泌 T_3、T_4 的甲状腺腺瘤。最早由 Plummer 报道,故又称毒性甲状腺腺瘤为 Plummer 病,腺瘤可为单发性或多发性。

(1)病理:在临床上,本病与甲亢不同,高功能腺瘤并非促甲状腺激素受体抗体刺激引起,结节周围的甲状腺组织因促甲状腺激素受抑制而呈萎缩改变,质地较韧,有时可压迫气管及喉返神经,显微镜下结节可呈腺瘤改变。此病在国内以往认为少见。自从应用甲状腺显像以来,常可发现本病。

(2)临床特点:此病多见于中老年患者。甲亢症状一般较轻微,某些患者仅有心动过速、消瘦、乏力或腹泻不引起突眼;有些患者以心房纤颤、心力衰竭或肌无力为主诉而就诊。检查可发现颈部有圆形或卵圆形结节,边界清楚,质地较硬,随吞咽活动,无血管杂音。血清 T_3、T_4 水平升高,尤以 T_3 增高明显。

(3)诊断:甲状腺显像(扫描或照相)对诊断有意义,结节区可呈聚[131]I 的"热"结节,周围萎缩的甲状腺组织仅部分显影,甚至可在扫描时完全不显示,此时需与先天性单叶甲状腺的扫描图像相鉴别,给予外源性促甲状腺激素 10U 刺激后重复扫描,周围萎缩的甲状腺组织能重新显示。促甲状腺激素受体基因分析或 G 蛋白突变的分析有助于本病的诊断。

(4)治疗:本病在病程中腺瘤有时偶有自发性退行性改变而缩小或消失,或个别病例经促甲状腺激素刺激后发生退行性改变而使腺瘤消失。治疗应根据患者是否有甲亢,若患者血中 T_3、T_4 均正常又无甲亢症状,且腺瘤又无压迫症状,可以留待观察;当患者有甲亢症状,血中 T_3、T_4 升高或患者因腺瘤较大有压迫症状和体征时可考虑手术摘除或[131]I 治疗。若患者甲亢症状明显,术前应认真准备,手术操作中应避免过多挤压腺瘤而使血循环中甲状腺激素浓度突然升高,引起甲亢危象或引起心律失常。[131]I 治疗剂量应较大,一般在 25~50mCi。疗效满意。腺瘤经手术或[131]I 治疗后,周围萎缩的甲状腺组织逐渐重新恢复功能,自术后 2 周起,有些病例已可见对侧萎缩的甲状腺在扫描图像上显示出来,这是因为腺瘤去除后,甲状腺激素分泌正常,对促甲状腺激素的反馈抑制解除,萎缩的组织重新恢复功能。Monzani 等报道,在超声引导下经皮酒精注射治疗有自主功能的孤立性甲状腺结节,可引起结节皱缩。对不适合[131]I 治疗的年轻患者和手术风险大及结节较大的老年人尤其适用。该技术安全、价格便宜。

3.多发性毒性甲状腺结节

结节为多发性,且具有自主分泌甲状腺激素的功能,多见于中年以上患者。多数患者是在多个结节中有一个为"热"结节,有的"热"结节在病理形态上表现为腺瘤样改变,5/6 的毒性结节中的细胞有促甲状腺激素受体突变(体细胞性,杂合子),无功能亢进的结节没有促甲状腺激素受体突变。因此,多发性毒性结节中的"热"结节的病因与毒性腺瘤相同,是促甲状腺激素受体突变所致。而非毒性结节可为增生性,其机制与毒性结节不同。

4.碘甲亢

碘的摄入增加容易诱发甲亢,碘甲亢在缺碘区和非缺碘区均可发生。

(1)病因及病理:有报道高碘地区甲亢的患病率是低碘地区的 2~3 倍。碘致甲亢一般发生在服碘 6 个月后,也可发生于服碘 1~2 个月后。补碘 6~10 个月后,发病率逐渐减少。大量服碘早期可发生急性抑制作用(保护机制)。长期大量服碘后,碘的急性抑制作用期过后,则引起甲状腺激素合成过多而致甲亢。

由于缺碘性甲状腺肿的甲状腺激素合成不足而发生代偿性促甲状腺激素分泌增多,补碘后,在过多的促甲状腺激素作用下,使 T_3、T_4 合成过多致甲亢,这种甲亢是暂时性的,经过一段时间可自行消失。某些患者甲状腺已有潜在缺陷(潜在性甲亢),由于碘缺乏使甲状腺激素合成减少,而未显现出来,补碘后导致甲状腺激素合成增多而使有潜在缺陷的毒性甲状腺肿功能亢进。

胺碘酮可以从肝脏中置换 T_4,也使 T_4 从血中清除减少,引起甲状腺激素增高而致甲亢。甲状腺本身内环境稳定机制发生障碍,由于高浓度碘对甲状腺不能发挥其抑制合成甲状腺激素的效应,以致甲状腺激素合成过多而引起甲亢。大量补碘后,肿大的甲状腺内存在的自主性结节,获得了大量合成甲状腺激素的原料,使甲状腺结节生成更多的甲状腺激素而引发甲亢。

(2)临床特点:碘甲亢的症状与一般甲亢基本相同,但患者年龄相对偏大,症状出现顺序往往是先出现神经、心脏症状,而后出现乏力、体重下降等。碘甲亢患者甲状腺可轻度肿大,质地较硬可触及结节,非缺碘地区结节性甲状腺肿患者补碘后发生甲亢的病例较多见。甲状腺部位无血管杂音和震颤,突眼少见,可有肌肉轻度萎缩。甲状腺摄^{131}I率降低为其特征,24h 摄^{131}I率可低于30%,甲状腺显影差,其他检查同一般甲亢。

(3)治疗:碘甲亢首先应停用一切含碘的药物和含碘较多的食物,然后进行观察,有些患者甲亢会自然缓解。如症状不缓解者可加用抗甲状腺药物,剂量同一般甲亢,用药时间较一般甲亢短,甲状腺有结节者可行手术切除。

(4)预防:由于碘剂可治疗甲状腺肿,又易引起碘甲亢,因此在防治地方性甲状腺肿时,碘的用量不宜过大,尤其是甲状腺有结节者更应注意。对非缺碘性结节性甲状腺肿,患者应避免应用碘剂。碘是微量元素,最佳补碘量应掌握在既预防克汀病和地方性甲状腺肿,又不因高碘而诱发甲亢的发生为宜。另外,在使用胺碘酮及含碘的造影剂时应注意有可能诱发碘甲亢。

5.滤泡状甲状腺癌伴甲亢

甲状腺癌伴甲亢较罕见,占甲状腺癌的0.25%～2.5%,好发于30～40岁中年人,女性多于男性。在某些特殊病例如滤泡状甲状腺癌,有浓聚碘的能力,但很少能使之转变为有活性的甲状腺激素,因此,出现甲亢的病例极少。

(1)病因及病理:极个别的甲状腺癌组织,由于功能增高,分泌大量甲状腺激素,或转移到甲状腺以外的癌组织分泌大量甲状腺激素,而引起甲亢症状,某些甲状腺癌病灶切除后,垂体分泌 TSH 增多,造成残存的癌组织或转移灶产生甲状腺激素增加而引起甲亢。有一种情况不属于甲状腺癌组织引起甲亢的范畴,即患者患甲状腺癌前已有甲亢存在。

肿瘤未外侵时,不易与腺瘤相区别。多呈圆形或椭圆形肿物,切面红褐色,常被结缔组织分隔成小叶状,可伴有中心坏死及出血。癌细胞形成滤泡状或腺管状,细胞有轻度异型性,可有“共壁”滤泡形成。常侵犯包膜、淋巴管、血管等,可见到静脉内癌栓。滤泡癌尚有一些特殊亚型,如见到多数癌细胞胞质内充满嗜酸性颗粒,称为嗜酸细胞癌;透明胞质者,称为透明细胞癌。滤泡状癌与乳头状癌并存时,称为混合型癌。

(2)临床特点:患者具有甲亢症状,甲状腺肿大不明显,无突眼征,可发生于任何年龄,男性较多,患病年龄较大者相对较多。一般病程较长,生长缓慢,少数近期生长增快,常缺乏明显的局部恶性表现,肿块直径一般为数厘米或更大,多为单发、实性、质韧、边界不清,多中心癌灶比例为13%～16%。以血行转移为主,较少发生淋巴结转移。据统计,初诊时伴随远处转移率可达33%,骨、肺、脑为常见转移部位,其次为肝、皮肤等。癌组织具有与正常甲状腺类似的功能,有较强的摄^{131}I能力。

(3)诊断:实验室检查可见血清 T_3、T_4水平升高,TSH 水平降低,^{131}I 显像见癌组织部位如甲状腺放射性浓聚呈“热”结节征象。结合患者的症状及甲状腺癌的临床、实验室、核素显像等检查情况,可确定是否有甲状腺癌伴甲亢。如患者癌组织切除后仍有甲亢表现,则证明为转移灶所引起的甲亢。

(4)治疗:①手术切除病灶后给予甲状腺激素替代治疗;②对残留甲状腺癌组织或转移灶

进行大剂量放射治疗。

(二)与非甲亢疾病的鉴别

1.非毒性甲状腺肿

甲状腺肿大,无甲亢症状与体征。甲状腺摄^{131}I可增高,但高峰不前移,T_3抑制试验可被抑制。T_4正常或偏低,T_3正常或偏高,TSH(sTSH或uTSH)正常或偏高。TRH兴奋试验反应正常。

2.神经官能症

可有神经官能症甚或神经精神综合征,可有心悸、出汗、失眠等类似于甲亢的表现。但神经官能症患者一般无食欲亢进,心律在静息状态下无增快。查体可有手颤,活动后心律增快,但无甲状腺肿及突眼,甲状腺功能检查均正常。

3.更年期综合征

更年期妇女有情绪不稳定、烦躁失眠、出汗等症状,但更年期综合征为阵发潮热、出汗。发作过后可有怕冷,甲状腺不肿大,甲状腺功能检查基本正常。

4.单侧突眼

单侧突眼要与眶内肿瘤、炎性假瘤等鉴别,眼球后B超检查或CT检查即可明确诊断。

5.抑郁症

老年人甲亢多为隐匿起病,表现为体虚乏力、精神忧郁、表情淡漠、原因不明的消瘦、食欲缺乏、恶心、呕吐等表现,也与抑郁症相类似,测定甲状腺功能正常可资鉴别。

6.糖尿病

糖尿病的"三多一少"症状有与甲亢的多食、易饥饿相似之处,特别是少数甲亢患者糖耐量减低、出现尿糖或餐后30~60min血糖轻度增高。糖尿病患者亦可出现高代谢症状,但患者无心慌、怕热、烦躁等症状,甲状腺一般不肿大,甲状腺部位无血管杂音。实验室检查甲状腺功能正常,有助于鉴别。

7.心血管系统疾病

甲亢对心血管系统的影响较显著,如心动过速、脉压增大。老年人甲亢有些症状不典型,常以心脏症状为主,如充血性心力衰竭或顽固性心房纤颤,易被误诊为心脏病如冠状动脉粥样硬化性心脏病及原发性高血压。年轻患者出现心律失常尚需注意与风湿性心脏瓣膜病相鉴别。甲亢引起的心力衰竭、房颤对地高辛治疗不敏感。老年人甲亢易与收缩期高血压混淆,临床降压治疗效果欠佳者,需注意排除甲亢,实验室甲状腺功能检查可资鉴别。

8.消化系统疾病

甲亢可致肠蠕动加快,消化吸收不良,大便次数增多,临床常被误诊为慢性结肠炎。但甲亢极少有腹痛,里急后重等肠炎表现,镜检无红、白细胞。有些患者消化道症状明显,可有恶心、呕吐,甚至出现恶病质。因此,在进一步检查排除消化道器质性病变的同时,应进行甲状腺功能检测。

9.其他

以消瘦、低热为主要表现者,应注意与结核、癌症相鉴别。有些甲亢患者表现为严重的肌萎缩,应注意与原发性肌病鉴别。

（三）鉴别方法的临床应用和评价

（1）有鉴别意义的临床表现，通过望、触、听等来了解和掌握患者有关症状和体征。特别要注意患者有无不耐热、多汗、易激动、多食易饥饿、腹泻、消瘦、心动过速及眼结膜充血、水肿，甲状腺肿大等症状、体征，在甲状腺部位触及震颤和听到血管杂音，脉压大等支持甲亢的诊断。

（2）甲亢早期及治疗复发时，血清 T_3 水平升高明显，随着病情进展，T_3、T_4 水平均升高，甲状腺摄 ^{131}I 率增高，TSH 浓度低于正常。抗甲状腺抗体多为阳性。甲亢的实验室检查应首先测定血 T_3、T_4、TSH，其诊断价值为 TSH（高灵敏检测法）$>FT_3>FT_4>TT_3>TT_4$。如果一般实验室检查仍不能明确诊断，可在摄 ^{131}I 试验的基础上加做 T_3 抑制试验，TRH 兴奋试验等特殊检查。对妊娠妇女及有心脏病症状的老人当血清 T_3、T_4 水平增高不明显时，TRH 兴奋试验对诊断有一定价值。

（四）甲状腺相关眼病的鉴别

75％以上的甲状腺相关眼病都有甲亢所致的全身系统的表现，诊断不困难。困难的是那些眼部表现早于甲亢全身表现及甲状腺功能正常的甲状腺眼病。对于这些患者，有关甲状腺功能的检查是重要的（包括 T_3、T_4、TSH 及 T_3 抑制试验，TRH 兴奋试验，TRAb 检测）。活动性眼病的患者 40％～80％的 T_3 抑制试验异常，甲状腺功能正常眼病中 30％～50％的患者，TRH 兴奋试验无反应或呈低反应。

有研究发现甲状腺功能正常的甲状腺相关眼病中 43％ TRAb 阳性，但 TRAb 水平与 T_3 抑制试验及 TRH 兴奋试验结果无明显相关。鉴于 EGO 患者中 TSAb 阳性率低于 50％，因此，TSAb 阴性不能排除 EGO。有人发现此类患者中有甲状腺抗体阳性者约占 69％，而正常人中仅有 10％～20％甲状腺抗体阳性，因此，一般认为有甲状腺抗体存在，T_3 抑制试验不能抑制是甲状腺功能正常眼病组的标志。在随访中，甲状腺功能常常有变化。

甲状腺相关眼病诊断一旦确诊，应对眶部情况做全面评价。首先可用 Hertel 突眼计测突眼度，但使用时应注意，同一医生对同一患者、不同时间的测定结果可能会有 2mm 差异。裂隙灯检查有助于估计由于眼睑挛缩、眼球突出造成的角膜及结膜暴露的程度。Lancaster 屏可以评价眼球的活动，有助于了解眼外肌功能异常的程度。对于视力有改变的患者，即使没有明显突眼，也应常规行视敏度及视野检查，球后 B 超、CT 或 MRI 有助于与眶外肌炎症或浸润眶部的其他疾病相鉴别。

六、甲亢危象的诊断和鉴别诊断

甲亢危象是甲亢病情急剧恶化，导致全身代谢严重紊乱，心血管系统、消化系统、神经系统等功能严重障碍，常危及生命，如诊断和抢救措施不及时，病死率极高。

目前尚无特异的诊断标准。Burch 和 Wartofsky 总结前人的经验，于 1993 年提出以半定量为基础的临床诊断标准。以区别有无危象、甲亢危象前期及甲亢危象以便于尽早诊断。

七、治疗

（一）甲亢的治疗目的和原则

目前对甲亢的治疗方案的选择意见并不一致。在欧洲多优先选用手术治疗，理由是甲亢的病因复杂，发病机制尚未阐明，有些甲亢（如 G 蛋白 α 亚基的突变）对药物的反应性很差，有时在肿大的甲状腺组织中还可能隐藏有肿瘤或其他病变。而在美国，人们认为放射性碘治疗的疗效可靠、创伤小、疗程短,除少数患者外,多用放射性碘治疗。因此,甲亢的治疗方案要个体化。放射碘治疗的主要顾虑是放射线的致癌作用。

(二)甲亢的治疗方法

甲亢的治疗方法有一般治疗、药物治疗、放射性碘治疗及手术治疗四种,各有其优缺点。治疗前应根据患者的年龄性别、病情轻重、病程长短、甲状腺病理、有无其他并发症,以及患者的意愿、医疗条件和医师的经验等多种因素慎重选用适当的治疗方案。药物疗法应用最广,但仅能获得 40%～60%治愈率;放射性碘治疗及手术治疗均为创伤性措施,治愈率较高,但缺点较多。

1.一般治疗

一般治疗应予适当休息。注意补充足够热量和营养,包括糖类、蛋白质和 B 族维生素等。精神紧张、不安或失眠较重者,可给予地西泮等镇静药。抗氧化剂和营养支持治疗对甲亢患者的恢复有益。另有学者报道心理支持治疗亦非常重要,特别是在甲亢缓解以后。

2.药物治疗

(1)常用药物治疗:常用的抗甲状腺药物(ATD)分为硫脲类和咪唑类两类。硫脲类有甲硫氧嘧啶(MTU)和丙硫氧嘧啶(PTU);咪唑类有甲巯基咪唑(MM)和卡比马唑(CMZ)。其作用机制相同,都可抑制甲状腺激素合成,如抑制甲状腺过氧化物酶活性,抑制碘化物形成活性碘,影响酪氨酸残基碘化,抑制单碘酪氨酸碘化为双碘酪氨酸及碘化酪氨酸耦联形成各种碘甲腺原氨酸。

ATD 的优点和缺点如下。①优点:疗效较肯定;不会导致永久性甲减;方便、经济、使用较安全。②缺点:疗程长,一般需 1～2 年,有时长达数年;停药后复发率较高,并存在原发性或继发性失败可能;可伴发肝损害或粒细胞减少症等。

ATD 的剂量与疗程:长程治疗分初治期、减量期及维持期,按病情轻重决定剂量。初治期:MTU 或 PTU,300～450mg/d;MM 或 CMZ,30～40mg/d;分 2～3 次口服;至症状缓解或血甲状腺激素恢复正常时即可减量。减量期:每 2～4 周减量 1 次,MTU 或 PTU 每次减 50～100mg,MM 或 CMZ 每次减 5～10mg,待症状完全消除,体征明显好转后再减至最小维持量。维持期:MTU 或 PTU,50～100mg/d;MM 或 CMZ,5～10mg/d;如此维持 1.5～2 年,必要时还可在停药前将维持量减半。疗程中除非有较严重反应,一般不宜中断,并定期随访疗效。治疗中如症状缓解而甲状腺肿或突眼反而恶化时,抗甲状腺药物可酌情减量,并可加用 L－T$_4$ 25～100μg/d,或甲状腺粉 20～60mg/d。长程(1 年半以上)治疗对轻、中度患者的治愈率约为60%;短程(不足 6 个月)治疗的治愈率约为 40%。在停药后 3 个月至 1 年内易复发。

(3)ATD 的不良反应:主要有粒细胞减少(MTU 多见,MM 次之,PTU 最少),严重时可致粒细胞缺乏症。前者多发生在用药后 2～3 个月内,也可见于任何时期。如外周血白细胞低于 $3×10^9$/L 或中性粒细胞低于 $1.5×10^9$/L,应考虑停药,并应严密观察。试用升白细胞药物如维生素 B、鲨肝醇、利血生、脱氧核糖核酸、碳酸锂等,必要时给予泼尼松 30mg/d 口服。伴发热、咽痛、皮疹等疑为粒细胞缺乏症时,须停药抢救。此外,药疹较常见,可用抗组胺药物控制,不必停药,但应严密观察,如皮疹加重,应立即停药,以免发生剥脱性皮炎。如发生中毒性肝炎应立即停药抢救。Ichiki 等通过肝活检标本观察到 PTU 可引起中心静脉周围肝细胞坏死,门静脉和小叶区淋巴细胞及中性粒细胞浸润,严重肝损害可致死,需给予甲泼尼龙等激素治疗。偶尔,PTU 可引起 Wegener 肉芽肿,PTU 偶可诱导产生抗中性粒细胞胞质抗体(AN-CA),并可导致自身免疫性血管炎。甲亢用 MM 治疗后可出现贫血,血清中存在 MM 依赖性抗红细胞抗体,这些抗体可与 Rh 复合物蛋白结合,但与其他血细胞不结合,有些患者可合并粒细胞减少和血小板减少。有时也出现抗中性粒细胞特异性 Fcr 受体、Ⅲb 抗体和内皮细胞-血小板黏附分子-1(PECAM-1;CD31),而导致中性粒细胞和血小板减少。

(4)停药与复发问题:复发系指甲亢完全缓解,停药半年后又有反复者,主要发生于停药后的第一年,3 年后则明显减少。为减少复发,要求除临床表现及 T_3、T_4 和 TSH 正常外,T_3 抑制试验或 TRH 兴奋试验均正常才停药,则更为稳妥;血 TSAb 浓度明显下降或阴转提示复发的可能性较小。对药物有严重过敏或其他不良反应,或经长期药物治疗仍疗效不佳者,应考虑改用其他方法治疗。

(5)其他药物治疗。①复方碘溶液:仅用于术前准备和甲亢危象。其作用为减少甲状腺充血,抑制甲状腺激素释放,也抑制甲状腺激素合成和外周 T_4 向 T_3 转换,但属暂时性,于给药后 2~3 周内症状渐减轻,继而又可使甲亢症状加重,并延长抗甲状腺药物控制甲亢症状所需的时间。②β 受体阻滞药:有多种药物可供选择(如普萘洛尔 10~40mg,3~4 次/d)。除阻滞 β 受体外,还可抑制 T_4 转换为 T_3,用于改善甲亢初治期的症状,近期疗效显著。此药可与碘剂合用于术前准备,也可用于碘治疗前后及甲亢危象时。支气管哮喘或喘息型支气管炎患者禁用,此时可用选择性 β 受体阻滞药,如阿替洛尔、美托洛尔等。

3.放射性碘(RAI)治疗

利用甲状腺高度摄取和浓集碘的能力及 ^{131}I 释放 β 出射线对甲状腺的生物效应(β 射线在组织内的射程约 2mm,电离辐射仅限于甲状腺局部而不累及毗邻组织),破坏滤泡上皮而减少甲状腺激素分泌。另外,也抑制甲状腺内淋巴细胞的抗体生成,加强了治疗效果。因而,放射性碘治疗具有迅速、简便、安全、疗效明显等优点。

(1)RAI 治疗的适应证:RAI 治疗主要适应于甲亢患者。①中度甲亢,年龄大于 25 岁者;②对 ATD 药物过敏或长期治疗无效,或治疗后复发者;③合并心、肝、肾疾病等不宜手术,或术后复发,或不愿手术者;④GD 伴高功能结节者。除甲亢患者外,RAI 治疗还适用于毒性甲状腺结节、毒性腺瘤和毒性多发结节性甲状腺肿(TMG)等患者。

(2)RAI 治疗的禁忌证:RAI 治疗禁用于下列情况。①妊娠、哺乳期妇女(^{131}I 可透过胎盘,进入乳汁);②年龄不足 25 岁的甲亢患者,尤其是女性患者,但看法并不一致,一般认为应依患者本人的意愿而定;③严重心、肝、肾衰竭或活动性结核患者;④外周血白细胞计数低于 3×10^9/L 或中性粒细胞计数低于 1.5×10^9/L 者;⑤重症浸润性突眼者;⑥甲亢危象;⑦甲状腺摄^{131}I 不能或摄^{131}I 功能低下者;⑧TSH 依赖性甲亢或甲亢伴摄^{131}I 率降低者。

(3)RAI 治疗的具体应用注意事项如下。①RAI 治疗前,一般先做摄^{131}I 率试验。为节约时间,可用 5h 或 6h 摄取率来推算 24h 值,因为这样可在当天完成 RAI 治疗。一般要求凡接受 RAI 治疗前均需先做摄^{131}I 率试验,以排除因摄碘抑制而使治疗失败的可能。有些药物(如胺碘酮)、淋巴或血管造影剂可阻滞放射碘摄取达数年之久。相反,低碘饮食或襻利尿药(如呋塞米)可使甲状腺的摄^{131}I 率增高,有利于提高 RAI 的治疗效果。②妊娠期和哺乳期妇女禁用

RAI 治疗。非妊娠期妇女在接受 RAI 治疗后,应避孕数月。如在治疗后 3 个月内怀孕,应终止妊娠。一般认为,RAI 治疗半年后至一年内是妊娠的最佳时期,因为此段时期内发生甲减的可能性小,即使发生甲减,用 L－T₄ 替代治疗对胚胎亦无影响。③年龄小于 25 岁或更年轻女性是否可用 RAI 治疗仍有争论,全美甲状腺病学会和全美内分泌学会均未将此作为 RAI 治疗的禁忌证。甲亢患者伴无功能性甲状腺结节时,应先做结节 FNA,如确定为恶性或疑为恶性结节应早期手术治疗。如术后残留有聚碘组织或 TSAb 阳性,可行 RAI 治疗,因为术后的 L－T₄ 替代治疗不能抑制甲状腺组织增生。四亚甲戊二酯(TMG)患者(尤其是老年患者),如甲状腺体积较大,摄 ^{131}I 率低,一般 RAI 的治疗效果较差。此时应先给予低碘饮食或口服襻利尿药,以提高甲状腺的摄 ^{131}I 功能和 RAI 治疗效果。毒性腺瘤的结节小,为避免 ^{131}I 对毗邻组织的放射性损伤,应尽量采用药物加手术治疗。RAI 治疗时必须考虑患者的非甲状腺性并发症,一般情况差者不宜施行 RAI 治疗。

(4)并发症与疗效:RAI 治疗的疗效确切,一般无重大并发症。RAI 治疗后,于近期内可出现一过性甲减、放射性甲状腺炎、局部疼痛等,通常能自行缓解或恢复。远期并发症除永久性甲减外,是否会使突眼恶化或增加恶性肿瘤的发病率等仍无定论。

近期并发症如下。①一过性甲减。较少见,多发生于 RAI 治疗后 1 个月内,如 TSH 升高、T₃、T₄ 正常(亚临床型甲减)或下降且伴有甲减的临床表现(临床型甲减),可早期用 L－T₄ 治疗。有些患者经过一段时期治疗后,甲减消失,甲状腺功能转为正常则可停药。另有部分患者可能进展为永久性甲减,需要用 L－T₄ 终生替代治疗。②一过性甲亢或甲亢复发。有些患者行 RAI 治疗后 3～6 个月内,仍有甲亢表现(T₃、T₄ 升高)。TSH 不能作为诊断甲亢的依据,因为血 TSH 恢复正常有时需要更长时间。可试用碘剂治疗,如卢戈(Lugol)液,3 滴/d;或饱和碘化钾液(SSKI),1 滴/d,治疗 6～12 个月后停药。如仍不能控制则提示为甲亢复发,应改用小剂量抗甲状腺药物治疗或选用其他治疗方法。③放射性甲状腺炎,一般不多见。早期可对症治疗,如给予止痛药、非类固醇类抗感染药等。尽早使用糖皮质激素可抑制放射损伤所致的免疫反应。

远期并发症如下。①恶性肿瘤的发生率问题。放射性碘治疗甲亢、毒性腺瘤和高功能性甲状腺结节等已有 50 多年历史。早年曾有不少报道认为,RAI 治疗可使患者发生各种恶性肿瘤(包括甲状腺癌)的概率增加,而近年的多中心流行病学调查结果似乎不支持这一看法,但结论性意见尚有待进一步的资料证实。②突眼和眼病恶化问题。可能导致少数甲亢患者的突眼恶化,但多数患者的突眼有程度不等的改善,部分患者的眼部病变无明显变化。目前仍未明了导致以上三种不同结果的原因,突眼恶化者可能与 RAI 治疗使甲状腺释放眼部成纤维细胞相关性自身抗原或其他自身抗原有关。③对甲状腺局部和毗邻组织的影响。体积小的毒性结节如用过量 RAI 治疗,有可能损伤甲状腺的正常组织或邻近的非甲状腺组织,但一般均可自行修复,是否与甲状腺恶性病变的发生有关,仍未阐明。

(5)剂量及疗效:根据估计的甲状腺重量及最高摄 ^{131}I 率推算剂量。利用超声测量甲状腺的体积比较安全和精确。一般主张每克甲状腺组织一次给予碘 2.6～3.7MBq(70～100μCi)放射量。病情较重者先用抗甲状腺药物治疗 3 个月左右,待症状减轻后,停药 3～5d,然后服碘。治疗后 2～4 周症状减轻,甲状腺缩小,体重增加,3～4 个月后约 60% 以上患者可治愈。如半年后仍未缓解可进行第二次治疗,且于治疗前先用抗甲状腺药物控制甲亢症状。

在行 RAI 治疗前,通常根据甲状腺的容量(体积)来估计^{131}I 的用量,或根据放射碘的有效半衰期测定结果来计算用量,但后者需要数天时间。

自主功能性甲状腺结节(单或多结节)及甲亢患者用放射性碘治疗时,因为放射性碘的有效半衰期往往小于 4d 而影响疗效。Urbannek 等报道,投以放射性碘后 2～4d 内给予碘剂,共 3d($3 \times 200\mu g/d$),可使 50% 以上的患者的放射治疗有效半衰期延长,提高放射剂量 29～44Gy。

4.手术治疗

甲状腺次全切除术的治愈率可达 70% 以上,但可引起多种并发症,有的病例于术后多年仍可复发或出现甲减。

(1)适应证:①中、重度甲亢,长期服药无效,停药后复发,或不愿长期服药者;②甲状腺巨大,有压迫症状者;③胸骨后甲状腺肿伴甲亢者;④结节性甲状腺肿伴甲亢者。

(2)禁忌证:①较重或发展较快的浸润性突眼患者行甲状腺大部分切除术,甲亢患者的眼部病变无明显变化;②合并较严重的心、肝、肾、肺疾病,全身状况差,不能耐受手术者;③妊娠早期(第 3 个月前)及晚期(第 6 个月后);④轻症可用药物治疗者。

(3)术前准备:术前必须用抗甲状腺药物充分治疗至症状控制,心律不足 80 次/min,T₃、T₄在正常范围内。于术前 2 周开始加服复方碘溶液,每次 3～5 滴,1～3 次/d,以减少术中出血。

八、并发症

甲亢可并发创口出血、呼吸道梗阻、感染、甲亢危象、喉上与喉返神经损伤、甲状旁腺暂时性或永久性功能减退、甲状腺功能减退(10%～15%)及突眼恶化等。

(一)甲状腺功能减退(甲减)

20%～37%的甲状腺次全切除术者可发生术后暂时性甲减,一般持续时间为 2～3 个月,多可自行恢复,持续时间超过 6 个月多为永久性甲减(临床型或亚临床型),需终生替代治疗。残余甲状腺组织的多少是决定术后是否发生甲减或甲亢复发的主要因素,由于甲减的治疗较甲亢复发容易得多,或为了尽量去除病变组织(如恶性病变或可产生自身免疫性炎症的组织),倾向于术中多切除甲状腺组织。减少复发或其他并发症是以增加甲减的发生率为条件和代价的,因此,甲减不应视为甲状腺手术的失败。除甲状腺组织不足外,甲减还可能与其本身的固有病变有关。甲亢、慢性淋巴细胞性甲状腺炎或某些甲状腺结节患者,因为自身免疫性炎症,即使留有较多的甲状腺组织,甚至不行手术切除也最终出现自发性甲减。而且单从病理形态检查中不一定能查出自身免疫性病变的形态学依据。

(二)甲状旁腺功能减退症(甲旁减)

甲状腺全部或次全或部分切除术后均可发生暂时性或永久性甲旁减。甲状旁腺血循环障碍是暂时性低钙血症、低血清钙性手足搐搦症的最常见原因。甲状旁腺下动脉来自甲状腺下动脉的分支,而甲状旁腺上动脉除主要来自甲状腺下动脉外,少数可来自甲状腺上动脉分支。甲状腺与甲状旁腺之间有细小动脉交通支联系,因此,甲状腺手术后即使不伤及甲状旁腺也易因交通支的减少而出现甲旁减。如血液供应逐渐恢复,其功能可于术后数月内逐渐转为正常,故一过性甲旁减亦不应列为手术并发症。永久性甲旁减多发生于根治性手术后和颈淋巴结清扫时,为避免发生永久性甲旁减,可做近全切除术,如残留有恶性病变,可用放射性碘根治或用颈部外照射去除(如髓样癌时),切勿不顾及甲状旁腺而切除过多组织,以免导致永久性甲旁减。再次甲状腺手术容易导致甲旁减。如手术难度太大,可行一侧全切,对侧次全切除以避免永久性甲旁减的发生。

(三)喉返和喉上神经损伤

喉返神经的自然行径变异较多,肿大的甲状腺或邻近的病变可使喉返神经的变异更为复杂难辨。如术中有损伤,应及时做显微吻合修复;如术后出现一侧喉返神经瘫痪,应再次手术探查并全力修复。

(四)其他并发症

其他并发症可有术后出血、创口感染、呼吸道梗阻、颈交感神经损伤和颈部乳糜瘘等,但均少见。

第七节 乳腺腺病

一、病因

乳腺腺病可能与卵巢功能紊乱,雌激素刺激乳腺致使乳腺组织增生有关,但其确切病因仍不十分清楚。

二、病理

(一)病理分期

(1)早期——小叶增生期。

(2)中期——纤维腺病期。

(3)晚期——纤维化期。

(二)大体所见

标本为灰白色较坚硬的肿块,无包膜与周边乳腺组织分界不清,与乳腺癌病理标本很难鉴别。

(三)镜下所见

(1)早期:乳腺小叶内导管及腺泡均增生、数目增多,小叶体积增大,但乳腺小叶及小叶间纤维组织增生不明显,小叶间界限仍保持清楚,乳腺小叶结构仍存在。

(2)中期:除乳腺小叶内导管和滤泡的增生进一步加重外,乳腺小叶内及小叶间的纤维组织增生更加明显,肿块质地更加硬韧,小叶内导管腺泡继续增生,使小叶结构紊乱形态消失。

(3)后期:小叶导管及腺泡受压变形逐渐萎缩呈现所谓硬化性腺病改变。再进一步发展,镜下可见实质性增生被纤维组织包裹,此时酷似浸润性乳腺癌。

此种改变称为乳腺腺病瘤。这种晚期(纤维化期)病理特点是乳腺腺病早、中期病理表现已经消失。小叶完全失去了原有的结构和形态,被大量增生的纤维组织代替,致使管泡萎缩消失。

三、临床表现

乳腺腺病多发于 20～50 岁育龄期妇女，早期可出现一侧或双侧乳腺局限性肿块，伴有疼痛，但疼痛与月经周期无明确的关系。肿块一般在 1～3cm，质地较韧活动度不好，与周围腺体境界不清，多位于外上象限，可单发也可多发。部分患者伴有浆液性或血性乳头溢液。病变继续发展，肿块可以进一步增大，此时肿块很少伴有疼痛，质地也更加硬韧，活动度不佳。临床上极易和乳腺癌混淆。应认真鉴别。

四、治疗

乳腺腺病的治疗主要是外科手术，首先行肿块局部切除或乳腺区段切除，术中可做冰冻切片，如有恶变应按乳腺癌处理。如病变范围较广累及乳腺大部可考虑行乳腺单侧切除术。

第八节　乳腺囊肿

乳腺囊肿是女性乳房的常见疾病，常多发也可以单发。它们被认为是由小叶内组织不断地分泌液体或导管阻塞造成的，也被认为是乳腺内液体的分泌和回吸收的失衡造成的。本病多发生在 30～50 岁的女性和绝经后女性使用雌激素替代疗法者。

乳腺囊肿的发生原因不清楚，但一个女性在患有一个乳腺囊肿之后，将来发生另外数个囊肿的可能性增大，而且乳腺囊肿常常对内分泌水平的变化有反应，如绝经期或绝经后使用激素替代疗法者出现该病的很多见，所以，一般认为它的发生和女性体内的激素作用有关。另外有调查报道称，咖啡因与乳腺囊肿的发生有关，在饮用较多咖啡因的女性中，其乳腺囊肿的发生率升高。

在病理上，乳腺囊肿的形成主要是由末梢导管高度扩张所致，临床上可见单个的较大的囊肿，也可以见到多个小的囊肿，囊壁较薄，光滑。其内壁一般衬有一层扁平上皮，无明显上皮增生。大囊肿因其内的压力升高而使得内衬上皮变扁，甚至完全萎缩消失，以致囊壁仅由拉长的肌上皮和胶原纤维构成，较小的囊肿则由立方或柱状上皮构成，上皮增生不明显。

一、临床诊断

(一)临床表现

(1)乳房肿块，可单个孤立发生，也可多个发生，多发与单发的比例大约在 3∶1，可以缓慢长大，也可以在一定时间内生长迅速。

(2)质地不硬、大小不均、球形或椭圆形、表面光滑、边界清楚、活动度大，大的囊肿有的可以有囊样感。

(3)肿块可以自觉疼痛，也可以经前有触痛或自觉痛或经前变硬，经后变软。

(4)不伴腋下淋巴结肿大，无乳头内陷，肿块不会和皮肤或胸壁粘连，无橘皮样变。

(5)绝经期后的乳腺囊肿，在不使用激素替代疗法的情况下，往往会逐渐萎缩甚至消失。

(二)相关检查

1.乳腺 X 线摄影检查

囊肿表现主要为圆形的、椭圆形的密度和乳腺组织相近的或增高的块影,其内密度均匀,边缘光滑,和周围组织分界清楚,囊壁偶尔可见呈蛋壳样的斑片样钙化。但在图像中,囊肿与实性的、形态规则的良性肿块如纤维腺瘤,常常看起来很相似,难于鉴别。这时,增加乳腺的 B 超检查非常重要。

2.B 超

乳腺囊肿一般呈明显的边界清楚的液性回声,囊肿后方回声增强,两侧伴有声影,探头在囊肿局部加压时,囊肿的形态可以发生改变。依据囊肿在 B 超上的表现,将它们分成单纯囊肿和复合囊肿两类。

(1)单纯囊肿:形态规则,呈圆形或椭圆形,超声波信号很容易通过,它们在图像上看起来很黑,有清楚的边界。单纯囊肿内所含的液体大多是淡黄色透明的浆液性的液体,这种囊肿和乳腺癌无关。

(2)复合囊肿:形态欠规则,超声波信号不是很容易通过,它们可能包含稠密的液体,或者有死亡的细胞漂浮其中,肿块在图像中将表现出灰黑色,边缘可能有绒毛样改变。一些实体的肿块也可能有同样的表现,所以当 B 超不能确定时,需要穿刺帮助判断。一般这些囊肿抽出的囊肿液呈黄色、棕色、绿色、琥珀色,其中可能有一些碎屑物质存在。如果有血性的囊肿液一定要送病理涂片和实验室检查,因为这个囊肿有可能会和恶性肿瘤有关。

3.穿刺活检

对考虑为乳腺囊肿的病例,穿刺是最常用的方法,如果在穿刺过程中,能带出少许细胞,可以进行细胞学活检。一般来讲囊肿很少与乳腺癌有关。

二、鉴别诊断

(一)乳腺癌

乳腺癌的肿块不规则,质地更坚硬,活动度差,常有腋下淋巴结的肿大、乳头内陷、酒窝征、橘皮样改变,在乳腺 X 线摄影检查中有沙粒样钙化、星形影等改变,在 B 超检查中和囊肿的表现也不相同。

(二)乳腺脂肪瘤

乳房脂肪瘤发生在脂肪丰富的大乳房内,部分发生在绝经后,生长缓慢或停止,无囊性感,B 超为实质性的低回声区,乳腺 X 线摄影检查为黑色透明的边缘清楚的圆形和椭圆形肿块影。

三、治疗

有些乳腺囊肿,特别是单纯囊肿,在患者没有疼痛症状和不适时,可以不予治疗,但需进行每年一次的复查追踪。有疼痛不适症状的单纯囊肿患者,或者一些复合囊肿的患者,可以细针穿刺抽出囊液。有些病例会在治疗后复发,可以再次使用穿刺抽吸法治疗。

反复发生的乳腺囊肿,特别是复合囊肿,在多次穿刺抽液后仍然复发,可以考虑手术切除囊肿,或者一些在穿刺细胞学活检中发现有囊肿内上皮非典型性增生者,或囊内液为血性者(不是外伤性血肿,也不是刺针所造成的出血),应考虑手术切除肿块。

虽然穿刺抽液,囊肿可以闭合,绝经后,偶有患者囊肿可以消失,但绝大多数需要手术治疗。

（1）细胞学检查囊内上皮增生、乳头状瘤，应手术切除，以排除恶性变。

（2）囊内为血性液体。

（3）经多次穿刺，囊肿仍不萎缩者。

手术切除原则是局麻下，选择放射状切口，做囊肿连同周围部分乳腺组织一并切除。切下的组织标本，送病理检查。

第九节　积乳囊肿

积乳囊肿是因乳汁潴留而引起的囊肿，是乳腺不太常见的疾病，多单个发生，常在哺乳停止后被发现，以外上象限相对多见。它的发病原因是哺乳期，乳腺导管阻塞，乳汁无法排放，淤积而成。肉眼观，积乳囊肿大小一般在 1～3cm，椭圆形或圆形，囊壁厚薄不一，但比较完整，囊肿内包含有陈旧的乳汁或浓缩的如奶酪样的液体。显微镜下，囊肿由立方或扁平上皮细胞排列形成，由于脂类的刺激，可见细胞质空泡形成，囊壁常常纤维化。囊肿周围的间质中常有淋巴细胞的浸润，一旦囊肿破裂，囊内物质外溢，可以刺激周围组织，诱发炎性反应。

一、临床诊断

（一）临床表现

积乳囊肿发生于 20～40 岁的育龄妇女，往往在断乳后的数月到 2 年之间被发现，因为随着乳腺组织的日渐复原，乳房内的肿块逐渐显得格外容易被发现。妊娠的中后期也可以发生，但不常被发现。肿块常不大，往往在 1～3cm，表面极光滑、活动，呈球形或椭圆形，质地稍硬，活动，与皮肤和胸壁无粘连，被覆皮肤也无水肿和颜色改变，一般无自觉痛，也无触痛，无乳头异常分泌物，与月经周期无关，无腋下淋巴结肿大。但个别在有炎症反应时，它的表现可以类似乳腺炎，有红肿热痛，可以与周围组织有粘连，及腋下淋巴结肿大。

（二）相关检查

乳腺 X 线摄影检查对积乳囊肿的诊断有意义。一般可见一个圆形的或椭圆形的、边界光滑清楚的块影，可发生于乳房的任何部位。这个积乳囊肿在放大的图像中，呈现为由脂肪和稠密的液体混合而成，而其中的一些斑驳影可能是乳汁凝结造成的。但有时它们在图像上和一些其他的含有脂肪的病灶之间，又不太容易鉴别。这种情况可以借助 B 超帮助。

B 超下可以显示囊肿的情况，液性回声，完整的包膜，囊内呈均匀一致的等回声，中后部有增强的回声光点聚集，此为乳汁的细小凝结块所致。探头在肿块部位加压时，囊肿的形态可以有部分改变。细针穿刺检查是最常用的。在积乳囊肿中，只要抽到像陈旧的乳汁样、黄白色或灰白色较稠的囊液，诊断就可以确定。有的病程较短者，抽出的囊内液和新鲜乳汁相似，在涂片上往往为脂性蛋白物质和泡沫状细胞。有继发感染时，囊内液混浊，涂片可见较多炎性细胞。

二、鉴别诊断

（一）乳腺纤维腺瘤

乳腺纤维腺瘤是光滑活动的实性肿块，有时它呈分叶状，在乳腺 X 线摄影检查中，它多呈均匀的密度增高影,在 B 超中,它为边界光滑的低回声区,探头在肿块上加压时纤维腺瘤不变形。穿刺活检有重要鉴别意义。

(二)乳腺癌

中后期的乳腺癌,由于它有特征的表现,诊断不难,但早期的乳腺癌则易于与乳腺积乳囊肿发生混淆,癌性肿块坚硬,呈多形性,边界不清,表面欠光滑,常有酒窝征。在乳腺 X 线摄影检查中,有沙粒样钙化、不规则的块影、肿块边缘有毛刺等。

(三)乳腺囊性增生症

乳腺囊性增生症中有较大的囊肿发生时,也会出现类似的临床表现,但囊性增生症的囊肿常成串地多发,活动度较小,病员有周期性的乳房疼痛,往往双乳发生,增生部位常有触痛。针吸活检进针有涩针感,抽到的囊液是浆液状的,与乳汁样的积乳囊肿完全不同。

(四)乳腺囊肿

乳腺单纯囊肿和复合囊肿往往发生的时间和哺乳无关,部分乳腺囊肿有疼痛,部分和月经周期有关,最主要的鉴别在于穿刺所抽取的囊内液体的不同。

三、治疗

积乳囊肿的治疗很简单,就是细针穿刺,完全抽出囊内液,此项操作可以在 B 超下顺利完成。若是在医生掌控之下进行的,可以在穿刺一周后 B 超复查,以证实囊内液已消除。对于还需要生育的女性,或个别囊肿有反复炎症发作者,或囊肿不断增大者,可以考虑行乳腺积乳囊肿摘除术。

(一)穿刺抽液治疗

有些小囊肿能自行消退,或穿刺抽液后消退,故体积小,无症状的囊肿,可将囊内乳汁吸尽,继续观察。

(二)手术切除

较大的囊肿、抽吸治疗肿块不消者,有继发感染反复发作者,应手术切除。方法如下。

(1)麻醉:一般用局麻,用皮内麻醉。即用 2‰利多卡因,沿切口注射连续皮丘,呈一条线的皮内麻醉。

(2)做一与乳头呈放射状切口,切开皮肤、皮下、脂肪组织。

(3)用手指触找囊肿,触清囊肿后,用弯止血钳顺囊壁做钝性分离。分离中尽量不要分破囊肿。此时若患者有疼痛,可在囊肿周围的乳腺组织内,追加注射麻药。厚壁囊肿常可顺利剥下,一般多无困难,但剥离面应妥善止血。

(4)遇上较韧的粘连条索,不要强行分断,应用止血钳夹住切断结扎,因此类条索中,常有血管和乳管分支。

(5)薄壁囊肿一旦在分离中破裂,只要将囊壁清除完即可,无须切除乳腺正常组织。

(6)切除囊肿后的空腔,做间断缝合。皮下置橡皮引流条,逐层缝合切口,外加敷料包扎,24h 后拔除橡皮引流条,术后第 9 天拆线。

四、预防

本病的预防主要是在哺乳期,尽量减少乳汁淤积的发生,授乳时尽量排空乳汁,可以用手从乳房的四周向中央部位按摩,防止乳汁潴留。哺乳期应使用松紧合适的乳罩托起乳房。在乳房发生炎症时要积极治疗,以防对乳腺组织造成太大的损伤。对年轻女性进行外科手术时,应注意尽可能少地损伤导管。以上所说的几个方面都有助于减少积乳囊肿的发生。

第十节 急性乳腺炎

一般来讲,急性乳腺炎病程较短,预后良好,但若治疗不当,也会使病程迁延,甚至可并发全身性化脓性感染。急性乳腺炎绝大多数发生于初产妇,约 25:1,常发病于产后 2～4 周。

一、病因

发生急性乳腺炎的主要原因有两个:①乳汁淤积;②细菌感染。首先,这是初产妇缺乏哺乳经验和授乳不得法造成的。其次,初产妇的乳头皮肤较嫩,抵抗力较弱,容易被婴儿的吸吮造成破损,给细菌入侵打开了通道。由于乳头的破损,使哺乳时产生疼痛而影响产妇正常哺乳甚至造成积乳。乳汁是细菌的很好培养基质,细菌很容易在积乳处繁殖发病。

二、临床表现

急性乳腺炎在开始时患侧乳房胀满、疼痛,哺乳时尤甚,乳汁分泌不畅,乳房结块,全身症状可不明显,或伴有全身不适、食欲欠佳等。然后,局部乳房变硬,肿块逐渐增大,此时可伴有明显的全身症状,如高烧、寒战、全身无力等。常可在 4～5d 内形成脓肿,可出现乳房搏动性疼痛,局部皮肤红肿、透亮。形成脓肿时中央变软,按之有波动感。若为乳房深部脓肿,可出现全乳房肿胀、疼痛、高热,但局部皮肤红肿及波动不明显,需经穿刺方可明确诊断。有时脓肿可有数个,或先后不同时期形成,可穿破皮肤,或穿入乳管,使脓液从乳头溢出。破溃出脓后,脓液引流通畅,可消减肿痛而愈。若治疗不善,脓肿就有可能穿破胸大肌筋膜前的疏松结缔组织,形成乳房后脓肿,或乳汁自创口处溢出而形成乳漏,严重者可发生脓毒症。急性乳腺炎常伴有患侧腋窝淋巴结肿大,有触痛,白细胞总数和中性粒细胞数增加。

三、诊断

(1)患者多为哺乳期妇女,尤其以初产妇为多见,发病前多有乳头皲裂破损史及乳汁淤积不畅史。

(2)局部症状:乳房红、肿、热、痛及化脓,患侧腋窝淋巴结可有肿大。

(3)全身症状:寒战、高热、烦躁、乏力等。

(4)化验检查:白细胞计数升高,特别是中性粒细胞数明显增加,化脓时局部穿刺可有脓性分泌物。

四、鉴别诊断

炎性乳癌又称弥散性乳癌,是一种比较少见的乳腺癌。其主要临床特征为乳房红肿,疼痛亦很明显,但一般局部没有肿块可扪及。肿瘤发展迅速,常累及整个乳房。由于其恶性程度高,病理切片见癌细胞呈弥散性,乳房和乳房淋巴管内充满大量癌细胞。炎性乳癌亦好发于妊娠或哺乳期女性,由于其来势凶猛,转移出现早且广泛,患者常于 1～3 年内死亡。急性乳腺炎与炎性乳癌的主要鉴别点如下。

（1）两者均可见乳房部的红、肿、热、痛等炎症表现，但患急性乳腺炎时皮肤红肿较局限，亦可较广泛，颜色为鲜红；而患炎性乳癌时皮肤改变广泛，往往累及整个乳房，其颜色为暗红色或紫红色。患急性乳腺炎时皮肤呈一般的凹陷性水肿，而炎性乳癌的皮肤水肿则呈"橘皮样"。

（2）两者均可见到腋下淋巴结肿大，但急性乳腺炎的腋下淋巴结相对比较柔软，与周围组织无粘连，活动性好；而炎性乳癌的腋下淋巴结肿大而质硬，与皮肤及周围组织粘连，活动性差。

（3）从全身症状来看，急性乳腺炎常有寒战、高热等明显的全身性炎症反应；而炎性乳癌通常无明显的全身炎症反应，如伴有发热，则为低热或中等热度。

（4）从病程来看，急性乳腺炎病程短，可在短期内化脓，抗感染治疗有效，预后好；而炎性乳癌则病情凶险，一般无化脓，不发生皮肤溃破，却可延及同侧乳房以外的颈部及手臂，甚至可侵及对侧乳房，抗感染治疗无效，预后差。炎性乳癌和急性乳腺炎在初期比较难鉴别，随着病情的发展其不同点就愈来愈明显了。

五、治疗

急性乳腺炎炎症期的治疗是比较关键的阶段。因为此阶段若治疗及时，方法恰当，炎症可以吸收而治愈，否则超过 5～6d，则必然形成脓肿。

（1）疏通阻塞的乳腺管在初发病已有乳腺肿块而无炎症时最为重要，即便是炎症初期（2～4d）同样也需要设法疏通阻塞的导管。因为任何药物治疗，若在严重的乳汁淤积情况下，是很难控制其炎症的发展的。其方法如下。①热敷加排乳：用热毛巾湿敷，每 2～4h 1 次。热敷后用吸奶器将淤积的乳汁吸出，也可让婴儿或亲人用嘴吸吮。②热敷加按摩：热敷后，用手掌根部将肿块适当用力按压在胸壁上，按顺时针方向和逆时针方向反复按揉，迫使阻塞的导管疏通，直到肿块变软消失为止。肿块经按揉消散后，每隔 2～4h 需重复按揉 1 次。因病变的导管尚未完全恢复正常排乳，几小时后可能再次发生淤积。此种按揉方法对急性乳腺炎的早期治疗效果是非常好的。③局部用硫酸镁热敷：用 25％硫酸镁加热后外敷局部肿块，2～4h 1 次，对消肿有效，但仍要及时按摩和排空乳汁。

（2）局部封闭疗法：用青霉素 160 万 U 加等渗盐水 20mL 或庆大霉素 8 万 U 加入 20mL 生理盐水中，注入肿块周围，4～6h 可重复注射 1 次。

（3）全身治疗：①在肿块未出现急性炎症前，可给予适当的抗生素口服或肌内注射，以预防感染的发生，如肌内注射青霉素 80 万 U，每 8～12h 1 次，共 3d，或口服抗生素片；②若已出现急性炎症改变，则需要选择有效、足量的抗生素静脉滴注，如青霉素（或新青Ⅱ）、氨苄西林、头孢菌素类以及甲硝唑等。经局部及全身治疗，急性乳腺炎大多在此期可治愈。若未能控制，则必将形成乳腺脓肿。

六、预防

预防产后急性乳腺炎，关键在于避免乳汁淤积，同时防止乳头损伤，保持乳房卫生。具体的预防措施如下。①在妊娠后期，要经常用温水或 75％酒精擦洗乳房、乳头，每 2～3d 1 次，尤其是初产孕妇要养成习惯，以增强乳头皮肤的抵抗力。②有乳头内陷的孕妇，应该用手指挤捏、提拉乳头加以矫正。③养成定时授乳的习惯，注意乳头清洁。每次哺乳应将乳汁吸空，并两乳交替哺乳。如有积乳，可用手挤压按摩，或用吸奶器帮助吸出乳汁，使乳汁排尽，防止积乳。④如果乳头有破损或皲裂,应予治疗,不应让婴儿含着乳头睡眠。⑤断奶时应先减少哺乳次数,然后再行断奶。断奶前服煎麦芽,以减少乳汁分泌。

第十一节　乳房结核

结核杆菌感染乳房,在乳房形成结核病灶,称乳房结核。它是乳房不常见的感染性疾病,无特殊好发年龄段,但成年人多见,男性也可以发生。它在一些结核病高发地区发生率略高。乳房结核的感染途径主要如下。

(1)血行感染,其原发灶在肺、肾、骨等。

(2)直接接触感染,结核杆菌经乳房部皮肤破损处或乳头逆行感染。

(3)邻近组织器官的结核病灶蔓延而来,如原发病灶在局部肋骨、胸膜、肩关节的都可能对乳房构成。

(4)淋巴系统的逆行感染,同侧腋下淋巴结、颈、锁骨上淋巴结或内乳淋巴结的结核,可沿淋巴管逆行至乳房造成感染。

大体可见病灶呈结节形,边界不清,有的在向周边扩散后,在其附近已形成新的结节,结节形病灶之间趋于融合,而形成更大的肿块,肿块中央常有液化,可见如豆腐渣样的干酪样坏死物流出,这种冷脓肿常自行破溃形成结核性窦道,时间长久以后,结核病灶在乳房中使乳腺组织破坏严重。显微镜下可见包括干酪样变性、上皮细胞和朗汉氏细胞的结核肉芽肿。

一、临床表现

乳房结核发展缓慢,病程由数月到一两年不等,其临床表现主要以局部体征为主,部分伴发结核病全身症状。多单个发生,双乳出现者实为非常罕见。许多患者可能既往有结核病史,或者正患身体其他部位的结核,或者在患者的家庭中有结核病患者。

(一)早期

逐渐缓慢增长的乳房肿块,不痛,质硬。肿块在 2cm 左右时,往往呈球形,活动度较大,边界较清楚,与乳腺的某些良性肿瘤很相似。全身症状不明显。

(二)中期

肿块长大,形状变得不规则,边界不清楚,趋于固定,胸壁和皮肤可以受累,有触痛,局部皮肤水肿,颜色可以发生少许改变。如未得到及时诊治,可以有冷脓肿形成,扪之有波动感,继而发生溃破形成窦道,脓液清稀,其中含白色豆腐渣样物质。如果肿块发生在离乳头较近的部位,可能影响乳头而引起乳头内陷。可有同侧腋下淋巴结肿大,轻微触痛。

这时可能出现午后或晚间低热,潮热盗汗,体重减轻,食欲下降等结核感染全身症状。

(三)后期

后期局部潜形性空腔,溃口难以愈合。严重的病例,腋下淋巴结可以受累而出现腋下淋巴结结核。全身结核症状变得明显。若有混合感染发生,病情进展会明显加快,脓液也会变得混浊。

二、相关检查

由于结核病灶形成冷脓肿的特点,乳房结核在有窦道有溃口的时候诊断不难,只要取少许脓液做涂片查找结核杆菌,或者夹下少许脓腔壁组织送病理检查即可。

对于未溃破的乳房结核,针吸细胞学检查和涂片查找结核杆菌是诊断乳房结核的最好方法。当在肿块的中心抽吸到这种冷脓肿物质时,临床诊断就可以基本确定。

血沉加快常常是活动期结核的表现,乳房结核也不例外。当有混合感染时,白细胞总数和中性粒细胞计数会升高。

乳房结核在乳腺 X 线摄影图像上,呈密度增高的肿块影,边界不太清楚,形态不甚规则,有时可见皮下脂肪失去透明带和皮肤增厚,或者多个结节影。

乳房结核的 B 超图像,常显示一个混合的回声病灶,或者难以定义的低回声灶。被怀疑乳房结核的患者,有必要接受胸部 X 线,以了解胸部情况。

三、鉴别诊断

乳房感染性疾病乳房结核在中后期,有它特殊的表现形式,冷脓肿形成和慢性窦道,鉴别诊断容易,但当它在早期阶段时,容易与许多乳腺疾病混淆。

(一)乳腺癌

早期在乳房结核还是一个实质性肿块时,它和早期的乳腺癌难以鉴别,通过有无结核病史、发病的年龄等可帮助进行推断,然后依靠穿刺活检确定。虽然乳腺癌晚期也发生溃疡,但常呈菜花样,流出血水,恶臭。

(二)浆细胞性乳腺炎

浆细胞性乳腺炎乳头常常可以挤出粉刺样有臭味的物质,若有溃口,窦道的开口常常在乳晕内,可以见到少许白色脓样物质排除,呈破溃→愈合→再破溃→再愈合,反复发生的状况和乳房结核的冷脓肿不一样。它在急性期的表现有局部红肿热痛,也和乳房结核不同。

(三)慢性乳腺炎

慢性乳腺炎一般曾有一个急性乳腺炎的过程,经大量使用抗生素或苦寒的中药而形成,可能会逐渐缓慢地消退,或者呈反复发作状态,抗生素治疗有效。

(四)乳腺纤维腺瘤

乳腺纤维腺瘤为缓慢生长的或停滞不变的乳腺良性肿瘤,它不会化脓,更不会破溃,但早期临床鉴别难,乳腺 X 线摄影有些帮助,乳腺纤维腺瘤呈边界清楚的圆形块影。在 B 超声像图中,乳腺纤维腺瘤呈实性,边界光滑清楚。针吸细胞学活检将帮助鉴别。

(五)乳腺囊肿疾病

乳腺的囊肿也常为球形质地较硬的肿块,早期的乳房结核与它们之间的鉴别需要用 B 超进行,或者用细针穿刺获得囊内液后,乳腺疾病涂片检查常能帮助诊断。

四、治疗

现代中西医诊疗乳房结核的治疗和普通结核病的治疗一样,采用适量、联合、正规、全程的抗结核治疗。

(1)链霉素、异烟肼和利福平联合治疗半月(治疗期间注意链霉素的不良反应,一旦有听力损害应立即停用),一般在治疗半月后,乳房的肿块就开始变小,停止链霉素治疗。

（2）异烟肼和利福平继续治疗五个半月，窦道愈合，肿块将逐渐缩小消失，结核病全身症状会消退。

（3）注意治疗中监测肝功能。

五、手术治疗

乳腺结核窦道的治疗，以手术切除治疗为主，药物治疗为辅，加强营养、增强患者抵抗力为基础。因为，单纯用抗结核药物治愈乳腺结核，既浪费时间和金钱，又不可能完全治愈。尤其是对病变较大的患者及有溃疡、窦道的患者，手术切除可不误乳癌的治疗。

（一）病变局部切除

适用于5cm以下肿块。手术要求：切除干净，止血彻底，切口一期缝合，不置引流条，略做加压包扎，术后继续抗结核药物治疗2～3个月。

（二）单纯乳房切除

适应于病变超过乳房一个象限，或超过1/3乳房，或合并溃疡、窦道者。这种患者，虽也可做局部病灶切除，但易复发，应做单纯乳腺切除为彻底。若有肋骨结核、胸壁结核，应同时清除，术后继续抗结核治疗，即肌内注射链霉素0.5g，2次/d，共3个月，口服异烟肼200mg，3次/d，共6～12个月。

六、预防

乳房结核的预防方式主要是积极治疗原发结核病灶。

第十二节　乳头炎

乳头由致密结缔组织构成，被复层鳞状上皮覆盖。乳头的表面皮肤对雌激素非常敏感，当雌激素缺乏时，乳头皮肤就会萎缩变薄，分娩后体内雌激素水平骤然下降，乳头皮肤也因而变薄，容易受损，哺乳时会产生一种灼痛感，因此乳头炎多见于哺乳期妇女。

一、病因

（1）抵抗力低下的产妇生产时体力消耗较大，因产后哺乳、照顾婴儿，休息较差，身体不易很快恢复，抗病力较低。另外，糖尿病患者身体免疫功能低下，也是容易患病的内因。

（2）乳头破损和婴儿吸吮的机械性刺激、咬伤或局部病变引起的乳头皲裂。

（3）细菌侵入并藏于乳房皮肤表面，当乳头损伤或皲裂后，便可从乳头破损处乘虚而入，引起感染。

二、临床表现

乳头炎可为单侧，亦可为双侧。主要表现为乳头红、肿及皲裂，多为放射状小裂口，裂口可深可浅，深时可出血。裂口的干性分泌物可结成黄色痂皮，并发生干燥性疼痛，往往影响哺乳。婴儿吸吮时，剧痛难忍。患者多无发热、寒战等全身中毒症状，但极易发展为急性乳腺炎而使病情加重。

三、诊断

(1)哺乳期妇女,有婴儿咬伤史。

(2)局部症状:乳房红、肿、热、痛,严重者可见乳头皲裂,患侧腋窝淋巴结可有肿大。

(3)全身症状:寒战、高热、烦躁、乏力等。

(4)化验检查:白细胞计数升高,特别是中性粒细胞数明显增加。

四、治疗

主要为局部治疗,重者可口服抗生素,停止直接向小儿授乳,用吸奶器将乳汁吸出喂养婴儿,也可将玻璃罩橡皮乳头放在乳头周围皮肤上哺乳。如炎症轻者,可在哺乳后局部敷药,哺乳前将药擦去。乳头皲裂处可用温盐水清洗,然后涂以抗生素软膏或食用油使皲裂处软化,使疼痛减轻,易于治愈,同时应避免进食刺激性食物。

第十三节 乳腺囊性增生病

乳腺囊性增生病是妇女内分泌功能失调所致的乳腺上皮和间质增生及复旧不全引起的疾病。由于性激素不平衡的长期作用,增生和复旧性变化可同时存在,在疾病的不同时期其组织学改变可能不同,临床表现亦有差别。同时本病的命名较多,如慢性囊性乳腺炎、乳腺囊性增生症、乳腺腺病,乳腺纤维腺病、囊性乳痛症、乳腺增生症、乳腺小叶增生症、乳腺结构不良症和乳腺纤维囊性病等,国内多称之为乳腺囊性增生病。

一、病因及病理生理

在育龄期妇女当卵巢分泌功能失调,雌激素占优势,孕激素绝对或相对不足或黄体期缩短,乳腺组织长期处于优势雌激素的作用使之增生和复旧过程不完全,造成乳腺正常结构紊乱时即导致本病发生。患者可在卵泡期血浆雌二醇含量明显高于正常,在黄体期血浆黄体酮浓度降低,雌激素正常或增高而黄体期黄体酮浓度低于正常。多数患者可伴有月经周期紊乱或既往曾患有卵巢和子宫疾病。绝经后应用雌激素替代治疗亦是导致本病的原因之一,而因缺乏孕激素的协调作用,易导致乳腺导管上皮细胞增生。

二、病理组织学

疾病的不同时期病变特征不同,使其病理组织学改变形态多样。其基本病理过程如下。①初期为乳腺小叶内腺上皮细胞增生,导管分支增多,腺泡增生并可有分泌现象。此时常称为乳腺小叶增生,如卵巢功能恢复,组织学改变可完全恢复正常。②进展期为乳腺小叶增生进一步发展,小叶内导管和腺泡及纤维结缔组织呈中度或重度增生,腺小叶增大,甚至相互融合,致使小叶形态不规则、变形。部分腺小叶因纤维组织增生使原有结构紊乱,部分区域导管增多、密集、受压,呈现腺瘤样改变,其间可有多少不等的淋巴细胞浸润。因此也称之为纤维性乳腺病、乳腺结构不良症或乳腺腺病伴腺瘤样结构形成等。由于间质纤维化及导管上皮细胞增生,腺泡分泌物滞留导致末端导管、腺泡扩张,形成大小不等的囊肿,称为囊性增生病或纤维囊性增生病。部分可发生非典型增生或大汗腺样化生。③慢性期:因纤维组织增生压迫血管,乳腺小叶呈退行性改变,导管-腺泡系统萎缩、硬化,间质透明变性,存留的导管或腺泡可扩张。常见纤维组织包绕的扩张导管内上皮细胞增生。由于乳腺组织的增生和复旧过程失调,可在病灶中同时存在增生性和退行性变化,纤维组织增生、小叶增生、导管扩张、囊肿形成、上皮细胞增生和间质淋巴细胞浸润等可同时存在,呈现出组织学的多形性改变。

三、乳腺囊性增生病与乳腺癌发生的关系

早在 20 世纪 60 年代就有很多学者通过对乳腺癌旁病变共存性研究和临床回顾性调查的结果,提出乳腺囊性增生病与乳腺癌相关。随访研究显示,与普通人群比较,活检证实的乳腺囊性增生病发生乳腺癌的危险增加 1.4～1.8 倍。但是,直到近年仍有人对将乳腺囊性增生病作为癌前病变持不同意见。认为乳腺囊性增生病发病率高而癌变率低,虽然其发生乳腺癌的危险指数有流行病学意义,却不能给临床工作提供明确指导。笼统地把乳腺囊性增生病称为癌前病变容易造成误解,增加社会、患者和医生的心理压力。进一步的研究发现乳腺囊性增生病的病变导管或腺泡上皮非典型增生与乳腺癌发生相关。经随访发现病变呈囊肿、大汗腺化生、腺病、硬化性腺病或炎症者,与普通人群比较,乳腺癌发生危险并不增加,而仅在有上皮增生和乳头状瘤病者癌变危险才增加。

四、临床表现

乳腺囊性增生病多发生在育龄女性,以 30～40 岁发病率较高。初期病变可表现在一侧乳房,半数以上为双侧。主要表现为乳房疼痛、压痛、腺体局限性增厚或形成包块。

(一)乳房疼痛

多为胀痛或针刺样痛,重者可向腋下及患侧上肢放射,影响工作和生活。同时乳房的敏感性增强,触摸、压迫等均可加重疼痛。至病变后期疼痛的规律性消失。有 10%～15% 的患者尽管通过临床和乳腺 X 线、B 超检查或红外线扫描等证实有乳腺囊性增生病,但很少或无乳房疼痛,仅以乳房包块就诊,其原因尚不清楚。

(二)乳房包块

可限于一侧或为双侧,常呈多发性,早期外上象限最常受累。表现为乳腺组织增厚、张力增加,压痛明显,在月经期可伴随乳房疼痛的缓解而乳房包块缩小或消失。在进展期乳房可扪及边界不清的条索状或斑片状增厚腺体,部分出现斑块状或囊性肿块,与乳腺组织无明显界线,而不易与乳腺癌或其他病理性肿块鉴别。

(三)乳头溢液

少数乳腺囊性增生者有乳头溢液,多为双侧多个乳腺导管溢液,溢液可为水样、黄色浆液样、乳样或呈混浊状。可伴有乳房包块。

绝经期后乳腺腺体萎缩,逐渐被脂肪组织所代替,多数患者的症状、体征缓解。但部分患者原有的乳腺导管扩张、囊肿和上皮增生等变化未能消失。临床上,40%～80% 的绝经后患者因乳腺导管扩张、囊肿包块或疼痛就诊,此时乳腺导管内上皮细胞增生和非典型增生的比例增加。

五、诊断

有乳房疼痛、乳房包块或伴有乳头溢液者,尤其有伴随月经周期变化的乳房症状者可初步诊断。

当患者有乳腺癌易感因素时,应做进一步检查。常用的乳腺检查方法包括钼靶 X 线乳腺摄影、选择性乳腺导管造影 X 线检查、B 超检查、近红外线乳腺扫描检查及乳头溢液涂片脱落细胞学检查等。对疑有非典型增生或癌变者应行细针针吸细胞学检查或必要时手术活检。通过联合检查,综合分析,明确病变的性质及程度,并应除外或确定有无乳腺癌变。

六、治疗

(一)药物治疗

1.维生素类

维生素 A、维生素 B、维生素 C、维生素 E 能保护肝脏及改善肝功能,从而改善雌激素的代谢。另外维 A 酸是上皮细胞生长和分化的诱导剂,给予正常需要量对预防乳腺病的发生有一定作用。维生素 E 可防止重要细胞成分氧化,防止毒性氧化产物生成,对维持上皮细胞的正常功能起重要作用。目前常用作治疗的辅助药物。

2.氨基酸类

天冬素片原由鲜天冬中分析提取,后经人工合成,有效成分为天冬酰胺。临床应用对乳腺囊性增生病有治疗作用。

3.碘制剂类

碘制剂类其作用是刺激腺垂体,产生黄体生成素以促进卵巢滤泡囊黄体素化,调节雌激素水平。常用药物为 10%碘化钾,对乳房疼痛有较好疗效,但对口腔有刺激作用。

4.激素类

他莫昔芬具有雌激素样活性,作为雌二醇的竞争剂竞争靶细胞的雌激素受体从而使雌激素对靶细胞失去作用,而不影响血浆雌激素水平。实验观察发现他莫昔芬对乳腺非典型增生细胞生长有抑制作用。临床上对乳腺囊性增生病的治疗作用较其他药物更显著。但因其对子宫等有雌激素受体的器官、组织均有影响,应在医生的指导和观察下使用。

5.溴隐亭

溴隐亭是半合成的麦角生物碱衍生物,有多巴胺活性。作用于下丘脑,增加催乳素抑制激素的分泌,抑制催乳素的合成和释放,并可直接作用于腺垂体,解除催乳素对促性腺激素的作用而促使黄体生成激素的,周期性释放等,故可治疗乳腺囊性增生病。但本药不良反应较大,常引起恶心、呕吐等胃肠道症状,严重者可发生直立性低血压。需用时应在专科医生指导下用药。

(二)用药方法及应注意的问题

1.联合用药

乳腺囊性增生病的治疗一般首选中药,可根据病情特点选用单独用药或不同作用机制的药物联合治疗,辅以维生素类药物。应用激素类药物需掌握指征,一般用于雌激素水平过高雌/孕激素比例明显失调且其他药物治疗无效者,有严重乳腺增生、用其他药物治疗后症状虽有部分缓解但增生性病变无改善者,病情反复发作且增生性病变逐渐加重者,一般用雌激素受体阻滞药他莫昔芬可能有效。有合并非哺乳期乳头溢液或溢乳而可除外其他疾病时可用溴隐亭。

2.长期用药

由于本病发生的基础是激素分泌功能紊乱,所使用的各种中、西药以调整机体的周期性激素平衡为主要目的,同时收到改善症状和组织学变化的效果。因此用药时间应较长,一般以2个月为一个疗程,待症状完全缓解乳腺增生病变消失方可停药。因患者可因各种原因再度导致女性内分泌系统紊乱而致疾病复发,因此所选治疗药物应具有疗效较好、不良反应较少、可较长期和反复使用者。同时应用实用有效的方法监测病情变化,警惕乳腺癌。

(三)手术治疗

对乳腺囊性增生病用一般药物治疗无效、不随月经周期变化的乳房腺体增厚或包块者,经治疗其他增生性病变已改善而有孤立的乳腺肿块不消失者,合并有单个乳腺导管的乳头溢液不能除外其他疾病者,绝经期以后,又出现症状和体征者应予乳房病变区活检,活检证实有Ⅱ级以上非典型增生,且细胞核 DNA 含量明显增加、出现异常基因表达产物或有癌基因蛋白表达时应行单纯乳腺切除,以防止乳腺癌发生。

第十四节　单纯性乳腺上皮增生症

单纯性乳腺上皮增生症又名乳痛症,是乳腺增生症的早期阶段,多见于青年女性,特别多见于大龄未婚、已婚未育、已婚未哺乳的妇女。

一、病因

其病因与长期精神紧张、劳累过度、晚婚晚育、神志不畅、所欲不遂等因素作用于丘脑-垂体-卵巢轴,使垂体前叶与卵巢的功能调节关系失常,引起内分泌紊乱,雌激素和孕激素比例失常,黄体素分泌减少,雌激素、泌乳素分泌增多,导致乳腺组织增生与复旧不全,致乳腺导管上皮、腺上皮及间质纤维组织不同程度的增生,引起乳腺胀痛及结节形成。病因消除可恢复,大多属生理性增生。

二、病理

大体形态乳腺增生的病变区质地坚韧,无包膜与正常组织界限不清,切面呈灰白色小颗粒状外观。镜下所见末端乳管和腺泡上皮增生并脱落,使得乳管膨胀而胀痛;引起乳腺导管扩张而形成小囊肿;乳腺小叶内纤维组织增生,小叶间互相融合;小叶间质有淋巴细胞浸润。

三、临床表现

本病主要临床症状乳房胀痛及肿块具有明显的周期性和自限性特点。

(一)乳房胀痛

即月经来潮前3~4d开始出现乳腺间歇性胀痛,经后锐减,呈周期性、疼痛可为弥散性钝痛或为局限性刺痛。一般仅累及一侧乳房,电可同时累及两侧,而以一侧为重。疼痛大多仅限于乳房的某一部分,约50%位于外侧、上部,20%位于中上部,痛处有压痛。疼痛有时很剧烈,并放射到肩胛部、腋部,随情绪波动或劳累、阴雨天气等而加重。患者大多数月经期短,且量稀少,情绪稳定或心情舒畅时,症状可减轻,随喜怒而消长。疼痛发作时对外界刺激很敏感,如衣服摩擦、走路稍快、上肢活动稍猛,均可加重乳腺疼痛。

(二)乳内肿块

患者多为发育较差的小乳腺,半数可触及增厚的乳腺区或有细结节感,以外上象限多见。经前变大、变硬,经后缩小、变软。

四、诊断

本病特点之一:乳房胀痛及乳内肿块具有周期性,即经前加剧,经后锐减。特点之二:疾病的自限性及有时反复,往往在发病几年或更长时间后,症状好转或消失,但有时反复。患者为育龄期妇女。根据以上几点常能得出诊断。

五、治疗

向患者讲清本病的性质属一种生理性良性病变,而且有一定的自限性,以解除患者的思想顾虑,多数患者可不需任何治疗,若疼痛剧烈者,可酌情给予小剂量镇静药或考虑用药物治疗。

(二)碘制剂治疗

碘制剂有碘化剂或复方碘溶液,用碘制剂可改善患者的乳痛症状。其作用机制是碘剂作用于垂体前叶,使其产生黄体素,降低体内雌激素水平,恢复卵巢正常功能,缓解乳腺所受雌激素的刺激增生作用。但用药时间不宜太长,以免造成体内激素紊乱,还可影响甲状腺功能。常用 5％碘化钾 10mL,每日 3 次,口服。

(三)激素治疗

1.达那唑

达那唑又名炔睾醇,为 17d-乙炔睾醇的衍生物,可作用于丘脑下部、垂体及卵巢,抑制卵巢功能,减少促卵激素(FSH)和促黄体素(LH)的分泌,并能降低血清泌乳素(PRL)水平。每次 200～300mg,口服,每日 2～3 次。一个月后减量为每日 100mg,治疗 2 个月有效者,为减少不良反应可继续减量为每隔日 100mg 或仅在黄体期内用药。不良反应有体重增加、痤疮、多毛和月经失调等。

2.三苯氧胺

三苯氧胺为合成雌激素受体拮抗药,竞争性地与雌激素受体结合,阻断过高含量的雌激素对乳腺增生作用:可按周期给药,在月经后 2～5d 开始口服三苯氧胺,每次 10mg,每日 2 次。共用药 15～20d。侯孝云等采用小剂量三苯氧胺治疗乳腺增生症,月经后第 4 日至行经前 1d,每天 10mg,1 次口服,连续服用 4 个月为一个疗程。结果总有效率为 97.8％。三苯氧胺的不良反应是月经紊乱、白带异常,并可能提高发生子宫内膜癌的危险性。且疗程结束后部分患者乳腺疼痛和结节复发。因此对适应证的选择、剂量和疗程,应进一步研究。

3.溴隐亭

近年来研究认为乳腺增生症的病因与血清内泌乳素增多有密切关系。溴隐亭是一种血清泌乳素的抑制药,它是多巴胺受体的长效激活药,通过它作用于垂体泌乳细胞多巴胺受体释放多巴胺来抑制泌乳细胞合成及释放泌乳素。给药方法:采用周期给药,即月经来潮的第 11～13 日,每日服溴隐亭 1.25mg,自第 14 日至下次月经来潮时,服用 1.25mg,每日 2 次。用药时间一般不超过 6 个月。本药的不良反应有恶心、头晕等症状,还有降低血压的作用,应引起注意。

第十五节 慢性乳房痛

一、残余性乳腺炎

残余性乳腺炎(乳房内疼痛肿块),是指在断奶后数月或数年,乳腺仍有残余乳汁分泌。引起感染者。本病多发生在40～50岁的妇女,病程较长,很少形成脓肿,仅表现为乳房局部疼痛和有肿块。

(一)临床表现

患者诉说乳房局部疼痛,并摸到有一肿块来诊。自觉有低热,但不明显,除有局部疼痛外。乳头还可挤出乳汁。断奶已很久,经抗生素治疗后,病情可缓解,但常反复复发。

(二)局部所见

乳房外观欠正常,微肿,皮肤无橘皮样变,但微红。乳房内可扪及一边界欠清的肿块,中等硬,有压痛。挤压乳头乳晕,常可挤出少许乳汁样液。患者多是中年女性。

(三)诊断

残余性乳腺炎。

(四)特点

(1)患者已断奶后数月或数年。挤压时,有时可挤出乳汁。

(2)乳腺仍有乳汁分泌(称残余乳汁分泌),并在乳房内形成一肿块。

(3)肿块中等硬,有触痛,边界不清,皮肤微红,但无橘皮征。

(4)患者多是40～50岁的妇女。

(5)病程较长,反复复发,但很少形成脓肿,易被误认为炎性乳癌。

(五)发生原因

残余性乳腺炎是乳房内的残乳引起的。致病菌常为金黄色葡萄球菌等化脓菌。

(六)治疗

治疗同急性乳腺炎,可用青霉素480万U。加入5%葡萄糖盐液内静脉点滴。或口服广谱抗生素。应警惕恶性肿瘤。在抗感染治疗无效时。应做肿块切除。送病理切片检查。

二、慢性纤维性乳腺炎

慢性纤维性乳腺炎(乳房内硬结),又称乳腺硬变症,是急性化脓性乳腺炎后,乳腺内或乳管内残留1个或2、3个硬韧的炎性结节或潴留性肿块,随身体的抵抗力强弱可时大时小。

(一)临床表现

患者有急性乳腺炎史,急性炎症消失后,局部有一压痛性肿块,随着时日,肿块渐渐缩小,但未完全消退,不久或患者抵抗力低下时,肿块再度肿大,疼痛。经抗生素、理疗等治疗,肿块又可逐渐缩小或消退。不久可能又出现,如此反复发生。

(二)局部所见

乳腺内有一硬结,边界不清,活动,微压痛。与皮肤无粘连。

(三)诊断

慢性纤维性乳腺炎。

(四)特点

(1)急性化脓性乳腺炎后,乳腺内出现 1 个,或 2、3 个硬块结节。

(2)结节界限不清,起初有微压痛,后渐渐缩小,但抵抗力低时,又可增大。

(3)抗生素、理疗治疗后,炎症可消退,但以后不久又可复发,并如此反复发作。

(五)发生原因

由于炎症阻塞了乳腺管,使腺管内积液潴留,形成硬节肿块。此病易与恶性肿瘤混淆。应取活体病理检查鉴别。

(六)治疗

手术切除。

第四章　肛肠外科疾病

第一节　肛管癌

肛管癌指起源于肛管或主要位于肛管的肿瘤。最常见的类型是与 HPV 相关的鳞状细胞癌和腺癌。肛管癌是少见的肿瘤,通常发生在中年,在下消化道肿瘤中占 4%,占肛门直肠癌的 3.9%。女性病例稍多于男性。在肛管癌中,75%～80%的患者是鳞状细胞癌。约 15% 为腺癌。资料表明,1998 年美国有 3 300 例新发的肛管癌患者,包括 1 400 例男性和 1 900 例女性,据估计每年将有约 500 人死于本病。英国每年约有新发病例 500 例,美国大约为 3 500例。近 50 年来,肛管鳞状细胞癌的发病率显著上升。人类免疫缺陷病毒(HIV)阳性的患者中,肛管癌的发生率高于阴性患者的 2 倍,大多数肛管鳞状细胞癌可检测到 HPV-DNA,在有肛门性交的男性患者中,肛管癌的发生率高达 35/100 000。

一、病因病理

(一)感染

肛管癌的发病因素并不清楚,其中人类乳头瘤病毒(HPV)的感染是肛管癌最重要的发病因素。在 HPV 的众多亚型中,HPV216 与肛管癌的关系最为密切。在肛管的鳞癌中HPV216 的阳性率有文献报道可以达到 56%。应用分子技术,相当多的肛管癌患者体中可以检测到 HPV 的 DNA。

(二)免疫功能低下

患者的免疫功能与肛管癌有明显的相关性,艾滋病(AIDS)患者的肛管癌发病率明显增加。患者危险度的增加一般认为可能是因为患者免疫功能低下,在这种情况下增加了 HPV的易感性;同样,在进行肾移植的患者罹患肛管癌的危险明显增加,是普通人群的 100 倍。此外放射治疗是肛管癌的危险因素,可能是机体的免疫系统受到抑制的缘故。

(三)肛门周围的慢性疾病、局部刺激和损伤

这类人群中肛管癌的危险度较普通人群明显增加。有研究显示,41%的患者在出现肛管癌之前存在肛瘘和其他良性疾病,但是这些疾病与肛管癌的直接关系还存在争论。

肛管癌的肿瘤的中心位于齿状线的 2cm 以内。按组织学分,发生于黏膜上皮,无论是腺上皮,移行上皮还是鳞状上皮,均称为肛管癌;发生于皮肤或远端黏膜皮肤交界处的,称为肛缘癌。

WHO 对肛管癌的病理分类分为鳞状细胞癌、腺癌、黏液腺癌、小细胞癌和未分化癌。病理类型有地域的变化,在北美和欧洲,鳞癌占 80%,在日本仅 20% 的肛管癌是鳞癌。在 WHO分类中,除了 80%的鳞癌外,剩下的 20%上皮肿瘤主要为结直肠黏膜型的腺癌,以及少见的来自肛管腺体或肛窦的黏液腺癌、小细胞癌和未分化癌。

肛管上皮性癌的播散方式主要是直接浸润和淋巴转移。血行转移较少见。早期即可有括约肌和肛周组织的直接侵犯。约有 50％的病例肿瘤侵犯到直肠和（或）肛周区域。进展期的肿瘤可浸润骶骨或骨盆壁。女性常浸润至阴道，然而，男性的前列腺浸润则不常见。进展期肿瘤的局部转移较盆腔外转移更常见，仅 10％的患者在诊断时发现已有远处转移，发生远处转移的常见部位是肝脏和肺。

齿状线以上肿瘤的淋巴主要引流到直肠周围髂外、闭孔和髂内。Boman 的报道显示，在经腹会阴切除术中，发现 30％的肛管癌有盆腔淋巴结转移，16％的有腹股沟淋巴结转移。位于远端肛管的肿瘤引流至腹股沟－股骨区域、髂外和髂总淋巴结。15％～20％的患者在就诊时已有腹股沟淋巴结转移，通常是单侧腹股沟转移，而 10％～20％是在以后的检查时发现的。约 30％淋巴结转移浅表，60％可为深部。

约有 5％患者在初次就诊时已有盆腔外转移，转移的途径多通过门静脉系统或体静脉系统，常见的转移部位为肝脏和肺。

二、解剖学基础

肛周是指肛门周围半径 6cm 以内的区域，其特征是被覆具有毛囊和汗腺的鳞状上皮。从肿瘤学的角度分析，肛管疾病与肛周疾病存在很大的差别。肛管的定义有外科肛管和病理学肛管之分。外科肛管的上界是以内括约肌为标志，包括远侧的直肠并一直延伸到肛缘；其平均长度男性约为 4.14cm，女性约为 4.1cm。病理学的肛管是指从肛管上皮移行区开始至肛缘的范围。国内学者对于肛管的定义多数是以病理学肛管为标准。因为在外科肛管的范围中包括了直肠远端的腺癌，其治疗应该按照直肠癌的规范进行，这里肛管按照病理学肛管的范围定义。肛管以齿状线为界可以分为肛管移行区和肛梳，齿状线上方的肛管移行区有肛柱，肛柱近齿状线处有肛乳头和肛窦。肛管移行区包括齿状线区，由范围不同的移行上皮和鳞状上皮覆盖，在此区域内可以见到内分泌细胞和黑色素细胞。肛梳由非角化的鳞状上皮所覆盖。

三、临床表现

(一)肛门部刺激症状

早期肛管癌可无症状，至溃疡形成后可出现局部疼痛，疼痛常是肛管癌的主要特征，疼痛呈持续性，便后加重。另外常有肛门不适、异物感、瘙痒等。累及肛门括约肌时可出现便意频频、里急后重、排便困难、大便失禁，同时有粪条变细、变窄，粪中有黏液及脓血等，开始有少量便血，随着病情发展而逐渐加重。

(二)肛门部肿块表现

初起时肛管部出现小的硬结，逐渐长大后表面溃烂，形成溃疡，其边缘隆起，并向外翻转，呈紫红色，有颗粒结节，底部不平整，呈灰白色，质地较硬，有触痛。也有的呈息肉状或蕈状。

(三)晚期消耗衰竭及转移症状

晚期患者有消瘦、贫血、乏力等恶病质表现。腹股沟淋巴结肿大。若转移至肝脏、肺及侵犯前列腺、膀胱、阴道后壁、宫颈等周围组织器官时，可出现相应症状。

(四)辅助检查及分期

影像学检查对于肿瘤的分期有很大的帮助，进行这些检查的目的在于了解肿瘤对于周围组织的侵犯情况、是否存在区域淋巴结的转移、是否存在远处的转移。包括胸部的 X 线检查、腹部的超声或者 CT 检查、盆腔的 CT 检查,有条件的单位可以进行肛管直肠内的腔内 B 超检查,对于判断病变的侵犯深度有帮助。盆腔的 CT 检查对于判断肛管癌的侵犯深度和区域淋巴结的情况有很大帮助。

四、诊断和鉴别诊断

(一)诊断

(1)对有肛门刺激症状,肿块结节等或原有肛门部疾患者,局部出现硬结或溃疡时应考虑到有本病的可能性而进行检查。

(2)肛门部视诊、肛门指检、肛门镜检查可见肛管部有硬结或癌性溃疡,晚期肛门括约功能松弛,肛门指检可明确癌肿的性质、扩展范围及固定程度等。

(3)本病的最后确诊有赖于肿块的活组织检查,阳性者即可确定诊断。

(4)腹股沟淋巴结触诊检查,若发现淋巴结肿大而坚韧者,应进行淋巴结活检,明确其性质。

(二)鉴别诊断

本病应注意与下列疾病鉴别。

1.直肠癌

直肠癌可以侵犯到肛管,甚至可以到达齿线处。诊断要靠病理检查。但直肠腺癌的预后较鳞状细胞癌为佳。

2.肛瘘

感染性肛瘘的表现有时类似肛管癌,肛瘘多在肛管后、前正中处,并与齿线处相连,肛管黏膜完整,探针检查有助于鉴别。

3.恶性黑色素瘤

该肿瘤在肛管处少见。典型的黑色素瘤外观似血栓性痔,但触诊为硬性结节,偶有压痛。若表面有色素及溃疡,则诊断不难,但半数黑色素瘤无色素,易误诊,活检可明确诊断。

五、治疗

治疗原则:对于鳞癌和未分化癌,目前的治疗方式是以放疗和化疗为主的综合治疗;手术治疗适用于疾病的组织病理活检确诊或者在综合治疗效果不佳的情况下的补救措施;单纯放疗在有明显的化疗禁忌证的情况下采用;一般不将化疗单独作为肛管癌的治疗方法。

(一)手术治疗

手术治疗是治疗肛管癌的主要方法。影响术式选择的因素主要有肿瘤大小、浸润深度、淋巴结转移及患者全身情况等。

1.局部切除术

原发瘤不大于 2cm 的肛管癌行局部肿瘤切除,多可获治愈性效果。但目前,临床诊断时肛管癌原发瘤小于 2cm 者仅占少数。尽管局部肿瘤切除是患者最易接受的术式,但作为肛管癌治疗的唯一手段(不加术后放疗等)时应严格掌握其指征。对原发瘤大于 2cm 者,效果不理想。

2.腹会阴联合切除

20 世纪 70 年代以前,肛管癌的最主要的治疗方式是广泛的腹会阴联合切除术。对大多数肛管癌来说,腹会阴联合切除是标准而有效的治疗手段。其手术切除范围与直肠癌腹会阴联合切除相似。但肛管癌的淋巴转移途径有上方向、侧方向和下方向三个方向,其上方向的淋巴转移率较直肠癌为低,且多发生于左结肠动脉分支以下。但其侧方向的淋巴转移明显,且还有相当数量的下方向的腹股沟淋巴结转移。这种淋巴转移方式决定了肛管癌根治术与直肠癌根治术不可能完全相同。肛管癌的腹会阴联合切除术对上方向的淋巴清扫只清除到左结肠动脉分支以下即可,而对侧方向的淋巴清扫则必须彻底。对于下方向淋巴清扫首先要充分切除肛周的皮肤,至少要切除肛门周围 3cm 以上的皮肤。一般前方应切至阴囊基部与皮肤交界处,女性为阴道口同与肛门之间的中点,若癌肿位于肛管前壁,应将阴道后壁一并切除。后方应切至尾骨,两侧切至坐骨结节内侧,皮下组织及坐骨直肠窝 1cm 内脂肪也应充分切除。

肛管下方向的腹股沟淋巴结转移,由于腹股沟淋巴清扫术后常发生淋巴瘘、下肢水肿、下肢感染、会阴部肿胀等明显影响生活质量的并发症,因此一般不主张常规做腹股沟淋巴结清扫。对无明显淋巴结转移者,原发瘤治疗后对腹股沟淋巴结随诊即可,一般术后 6 个月内应每月检查 1 次,6 个月后至 2 年内应每 2 个月复查 1 次。对临床已有腹股沟淋巴结转移可疑的病例,局限的腹股沟淋巴结清除加术后放疗并不比扩大的髂腹股沟淋巴结清除效果差,但可明显降低下肢水肿等并发症。

(二)放射治疗

20 世纪 70 年代以前,放射治疗仅作为那些不能手术的晚期或复发后病例的姑息性治疗。自从 Nigro 等提出对于肛管鳞癌进行术前放疗同时行化疗的综合治疗方法后,对肛管癌的治疗观念发生了根本性的变化,肛管癌的治疗从以手术为主转变为放化疗结合的综合治疗。其优势在于可以保留肛门,提高患者的生活质量,而疗效与手术治疗是相似的。越来越多的放射治疗结果显示了其对肛管癌的良好疗效及其保留肛门功能方面的作用。对于 T_1、T_2 及较小的 T_3 期肿瘤,放疗治愈率较高,对于较大的肿瘤,采用放疗加手术的联合治疗方法可使部分病例达到根治目的。

(三)化疗

肛管癌对化疗有一定敏感性。常用的化疗药物有 5-FU、丝裂霉素,博来霉素等。5-FU 作为放疗的增敏剂可明显延长无瘤生存期及远期生存率。5-FU 与丝裂霉素联合应用可减少单药的剂量而提高局部控制率及远期生存率。

(四)放化疗联合治疗

放射治疗与化疗结合的方案可以获得满意的无病生存和总体生存率,被认为是肛管癌的标准治疗方案。目前在欧美,综合治疗作为肛管癌的治疗措施已经得到公认。对 T_1、N_0 的患者,NCCN 指南要求采用放射治疗(RT 50～59Gy)±丝裂霉素(MMC)或 5-FU。对 $T_{2\sim4}$、N_0 或任何 T 淋巴结阳性的患者,主张采用丝裂霉素或 5-Fu+放射治疗(RT50～59Gy),并包括腹股沟淋巴结的照射。

目前在美国被广泛接受的综合治疗方案是患者接受持续的盆部放疗,总剂量达到 45Gy(其中 30Gy 为全盆照射,15Gy 为真骨盆照射),并且同时进行两个周期(第 1 周和第 5 周)的持续的 5-FU 输注($1000mg/m^2$,第 1～4 天),和单次的丝裂霉素($10mg/m^2$,第 1 天)给药;如果在治疗结束 6 周以后没有达到完全缓解,患者接受为期 1 周的补充治疗,具体包括 1 个周期的化疗[持续的 5-Fu 输注,1000mg/m²,第 1~4 天;单次给予顺铂(CDDP)10mg/m²,第 2 天,同时进行 9Gy 的原发肿瘤的照射],在经过补充治疗后 6 周如果进行活检仍然存在残余病灶,则进行补救性手术。手术方式为腹会阴联合切除。

综合治疗可以同时进行或顺序进行。若顺序治疗,化疗先于放疗。有报道显示,顺序治疗的效果差于同时进行的效果,因此对于肛管癌的综合治疗多数是同时进行。需要强调的是,尽管同时进行综合治疗的患者施行补救性手术的机会较低,但是在这方面有随机性的前瞻性研究资料。对于某些存在高危因素的患者(如 T₄ 期肿瘤),首先进行诱导化疗,然后同时进行放疗和化疗可能效果更好,这方面需要更加深入的研究。

第二节　直肠肛管损伤

一、病因及发病学

直肠、肛管是消化道的终末部分,紧贴盆腔的骶骨凹,被坚实的骨盆保护,所以临床上单独的直肠肛管损伤比较少见。在战争的时候占腹部外伤的 5.5%~12.9%,平时为 0.5%~5.5%。

在普通的穿刺性损伤、医源性损伤和异物损伤中,伤情单一,并发症和病死率较低。但是,在现代战争、恐怖爆炸、交通工业事故、自然灾害中所发生的损伤中,合并伤很多,伤情复杂,且容易被忽略或漏诊,临床处理困难,由此导致的并发症和病死率较高。

正如在前面所描述的损伤原因一样,按照致伤物可分为穿刺伤、火器伤和钝性暴力伤,按照物理能量释放强度可分为高能量暴力伤、低能量暴力伤,按照发生地点可分为重大事故伤、治安事故伤和医源性伤。弄清楚致伤物、致伤的能量特性、受伤地点等,对于判断伤情、决定诊治处理策略具有重要的意义。常常按照致伤因子的物理特性分为如下三类。

(一)穿透伤

①各种锐器的刺伤和火器伤,可以看到会阴或下腹部有外伤的入口,伤口小,伤道深。②肛门插入伤,从高处坠落、跌坐时,地上的木棍、酒瓶、铁条等棒状物直接从肛门插入直肠内,多伴有肛门括约肌的损伤。③直肠异物伤:多见于有精神障碍、被违法伤害和性游戏的人。

(二)钝性暴力伤

高速、高能量外界钝性暴力所导致的挤压、冲击、牵拉性损伤,如爆炸、自然灾害、重物挤压、工业交通事故等。这类损伤伤情严重而复杂,多伴有骨盆骨折、盆腔内多脏器损伤。骨盆骨折的碎片可戳穿直肠;腹部钝性暴力的冲击可将结肠内的气体瞬间挤压入直肠内,导致直肠爆裂,大便污染重;骑跨性损伤,可导致会阴撕裂并延及肛管直肠。

(三)医源性伤

多见于结、直肠镜检查,直肠内局部肿物切除或活检手术等,盆腔会阴手术、妇科手术及膀胱镜手术等均可导致直肠肛门损伤。

95%的直肠肛门损伤属于穿透性损伤,其中在西方国家 70%为枪弹伤,在我国多为事故性伤和刀刺伤,约4%的为钝性暴力伤,1%为其他原因导致的。但是,近年来,医源性和性游戏导致的直肠损伤逐渐增多。

二、病理

如上所述,从致伤因子的物理特性上导致的损伤主要包括穿透性损伤和钝性损伤,引起的组织损伤类型包括刺伤、挫伤、挫裂伤等。不同原因所导致的直肠肛管及周围组织损伤类型不一样,但一个致伤因素可能会合并多种不同的组织损伤类型。直肠肛管部位的损伤具有以下特点:直肠内容物细菌多,直肠周围间隙疏松组织的血液循环差,损伤后极容易感染;钝性暴力损伤或复杂性穿透伤等,常伴有骨盆骨折、泌尿生殖系统损伤和大出血等,紧急处理上极为复杂;复杂性损伤的后期并发症很多,如畸形、内外瘘、大小便失禁和肛门、尿道狭窄等,严重影响生活质量。

病理变化随损伤原因、程度、性质、累及的范围和器官、时间等各不相同。简单的刺伤、医源性损伤、直肠异物伤等的损伤轻微,范围局限。复杂的刺伤、火器伤、肛门插入伤等,可以导致盆腔内的膀胱、尿道、阴道等穿透性损伤,甚至盆腔内的大血管、骶前静脉丛等破损。钝性暴力导致的直肠肛门区域的损伤性质复杂,穿刺伤、挫伤和挫裂伤等多种组织损伤并存,往往伴有骨折、多器官伤和大血管破裂等,甚至出现组织的毁损,发生大出血、休克,盆腔内巨大血肿,粪便和尿液严重污染等。腹膜返折以上的直肠损伤,粪便、血液、尿液等可以进入腹腔,导致腹膜炎。腹膜返折以下的直肠损伤可以导致直肠周围间隙感染、脓肿,很容易导致蜂窝织炎、坏死性筋膜炎、脓毒血症等。会阴肛管损伤可以导致肛门括约肌损伤,出现肛门失禁。直肠外瘘、直肠膀胱瘘或直肠阴道(尿道)瘘是直肠损伤后的常见并发症。

三、诊断

对于直肠肛管损伤患者,特别是有盆腔受到钝性暴力损伤的重危患者,在初期诊断评估的时候,同样需要按照"高级创伤生命支持(ATLS)"所推荐的流程进行紧急抢救和详细的分析评估,"四边"原则(边复苏、边调查、边评估、边处置)贯穿整个外伤患者的紧急救治全程,选择各种创伤评分系统对整体或局部的损伤严重程度进行量化评定。对腹膜返折以下的开放性损伤,诊断不难。但是闭合性的损伤或伴有骨盆内其他脏器的损伤,往往容易被其他脏器的损伤症状所掩盖,容易忽略而延误诊治。

(一)病史及临床表现

在询问收集病史的时候,要尽可能了解清楚致伤的原因、地点,有利于分析受伤的程度、范围和严重程度。腹膜返折以上的直肠损伤有腹膜炎的表现,而局限在腹膜返折以下的直肠、肛门部位的损伤一般表现为肛门区域所谓疼痛、伤口内流血或流出粪便。有大出血的时候,并可能伴有休克,有合并伤的时候可有相应脏器损伤的表现。

(二)伤情检查

伤情检查包括下腹部和会阴骶尾区域的视诊、检查伤口和伤道、直肠指检等。伤道的入口、出口、方向、大小和行径等可以帮助判断有无直肠伤和损伤程度,还有助于了解膀胱、尿道、阴道等有无损伤。直肠指检是最有价值的检查方法,可以发现直肠损伤的部位、伤口大小、周围间隙的积血积液情况,可以初步了解有无合并骶尾骨骨折、膀胱和前列腺的损伤及其程度。

(三)肛门直肠镜检查

在患者情况允许的情况下,可以用直肠镜或乙状结肠镜等直视下检查,可以看清损伤的部位、范围及严重程度。

(四)影像检查

腹部立位平片可以查看腹腔内游离气体。超声探查腹腔内和盆腔陷凹内的积液。骨盆的X线平片可以判断骨盆骨折的情况、存留的金属异物等。平扫加增强的CT检查可以发现骨折部位、盆腔间隙和软组织内的气体影、血肿或积液等。MRI检查对诊断肠壁、膀胱、前列腺、尿道等的破损等具有重要意义。

(五)其他

局限在腹膜返折以上的直肠损伤,可以选择腹腔穿刺、腹腔灌洗,甚至腹腔镜和剖腹探查。

(六)伤情评估

直肠肛管损伤,尤其是合并有其他脏器损伤的重症患者,同样需要进行整体的和局部的伤情评估。选择各种评估工具进行量化评分,包括 PHI、CRAMS、AIS-90、TRISS、ASCOT、A-PACHE II 等。针对直肠的损伤,常用的评估系统有:器官损伤记分(OIS)。每一个损伤的器官都有相应的评估标准,如果合并骨盆骨折的也有相应的评价工具。

四、治疗

(一)直肠肛管损伤手术治疗概论

相对于结肠损伤来说,直肠损伤比较少见,所以这方面的研究资料比较少,仅有的十余篇研究文献,也多为回顾性分析,样本量少,证据水平低。治疗原则、治疗方法的理念更新没有结肠损伤的变化大。过去对于直肠损伤手术总结出了"4D"原则:粪便转流,引流,直接修补,直肠冲洗。现在有学者对早期的造口转流提出了质疑,主张非造口的直接修补。但是因为研究少,大多报道的还属于个人经验,没有被广泛接受。笔者认为,笔者首创的会阴造瘘挂线加一期缝合修补术对治疗创口位置不高,创缘较整齐,创道失活组织不多,就诊及时,局部炎症反应轻的直肠阴道穿透伤是一种比较理想的手术方法,该术式作为非造口直接修补术的改良,弥补了前者无局部引流的弊端,可以规避修补失败的风险,本节稍后将专门介绍这一改良术式。一般认为,伤情简单的穿透伤可以做非造口的修补缝合,位于腹膜返折以上的直肠损伤可以按照结肠损伤的处理原则和方法,但是腹膜外的复杂性直肠损伤,因为发生感染后所导致的并发症严重、病死率高,所以还是应该遵循原来的"4D"手术原则,尤其是强调早期造口的重要性。在4D的手术方法中,针对每一个患者的具体情况进行选择运用,如很多直肠的损伤,做粪便转流以后,并不需要缝合修补直肠的破口,旷置损伤部位待其自行愈合。对于重症直肠肛管损伤患者,运用损伤控制技术的理念,可以减低并发症和病死率。患者病情危重、休克,紧急情况下控制大出血和粪便污染,患者稳定后才进行二次彻底性手术。

(二)手术处理原则

腹膜返折以上的直肠损伤,原则上同结肠损伤的处理原则。腹膜返折以下的直肠肛门损伤,手术原则:①积极进行早期彻底手术,而对于复杂重症患者,遵循损伤控制外科的理念,选择损伤控制性的分次手术;②清除失活或失能的组织,干净彻底地冲洗污染,充分引流;③手术方式的选择要考虑到所有的高危因素,存在高危因素的患者要积极施行粪便转流手术(造口),

而直肠修复、引流和冲洗可以根据患者情况、医生经验选择。

(三)手术方法

累及腹膜返折以上的直肠损伤,采用结肠损伤的手术和处理方式。这里仅介绍在腹膜返折以下损伤(没有腹膜炎和感染)的手术选择。

1.损伤的处理

①对毁损性的直肠会阴损伤,这种患者的病情往往比较危重,多伴有骨盆骨折、盆腔内大出血和多个器官的损伤,所以要选择损伤控制手术、紧急情况下止血、并控制大便的继续污染,经复苏抢救后,延迟12～48h再次进行二次手术,毁损组织要予以清除或切除,可选择 Hart-mann 手术方式。②对比较严重的直肠穿透性损伤,存在高危因素和盆腔内多个器官损伤(如膀胱、尿道、阴道等),要考虑粪便转流(造口),减少术后并发症,损伤局部可以修补或旷置。③对较轻的直肠穿透性损伤,如医源性损伤,可以经肛门进行修补。④对单纯性的肛管括约肌的断裂或撕裂,可以一期将断端缝合、置引流,一般效果满意。⑤如果括约肌损伤严重、挫裂,将局部清创以后,行乙状结肠造口,为二期修补创造条件。

2.粪便转流

直肠和会阴的损伤,多选择乙状结肠造瘘,并且是严重损伤的成败关键措施。也有人选择横结肠和回肠造口。粪便转流的指征有:严重的直肠毁损伤;严重的会阴肛门括约肌损伤;存在高危因素(休克、输血量大、重度污染、受伤时间已较长、有合并疾病、高龄等)的直肠肛门部损伤;骨盆有骨折、盆腔内大血肿、膀胱及阴道等损伤并与直肠相交通等。

3.骶前引流

当有直肠及周围组织器官严重损伤、骨盆骨折、粪便污染重,除了要彻底清洗、祛除坏死组织,良好的引流也很重要,可以预防盆腔脓肿、感染坏死性筋膜炎、脓毒血症等严重并发症。可以从两侧的坐骨直肠窝戳开,置入2～3根引流管到骶前间隙内,紧邻直肠破损修补的地方。

4.冲洗

术中的直肠冲洗和术后的骶前间隙的冲洗,可以减少感染的机会。直肠冲洗的方法:从乙状结肠造口的远端置入一根冲洗管,扩肛后用肛门镜撑开肛门,在术中将直肠内的粪便彻底冲洗干净。在安置低前引流管的时候,可以置入负压双套管,术后持续用生理盐水冲洗污染的间隙。

(四)介绍会阴造瘘挂线加一期缝合修补术治疗直肠阴道穿透伤

1.临床资料

本组6例患者系已婚经产妇,年龄25～33岁(平均26.5岁);均为指抠性侵致直肠阴道穿透伤,创口纵向,创缘较整齐,阴道后壁损伤为入口,长2.6～3.1cm(平均2.8cm),直肠前壁损伤为出口,长1.1～1.5cm(平均长1.3cm),创道口下极平肛直肠环上缘,伤后就诊时间0.5～6h(平均2.5h),就诊时创伤部位均无大的活动性出血,生命体征平稳,一般情况良好。其中4例局部无明显粪便沾染和炎症反应,1例有轻度粪便沾染和炎症反应,1例粪便沾染较重但局部炎症反应轻。

2.治疗方法

①清创处理:腰、骶或全麻成功后患者取截石位,会阴部常规消毒铺巾,阴道拉钩和两叶肛

门镜充分显露阴道和直肠腔,仔细检查了解创伤情况,以 0.5％碘附溶液反复冲洗阴道后行碘附纱布阴道填塞。将橡胶肛管轻柔上置到肛直肠环上缘以上 15～20cm 的肠腔,经肛管用大量生理盐水反复冲洗,直至流出的冲洗液清亮无粪渣,继行创口以上直肠腔碘附纱布填塞,防止粪汁外流再次污染创口。取出阴道内填塞的碘附纱布,经阴道、经直肠术野联合行创口及创道彻底清创处理,要求通过清创术达到创口和创道清洁、组织新鲜、血运良好。再以 0.5％碘附溶液和生理盐水交替反复冲洗手术区域,重新按常规消毒铺巾。②会阴造瘘:取会阴体中点至肛门 12 点位放射状切口,向肛缘内直达齿状线,切开皮肤及皮下组织,在会阴体中部以尖弯血管钳钝性分开会阴中心腱,继沿着肛直肠环外缘、阴道后壁与直肠前壁之间向穿透伤创道潜行分离出一内径小于 0.5cm 的隧道,形成人造肛瘘。③肛瘘挂线:在弯血管钳夹持导引下,将备好的橡皮筋自人造肛瘘内口引入,从外口引出,交叉拉紧橡皮筋的两端,紧贴肛缘皮肤切口用血管钳夹住,在血管钳下方用 7 号丝线结扎 2 道,剪去多余的橡皮筋和丝线即完成肛瘘挂线术,挂线松紧要适度,尽量控制在 10d 左右脱落。④缝合修补直肠阴道穿透伤:先在无张力条件下用 3-0 可吸收线全层间断缝合直肠壁(含部分阴道壁肌层),保持针距 0.6cm,边距 0.3cm。后用 3-0 可吸收线全层间断缝合阴道壁(含部分直肠壁肌层),保证创道缝合紧密无无效腔。取出直肠腔内填塞的碘附纱布。⑤术后处理:术后 6h 进普通饮食,1 周内口服麻仁丸,每日 2次,每次 6g,防止大便干结。保持外阴清洁,及时清洗分泌物,0.5％碘附溶液每日 2 次擦洗会阴部,便后用 1：5000 高锰酸钾溶液坐浴。常规使用抗生素抗感染治疗 1 周。3 个月内禁止性生活,忌用窥器行阴道或直肠肛门检查。

3.结果

本组病例手术时间 29～61min,平均 37min,患者术后疼痛较轻,未使用止痛药,无 2 次及2 次以上扎紧挂线橡皮筋,平均住院 7d,无伤口感染病例,挂线自行脱落时间 7～16d,平均11.5d,肛缘伤口完全愈合时间 14～23d,平均愈合时间 17d。出院后随访 5 年至 8 年无直肠阴道瘘发生和其他并发症。

4.讨论

直肠阴道穿透伤属创伤性直肠阴道瘘范畴,Werner 和 Sederl 观察 27 例创伤性瘘患者,13例自动愈合。有学者认为,创伤性或医源性直肠阴道瘘具有极大的自动愈合倾向,创伤性瘘患者应常规地等待 6 个月,即使不能自行愈合,也可使瘘口周围瘢痕软化,切忌在炎症感染下急行修补术。虽然自动愈合患者数不到观察病例数的 50％,但临床不选择急诊手术修补,是因为常规的修补方法对手术条件要求较高,术前要有充分完善的肠道准备,要求以做直肠切除吻合术的肠道准备条件来对待。另外,为了术后较长时间保持肠道清洁和肠道空虚状态,往往选择临时结肠造口或短期的肠外营养。鉴于急诊病例根本不可能达到常规方法修补所要求的手术条件,且常规的直肠阴道瘘修补术对患者附加损伤大,手术操作和术后护理复杂,如果在不具备手术条件的情况下强行常规方法修补,失败的风险可想而知。两害相权取其轻,故而临床选择常规地观察等待 6 个月后,对确实不能自行愈合的患者再择期手术修补治疗。我们选择的 6 例直肠阴道穿透伤患者创口位置不高,创缘较整齐,创道失活组织不多,就诊及时,局部血运良好,炎症反应轻。经过彻底清创和会阴造瘘,为我们以多个简单的急诊小手术组合来取代1 个复杂的择期大手术创造了条件。这些急诊小手术组合包括会阴造瘘、肛瘘挂线术、阴道损伤修补术、腹膜外直肠损伤修补术。一般小型腹膜外直肠损伤,只行会阴引流、口服抗生素及控制排便数日即可愈合。在本组病例的治疗中,会阴造瘘和挂线的根本目的是会阴引流,能起到充分引流创道内渗液、防止直肠阴道隔间隙急性感染的作用,是阴道损伤修补术和腹膜外直肠损伤修补术成功的重要保证。同时,挂线能防止被切断的肛直肠环回缩引起肛门失禁,确保会阴人造肛瘘无并发症愈合。上述小手术不需要特殊的术前准备,相对手术条件要求较低,手术操作和术后护理简单,手术附加损伤小,疗程短,费用低,治疗成功率高。笔者认为,对于创口位置不高,创缘较整齐,创道失活组织不多,就诊及时,局部炎症反应轻的直肠阴道穿透伤患者,会阴造瘘挂线加一期缝合修补术是一种比较理想的治疗方法。

第三节　直肠脱垂

直肠脱垂指肛管、直肠、甚至乙状结肠下端向下移位。只有黏膜脱出称不完全脱垂;直肠全层脱出称完全脱垂。如脱出部分在肛管直肠内称内脱垂或内套叠;脱出肛门外称外脱垂。直肠脱垂常见于儿童及老年。在儿童,直肠脱垂是一种自限性疾病,可在 5 岁前自愈,故以非手术治疗为主。成人完全性直肠脱垂是严重的,长期脱垂将致阴部神经损伤产生肛门失禁、溃疡、肛周感染、直肠出血、脱垂肠段水肿、狭窄及坏死的危险,应以手术治疗为主。

一、病因病理

病因不明,认为与多因素有关。

(一)解剖因素

幼儿发育不良、年老体弱、营养不良者,易出现肛提肌和盆底筋膜薄弱无力;手术、外伤损伤直肠周围肌或神经等都可使直肠周围组织对直肠的固定减弱,发生直肠脱垂。

(二)腹压增高

便秘、腹泻、前列腺肥大、慢性咳嗽、多产等使腹压增高,使直肠脱垂。

(三)其他

内痔、直肠息肉经常脱出,向下牵拉直肠黏膜,诱发黏膜脱垂。

二、分类

根据脱垂程度,分部分性和完全性两种。

(一)部分脱垂(不完全脱垂)

脱出部仅为直肠下端黏膜,故又称黏膜脱垂。脱出长度为 2~3cm,一般不超过 7cm,黏膜皱襞呈放射状,脱垂部为两层黏膜组成。脱垂的黏膜和肛门之间无沟状隙。

(二)完全脱垂

为直肠的全层脱出,严重者直肠、肛管均可翻出至肛门外。脱出长度常超过 10cm,甚至 20cm,呈宝塔形。黏膜皱襞呈环状排列,脱垂部为两层折叠的肠壁组成,触之较厚,两层肠壁间有腹膜间隙。

三、临床表现

主要症状为排便时有肿物从肛门脱出,开始时较小,排便完自行还纳。随着时间延长,发生脱垂的次数增加,脱出体积也随之增大,便后不能自行还纳,需用手复位。随着病情加重,可引起不同程度的肛门失禁,常有黏液流出引起肛周皮肤瘙痒和皮肤湿疹。

检查时嘱患者下蹲后用力屏气,使直肠脱出,肛门可见圆形、红色、表面光滑肿物。黏膜皱襞呈放射状;脱出一般不超过 3cm;指诊仅触及两层黏膜;肛门收缩无力。直肠完全脱垂严重时,可见排便后有 10~15cm 甚至更长肠管脱出。

四、鉴别诊断

环状内痔:病史不同,环状内痔脱垂时,可见到充血肥大的痔块,呈梅花状,易出血。直肠指诊,括约肌收缩有力,而直肠黏膜脱垂则松弛。

五、治疗

(一)非手术治疗

主要用于治疗轻症者,幼儿直肠脱垂多可自愈,故以非手术治疗为主。如纠正便秘,养成良好的排便习惯。排便时间应缩短,便后立即复位。如脱出时间长,脱垂充血、水肿,应取俯卧位或侧卧位,立即手法复位,将脱垂推入肛管,回复后应做直肠指诊,将脱垂肠管推到括约肌上方。手法复位后,用纱布卷堵住肛门部,再将两臀部用胶布固定,暂时封闭肛门,可防止因啼哭或因腹压增高而于短期内再发。若患病时间较长,使用上述方法仍不见效,可用注射治疗。

(二)注射治疗

将硬化剂注射到脱垂部位的黏膜下层内使黏膜和肌层产生无菌性炎症,粘连固定。常用的注射剂有 5% 的苯酚植物油和 5% 的盐酸奎宁尿素水溶液。

(三)激光手术

主要原理为在插入直肠周围后除直接焊接作用外,产生无菌性炎症反应使直肠固定。优点是快速、疗效好,无注射术引起的剧烈疼痛,不易发生感染、脓肿、直肠坏死和出血等现象。

(四)手术治疗

目前手术治疗方法超过一百种,评价不一,但无任何一种手术能适用于所有患者,几乎每种方法都有坚决的支持者和坚决的反对者,术式选择上主要是取决于患者的解剖学异常情况。手术原理包括:①缩窄肛门;②消除直肠前陷凹;③修复盆底肌肉;④经腹、骶或会阴切除肠管;⑤固定或悬吊直肠于骶骨或耻骨上;⑥以上两种或多种方法相结合。

成人不完全脱垂或轻度完全脱垂,若括约肌张力正常或稍弱,可行类似三个母痔切除术或胶圈套扎治疗,也可使用硬化剂注射治疗。若括约肌松弛,可考虑做肛门环缩手术或括约肌成形术。

成人完全型直肠脱垂的治疗以手术为主,手术途径有:经腹部、经会阴及经腹会阴联合等。手术方法较多,但各有其优缺点及复发率,没有哪一种手术方法可用于所有的患者,有时对同一患者需要用几种手术方法。

1.经腹手术

(1)直肠悬吊及固定术:经腹直肠悬吊及固定术应遵循以下原则。对脱垂直肠进行悬吊和固定;闭合、抬高 Douglas 陷凹,重建盆底;必要时切除脱垂的多余肠段;缩窄、加强肛直环。根据移植物材料和悬吊方式,又分为以下几种术式。

经腹直肠前悬吊固定术:手术要点是游离直肠后壁至尾骨尖,提高直肠;用宽 Teflon 条带将直肠上部包绕,与直肠前壁缝合并固定在低骨隆凸下的低前筋膜和骨膜上。该手术优点是提高了盆腔陷凹,用宽 Teflon 带悬吊并固定直肠,其并发症主要是便秘乃至梗阻、直肠狭窄、悬吊固定不牢以及骶前静脉丛出血。术后复发率为 1.6%,病死率较低。

经腹直肠后悬吊固定术:手术要点是游离直肠至肛门直肠环后壁,部分分开侧韧带;用不吸收缝线将半环形 Ivalon 海绵薄片缝合在骶骨凹内,将直肠上拉,并放于 Ivalon 海绵薄片前面;最后将薄片与直肠侧壁缝合。直肠前壁保持开放 2～3cm,以避免狭窄、嵌顿或梗阻。盆底腹膜缝合于固定的直肠上。本法优点在于直肠与骶骨的固定,直肠变硬,防止肠套叠形成,病死率及复发率均较低,复发率在 1.2%左右。若有感染,海绵片成为异物,将形成瘘管。本术式最主要的并发症是由植入海绵薄片引起的盆腔化脓。预防要点:①术前要做充分的结肠准备;②植入薄片时,其内放置抗生素粉剂;③术中用大剂量广谱抗生素;④止血要彻底;⑤术中如不慎将结肠弄破,则不宜植入。倘若发生盆腔感染,需拆除悬吊薄片。

扩大的经腹直肠后固定术:手术要点是在盆腔内提起脱垂的直肠,拉直后固定;防止直肠壁内套叠;促进直肠与骶前间的粘连;将直肠上中部固定于骶骨岬;剥离前方过深腹膜陷凹;加强直肠阴道隔,提高直肠子宫陷凹;悬吊子宫,并与直肠前壁一起提起;将腹膜最低处固定在骨盆口水平。该术式可致阳痿,年轻男性患者不宜选用。

Nigro 手术:手术要点是用 Teflon 条带的一端与下端直肠的后方和侧方缝合固定,将直肠拉向前方,后将 Teflon 条带的另一端收紧并缝合于耻骨上。本法优点是盆腔固定好,可改善膀胱功能。缺点是操作难度较大,术者须熟悉盆腔解剖。主要并发症为出血和感染。

Orr 手术:Orr 主张用 2 条阔筋膜带将直肠悬吊固定于骶骨岬。该法效果良好,但为了获取筋膜需加作股部切口,增加了手术创伤。近年来多主张用尼龙带或丝绸带代替阔筋膜。

(2)直肠前壁折叠术:1953 年沈克非根据成人完全性直肠脱垂的发病机制,提出直肠前壁折叠术,手术要点包括:①提高直肠膀胱(子宫)陷凹,消灭疝囊,使直肠不致脱出;②紧缩肛提肌,将直肠两侧松弛的肛提肌分离后缝合紧缩,以增强其对直肠的支持作用,并加强括约肌;③折叠缩短直肠前壁,在直肠前壁作横行折叠 2～3 层。

(3)直肠切除术:由于经会阴部将脱垂肠管切除有一定的并发症,Goldberg 主张经腹部游离直肠后,提高直肠,将直肠侧壁与骶骨脊膜固定,同时切除冗长的乙状结肠,效果良好。Aitola 等和 Mellgren 等经过临床证明该术式对慢性便秘改善症状有明显效果。Corman 认为单纯行直肠前切除术已足够,直肠周围因分离形成的瘢痕足以对直肠起固定作用,可避免脱垂再次发生。

(4)腹腔镜下直肠固定术:于 1992 年初次提出,由于其损伤小、手术简便而逐渐被采用。腹腔镜手术的主要优势在于缩短住院时间和减少术中出血量。短期随访结果显示,腹腔镜直肠脱垂修补手术并不增加直肠脱垂的复发率,还可减少晚期并发症的发生和再次手术的可能性。缺点主要是手术时间长,手术效果受术者技术水平影响较大,所以未广泛开展。在欧美国家仅有 6%的外科医生常规应用,但缺乏临床随机对照研究的长期随访结果。

2.经会阴手术

(1)经会阴行直肠乙状结肠部分切除术:Mte-meir 主张经会阴部一期切除脱垂肠管,特别适用于老年人不宜经腹手术者;脱垂时间长,不能复位或肠管发生坏死者。优点是:①从会阴部进入,可看清解剖变异,便于修补;②麻醉不需过深,老年人易忍受手术;③同时修补滑动性疝,并切除冗长的肠管;④不需移植入造织品,减少感染机会;⑤病死率及复发率低。缺点是有吻合口瘘和狭窄的危险,与经腹直肠固定术相比,术后排便功能恢复并不理想,复发率较高,达5%~20%。

(2)肛门紧缩术(Thiersch 法):使用银线或 Teflon 丝带使肛缘缩小,从而避免直肠脱出,12 周后取出。主要适用于老人和小孩,成人单独使用该术时,疗效较差,与直肠内注射术相结合效果较好。国内普遍采用患者自身肛门括约肌或水解膜带紧缩术进行治疗,避免了植入异物后引起感染、皮肤溃烂等并发症。但该术仅将外脱垂变为内脱垂,术后可出现严重便秘甚至梗阻,感染可经肛管或会阴皮肤穿出,失败率可达 80%。

(3)经会阴直肠黏膜剥除肌层折叠术(Delorme 术):手术要点是脱垂完全牵出后,黏膜下注入盐水;锯齿状线 1~2cm 环形切开黏膜至黏膜下层,将黏膜由肌层向上分离至脱垂顶部,切除黏膜;间断缝合黏膜并折叠肌层。手术优点是创伤小,不经腹腔,直视下手术,全身干扰小,术后恢复快,87%的患者效果良好。但远期复发率较高,常有排便困难不能缓解,适用于脱垂肠段短于 3~4cm 的卧床或衰弱患者。目前多采用其改良术式。

(4)gantMiva 黏膜折叠术和肛门环缩术:适用于老年体弱患者。由脱垂最上部开始,不吸收缝线 8 字形缝合黏膜和黏膜下层、结扎,做成结节。围绕脱垂环形结扎,每环上做 4~6 个结节,如是向下至齿状线附近,使黏膜缩短,脱垂变小,再将脱垂回复。为使回复的肠管不再脱出,再辅以肛门环缩术。

(5)肛门成形术:切除脱出部分的肠管后,黏膜肛管和皮肤进行缝合。为了减少肛门周围皮肤的张力,可切开减张,并且向肛管内移动皮瓣,如有瘢痕和过度狭窄可行全层切除,于两侧切开移动 S 状皮瓣与切除的直肠黏膜,进行缝合。

(6)经尾骨直肠固定术:患者取俯卧位,由肛门后 1cm 处向骶尾关节纵行切开,暴露外括约肌及耻骨直肠肌、肛提肌。尾骨可暂时移于一侧,充分暴露直肠后壁,由直肠后壁自上而下至直肠环或由直肠环向上连续或间断缝合,形成纵形皱襞,固定于骶前骨膜。肛提肌左右要充分重叠缝合,同时缝合括约肌形成纵形皱襞,将尾骨恢复到原来的位置,与之缝合固定。

第四节　直肠癌

直肠癌是发生于乙状结肠与直肠交界处至齿状线之间肠段的癌,是消化道常见的恶性肿瘤,占消化道癌的第二位。发病年龄多在 40 岁以上,男性多于女性,发病率和病死率近年呈上升趋势。与西方国家比较,我国直肠癌有其自身特点。①大肠癌中以直肠癌最为常见,占70%~75%。②低位直肠癌(腹膜返折处以下距肛缘 7~8cm 的癌灶)所占比例最高,约占75%。③青年人(<30 岁)直肠癌发病率较高,占 10%~15%。直肠癌治疗首选外科手术,根治性切除术后总的 5 年生存率在 60%左右,早期直肠癌术后 5 年生存率可达 80%~90%。

一、病因病理

(一)病因

直肠癌病因尚未完全明确,可能与下列因素有关。

1.饮食因素

流行病学研究表明,高脂、高蛋白饮食和膳食纤维摄入不足是直肠癌的诱发因素。亦有研究显示直肠癌的发生与膳食中维生素和钙的缺乏有关。

2.慢性炎症

如溃疡性结肠炎、血吸虫病使肠黏膜反复破坏和修复而癌变。

3.癌前病变

如直肠腺瘤,尤其是绒毛样腺瘤。

4.遗传因素

近年来遗传因素参与的证据正不断增加,主要表现在多发性大肠腺瘤。直肠癌患者家族成员中,直肠癌发病率明显高于一般人群。

(二)病理

1.大体分型

(1)溃疡型:多见,形状为类圆形,中心凹陷,边缘隆起,向肠壁深层浸润性生长,易出血。该型分化程度较低,转移发生较早。

(2)肿块型:也称髓样癌或菜花型癌。肿块向肠腔内突出,表面可有溃疡,向周围浸润较少,预后相对较好。

(3)狭窄型:亦称硬癌或浸润性癌。癌肿沿肠壁浸润性生长,致肠腔狭窄,分化程度低,转移早,预后差。

2.组织学分型

腺癌最为多见,占 75%~85%;其次为黏液腺癌:占 10%~20%;其他少见类型包括未分化癌、鳞状细胞癌等。

3.直肠癌的 TNM 分期

T_{is}:原位癌(局限于腺上皮内或侵犯固有层)。

T_1:肿瘤侵犯黏膜下层。

T_2:肿瘤侵犯固有肌层。

T_3:肿瘤穿透固有肌层达浆膜下层,或侵犯无腹膜覆盖的直肠旁组织。

T_4:肿瘤侵犯直肠周围组织或器官,和(或)穿透脏腹膜。

N_0:无淋巴结转移。

N_1:有 1~3 枚区域淋巴结转移。

N_2:区域淋巴结转移≥4 枚。

M_0:无远处转移。

M_1:有远处转移。

二、临床表现

直肠癌起病隐匿,早期常仅见粪便隐血阳性,随后出现下列临床表现。

(一)直肠刺激症状

排便习惯改变,伴里急后重。晚期出现下腹痛。

(二)肠腔狭窄症状

大便形状变细,肠管部分梗阻时,有腹痛、腹胀、肠鸣音亢进等不完全肠梗阻表现。

(三)癌肿破溃感染症状

大便表面带血及黏液,甚至出现脓血便。

(四)癌肿侵犯症状

癌肿侵犯前列腺、膀胱,可出现尿频、尿痛、血尿。侵犯骶前神经可出现骶尾部持续剧痛。晚期肝转移时可出现腹腔积液、肝大、黄疸、恶病质等。

三、声像图表现

(一)二维显像

直肠癌超声表现依分期不同而异,超声分期以直肠超声解剖为基础,并与国际抗癌协会建议的 TNM 分期保持一致,前面加"U"代表超声分期,可分为四期。

1.UT1 期

病灶侵犯黏膜层或黏膜下层,超声表现为肠壁局限性增厚,壁内见低回声肿物,局限于黏膜层及黏膜下层,外形不规则,无包膜,边界不清或尚清,肠壁固有肌层的低回声带连续性良好。也可表现为低回声肿物向肠腔内突出,基底部侵犯黏膜层或黏膜下层,多由腺瘤或息肉恶变而来。

2.UT2 期

肿瘤侵犯固有肌层,超声表现为肠壁明显增厚,肠壁固有肌层连续性中断,而最外层高回声带连续性完整。

3.UT3 期

肿瘤穿透肌层至浆膜或直肠周围脂肪组织,超声表现为正常肠壁层次结构消失,最外层高回声带受侵,有毛刺状、角状隆起。浸润范围较大时,可于直肠旁见不规则实性低回声,与直肠病灶相连。

4.UT4 期

肿瘤穿透浆膜层,侵犯直肠邻近器官或组织,超声表现为直肠病灶与周围脏器界限不清,受侵脏器边缘回声中断或消失。严重受累时,脏器形态失常,正常结构消失。

黏液腺癌除上述表现外,于肠腔内常可见大量呈低至无回声的黏液成分。

直肠癌浸润肠管周径程度与病理分期呈正相关,因此结合肠管浸润周径程度,有助于提高直肠癌分期诊断的准确性。众多文献报道,经直肠腔内超声是判断直肠癌 T 分期的有效手段,准确率达 $64\%\sim96\%$。大量对照试验结果表明,在评价局部浸润程度上,经直肠腔内超声能提供比 CT 和 MRI 更为准确的信息。

(二)CDFI

显示直肠癌病灶内充满点状、线状及迂曲紊乱的蚓状血流信号,呈搏动性。病变愈进展,血供愈丰富,病灶基底部与病灶周围有丰富的动、静脉血流信号,PW 显示病灶内呈低速低阻的血流频谱,阻力指数 RI 较正常肠壁动脉低。

(三)淋巴结转移

受探头分辨率和穿透力的影响,腔内超声对直肠周围转移性淋巴结的诊断准确性远低于对病灶本身的分期。转移性淋巴结多呈类圆形的低回声,纵横比<2,多与直肠癌灶相邻,边界清晰,皮髓结构消失,少数内部可见点状钙化。随着直肠癌的进展,淋巴结转移的阳性率呈上升趋势。淋巴结越大,受累的可能性越大。据报道,以直径>5mm为标准,诊断转移性淋巴结的准确率可达50%~70%;而直径<4mm的淋巴结被累及的概率小于20%。

四、其他检查方法

(一)直肠指检

该方法简便易行,是诊断直肠癌的重要方法,直肠指检可检出癌肿的部位、距肛缘的距离,以及癌肿的大小、范围、固定程度,与周围脏器的关系。

(二)内镜检查

不仅可在直视下做出诊断,而且可行内镜下活检。另外直肠癌中5%~10%为多发癌,在直肠癌需手术治疗前,应行结肠镜检查。

(三)CT检查

CT无法分辨肠壁层次,术前T分期准确性远低于经直肠腔内超声,对转移性淋巴结的识别与超声接近。主要用于了解直肠癌盆腔扩散及远处转移情况。

(四)MRI检查

其术前T分期准确性与经直肠腔内超声相近,但价格昂贵,一般不作为常规检查。

五、诊断及鉴别诊断

(一)诊断

直肠癌的临床诊断需结合病史、临床表现、大便潜血试验、直肠指检、影像学检查(主要是超声和CT)以及内镜检查进行综合评价,最终确诊主要依赖于内镜下活检行病理检查。癌胚抗原(CEA)主要用于预测直肠癌的预后和监测复发。

(二)鉴别诊断

一些肿物也表现为突入肠腔的低回声,包括脓肿、子宫内膜异位囊肿、直肠腺瘤、平滑肌瘤、淋巴瘤等,需与直肠癌进行鉴别。声像图特征如肠壁层次的破坏及血供特征等,可为鉴别诊断提供一定的依据。另外,孤立性直肠溃疡可表现为息肉状、溃疡形或扁平的低回声,尽管肠壁增厚,特别是固有肌层增厚明显,但肠壁层次无破坏,可与直肠癌进行鉴别。

六、治疗

手术切除是主要疗法。术前放疗和化疗可一定程度地提高手术疗效。

(一)手术治疗

凡能切除的应尽早行根治术,不能切除时,亦应进行姑息性切除,使症状缓解。如伴发能切除的肝转移癌时切除肝转移癌。最近临床病理学研究提示,直肠癌向远端肠壁浸润的范围较结肠癌小,只有不到3%的直肠癌向远端浸润超过2cm,这是手术方式选择的重要依据。

1.局部切除术

适用于早期瘤体小、局限于黏膜或黏膜下、分化程度高的直肠癌。手术方式有经肛局部切除术、骶后径路局部切除术。

2.腹会阴联合直肠癌根治术(Miles 手术)

原则上适用于腹膜返折以下的直肠癌。于左下腹行永久性乙状结肠单腔造口。

3.经腹直肠癌切除术(直肠前切除术,Dixon 手术)

目前应用最多的直肠癌根治术,适用于距肛缘 5cm 以上的直肠癌。

4.经腹直肠癌切除、近端造口、远端封闭术(Hartmann 手术)

适用于因全身一般情况差,不能耐受 Miles 手术或急性梗阻不宜行 Dixon 手术的直肠癌患者。直肠癌侵犯子宫可切除子宫,称为后盆腔脏器清扫;侵犯膀胱行直肠和膀胱或者直肠子宫和膀胱切除时,称为全盆腔清扫。行癌根治时考虑生活质量,尽量保护排尿功能和性功能。两者有时需权衡利弊,选择手术方式。晚期可行乙状结肠双腔造口。

(二)放射治疗

术前提高切除率,降低术后复发率。术后放疗仅适用于晚期患者、手术未达到根治或局部复发的患者。

(三)化疗

可提高 5 年的生存率,给药途径有动脉灌注,门静脉、静脉给药,术后的腹腔置管灌注,以及温热灌注化疗等。

(四)其他治疗

如基因治疗、导向治疗、免疫治疗等,但尚处摸索阶段,尚待评价。

第五节　肠扭转

结肠扭转是以结肠系膜为轴的部分肠袢扭转及以肠管本身纵轴为中心扭曲。其发病在世界各地很不一致,以非洲、亚洲、中东、东欧、北欧和南美等地多见,西欧和北美少见。Halabi 等报道,在美国结肠扭转约占所有肠梗阻的 1.9%;在巴基斯坦占 30%;在巴西占 25%;在印度占 20%。国内报道其发生率为 3.6%～13.17%不等,以山东、河北等地多见。本病可发生于任何年龄,乙状结肠扭转多见于平均年龄大于 70 岁的老年人,男性居多,据统计,男与女之比在(1～9)∶1 之间,平均发病年龄为 40～69 岁,而盲肠扭转多见于年轻女性。乙状结肠是最常见的发生部位,约占 90%,其次是盲肠,偶见横结肠和脾曲。该病发展迅速,有较高的病死率,达9%～12%,术后并发症多,应早期诊断,早期治疗。

一、病因

结肠扭转常由于肠系膜根部较窄,且所属肠段冗长,活动度大,如乙状结肠。冗长的肠段随着年龄的增长而延长。此外,Kerry 和 Ransom 归纳了 4 个诱发因素:①肠内容物和气体使肠袢高度膨胀,如长期慢性便秘等;②肠活动的增强和腹内器官位置的变化,如妊娠和分娩;③有过腹腔手术病史而使腹腔内粘连;④先天性异常如肠旋转不良或后天因素造成远端肠管梗阻。盲肠正常固定在后腹壁,正常盲肠可以旋转 270°,不会发生扭转,但有 10%～22%的人群在胚胎发育期间盲肠与升结肠未完全融合于后腹膜,形成游动盲肠,因活动范围大,其中有

25％的人会发生盲肠扭转。此外,东欧与非洲扭转多与高纤维饮食有关,西欧与北美多与慢性便秘、滥用泻药与灌肠有关。

二、病理

乙状结肠扭转多为逆时针方向,但也有顺时针方向扭转,扭转程度可达 $180°\sim720°$。旋转少于 $180°$ 时,不影响肠腔的通畅,尚不算扭转,有自行恢复可能,特别是女性,盆腔宽大,更易恢复,当超过此限,即可出现肠梗阻。肠扭转造成的主要病理改变是肠梗阻和肠管血运的改变。乙状结肠扭转后,肠襻的入口及出口均被闭塞,因此属闭袢性梗阻,肠腔内积气、积液、压力增高,也会影响肠壁血运。除扭转的肠襻外,扭转对其近侧结肠也造成梗阻。乙状结肠扭转后发生肠管血运障碍来自两个方面:一方面是系膜扭转造成系膜血管扭转不畅,另一方面是肠袢的膨胀,压力高而影响肠壁血循环,先影响毛细血管,然后是静脉,最后是动脉,引起肠腔内和腹腔内出血,肠壁血管发生栓塞、坏死和穿孔。大致可分为 3 个阶段。①肠瘀血水肿期:瘀血水肿致肠壁增厚,常发生在黏膜和黏膜下层。②肠缺血期:在肠壁血运受阻时,肠壁缺血缺氧致张力减低或消失而扩张,除肠腔内大量渗液外,常伴有腹腔游离液体。③肠坏死期:肠缺血时间过长,导致组织缺氧、变性,黏膜面糜烂坏死。但由于肠腔内大量积气,高压气体常能循糜烂面溢出,溢出的气体可仅存留在黏膜下层或浆膜下层,此少量气体呈线状围绕肠壁排列,形成肠壁间积气。

盲肠扭转常以系膜为轴呈顺时针方向扭转,也偶见逆时针方向扭转。盲肠扭转是由于盲肠没有固定而具有高度活动性,这种高度活动性更有利于肠管迅速而又过紧地扭转,血管突然闭塞,扭转后盲肠迅速膨胀,压力增高,引起浆膜破裂、血运障碍,出现高比例的肠坏死。肠扭转不包括盲肠折叠,后者又称盲肠并合,是游离盲肠向前、向上翻折,虽可发生梗阻,但不影响系膜血管,也不发生盲肠坏死。

三、临床表现

乙状结肠扭转的表现多样化,可呈急性发作,也可呈亚急性或慢性发作。早期肠坏死出现腹膜炎、休克等严重表现,亚急性、慢性发作发病缓慢,多有发作史,腹痛轻,偶为痉挛性,但腹胀严重,以上腹明显,常偏于一侧。腹部体征除明显腹胀外,可有左下腹轻压痛及肠鸣音亢进,有时可扪及腹部包块且有弹性。指诊直肠空虚。

盲肠扭转的临床症状、体征与小肠扭转基本相同,而且病情进展更为迅速,发病急,腹中部或右下腹疼痛,为绞痛性质,阵发性加重。并可有恶心呕吐,开始尚可排出气体和粪便。查体见腹部膨隆,广泛触痛,肠鸣音亢进并有高调,叩诊鼓音。在腹中部或上部可摸到胀大的盲肠,如发生肠系膜血循环障碍,短时间内可发生肠壁坏死、腹膜刺激征明显。

四、诊断

结肠扭转的诊断并不困难,腹痛、腹胀、便秘或顽固性便秘为扭转三联征。盲肠扭转或急性结肠扭转常出现恶心、呕吐。查体有腹胀、腹部压痛、腹部包块、肠鸣音亢进、体温升高、休克、腹膜炎体征。再结合病史、诱发易患因素,腹痛、腹块的部位,一般可做出结肠扭转的诊断。Stewardson 选择"持续腹痛""发热""心动过速""腹膜炎体征""白细胞增高"5 个经典表现做观察,发现约 90％的肠绞窄患者同时具有 2 种或 2 种以上的表现。

腹部 X 线对诊断帮助很大,应作为怀疑结肠扭转的常规检查,乙状结肠扭转的典型 X 线表现是显著充气的孤立肠袢,自盆腔至上腹或膈下,肠曲横径可达 $10\sim20\mathrm{cm}$,立位片可见两个巨大且相互靠拢的液平。其他各段小肠和结肠也有胀气与液平,钡灌肠见钡剂止于直肠上端,呈典型的鸟嘴样或螺旋形狭窄。盲肠扭转时腹部 X 线显示单个卵圆形胀大肠袢,有长气液平面,如位于上腹可误诊为急性胃扩张,但胃肠减压无好转,可以此鉴别。后期在盲肠扭转上方常可见小肠梗阻的 X 线征象。并可在盲肠右侧见到有气体轮廓的回盲瓣。钡剂灌肠充盈整个左侧结肠和横结肠,可与乙状结肠扭转鉴别。当怀疑有坏疽时,严禁做钡灌肠,因为有坏死段肠管穿孔的危险。横结肠扭转扩张,肠曲于中上腹呈椭圆形扩张,中间也可见双线条状肠壁影,降结肠萎陷。

CT 也是急腹症常规的检查,也是目前诊断结肠扭转最有意义的诊断方式,Delabrousse 等认为,随着螺旋 CT 不断应用于急腹症的检查,使肠梗阻的诊断准确性明显提高,在明确结肠扭转的病因、梗阻位置及病情的严重程度方面具有极其重要的作用。结肠扭转 CT 表现主要有以下特征。①"漩涡征":"漩涡征"为肠曲紧紧围着某一中轴盘绕聚集,大片水肿系膜与增粗血管同时旋转,漩涡中心尚见高密度系膜出血灶,CT 上呈"漩涡"状影像。若 CT 片示漩涡征出现在右下腹,多提示盲肠扭转。②"鸟喙征":扭转开始后未被卷入"涡团"的近端肠管充气、充液或内容物而扩张,其紧邻漩涡缘的肠管呈鸟嘴样变尖,称之为"鸟喙征",盲肠扭转时,其鸟嘴尖端指向左上腹。③肠壁强化减弱、"靶环征"和腹腔积液。④闭袢型肠梗阻常见肠管呈 C 字形或"咖啡豆征"排列。现在增强 CT 及 CT 的三维重建也逐步推广于临床,使得结肠扭转的诊断更准确、更直观。

对于肠梗阻的诊断,虽然超声的敏感性及特异性低于腹部 CT,但因其实施动态、诊断快速,也是常规检查方法之一。急性肠梗阻的超声表现如下。①一般表现:近端肠管扩张(93.7%),明显的内容物反流,远端肠管多空虚。②并发症表现:当肠管发生坏死、穿孔时,穿孔近端肠壁明显增厚,腹腔积液增多,并可探及游离气体。且超声对判断肠系膜血管有无血流以及有无栓塞都有较高的准确率。

低压盐水灌肠既是治疗手段之一,也是一种重要诊断方法,如不能灌入 $300\sim500\mathrm{mL}$ 盐水,则提示梗阻在乙状结肠。此外,随着内镜技术的发展,乙状结肠镜和纤维结肠镜也日益成为结肠扭转常规的诊断及治疗方法。

五、治疗

结肠扭转的治疗,除禁食、胃肠减压、输液等肠梗阻的常规治疗措施外,根据病情进展程度的不同、有无并发症等情况而采取非手术治疗或手术治疗。

(一)非手术治疗

非手术治疗一般用于乙状结肠扭转,且为发病初期,而盲肠扭转和晚期病例怀疑有肠坏死时禁用这种疗法。

(1)高压盐水灌肠和钡剂灌肠:温盐水或肥皂水均可,灌肠时逐渐加压,如有气体和粪便排出,腹胀消失,腹痛减压,表示扭转复回,成功率可达 66.7%~78.6%。

(2)乙状结肠镜或纤维结肠镜插管减压:由于镜管细,镜身软,光源强,视野清晰,不易损伤肠壁,可清晰地观察黏膜水肿程度,且患者耐受性好,故多采用纤维结肠镜复位。内镜循腔经直肠进入乙状结肠,如发现黏膜出血、溃疡或由上方流出脓血,提示肠壁已部分坏死,不宜继续插管,如检查无异常,将软导管通过结肠镜,缓慢经梗阻处远端,进入扭转肠袢,若顺利可排出大量气体和粪便,扭转自行复回,症状好转;插管全程要细致轻柔,不可用力过猛;注意此软管不要立即拔出,要保留2～3d,以免扭转短期内复发;还可通过观察导管引出物有无血性物质,以判断扭转肠袢有无坏死。内镜检查作为一种微创治疗,能够有效缓解梗阻症状,避免急诊手术,使外科医生获得充分时间全面评估和判断患者病情,选择最佳的个体化治疗方案,以达到更好的疗效。

尽管非手术疗法复位成功率高达77％,病死率和并发症率均较手术治疗为低,但由于发生扭转的根本原因依然存在,复发率高达46％～90％。因此,国内外学者近年均主张,若患者无手术禁忌证,在非手术疗法复位后,短期内应行根治性的手术治疗。

（二）手术治疗

如果非手术疗法失败,或出现弥散性腹膜炎并怀疑有肠坏死、穿孔时,均应及时手术,术中根据有无肠管坏死、腹腔污染情况及患者自身状况,再决定做姑息性手术,还是根治性手术。主要手方术式包括固定术、结肠造口术和切除吻合术等。

1.固定术

由于单纯乙状结肠扭转复位术后复发率可达28％,单纯盲肠复位术有7％的复发率,故术中逆扭转方向复位后,若肠管血运良好,肠壁色泽正常,有蠕动,多加以固定术。手术方法有乙状结肠腹壁固定术、乙状结肠系膜固定术、乙状结肠横结肠固定术、乙状结肠腹膜外被覆术。盲肠扭转多采用后腹膜盲肠固定术。

2.结肠造口术

结肠造口术一般用于手术时发现肠壁明显水肿、肠腔过度扩张、腹腔污染严重、肠壁已坏死、穿孔或全身情况较差的病例。可将坏死肠管切除吻合后在其近侧造口;也可行Hartmann手术即坏死肠管切除,近端造口,远端缝闭,放回腹腔内旷置;或者做双腔结肠造口术,坏死肠管可切除或暂不切除而外置。以上手术都需要行二期手术。

3.切除吻合术

切除吻合术一般用于肠管有坏死或血运不好,腹腔污染较轻者。或者乙状结肠特别冗长,估计行固定术效果不佳,则可将乙状结肠切除行根治性治疗。由于两断端管腔内径差别较大,在切除肠管后,多行一期端侧吻合。在非手术治疗有效后,为防复发也可择期行肠道准备后,可行肠切除吻合术。

扭转性结肠梗阻是急性闭袢性肠梗阻,易发生坏死穿孔,应以急诊手术为主。对于右侧大肠梗阻的术式选择意见较为一致,可行梗阻病变的一期切除吻合术。对左侧大肠梗阻的术式选择则有分歧。传统的治疗方法是分期手术,即先行病灶切除和肠造口,然后再择期关闭造口的二次手术方案。这种方法虽能减少腹腔感染和肠漏发生的机会,但却需要二次手术创伤,使术后恢复期延长、整体治疗费用增加。近年来,随着抗生素发展、手术进步,以及对结肠梗阻病理生理认识的提高,越来越主张行一期切除吻合术。为提高一期切除吻合术的成功率,要求术中肠道排空、灌洗,但延长了手术时间,术后肠功能恢复慢,术后并发症发生率高达40％～60％,因此,当出现急性大肠梗阻时,如果用非手术的方法缓解肠梗阻并改善一般状况,就可以变"急诊手术"为"限期手术",从而最大限度降低手术风险,显然是治疗急性大肠梗阻的最理想方案。

六、评述

扭转性肠梗阻有较高的发病率,其发病急,病情进展快,病死率高。通过询问病史、详细体格检查和辅助 X 线、CT 检查可明确诊断。此病保守治疗大部分可以复位,病情得到缓解,但复发率较高。对于保守治疗无效的患者,应及早进行手术治疗。手术方法有两种。①术中复位后行结肠及系膜进行固定,但术后疗效并不确切。②术中结肠灌洗及一期结肠切除肠吻合术,此手术方式可以达到根治目的,但可能出现一定的术后并发症如吻合口漏、腹腔感染等。当扭转的肠管出现坏疽、穿孔,并发腹膜炎,或高龄患者有严重伴随疾病,或肠管缺血、水肿明显,而且远近端肠管口径相差悬殊时,应行扭转肠管切除,同时行临时性近端肠管造口术;待病情稳定,度过危险期后,在充分进行术前准备后可择期进行二期手术。

第六节　肠套叠

一、概述

肠套叠是一段肠管以及与其相连的肠系膜(套入部)被套入与其相邻的另一段肠管内(鞘部)引起内容物通过障碍所致的肠梗阻。成人肠套叠缺乏典型的临床表现,最常见的症状有腹痛、恶心、呕吐。在我国,肠套叠在全部肠梗阻中占 15%～20%。儿童肠套叠多见,居急性肠梗阻首位,约占 50%。成人肠套叠较为少见,仅占肠梗阻的 1%,占所有肠套叠的 5%。

二、病因

成人肠套叠与小儿不同,常有明确的病因,80%～90%的成人肠套叠继发于其他肠管疾病。肿瘤是成人肠套叠最常见的病因之一,其中良性或恶性肿瘤约占 65%。非肿瘤性病变占15%～25%,特发或原发的套叠约占 10%。在各种继发病因中,良性病变有:脂肪瘤、平滑肌瘤、血管瘤、神经纤维瘤、腺瘤样息肉、感染性病变、梅克尔憩室、术后粘连及肠动力性病变等;恶性病变有:转移癌、腺癌、类癌、淋巴瘤、平滑肌肉瘤等。肠道各种炎性疾病,如溃疡性结肠炎、肠型过敏性紫癜、克罗恩病、阑尾炎、梅克尔憩室等均可引起肠套叠。先天性因素,主要有盲肠过长、活动度大,少数为肠重复畸形所致。HIV 感染患者由于免疫功能低下,易并发各种肠道炎症性及肿瘤性病变,包括感染性肠炎、Kaposi 肉瘤及非霍奇金淋巴瘤等,因此 AIDS 患者合并肠套叠的报道较多见。成人术后肠套叠通常较少发生。原因不明的特发性肠套叠病因不十分清楚,任何可致肠蠕动失去正常节律、肠环肌局部持续痉挛的因素均可引起肠套叠。

三、病理

目前成人肠套叠的发病机制尚未阐明,以老年人多发。由于肠壁上某一处病变,如肿瘤、息肉、憩室、粘连、异物等,使肠蠕动的节律失调,近端肠管强有力地蠕动,将病变连同肠套同时送入远端肠管中从而形成肠套叠。肠套叠由 3 层肠壁组成:套叠的最外层称鞘部;进入里面的部分称套入部,由最内壁和反折壁组成;套入部最前端称顶部,又称头部。

(一)根据病理变化临床上分为急性肠套叠和慢性肠套叠

1.急性肠套叠

急性肠套叠的病理变化主要在套入肠段。当套入部肠系膜血管受鞘部挤压时,早期使静脉回流障碍,而套入肠管充血水肿。由于缺血时间延长,血流完全阻断,最终可能出现套入肠段坏死。鞘部变化轻,浆膜下有纤维素渗出。鞘部痉挛,又使套入部受压而肠腔缩小出现肠梗阻。套叠发生后,只要肠系膜够长且肠管可活动,套入部还可以继续向前推进,甚至到左侧结肠或直肠。如鞘部破裂或穿孔,套叠还可能从顶部钻出。

2.慢性肠套叠

慢性肠套叠的病理变化,套入肠管的顶部组织水肿,变硬,鞘部肠管同样增厚,形成不完全性肠梗阻。套叠以上肠管蠕动增强,可引起代偿性肥厚。

(二)根据套入部位不同可分成以下几种类型

1.回盲型

此型临床最多见,占 50%～60%。回盲瓣是套入的头部,带领回肠末端进入升结肠,盲肠、阑尾也随之翻入升结肠内。

2.回结型

较多见,约占 30%。回肠套入回肠末段,穿过回盲瓣进入升结肠,但盲肠和阑尾一般并不套入。

3.回回结型

10%～15%。回肠先套入远端回肠内,然后再整个套入结肠内。

4.小肠型

比较少见,即小肠套入小肠。按套入部位不同又可分为空-空肠、回-回肠、空-回肠三种类型。其中,回-回肠型占肠套叠总数的 6%～10%。

5.结结型

此型少见,占 2%～5%。是一段结肠套入相邻一段结肠内。

6.多发性肠套叠

本型极为罕见,仅占 1%左右。如回结套加小肠套,或小肠上有两个套叠。

四、临床表现

成人肠套叠缺乏典型的临床表现,最常见的症状有腹痛、恶心、呕吐,较少见的症状有黑便、体重减轻、发热和便秘。少数患者可扪及腹部肿块。发作时仍以阵发性腹痛为主,同时伴有恶心、呕吐,一般在右上腹或右下腹摸到肿块。多数表现为症状反复发作,病程可从几周到几个月不等,儿童肠套叠的特异性"三联征"在成人很少见。成人肠套叠的临床表现还受头端部肿瘤的影响。头端部无肿瘤的肠套叠常表现为弥散性腹痛,多在 CT 检查中偶然被发现。通常只是短暂发作,不会引起临近肠段的梗阻。头端部有肿瘤的肠套叠常间断发作,通常不会表现为套叠本身特异性的症状,而表现为腹痛、恶心、呕吐等部分肠梗阻的症状,也可表现为与肿瘤发展相关的临床症状,包括便秘、体重减轻、黑便,或者体检时可触到的腹部肿块。不同部位的肠套叠其临床特点也有所不同:回回结型肠套叠发作时,多表现为阵发性腹痛伴呕吐,间歇时可无症状;回结型腹痛多为持续性,阵发加重,可伴肿块;结结型则常有腹痛、腹部肿块、血便等。

五、诊断

本病诊断较小儿肠套叠困难,临床上遇到下列情况应考虑本病。①成人突然发作的腹部绞痛,伴有可消散或随腹痛而出现的腹部肿块者。②急性腹痛伴腹部包块或(和)黏液血便。③原因不明反复发作的慢性肠梗阻。④腹部手术或外伤后恢复期出现急慢性肠梗阻者。当怀疑有肠套叠时,应多次反复进行腹部检查和直肠指诊。尚需进行相关影像学检查,以明确诊断。

(一)B 超检查

B 超检查对肠套叠诊断敏感性较强,声像图具有典型的"靶环征""同心圆征"或"假肾型征",并且 B 超检查迅速、无创、简便、可反复检查,因此可以作为肠套叠的首选辅助检查。但 B 超检查受患者肥胖和气体干扰较大,和操作者手法及熟练程度关系很大,诊断有很大的局限性。

(二)X 线检查

腹部透视往往缺乏典型的肠梗阻表现,因此早期临床诊断常有困难。钡剂灌肠造影在评估成人肠套叠中很少应用。因为成人肠套叠多数为继发性,使用钡剂灌肠可能使套叠复位,而且肠道有肿瘤时会表现出套叠的影像,假阳性较高,并且在上消化道造影中典型的"弹簧征"并不多见,灵敏度不高。目前在成人肠套叠的术前诊断中较少采用。

(三)CT 检查

螺旋 CT 不受气体影响,可清晰显示腹内肠道病变的情况,病变检出率高,是目前应用最广的影像学检查手段,在诊断成人肠套叠中的作用已越来越受到重视。肠套叠可以通过 CT 上特异性的影像确诊,直接征象有靶形征和彗星尾征或肾形征。靶形征见于各型肠套叠,而肾形肿块和彗星尾征主要见于小肠型肠套叠。这三种典型的表现,可反映疾病的不同进程及严重程度。有时头端部的肿瘤可在逐渐变细的套入部远端见到,在 CT 上显示为特异性肠内肠的征象,伴有或不伴有脂性密度和肠系膜血管。除了直接征象外,间接征象的显示也很重要,表现为肠袢扩张、积气及气液平面腹腔积液等。如果肠壁节段性环形增厚超过 2～3mm,肠系膜结构模糊、腹腔积液,螺旋 CT 增强扫描肠壁强化减弱或不强化,延迟扫描强化正常,说明肠缺血水肿。由于原发病变和套叠肠管的肿块常混为一体,其形态大小及强化特点判断困难,而且原发病变种类多,故原发病变诊断困难。良、恶性肠套叠在 CT 上表现的直接征象无明显差异,但间接征象可帮助诊断。CT 可观察邻近器官有无受侵、转移、腹膜后淋巴结肿大等,如肠壁不规则增厚或见密度小均匀的软组织块影,伴周围系膜及筋膜浸润、腹膜后淋巴结增大,则提示病因是恶性肿瘤。

(四)MRI

MRI 采用 HASTE 成像技术在诊断肠套叠中具有独特的作用,在 T_2 加权像中能够通过高信号腔内水和低信号肠壁间的强烈对比,清楚地显示肠套叠的范围及可能存在的病灶。但 MRI 检查费用昂贵,易受呼吸等多种因素影响,目前还不宜作为常规检查方法。最近超快多翼机技术可以使图像基本不受肠道运动的影响。

(五)内镜检查

纤维结肠镜可发现结肠套叠及引起套叠的原因,起到定性和定位的作用。胃镜仅对术后空肠胃套叠有诊断价值。纤维结肠镜在有的病变段进入困难,且不能了解病变肠管周围情况,但可取病变组织活检。随着诊断性腹腔镜在临床上越来越广泛地应用,这项技术有望成为成人肠套叠确诊手段之一。

六、鉴别诊断

(一)胃肠道肿瘤

胃肠道肿瘤也可出现类似"靶环征"和"假肾征"的超声征象,但其形态多不规则,肠壁厚薄不均,肿瘤中心部呈现较强的气体反射,长轴段面多无对称的多层回声,而肠套叠鞘部形成的外圆轮廓规整,中心部环状高回声直径较大,多较稳定、整齐,同时两者病史也有区别。

(二)肠梗阻

肠梗阻患者也可表现为腹痛、腹胀及腹部包块,B超检查梗阻部位以上肠管扩张明显,并伴有积气、积液,成人肠套叠的套叠部位以上肠管可无扩张,但要注意的是成人肠套叠可合并肠梗阻。

(三)急性阑尾炎

急性阑尾炎超声上也可表现为腹部包块,形似"假肾征",但其常位于右下腹麦氏点附近,合并有积气或粪石时有助于诊断。

(四)Crohn 病

Crohn 病超声纵切面形似"假肾征",但其外层为增厚的肠壁,厚度范围在 $1 \sim 2cm$,超声表现为均匀一致的低回声,病变周围可见肿大淋巴结,合并内瘘时可出现肠周围脓肿,而成人肠套叠纵切面外层为鞘部,其外圆直径与肠套叠类型有关,病变周围一般无肿大淋巴结。

七、治疗

成人肠梗阻由于多继发于肠管其他疾病,非手术治疗不能发现病因和并发症,不易确定是否完全复位,即使复位成功,难免遗漏恶性肿瘤的可能。因此,应首选手术治疗。

(一)非手术治疗

1.保守治疗

持续胃肠减压,纠正水、电解质紊乱和酸碱失衡,抗感染,抑制消化液分泌(生长抑素及其类似物),对症治疗(镇静、解痉)等。

2.结肠充气复位法

利用向结肠内注入气体所产生的压力,将套叠顶点推向回盲部,迫使套入段完全退出。适用于回盲型和结结型套叠的患者,且未超过 48h,一般情况良好,体温正常,无明显腹胀,无腹膜刺激征,无中毒、休克等表现。

3.钡剂灌肠治疗

少数病例在行 X 线钡剂造影检查时,套叠肠管可解除套叠,但由于成人肠套叠多继发于肠管原发病,钡剂灌肠有可能延误病情甚至加重病情可能,因此,无论是在诊断或者治疗成人肠套叠时,钡剂灌肠要慎重考虑。

(二)手术治疗

成人肠套叠多继发于肠管原发病变,常难以自行复位,一经确诊,应及早手术治疗。手术治疗不仅可解除肠套叠引起的梗阻,而且可祛除存在的器质性病变。手术方法应根据肠套叠的部位、类型,引起套叠的病因,受累肠管的情况和患者的一般情况,决定治疗的方法和手术方式。

1.手术方式

(1)术前或术中探查明确为恶性肿瘤引起肠套叠者,不应手法复位,应行包括肿瘤、引流淋巴在内的根治性切除术。

(2)术中发现套叠严重、复位困难及有明显肠壁血供不良或坏死者,应直接行相应肠段切除。

(3)肠管易于复位且血供良好,可先行复位,再根据探查情况决定是否行肠切除术。

(4)对于回结肠型套叠,如手法复位后未发现其他病变以切除阑尾为宜。

(5)盲肠过长者则应做盲肠固定术。

2.手术步骤

(1)切口:可采用右中腹部旁正中或经腹直肌纵切口或横切口进腹。

(2)探查:进腹后应先仔细探查,找到病灶所在部位,观察套入肠管的局部情况,以及全身情况选择适当的手术方法。

(3)对外观无肠坏死的肠套叠,可采用挤捏外推的手法,注意用力持续,对套入的肠管轻轻地、缓缓地加大挤压力量,渐渐地将肠管退出,使之完全复位。由于肠管套入后,肠壁水肿,组织脆弱,不能承受牵扯的拉力,若采用牵扯的方法,容易造成肠管肌层撕裂甚至肠管全层断裂,而导致腹腔感染,肠瘘发生。

(4)当套叠的肠管复位后,如发现肠壁有较广泛的出血或破损、坏死,或套叠系由肿瘤、局部肠管病变等引起,则根据病变的性质进行手术治疗。

(5)套叠部位处理结束后,根据腹腔的污染程度进行清洗,如果有肠坏死或污染程度较重,还考虑是否需要放置腹腔引流。

八、预后

成人肠套叠多为继发性,其预后多取决于原发疾病的处理。

第七节　肠白塞病

白塞病是一种原因不明的、以细小血管炎为病理基础的系统性疾病。该病最早在 1937 年由土耳其皮肤科医生提出,具有一定的遗传因素,病情呈反复发作和缓解的交替过程。主要临床表现为复发性口腔溃疡、生殖器溃疡、眼炎及皮肤损害,也被称为“口-眼-生殖器综合征”。除此之外,该病还可累及血管、神经系统、消化道、关节以及肺、肾、附睾等器官。大部分白塞病患者预后良好,眼、中枢神经及大血管受累者预后不佳。本病在东亚、中亚和地中海地区发病率较高,被称为“丝绸之路病”。白塞病合并胃肠道病变又称为肠白塞病,是白塞病的特殊类型。

一、病因和发病机制

该病的病因及发病机制尚不明确,但目前认为与感染、遗传、环境和免疫学异常等因素有关。

(一)感染因素

1.病毒

慢性病毒感染引起的自身免疫异常可能与该病的发生有关。有研究发现,患者血清中抗HSV-1抗体滴度升高,而HSV-1可通过影响CD4淋巴细胞导致免疫异常。

2.链球菌

患者血清中抗链球菌抗体滴度升高,特别是溶血性链球菌,以其菌体成分进行皮内试验及巨噬细胞游走抑制试验均可得到阳性结果。而链球菌的65-KDa热休克蛋白试验能引起皮肤超敏反应和系统性症状。这些研究主要集中在东亚地区,在国际研究领域中尚未得到统一的认识。

3.结核菌

早在1964年我国学者就曾提出该病的发生与结核菌感染有关,认为在白塞病初发损害前就有结核菌感染病史。白塞病患者OT(1:10 000)试验大多为强阳性,抗结核治疗对白塞病的相关损害有明显的治疗作用。因而认为,该病是结核菌的一种过敏性反应表现。

(二)遗传因素

该病的发病具有显著的地区分布性,在亚洲东部、中东和地中海沿岸地区发病率较高,因而该病又被称为"丝绸之路病"。从世界范围的发病率[(80~370)/10万]显示:土耳其(80~370)、伊朗(16.7)、中国(14)、日本(13.5)。而欧美地区的发病率则较低:德国(4.2~5.5)、美国(1.2~3.3)、芬兰(0.27);在该病的德国患者中,也以土耳其移民居多,但低于土耳其本土发病率。同时,在美国的日本移民中该病也极为罕见。从地域发病率的差异难以得出该病的发生与种族或遗传有明确的关系。但该病具有家族聚集现象,且屡被报道。患者可见于第二、三代,甚至第四代中,且以男性居多。有研究显示本病的某些HLA基因频率显著升高,如I类基因中的B5,其阳性率可达67%~88%。日本学者曾报告DQ-B10303与葡萄膜炎有关,并提示预后不良,而DR11和DQ-B1在B5阳性患者中出现的频率更高。因而HLA抗原不仅有一定诊断意义,而且在临床分型及预后评估上亦有一定价值。至于该病的遗传方式以及是否与常染色体隐性遗传相关等问题尚无明确定论,有待于进一步研究。

(三)环境因素

日本学者曾报道,患者病变组织如血管内皮细胞、巨噬细胞、腓肠神经、血清及眼房水中多种元素含量均升高,如有机磷、有机氯及铜离子。并认为这可能与农药或含铜的杀虫剂等相关。该学者于1983年报道48例本病患者采用极谱分析技术测定血清铜和铜元素含量,结果显示,铜元素和血清铜均显著高于正常人,且与疾病活动度呈显著正相关。

(四)免疫因素

患者血清中存在抗口腔黏膜抗体和抗动脉壁抗体,且在疾病活动期抗口腔黏膜抗体滴度往往进一步升高。除此之外,患者血清中存在免疫复合物,其阳性率可高达60%,并与病情活动有关。除IgA、IgG和IgM轻度升高外,部分患者血清中还可检测出IgE升高。免疫荧光检查可发现患者血管壁,特别是细静脉壁内存在 IgM、IgG、CIC 和 C_3。体外培养可发现患者的淋巴细胞对口腔黏膜上皮细胞具有细胞毒作用。T 淋巴细胞和 T 辅助细胞值均降低;IL-2 和 NK 细胞活性均明显低于正常人;结节性红斑样损害中的浸润细胞主要是 T 细胞和 NK 细胞,组织内的 NK 细胞和 T 细胞活化与患者血清 γ 干扰素水平高低有关;疾病活动期 NK 细胞活性降低可能是血清 γ 干扰素水平降低所致。本病的发生与 T 细胞及 γ 干扰素等细胞因子密切相关,但具体机制尚有待于进一步研究。

总之,该病的发病机制不甚明确,可能是多种因素相互作用的结果。易感基因人群在受到链球菌或分枝杆菌等微生物感染后,通过微生物 HSP 致敏 T 淋巴细胞,使其活化并产生 TNF、IL-8 等细胞因子,刺激中性粒细胞使其趋化性增加,游走及吞噬能力增强,并产生系统性炎性改变。

二、病理

该病的基本病变为可累及毛细血管、细小静脉及少数细动脉的血管炎。血管各层病变程度不一,一般是内皮细胞肿胀和增生,以及管壁水肿,少许嗜伊红物质沉积,肌层分离,管壁增厚,管腔狭窄,但血栓形成者少。细动脉内膜下纤维性增生而内膜层增厚。滋养血管亦可呈现上述病变。管壁及周围组织内以淋巴细胞浸润为主,伴红细胞外溢及中性粒细胞渗出,在皮肤组织中见中性粒细胞聚集。毛囊炎损害是以毛囊周围炎伴脓疱形成为特点。消化道损害主要以溃疡为主,可深达黏膜肌层,严重者可穿透消化道全层。病理上把白塞病肠溃疡分为坏死型、肉芽肿型,以及混合型。坏死型为急性、亚急性病变,肉芽肿型为慢性病变,混合型介于两者之间。镜下可见肠黏膜水肿,黏膜固有层和黏膜下组织内的肠淋巴管扩张。肠血管病变为伴随溃疡出现的血管炎性变化,主要表现为血管内膜肥厚。以黏膜下组织的血管,特别是静脉为明显。这种血管的病变与溃疡大小无关,受时间推移的影响,急性期溃疡(坏死型)的血管病变比慢性期溃疡(肉芽肿型)血管炎性病变为轻。溃疡越深,血管病变越明显。而无溃疡的肠黏膜,多见不到明显血管炎性变化。这种血管病变与肺结核、克罗恩病、溃疡性结肠炎的血管病变基本上无太大差异。

三、临床表现

发病年龄多为 16~40 岁的青壮年时期。国内一项纳入 1994—2004 年的 1996 例患者的荟萃分析显示,我国白塞病的男女比例为 1.34∶1,发病年龄为(33.8±12.2)岁。男性患者血管、神经系统及眼受累较女性常见,且病情较重。发病有急性和慢性两型,急性者较为少见,症状较重,多在几天至几个月内多部位先后或同时发病。大多数患者为慢性起病,病程呈现缓解与复发相交替的特点,常见受累顺序为:口腔→皮肤→眼(或其他器官,如胃肠道)。肠白塞病患者应有白塞病的一般性表现,除此之外合并有消化道症状。亦有少数患者以消化道症状为首发表现。

(一)一般症状

多数患者症状较为轻微或仅有乏力不适、头痛头晕、食欲缺乏或体重减轻等。在急性型或慢性型急性加重期时,患者可有发热或以上症状加重。

(二)口腔溃疡

典型的表现为复发性口腔阿弗他溃疡,每年发作数次,发作期间在颊黏膜、舌缘和唇软腭等处出现多个痛性红色小结,继以溃疡形成,溃疡直径一般为 2～3mm,有的以疱疹起病,7～14d 后自行消退不留痕迹,亦有少数持续数周不愈,最后遗有瘢痕。有些患者溃疡此起彼伏,较为顽固。95％以上的患者会在病程中出现口腔溃疡,以此为首发症状者约占 70％。因而复发性口腔溃疡被认为是诊断本病的必需症状。

(三)皮肤损害

为本病的常见症状之一,发生率仅次于口腔溃疡,占 60％～95％。大多见于黏膜损害之后,仅少数可为初发表现。皮损可为丘疹、水泡、脓疱、毛囊炎、痤疮、疖、脓肿、结节性红斑和多形红斑等多种形式。其中结节性红斑是最多见的一种皮损。出现较早,并可见于全病程中。皮肤损害主要见于下肢,特别是小腿伸侧,偶尔在躯干和头面部。一般约为蚕豆大小,中等硬度,呈肤色、淡红色、鲜红色或紫红色。通常为几个至十余个不等,无规律地散在分布。大多数单个损害约 1 个月消退,留轻度色素沉着斑,无皮肤凹陷现象,少数可形成溃疡。新的损害又在其他部位发生,因而在同一患者身上可观察到不同大小、深浅、颜色和病期的损害。新发皮下结节周围可有 1～1.5cm 宽的鲜红色晕围绕,称为红晕现象。另外值得一提的是,白塞病患者的皮肤对轻微外伤的反应性增加,因而在皮肤损伤部位可引起炎性反应。临床上常用皮肤针刺反应辅助诊断白塞病。

(四)生殖器溃疡

发病率约为 73.6％,除可见于龟头、阴道、阴唇和尿道口等黏膜外,阴囊、阴茎、肛周和会阴等处的皮肤亦可发生。一般比口腔溃疡深大,数目少,疼痛较为剧烈,愈合缓慢,但发作次数少,两次发作间隔时间较长,有时甚至几年才发作一次。少数患者可见阴囊静脉坏死破裂出血和阴道内溃疡大出血及尿道－阴道瘘等情况。

(五)消化道损害

发病率为 8.4％～27.5％,消化道症状一般在首发症状出现后 4 年左右出现,并无特异性。功能障碍表现以腹痛最为常见,可占 90％以上,其次为腹泻、消化道出血、腹部包块、不全性肠梗阻等,临床上可见以胃肠道穿孔或肛周病变为首发者。该病可以累及自食管至肛门的消化道任何部位,以回盲部最为多见。依据病变部位的不同可引发相应的临床表现,如累及食管可导致胸骨后疼痛及吞咽困难;如回盲部受累则主要表现为右下腹痛。病程中部分患者会出现一系列并发症,如消化道出血、穿孔、腹膜炎、瘘管形成等,其中肠梗阻为肠白塞病最为常见的并发症,如不积极治疗可导致严重后果。

(六)其他系统性症状

关节疼痛较为常见,少数有关节肿,以膝关节受累多见。部分患者在疾病活动时出现发热,以低热多见,时有高热,可有乏力、肌痛、头晕等症状。部分患者因局部血管炎引起内脏病变。大动脉受累时可出现狭窄或形成动脉瘤。肺血管受累则表现为咯血、气短、肺栓塞等症状。神经系统可出现脑膜脑炎、脑干损害、良性颅内高压、脊髓损害和周围神经病变。

四、诊断

诊断肠白塞病首先应当诊断白塞病,在白塞病诊断明确的基础上,如患者合并有消化道症状且被影像学检查所证实则可获得肠白塞病的诊断。

(一)白塞病的诊断

白塞病目前较常用的诊断标准系 1990 年国际白塞病研究组所提出的标准。①复发性口腔阿弗他溃疡：包括轻型小溃疡、较重大溃疡或疱疹样溃疡，一年内至少发作 3 次。②复发性生殖器溃疡或瘢痕(尤其是男性)。③眼损害：如前葡萄膜炎、后葡萄膜炎，裂隙灯检查时发现玻璃体混浊或视网膜血管炎。④皮肤损害：如结节性红斑、假性毛囊炎、脓性丘疹，青春期后出现痤疮样结节(排除药物所致)。⑤针刺反应阳性：用 20～22 号无菌针头在前臂屈面中部斜行刺入约 0.5cm，沿纵向稍做捻转后退出，24～48h 后局部出现直径≥2mm 的毛囊炎样小红点或者脓疱疹样改变为阳性。患者在接受静脉穿刺、肌内注射或皮内注射后亦可产生针刺反应。针刺反应是本病目前唯一的特异性较强的试验。诊断白塞病必须具有复发性口腔溃疡，并至少伴有其余 4 项中的 2 项以上。但仍需排除其他疾病。白塞病无特异血清学检查。有时有轻度球蛋白升高，血沉轻、中度增快，C 反应蛋白升高且与疾病活动相关。约 40% 抗 PPD 抗体增高。白细胞抗原 HLAB5 可阳性。

(二)肠白塞病的诊断

在患者白塞病诊断明确的情况下如出现腹痛、腹泻等胃肠道症状应考虑肠白塞病，但要进一步行影像学检查以明确诊断。肠道病变的诊断主要依靠内镜和消化道造影检查。内镜检查如下。①结肠镜：白塞病的肠管溃疡好发于回盲部，结肠镜检查应为首选，溃疡多发生于肠系膜附着的对侧，呈圆形、小而深的溃疡，有多发及穿孔的倾向。②小肠镜：对发现小肠溃疡有帮助，小肠溃疡和结直肠溃疡的外观形态不同，小肠溃疡小而深，常多发，黏膜向溃疡集中，溃疡的周边隆起不明显，溃疡为边缘非常清楚的圆形凿出样的急性溃疡，在溃疡底部不附有白苔，大多在 2cm 以下，亦有直径大到 2～3cm 者；内镜可见对向溃疡中心部的黏膜明显集中，溃疡周边形成明显隆起，为环堤状。消化道造影检查：可在回盲部发现黏膜集中的溃疡龛影；病变部肠管的黏膜可出现狭窄以及小肠和结肠的张力增加等。

对于少数患者最初以肠道溃疡起病，往往难以与溃疡性结肠炎、克罗恩病等鉴别，应当详细询问病史，努力寻找系统性病变。

五、鉴别诊断

临床出现口、眼、生殖器损害及胃肠道症状时应考虑本病，但需与其他疾病相鉴别。特别是炎症性肠病与该病具有诸多类似临床表现。炎症性肠病亦可出现复发性口腔溃疡、结节性红斑、眼葡萄膜炎及关节疼痛等表现。鉴别应注意以下要点：皮肤针刺反应是白塞病较为特异性表现，炎症性肠病患者针刺反应试验多阴性；炎症性肠病患者多无生殖器损害的表现，而白塞病的生殖器溃疡发生率约为 73.6%；炎症性肠病组织学检查多见肉芽肿样损害，而白塞病的基本病理学表现为血管炎。

六、治疗

由于该病的病因及发病机制并不明确，临床表现种类繁多，且同一疗法对不同部位损害疗效反应可能不一致，所以治疗方法选择宜个体化、多样化。治疗目的在于控制现有症状、防治重要脏器损害，减缓疾病进展。

(一)一般治疗

在活动期，应限制活动，充分休息，给予流质饮食，待病情好转后改为富营养少渣饮食。对于剧烈腹痛和便血的急性期,要绝对安静,给予肠外营养或肠内营养。注意纠正水、电解质紊乱,严重贫血者可输血,低蛋白血症者适当补充人血清蛋白。抗生素治疗对一般病例并无指征。但对重症有继发感染者,应积极抗菌治疗,给予广谱抗生素,静脉给药,合用甲硝唑对厌氧菌感染有效。

(二)药物治疗

肠白塞病没有特异性的药物治疗。

1.氨基水杨酸制剂

柳氮磺吡啶(SASP)是治疗本病的常用药物。文献报道大多数患者单用柳氮磺吡啶(SASP)可控制症状。该药口服后大部分到达结肠,经肠菌分解为美沙拉嗪(5-氨基水杨酸)与磺胺吡啶,前者是主要有效成分,滞留在结肠内与肠上皮接触而发挥抗感染作用。作用机制可能是,通过影响花生四烯酸代谢的一个或多个步骤抑制前列腺素合成,清除氧自由基而减轻炎症反应以及抑制免疫细胞的免疫反应。用药方法:4g/d,分4次口服;用药3~4周症状缓解后可逐渐减量,然后改为维持量2g/d,分次口服,维持3个月至1年。不良反应为两类:一是剂量相关不良反应,如恶心、呕吐、食欲减退、头痛、可逆性男性不育等,餐后服药可减轻消化道不良反应;另一类不良反应属于过敏,有皮疹、粒细胞减少、自身免疫性溶血、再生障碍性贫血等。因此,服药期间必须定期复查血常规,一旦出现此类不良反应应改用其他药物。近年来,多采用5-ASA的特殊制剂,如采用高分子材料膜包裹5-ASA微粒制成的缓释片或控释片,使能到达远端回肠和结肠发挥药效,此类制剂统称为美沙拉嗪,这类制剂在结肠内经细菌作用打断偶氮键释出5-ASA。5-ASA新型制剂疗效与柳氮磺吡啶相仿,不良反应明显减少,但价格较柳氮磺胺吡啶贵,适用于对柳氮磺吡啶不能耐受者。

2.糖皮质激素

皮质激素一般在炎症明显时或对氨基水杨酸制剂疗效不佳者使用。基本作用机制为非特异性抗感染和抑制免疫反应。一般在急性期,可采用泼尼松,口服,(40~60)mg/d,炎性控制后逐渐减量到(10~15)mg/d,注意减药速度不要太快,以防反跳,减量期间加用氨基水杨酸制剂逐渐接替激素治疗。长期使用对出现眼症者会促使其恶化。

3.免疫抑制药

免疫抑制药适用于对糖皮质激素治疗效果不佳或对糖皮质激素依赖的慢性活动性病例,加用这类药物后可逐渐减少糖皮质激素用量甚至停用,可选择以下免疫抑制药中的一种:环磷酰胺每天50~100mg,硫唑嘌呤50~100mg或巯嘌呤30~50mg,使用时要注意其不良反应。

4.沙利度胺

用于治疗严重的口腔、生殖器溃疡。宜从小剂量开始,逐渐增加至50mg,每日3次。妊娠妇女禁用,以免引起胎儿畸形,另外有引起神经轴索变性的不良反应。

5.其他药物

眼症出现时可应用秋水仙碱每天0.5~1.0mg,口腔溃疡可使用激素软膏涂布,此外还可以试用左旋咪唑、转移因子等,临床评价不一。近年来,国外学者尝试采用TNF单抗治疗该病,取得了良好的疗效。对常规治疗效果不佳的患者可考虑采用生物制剂治疗。

(三)手术治疗

发生肠穿孔以及内科无法控制的大出血等情况应紧急手术,腹痛明显、腹部扪及包块以及溃疡较深,通过内科保守治疗无效者也主张手术切除。由于本病术后并发症较多,术后复发率亦高,因而适应证的掌握应该慎重,一般不提倡常规手术治疗。手术一般为回盲部切除或右半结肠切除,切除范围应包括病变周围较大范围的正常组织,术后复发多在回肠侧,因而有人提出回肠的切除应该充分。由于病灶可呈跳跃性分布,术中必须全面探查,特别是术中肠镜可全面观察肠道并完整切除病变,一定程度上可减少术后复发。

七、预后

本病一般呈慢性,多数预后较好。缓解与复发可持续数周或数年,甚至长达数十年。急性起病或反复肠溃疡、出血、穿孔以及合并感染等情况预后不良,病死率约10%。

八、小结

虽然目前国内尚缺乏近几年的肠白塞病发病率的流行病学研究,但就有学者所在的炎症性肠病治疗中心看,近5年每年的就诊人数都在增加。这可能与环境污染、不良生活饮食方式、精神心理等因素都有关。培养良好的生活习惯,健康饮食,加强锻炼有益于减少该病的发生。有学者认为,该病的临床诊疗中有两点需要重视。首先,获得明确的诊断是系统化治疗的基础。但肠白塞病的诊断有时较为困难,特别是对于那些系统性症状较为轻微而胃肠道表现较为突出的患者。当影像学检查发现有肠道溃疡或狭窄等情况时,往往难以与炎症性肠病相鉴别。该病的病理改变及肠道溃疡改变特异性也不突出,因而全面准确地采集病史十分重要,努力寻找系统性损害的证据有助于正确诊断。肠白塞病的治疗多以对症支持治疗为主,如暂时无法获得诊断可采取"边治疗、边诊断"的方法,待获得明确诊断后再制订系统的治疗方案。其次,手术无法治愈肠白塞病,且术后并发症较多,因而手术不是肠白塞病的首选治疗方案。但在必须接受手术治疗的情况下,有学者认为手术时机的选择十分关键。可采用肠内营养等方式改善患者全身状况,控制疾病使其趋于缓解后再行手术治疗,有望减少术后并发症发生率。术后应当定期复查以监测疾病活动情况并及时调整治疗方案。

第八节 溃疡性结肠炎

一、溃疡性结肠炎的临床

(一)病理

溃疡性结肠炎是一种局限于结肠黏膜及黏膜下层的炎症过程。病变多位于乙状结肠和直肠,也可延伸到降结肠,甚至整个结肠。炎症常累及黏膜上皮细胞包括隐窝细胞。急性期和早期浸润的炎细胞主要是中性和酸性白细胞;在慢性期和极期,则浆细胞、淋巴细胞充斥于黏膜固有层。炎细胞侵入形成隐窝脓肿,许多细小脓肿融合、扩大,就形成溃疡。这些溃疡可延结肠纵轴发展,逐渐融合成大片溃疡。由于病变很少深达肌层,所以合并结肠穿孔、瘘管形成或结肠周围脓肿者少见。少数重型或暴发型患者病变侵及肌层并伴发血管炎和肠壁神经丛损害,使肠生变薄、肠腔扩张、肠运动失调而形成中毒性巨结肠。炎症反复发作可使大量新生肉芽组织增生,形成炎性息肉;也可使肌层挛缩、变厚,造成结肠变形、缩短、结肠袋消失及肠腔狭窄,少数病例可有结肠癌变。

(二)临床表现

溃疡性结肠炎的好发年龄为 20～40 岁,临床症状差异很大,轻者仅有少量出血,重者可有显著的全身和消化道症状,甚至危及生命。常见症状有腹痛、腹泻、便血等,严重病例可有发热及体重减轻。出血原因可以是溃疡、增生和血管充血所致的炎症以及黏膜假息肉。腹泻多继发于黏膜损害,常伴有水、电解质吸收障碍,血清蛋白渗出。直肠炎时可使直肠的激惹性增加。腹痛常为腹泻的先兆。偶可有肠外表现,甚至掩盖了肠道本身的症状。约 10% 患者可有坏疽性脓皮病、结节性红斑、虹膜炎、口腔阿弗它性溃疡和多关节炎。

(三)实验室检查

患者并无特异性检查的异常。贫血较常见,且为失血量的一种反映,但慢性患者的贫血可由慢性疾病所致。急性期、活动期或重症病例可有白细胞增多。和低钾血症、低蛋白血症一样,血沉亦为疾病严重程度的一种反映。首发病例须做寄生虫学检查及粪便培养,以除外特殊原因所致的腹泻:如阿米巴病、志贺氏菌痢疾和螺旋菌感染。

(四)内镜检查

溃疡性结肠炎直肠-乙状结肠镜检查适用于病变局限在直肠与乙状结肠下段者,病变向上扩展时做纤维结肠镜检查有重要价值,可赖以确定病变范围。镜检可见黏膜弥散性充血、水肿,正常所见的黏膜下树枝状血管变成模糊不清或消失,黏膜表面呈颗粒状,脆性增加,轻触易出血。常有糜烂或浅小溃疡,附着黏液或脓性分泌物;重型患者溃疡较大,呈多发性散在分布,可大片融合,边缘不规则。后期可见炎性息肉,黏膜较苍白,有萎缩斑片,肠壁僵直而缺乏膨胀性,亦可见癌瘤。

(五)X 线检查

溃疡性结肠炎应用气钡双重对比灌肠检查,有利于观察黏膜形态。本病急性期因黏膜水肿而皱襞粗大紊乱;有溃疡及分泌物覆盖时,肠壁边缘可呈毛刺状或锯齿状。后期纤维组织增生,结肠袋形消失、肠壁变硬、肠管缩短、肠腔变窄,可呈铅管状。有炎性息肉时,可见圆或卵圆形充盈缺损。重型或暴发型患者一般不宜做钡灌肠检查,以免加重病情或诱发中毒性巨结肠。钡餐检查有利于了解整个胃肠道的情况,特别是小肠有无受累。

(六)诊断和鉴别诊断

溃疡性结肠炎的主要诊断依据包括慢性腹泻、脓血或黏液便、腹痛、不同程度的全身症状、反复发作趋势而无病原菌发现。内镜或 X 线检查有炎症病变存在,且有溃疡形成等。因本病缺乏特征性病理改变,故需排除有关疾病(包括慢性痢疾、克隆氏病、结肠癌、血吸虫病、肠激惹综合征、肠结核、缺血性肠炎、放射性肠炎、结肠息肉病、结肠憩室炎等)方能确诊。

二、溃疡性结肠炎的内科治疗原则

溃疡性结肠炎的内科治疗目标是终止急性发作、预防复发和纠正营养及水电失衡。在着手治疗前必须考虑四种因素。

（一）病变的部位

除了偶然的例外，溃疡性结肠炎只累及结肠。在结肠范围内，病变可累及局部或全部结肠（全结肠炎）。病变的范围与预后相关，并是决定疗效的一个重要因素。

（二）疾病的活动性

急、慢性溃疡性结肠炎有着不同的临床表现，其治疗效果也各有不同。治疗方案也必须与病情严重程度相适应。

（三）病程的长短

病程长短也是影响疗效的一项重要因素。

（四）全身状况

患者一般状况较差时，其疗效亦稍逊。某些病例常有心理因素存在，可能成为疾病慢性化的因素之一。

此外，在策划治疗方案时还有一些其他因素应当考虑，如起病年龄超过 50 岁时，多呈轻型经过并可伴发另外系统的疾病。患者既往发作的严重性也与患者可能出现的治疗反应有关。

如果已经确诊，医生须进一步确定治疗目标及与之相关的生命质量。由于存在着少数患者不能彻底治愈的可能性，医生与患者还应就"治疗失败"问题达成共识。不切实际的奢望可构成制约疗效的重要因素，并可损害医患之间的友善关系，妨碍治疗计划的实施。

三、溃疡性结肠炎的治疗方式

（一）营养

患者的营养状况与疗效息息相关，良好的营养状况可以增进疗效。但实际上许多患者的体重低于正常标准 10％～20％，还有不少患者呈现出特殊性营养缺乏的症状。过去对避免粗糙食物代之以易消化、高蛋白饮食强调颇多，目前至少仍适用于急性期患者。对已发展成慢性营养不良者（低于标准体重 20％以上），更应采取营养治疗。

（二）对症治疗

对症治疗既可改善患者的一般状况和营养，又可减轻症状。临床上常可遇到这样的情况，患者为减轻症状而过度或过久地用药，一旦药物成瘾又对健康构成新的危害。再者麻醉药品可影响肠道运动甚至诱发中毒性巨结肠。非麻醉性镇痛药可酌情使用，但也应随时警惕毒副反应，少数溃疡性结肠炎患者服用阿司匹林后促发了消化性溃疡。

抗胆碱能药物也有促发中毒性巨结肠之虞，而且对缓解腹部疼挛不一定有效。一般来讲，对溃疡性结肠炎患者最好不用这些药物，除非对非活动期或轻、中型患者做短时间的应用。

对症治疗的关键是抗腹泻制剂，尤其是地芬诺酯和洛哌丁胺（易蒙停）。虽然两者均属"局限药品"，且后者很少毒副反应，但抗腹泻制剂的成瘾性仍不容忽视。有些患者为急于控制腹泻常自行超量服药。从某种程度上讲，这类药物的效力要基于不间断地服用。因此，对于控制腹泻所需的剂量及用药指征都应有一个严格的标准，以保无虞。

在支持治疗中多种维生素和铁剂常被应用，患者亦常诉服用上述药品后症状有所改善，但是维生素、矿物盐和其他补品（除已出现缺乏症外）仍属经验用药，几乎没有证据支持"大剂量维生素"疗法。急性期或危重患者可能需要输液、输血或静脉滴注抗生素。但对溃疡性结肠炎患者来讲，抗生素并不常用，而且也无证据表明溃疡性结肠炎患者须长期使用抗生素。抗生素应用的主要指征是:存在或疑有腹腔内感染或腹膜炎,后者可见于中毒性巨结肠病例。当有败血症和营养不良存在时,由中毒性巨结肠而致死的病例增加。在这种情况下,适当地使用抗生素可能会挽救生命。McHenry 指出:大多数腹腔内感染是由需氧和厌氧菌混合性败血症所致,因此所选用的抗生素应能兼顾这两类细菌。一般公认氨基糖甙类抗生素对需氧的革兰阴性杆菌有效,而氯霉素、林可霉素、头孢噻吩、甲硝唑或羧苄西林等则可针对厌氧菌群。经证实,庆大霉素与林可霉素联用对腹腔内感染的有效率为 68%~93%,可谓安全有效。庆大霉素与甲硝唑联用或托布霉素与甲硝唑联用也有良好的效果。Harding 等通过前瞻随机对照性研究发现林可霉素、氯霉素分别与庆大霉素联用治疗腹腔内感染同样有效。

静脉高营养或全胃肠道外营养(TPN)在以下情况时十分有价值:①严重营养不良者或需切除结肠者的一种术前辅助治疗;②已做过结肠切除术者的术后治疗。一般来讲,TPN 应连续进行 2~3 周,长期应用的价值不大。目前认为:TPN 作为一种主要治疗手段时很少有效,而作为一种辅助治疗则具有一定价值。

(三)机能锻炼

溃疡性结肠炎患者每天坚持一定的体力或脑力活动是十分重要的。因为其慢性疲劳、不适、抑郁、忧虑等症状可能都很突出,而坚持机体的功能活动则可减轻这些症状。值得指出的是:当患者一般状况欠佳时,医生和患者家属均有鼓励患者休息的倾向,但实际上那些坚持功能锻炼的患者却更常获得症状改善,甚至治疗效果会更好。

(四)住院治疗

下列原因适于住院治疗。

(1)轻型病例经 1 个月治疗未见显著改善者。住院可实现两个目标:摆脱加重病情的环境、给医生提供进行更有效的强化治疗的条件。

(2)伴厌食、恶心、呕吐、发热和腹泻难控制的严重病例(急性暴发型)。这类患者立即住院不仅可及时提供必要的治疗措施,还可预防并及时识别并发症(如中毒性巨结肠)。

(3)发生了全身或局部并发症:如严重出血及贫血、严重的低清蛋白血症或疑有癌变等。外科治疗的指征不仅针对结肠的并发症(中毒性巨结肠、行将发生的穿孔),也包括多种内科治疗无效的顽固性病例,这些病例均须住院治疗。

(4)为了排除来自家庭或工作环境中的心理负担。

(五)心理治疗

保持医患之间长期友谊十分重要,但偶尔也需要心理科或精神科医生的会诊。安定药或抗抑郁药的应用只限于那些有显著忧虑或抑郁症的患者,它能帮助年轻患者克服他们自己过于简单的想法,并使其病情好转。

(六)局部治疗

对远端溃疡性结肠炎,尤其是直肠炎和直肠乙状结肠炎,氢化可的松灌肠(100mg 氢化可的松加于 60mL 生理盐水之中)已证实无论对缓解症状或减轻炎症反应均十分有效。每天用药连续三周之内不致引起肾上腺的抑制。虽然尚无一项有关类固醇局部治疗与安慰剂或口服类固醇治疗的对照性研究,但在临床上常用氢化可的松灌肠以治疗溃疡性直肠炎或直肠-乙状结肠炎,取得一定疗效。氢化可的松灌肠还可对全结肠炎型溃疡性结肠炎伴显著里急后重和直肠出血的患者有一定的辅助治疗价值。

柳磺吡啶及其各种衍生物局部灌肠已引起医家注目。经证实,5-氨基水杨酸(5-ASA)灌肠或制成栓剂可有效地治疗远端结肠炎或直肠炎,与皮质激素不同,这一疗法虽长期应用亦不会发生肾上腺抑制。

某些患者对 5-ASA 的反应迅速,症状可于 1～2d 内消失。大多数患者病情在 1～3 周内逐渐改善,也有经 1～3 个月治疗后好转者,足见敏感性和有效率在人群中有很大差异。一般来说,取得乙状结肠镜下的改善常需较长时间,而取得组织学的改善则需更长时间。

用 5-ASA 灌肠所达到的缓解大部分在停药几个月之内复发,尽管柳磺吡啶(SASP)还在维持用药。Allen 认为这种高复发率应归结为接受治疗者多是顽固病例或经安慰剂对照实验证实为耐药的病例。因为在许多使用 5-ASA 局部灌肠治疗的研究中,大多数患者都有对各种疗法失效的历史。

由于 5-ASA 局部灌肠治疗的费用昂贵,"疗程以多长为宜,是否须坚持到组织学上的炎症消失"成了人们关注的问题。许多经验表明:如只达到临床症状缓解就停止灌肠,短期内即可复发;如能达到乙状结肠镜下或组织学上的缓解,则疗效较为持久。

停用灌肠后有些病例又有急性发作,此时可再行灌肠治疗。BiddLe 等用 1mg 5-ASA 维持保留灌肠使得 12 例患者中 9 例 1 年没有复发。而 13 例随机对照病例中有 11 例在平均 16 周内复发。隔日或每 3～4 晚维持灌肠一次的疗法正在评估之中,虽也有成功的报道,但最理想的维持疗法尚未确立。

虽然持续维持治疗或隔日灌肠治疗已显著降低了恶化的可能性,但这一结论并非完全正确。有时某些未知因素可以破坏已取得的成果。据 Allen 的经验:病变范围超过 45～55cm,尤其是在同一时期病变范围＞60cm 的病例即使在灌肠治疗中也有病情恶化的可能。如果肠壁的全层已受累及、伴有肥厚、狭窄或瘘管存在时,仅作用于黏膜层的局部疗法难以奏效。

(七)难治性直肠-乙状结肠炎的处理

约 15％的远端溃疡性结肠炎患者有复发倾向且对多种疗法不起反应。患者可有直肠出血,却常无腹泻或其他症状。难治的焦点有二:①频发性直肠出血和里急后重;②持续性直肠出血。这些症状如已持续多年,其扩散的危险性很低;据 Richard 报道,多数患者的病情扩散发生在起病的两年之内。

对难治性病例,澄清下列情况特别重要。①确认无其他感染(如螺旋菌、难辨性梭状芽孢杆菌)的存在;②如有可能,通过结肠镜检查确定肠管内炎症损害的范围及其上界。

几乎所有的难治性病例均已接受过某种形式的治疗,但仍可重新使用这些药物,尤其是联合用药。因此,定期氢化可的松灌肠 3 周、类固醇栓剂局部治疗与 SASP 口服治疗就构成了针对这种情况的最常应用的方法。此外,有的患者夸大病情,此时应鼓励他恢复信心。

四、溃疡性结肠炎的外科治疗

切除病变的结肠或直肠可治愈大多数的溃疡性结肠炎。为此患者须经受一定的手术风险。十余年前几乎没有术式选择的余地,多主张行"短路"手术,认为这种手术操作简单,对患者打击小,效果同样可靠。但经长期随诊观察发现这类"短路"手术不仅会引起"盲袢综合征",而且多数在术后复发。今天,已有多种术式开展成功,临床上可根据病变性质、范围、病情及患者全身情况加以选择。

(一)手术指征

肠穿孔或濒临穿孔;大量或反复严重出血;肠狭窄并发肠梗阻;癌变或多发性息肉;急性结肠扩张内科治疗 3~5d 无效;结肠周围脓肿或瘘管形成;活检显示有增生不良;长期内科治疗无效,影响儿童发育。

(二)术前准备

全面的斟酌:在过去的数十年中,外科治疗溃疡性结肠炎的方式比较恒定,患者多需接受并非情愿的回肠造口术。至今,直肠结肠切除术与末端回肠造口术仍是溃疡性结肠炎外科治疗中最常应用的方法。

医生在与患者谈论手术问题时,首先要取得患者的信任。向患者详细介绍回肠造口术的相关资料,以求最大限度地增强患者对这一造口术的心理承受能力。一般来讲,术前病情越紧急、病体越虚弱者,其心理承受力越强。如有可能,向患者提供图解资料,并安排患者与性别相同、年龄相近、康复较好的回肠造口病友会面。

尽管做了这些努力,仍有些患者不愿或拒绝外科手术。此时有两种选择:①节制性回肠造口术;②盆腔内贮藏的回肠-肛门吻合术。明智的做法是在外科会诊前将这两种选择余地告知患者。患者可能对手术提些问题以及询问可能出现哪些并发症等。医生所做的答复可能因人而异,Victo 的意见是应当告诉患者,可能出现术后伤口愈合不良、阳痿及某些回肠造口术的并发症。

全身的准备:有贫血时可输全血或红细胞来纠正。电解质紊乱也需纠正。结肠炎急性发作时可发生严重的低钾血症。低清蛋白血症则反映了慢性营养不良状态,或继发于急性暴发型结肠炎所致的大量蛋白的渗出。术前输注清蛋白可恢复正常水平,也可考虑给予全胃肠道外高营养(TPN)。TPN 适用于严重营养不良有可能帮助患者渡过急性发作的险关并于术前改善患者的一般情况,凝血障碍可用维生素 K 纠正。

如果患者已用皮质类固醇半年以上,术前或术后仍需使用。

抗生素可注射和口服同时应用。术前日,于下午 1 点、2 点和晚上 10 点钟各服红霉素及新霉素 1g。对需氧或厌氧的革兰阴性杆菌敏感的抗生素,应于术前即刻静脉滴注并维持到 24h 之后,如发生手术污染,抗生素应延长到 5d 以上。实践证实,联用妥布霉素与克林霉素或甲硝唑特别有效。判断结肠炎的活动性可用导泻法。在某些病例中,小剂量(100mL)枸橼酸镁或 10% 甘露醇常能较好耐受。

术前安排 2~3d 的要素或半要素饮食也有一定的价值。

造口处的标记对将做回肠造口术者应于术前做好腹壁造口处的标志。定位是否得当关系到患者能否长期恢复工作,因此可视为决定手术是否成功的关键。Frank 主张切口位置选定于左正中线旁为宜,此切口便于放置结肠造口袋。如切口过低或太靠外侧,会给回肠造口的照顾和功能带来严重问题。造口处应位于腹部脂肪皱襞的顶峰,并避开瘢痕和皮肤的皱褶。

(三)手术方法

如何选择应根据患者年龄、病程、病变范围及患者意愿予以综合考虑。具体可供选择的术式如下。

1.回肠造口术

不做结肠切除或结肠-直肠切除术的单纯回肠造口术目前已很少施行,因病变结肠仍在,大出血、穿孔、癌变和内瘘等并发症仍可发生。但在下列特殊情况下仍可采用:①患者营养不良而不可能实施全身或胃肠道高营养者,通过单纯回肠造口术可使结肠得到休整,为二期手术做准备;②作为中毒性巨结肠治疗程序中的一个步骤;③结肠炎性质未定,有逆转可能性者。但所有这些理由都存有争议。

2.全直肠-结肠切除术及回肠造口术

这是目前治疗溃疡性结肠炎患者的标准术式之一。术后可消除所有的结肠症状、复发的威胁和癌变的危险,并恢复健康,手术可选择最佳时机进行。紧急手术却有较高的病死率,尤其是在那些极少见过这种严重病例的医院,病死率达 7%～15%。当患者情况允许时,可先行一期手术。对急腹症患者、极度虚弱患者或已做了次全结肠切除及回肠造口术的患者,可于数月后再做二期的直肠切除术。某些有经验的外科医师认为,即使在急症情况下,也能安全完成全直肠结肠切除术:保留直肠所招致的不良影响更甚于疾病自身(存在着癌变的危险)。

虽尚无外科手术方法能有效地逆转肝胆或脊柱关节的并发症,但大多数病例,经直肠-结肠切除术后溃疡性结肠炎的肠外表现可以缓解。

全结肠切除术后回肠造口术的要点是切除病变肠管,远端闭合,取回肠末端于腹壁造瘘,形成永久性人工肛门。造口肠段的长度也很关键,应拉出皮肤表面 13.2cm 长,这样当肠段顶端本身反折时在皮肤表面还留有 6.6cm。这样反折可防止浆膜发炎,并保证回肠"乳头"有较多的组织突出腹壁,从而使回肠内容物排入回肠造口袋时不致污染皮肤。回肠造口袋用来收集肠内容物。

此简易装置不仅可防止术后皮肤发炎,还便于患者适应新的生活。

3.Kock 氏内囊袋手术

切除病变结肠,游离出一段带系膜的末端回肠,长约 45cm,将近侧 30cm 长肠管折叠,并在系膜对侧行浆肌层侧侧缝合。距缝合线 0.5cm 纵行切开肠壁,然后行全层缝合,使成一单腔肠袋,再将远端 15cm 长肠管向近端套叠,成一人工活瓣,使长约 5cm,于其周围缝合固定瓣口,将内囊袋固定于壁腹膜上,其末端行腹壁造瘘。

这种术式的并发症主要与活瓣的机械结构有关。套叠而成的活瓣沿着肠系膜方向有滑动或脱出的倾向。由此可造成插管困难、失禁和梗阻。

并非所有内科治疗无效的溃疡性结肠炎均可接受这一手术。凡有精神病倾向者均不宜行此手术。次全结肠切除术伴回-肛肠内囊袋吻合术者也不宜做此手术,因为内囊袋周围的粘连会给继后的直肠切除术造成很大的困难。

4.直肠黏膜剥脱、回-肛肠吻合术

切除全部结肠及上 2/3 的直肠,保留 5～8cm 一段直肠。在直肠黏膜与肌层之间,从上向下或自齿线向上将黏膜剥去,留下肌性管道,将游离的回肠(注意保留良好血运)在没有张力情况下自扩张的肛门拉出,与直肠肛管交界处的直肠黏膜残缘进行吻合。吻合旁放置引流管自会阴部戳创引出,然后进行腹壁回肠造瘘。术后 2～4d 拔去会阴部引流,术后 10d 行肛门扩张,并开始做肛门括约肌练习,每周一次,3～6 个月后,回-肛肠吻合完全愈合,再关闭腹壁回

肠造瘘口。

之所以将直肠黏膜剥脱，意在消除暴发型炎症和癌变的危险，这两种情况均可发生于回-肛肠吻合术后。而且，与保存肛管手术相比较，此术式可相应减轻某些持续存在的未完全消除的肠外表现。此种术式的并发症有盆腔脓肿、出血、瘘管及括约肌障碍。

5.直肠黏膜剥脱、回-肛肠内囊袋式吻合术

Parks 等认为如将回肠、直肠缝合成内囊袋形，会有比回-结肠切除兼回-肛吻合术更理想的功能改善。具体方法是：全结肠切除、直肠黏膜剥脱后，游离回肠，将其末端折叠成 S 形，再将系膜对侧的三排折叠肠襻剪开，行侧侧吻合，形成 S 形内囊袋，长约 6cm，容量大约 100mL，游离端与肛管吻合。术后 4～6 周内囊袋扩张，平均容量约 245mL。

五、溃疡性结肠炎的预后

溃疡性结肠炎的长期预后取决于下列四种因素。

(一)病变部位

病灶较局限者预后较病灶广泛者为好。

(二)疾病活动性

本病活动程度各有不同(急性、重型、暴发型、慢性复发型、慢性持续型等)，预后各异。即使非活动期，其潜在的癌变危险亦不容忽视。

(三)病程

罹病时间长短除与临床类型有关外，还与患者营养状况、疗效、不良反应有关。此外病程长短也是决定应否手术的重要参考因素。

(四)疾病对患者的总体影响

这些影响包括患者参与社会、经济活动的能力、心理状态、家族史、患者对溃疡性结肠炎的适应能力以及生命质量等。

直肠炎或直肠-乙状结肠炎患者中90%以上的预后良好。这些患者病情稳定、很少或全无症状、无须连续治疗。另外的 10% 病例炎症扩散、波及全部结肠，其预后与全结肠型患者相似。如将直肠炎与直肠-乙状结肠炎两组病例的预后相比较，就会发现前者的预后较后者略好。追踪观察还表明：即使大多数患者的预后良好，确定其中个例的预后仍有困难。

第五章　泌尿外科疾病

第一节　膀胱结石

膀胱结石是较常见的泌尿系结石,好发于男性,男女比例约为 10∶1。膀胱结石的发病率有明显的地区和年龄差异。总的来说,在经济落后地区,膀胱结石以婴幼儿为常见,主要由营养不良所致。随着我国经济的发展,膀胱结石的总发病率已显著下降,多见于 50 岁以上的老年人。

一、病因

膀胱结石分为原发性和继发性两种。原发性膀胱结石多由营养不良所致,现在除了少数发展中国家及我国一些边远地区外,其他地区该病已少见。继发性膀胱结石主要继发于下尿路梗阻、膀胱异物等。

(一)营养不良

婴幼儿原发性膀胱结石主要发生于贫困饥荒年代,营养缺乏,动物蛋白摄入不足是其主要原因。只要改善婴幼儿的营养,使新生儿有足够的母乳或牛乳喂养,婴幼儿膀胱结石是可以预防的。

(二)下尿路梗阻

一般情况下,膀胱内的小结石以及在过饱和状态下形成的尿盐沉淀常可随尿流排出。但当有下尿路梗阻时,如良性前列腺增生、膀胱颈部梗阻、尿道狭窄、先天畸形、膀胱膨出、憩室、肿瘤等,均可使小结石和尿盐结晶沉积于膀胱而形成结石。

此外,造成尿流不畅的神经性膀胱功能障碍、长期卧床等,都可能诱发膀胱结石的出现。尿潴留容易并发感染,以细菌团、炎症坏死组织及脓块为核心,可诱发晶体物质在其表面沉积而形成结石。

(三)膀胱异物

医源性的膀胱异物主要有长期留置的导尿管、被遗忘取出的输尿管支架管、不被机体吸收的残留缝线、膀胱悬吊物、由子宫内穿至膀胱的 Lippes 环[loop 利普斯(双 S 形)节育环]等,非医源性异物如发夹、蜡块等。膀胱异物可作为结石的核心而使尿盐晶体物质沉积于其周围而形成结石。此外,膀胱异物也容易诱发感染,继而发生结石。

当发生血吸虫病时,其虫卵亦可成为结石的核心而诱发膀胱结石。

(四)尿路感染

继发于尿潴留及膀胱异物的感染,尤其是分泌尿素酶的细菌感染,由于能分解尿素产生氨,使尿 pH 升高,使尿磷酸钙、铵和镁盐的沉淀而形成膀胱结石。这种由产生尿素酶的微生物感染所引起、由磷酸镁铵和碳磷灰石组成的结石,又称为感染性结石。

含尿素酶的细菌大多数属于肠杆菌属,其中最常见的是奇异变形杆菌,其次是克雷白杆菌、假单孢菌属及某些葡萄球菌。少数大肠埃希菌、某些厌氧细菌及支原体也可以产生尿素酶。

(五)代谢性疾病

膀胱结石由人体代谢产物组成,与代谢性疾病有着极其密切的关系,包括胱氨酸尿症、原发性高草酸尿症、特发性高尿钙、原发性甲状旁腺功能亢进症、黄嘌呤尿症、特发性低柠檬酸尿症等。

(六)肠道膀胱扩大术

肠道膀胱扩大术后膀胱结石的发生率高达 36%~50%,主要是肠道分泌黏液所致。

(七)膀胱外翻-尿道上裂

膀胱外翻-尿道上裂患者在膀胱尿道重建术前因存在解剖及功能方面的异常,易发生膀胱结石。在重建术后,手术引流管、尿路感染、尿潴留等又增加了结石形成的危险因素。

二、病理

膀胱结石的继发性病理改变主要表现为局部损害、梗阻和感染。由于结石的机械性刺激,膀胱黏膜往往呈慢性炎症改变。继发感染时,可出现滤泡样炎性病变、出血和溃疡,膀胱底部和结石表面均可见脓苔。偶可发生严重的膀胱溃疡,甚至穿破到阴道、直肠,形成尿瘘。晚期可发生膀胱周围炎,使膀胱和周围组织粘连,甚至发生穿孔。

膀胱结石易堵塞于膀胱出口、膀胱颈及后尿道,导致排尿困难。长期持续的下尿路梗阻可使膀胱逼尿肌出现代偿性肥厚,并逐渐形成小梁、小房和憩室,使膀胱壁增厚和肌层纤维组织增生。长期下尿路梗阻还可损害膀胱输尿管的抗反流机制,导致双侧输尿管扩张和肾积水,使肾功能受损,甚至发展为尿毒症。肾盂输尿管扩张积水可继发感染而发生肾盂肾炎及输尿管炎。

当尿路移行上皮长期受到结石、炎症和尿源性致癌物质刺激时,局部上皮组织可发生增生性改变,甚至出现乳头样增生或者鳞状上皮化生,最后发展为鳞状上皮癌。

三、临床表现

膀胱结石的主要症状是排尿疼痛、排尿困难和血尿。疼痛可为耻骨上或会阴部疼痛,由结石刺激膀胱底部黏膜而引起,常伴有尿频和尿急,排尿终末时疼痛加剧。如并发感染,则尿频、尿急更加明显,并可发生血尿和脓尿。排尿过程中结石常堵塞膀胱出口,使排尿突然中断并突发剧痛,疼痛可向阴茎、阴茎头和会阴部放射。排尿中断后,患者须晃动身体或采取蹲位或卧位,移开堵塞的结石,才能继续排尿,并可缓解疼痛。

小儿发生结石堵塞,往往疼痛难忍,大声哭喊,大汗淋漓,常用手牵扯阴茎或手抓会阴部,并变换各种体位以减轻痛苦。结石嵌顿于膀胱颈口或后尿道,则出现明显排尿困难,尿流呈滴沥状,严重时发生急性尿潴留。

膀胱壁由于结石的机械性刺激,可出现血尿,并往往表现为终末血尿。尿流中断后再继续排尿亦常伴有血尿。

老年男性膀胱结石多继发于前列腺增生症,可同时伴有前列腺增生症的症状;神经性膀胱功能障碍、尿道狭窄等引起的膀胱结石亦伴有相应的症状。

少数患者,尤其是结石较大且有下尿路梗阻及残余尿者,可无明显的症状,仅在做 B 超或 X 线检查时发现结石。

四、诊断

根据膀胱结石的典型症状,如排尿终末疼痛、排尿突然中断,或小儿排尿时啼哭牵拉阴茎等,可做出膀胱结石的初步诊断。但这些症状绝非膀胱结石所独有,常需辅以 B 超或 X 线检查才能确诊,必要时做膀胱镜检查。

体检对膀胱结石的诊断帮助不大,多数病例无明显的阳性体征。结石较大者,经双合诊可扪及结石。婴幼儿直肠指检有时亦可摸到结石。经尿道将金属探条插入膀胱,可探出金属碰击结石的感觉和声音。目前此法已被 B 超及 X 线检查取代而很少采用。

实验室检查可发现尿中有红细胞或脓细胞,伴有肾功能损害时可见血肌酐、尿素氮升高。

B 超检查简单实用,结石呈强光团并有明显的声影。当患者转动身体时,可见到结石在膀胱内移动。膀胱憩室结石则变动不大。

腹部 X 线亦是诊断膀胱结石的重要手段,结合 B 超检查可了解结石大小、位置、形态和数目,还可了解双肾、输尿管有无结石。应注意区分 X 线上的盆部静脉石、输尿管下段结石、淋巴结钙化影、肿瘤钙化影及粪石。必要时行静脉肾盂造影检查以了解上尿路情况,做膀胱尿道造影以了解膀胱及尿道情况。纯尿酸和胱氨酸结石为透 X 线的阴性结石,用淡的造影剂进行膀胱造影有助于诊断。

尿道膀胱镜检查是诊断膀胱结石最可靠的方法,尤其对于透 X 线的结石。结石在膀胱镜可一目了然,不仅可查清结石的大小、数目及其具体特征,还可明确有无其他病变,如前列腺增生、尿道狭窄、膀胱憩室、炎症改变、异物、癌变、先天性后尿道瓣膜及神经性膀胱功能障碍等。膀胱镜检查后,还可同时进行膀胱结石的碎石治疗。

五、治疗

膀胱结石的治疗应遵循两个原则,一是取出结石,二是去除结石形成的病因。膀胱结石如果来源于肾、输尿管结石,则同时处理;来源于下尿路梗阻或异物等病因时,在清除结石的同时必须去除这些病因。有的病因则需另行处理或取石后继续处理,如感染、代谢紊乱和营养失调等。

一般来说,直径<0.6cm,表面光滑,无下尿路梗阻的膀胱结石可自行排出体外。绝大多数的膀胱结石均需行外科治疗,方法包括体外冲击波碎石术、内腔镜手术和开放性手术。

(一)体外冲击波碎石术

小儿膀胱结石多为原发性结石,可首选体外冲击波碎石术;成人原发性膀胱结石≤3cm 者亦可以采用体外冲击波碎石术。膀胱结石进行体外冲击波碎石时多采用俯卧位或蛙式坐位,对阴囊部位应做好防护措施。由于膀胱空间大,结石易移动,碎石时应注意定位。较大的结石碎石前膀胱需放置 Foley 尿管,如需做第二次碎石,两次治疗间断时间应大于 1 周。

(二)内腔镜手术

几乎所有类型的膀胱结石都可以采用经尿道手术治疗。在内镜直视下经尿道碎石是目前治疗膀胱结石的主要方法,可以同时处理下尿路梗阻病变,如前列腺增生、尿道狭窄、先天性后尿道瓣膜等,亦可以同时取出膀胱异物。

相对禁忌证:①严重尿道狭窄经扩张仍不能置镜者;②合并膀胱挛缩者,容易造成膀胱损伤和破裂;③伴严重出血倾向者;④泌尿系急性感染期;⑤严重全身性感染;⑥全身情况差不能耐受手术者;⑦膀胱结石合并多发性憩室应视为机械碎石的禁忌证。

一般采用蛛网膜下隙麻醉、骶管阻滞麻醉或硬膜外麻醉均可,对于较小、单发的结石亦可选择尿道黏膜表面麻醉。小儿患者可采用全身静脉麻醉。手术体位取截石位。

目前常用的经尿道碎石方式包括机械碎石、液电碎石、气压弹道碎石、超声碎石、激光碎石等。

1.经尿道机械碎石术

经尿道机械碎石术是用器械经尿道用机械力将结石击碎。常用器械有大力碎石钳及冲压式碎石钳,适用于2cm左右的膀胱结石。如同时伴有前列腺增生,尤其是中叶增生者,最好先行前列腺切除,再行膀胱碎石,两种手术可同时或分期进行。

机械碎石有盲目碎石和直视碎石两种,盲目碎石现已很少使用,基本上被直视碎石所取代。直视碎石是先插入带内镜的碎石钳,充盈膀胱后,在镜下观察结石的情况并在直视下将碎石钳碎。操作简便,效果满意且安全。

由于膀胱结石常伴有膀胱黏膜的充血水肿,若碎石过程中不慎夹伤黏膜或结石刺破黏膜血管,有可能导致膀胱出血。因此,碎石前必须充盈膀胱,使黏膜皱褶消失,尽量避免夹到黏膜;碎石钳夹住结石后,应稍上抬离开膀胱壁,再用力钳碎结石。术后如无出血,一般无须留置导尿管。如伴有出血或同时做经尿道前列腺切除手术,则需留置导尿管引流,必要时冲洗膀胱。

膀胱穿通伤是较严重的并发症,由碎石钳直接戳穿或钳破膀胱壁所致。此时灌注液外渗,患者下腹部出现包块,有压痛,伴有血尿。如穿通至腹膜外,只需停留导尿管引流膀胱进行保守治疗和观察即可;如出现明显腹胀及大量腹腔积液,说明穿通至腹腔内,需行开放手术修补膀胱。

2.经尿道液电碎石术

液电碎石的原理是通过置入水中的电极瞬间放电,产生电火花,生成热能制造出空化气泡,并进一步诱发形成球形的冲击波来碎石。

液电的碎石的效果不如激光和气压弹道,而且其热量的非定向传播往往容易导致周围组织损伤,轰击结石时如果探头与膀胱直接接触可造成膀胱的严重损伤甚至穿孔,目前已很少使用。

3.经尿道超声碎石术

超声碎石是利用超声转换器,将电能转变为声波,声波沿着金属探条传至碎石探头,碎石探头产生高频震动使与其接触的结石碎裂。超声碎石常用内含管腔的碎石探头,其末端接负压泵,能反复抽吸进入膀胱的灌注液,一方面吸出碎石,另一方面使视野清晰并可使超声转换器降温,碎石、抽吸和冷却同时进行。

在膀胱镜直视下,将碎石探头紧触结石,并将结石压向膀胱壁而可进行碎石。注意碎石探头与结石间不能有间隙。探头不可直接接触膀胱壁,以减少其淤血和水肿。负压管道进出端不能接错,否则会使膀胱变成正压,导致膀胱破裂。

超声碎石的特点是简单、安全性高，碎石时术者能利用碎石探头将结石稳住，同时可以边碎边吸出碎石块。但由于超声波碎石的能量小，碎石效率低，操作时间较长。

4.经尿道气压弹道碎石术

气压弹道碎石于1990年首先在瑞士研制成功，至今已发展到第三代、同时兼备超声碎石和气压弹道碎石的超声气压弹道碎石清石一体机。

气压弹道碎石的原理是通过压缩的空气驱动金属碎石杆，以一定的频率不断撞击结石而使之破碎。气压弹道能有效击碎各种结石，整个过程不产生热能及有害波，是一种安全、高效的碎石方法。其缺点是碎石杆容易推动结石，结石碎片较大，常需取石钳配合使用。膀胱结石用气压弹道碎石时结石在膀胱内易移动，较大的结石需要时间相对比较长，碎石后需要用冲洗器冲洗或用取石钳将结石碎片取出膀胱。

使用超声气压弹道碎石清石一体机可同时进行超声碎石和气压弹道碎石，大大加快碎石和清石的速度，有效缩短手术时间。

5.经尿道激光碎石术

激光碎石是目前治疗膀胱结石的首选方法，常用的激光有钕-钇铝石榴石（Nd：YAG）激光、Nd：YAG双频激光（FREDDY波长532nm和1 064nm）和钬-钇铝石榴石（Ho：YAG）激光，使用最多的是钬激光。

钬激光是一种脉冲式近红外线激光，波长为2 140nm，组织穿透深度不超过0.5mm，对周围组织热损伤极小。有直射及侧射光纤，$365\mu m$的光纤主要用于半硬式内镜，$220\mu m$的光纤用于软镜。钬激光能够粉碎各种成分的结石，碎石速度较快，碎石充分，出血极少，其治疗膀胱结石的安全性、有效性和易用性已得到确认，成功率可达100%。同时，钬激光还能治疗引起结石的其他疾病，如前列腺增生、尿道狭窄等。

膀胱镜下激光碎石术只要视野清晰，常不易伤及膀胱黏膜组织，术后无须做任何特殊治疗，嘱患者多饮水冲洗膀胱即可。

（三）开放性手术

耻骨上膀胱切开取石术不需特殊设备，简单易行，安全可靠，但随着腔内技术的发展，目前采用开放手术取石已逐渐减少，开放手术取石不应作为膀胱结石的常规治疗方法，仅适用于需要同时处理膀胱内其他病变时。

开放性手术的相对适应证：①较复杂的儿童膀胱结石；②大于4cm的大结石；③严重的前列腺增生、尿道狭窄或膀胱颈挛缩者；④膀胱憩室内结石；⑤膀胱内围绕异物形成的大结石；⑥同时合并需开放手术的膀胱肿瘤；⑦经腔内碎石不能击碎的膀胱结石；⑧肾功能严重受损伴输尿管反流者；⑨全身情况差不能耐受长时间手术操作者。

开放性手术的相对禁忌证：①合并严重内科疾病者，先行导尿或耻骨上膀胱穿刺造瘘，待内科疾病好转后再行腔内或开放取石手术；②膀胱内感染严重者，先行控制感染，再行手术取石；③全身情况极差，体内重要器官有严重病变，不能耐受手术者。

第二节　尿道结石

尿道结石占泌尿系结石的 0.3%,绝大部分尿道结石为男性患者,对女性只有在有尿道憩室、尿道异物和尿道阴道瘘等特殊情况下才出现。尿道结石分原发性和继发性两种,传统认为尿道结石常继发于膀胱结石,多见于儿童与老年人。一般认为,尿道结石在发展中国家以六水合磷酸镁铵和尿酸结石多见,发达国家以草酸钙和胱氨酸结石多见。

男性尿道结石中,结石多见于前列腺部尿道、球部尿道、会阴尿道的阴茎阴囊交界处后方和舟状窝。有报道,后尿道占 88%,阴囊阴茎部尿道占 8%,舟状窝占 4%。

一、临床表现

(一)疼痛

原发性尿道结石常是逐渐长大,或位于尿道憩室内,早期可无疼痛症状。继发性结石多系上尿路排石排入尿道时,突然嵌入尿道内,常常突然感到局部剧烈疼痛及排尿痛,常放射至阴茎头部。阴茎部结石在疼痛部位可触及结石,位于后尿道内的结石,则会出现会阴部和阴囊部疼痛,可呈刀割样剧烈疼痛。

(二)排尿困难

尿道结石阻塞尿道发生不同程度的排尿困难。表现为排尿费力,可呈滴沥状,尿线变细或分叉,射出无力,有时骤然出现尿流中断,并有强烈尿意,阻塞严重时出现残余尿和尿潴留,出现充盈性尿失禁。有时可出现急迫性尿失禁。

(三)血尿及尿道分泌物

急症病例常有终末血尿或初始血尿,或排尿终末有少许鲜血滴出,伴有剧烈疼痛。慢性病例或伴有尿道憩室者,尿道口可有分泌物溢出,结石对尿道的刺激及尿道壁炎症溃疡,亦可出现脓尿。

(四)尿道硬结与压痛

前尿道结石可在结石部位扪及硬结,并有压痛,后尿道结石应通过直肠指诊扪及后尿道部位的硬结。

(五)其他症状

结石长期对局部的刺激,可引起尿道炎症、狭窄、尿道周围脓肿及尿道皮肤瘘、尿道直肠瘘,甚至引起一系列上尿路损害。后尿道结石可产生性交痛及性功能障碍。

二、诊断

(一)病史及体检

除上述症状外,患者既往多有肾绞痛病史及尿道排出结石史。男性患者如发生排尿困难、排尿疼痛者,应考虑此病。男性前尿道结石在阴茎或会阴部可以摸到结石,后尿道结石可经直肠摸到。女性患者经阴道可摸到尿道憩室内结石。

(二)金属尿道探杆检查

在结石部位能探知尿道梗阻和结石的粗糙摩擦感。

（三）尿道镜检查

能直接观察到结石，肯定尿道结石的诊断，并可发现尿道并发症。

（四）X 线检查

X 线检查是尿道结石的主要诊断依据。因为绝大部分尿道结石是 X 线阳性结石，X 线检查即可显示结石阴影和结石的部位、大小形状。应行全尿路 X 线检查以明确有无上尿路结石，必要时行尿道造影或泌尿系造影，以明确尿路有无其他病变。

三、治疗

治疗应根据尿道结石的大小、形态、部位，尿道局部病变，以及有无并发症等情况而决定。有自行排石、尿道内注入麻醉润滑剂协助排石、尿道内原位或推入膀胱内行腔内碎石和开放手术切开取石等多种方法。新近进入尿道内的较小的继发性尿道结石，如尿道无明显病变，结石有自行排出的可能，或者经尿道注入利多卡因凝胶或者其他润滑剂将结石挤出。位置较深者，可插入细橡胶导尿管于结石停留之处，低压注入润滑剂数毫升，排尿时可能将结石冲出。前尿道的结石，可经止血钳夹出，但切忌盲目用钳夹牵拉，或粗暴地用手法挤出，否则，会造成尿道黏膜的广泛损伤，继发炎症、狭窄。

后尿道的结石可先推至膀胱再行碎石治疗，如结石过大或固定于后尿道内，不能推入膀胱，可通过耻骨上切开膀胱，以示指探入后尿道内轻轻松动结石并扩张膀胱颈部，再将其取出。对于尿道憩室结石，处理结石的同时应一并切除憩室。随着腔内泌尿外科的发展，目前已可采用尿道镜或输尿镜气压弹道碎石或液电、钬激光碎石等腔内手术的方法处理前、后尿道结石。国内报道较多的有输尿管镜直视下钬激光碎石术，具有损伤小、成功率高、并发症少的优点。连惠波等报道用海绵体麻醉加尿道黏膜表面麻醉下行输尿管镜下尿道结石气压弹道碎石术，对于处理急诊尿道结石成功率高，安全方便。开放性手术仅适用于合并有尿道憩室、尿道狭窄、脓肿、尿道瘘等尿道生殖道解剖异常的病例及医疗技术条件较差，无法实施腔内技术的地区。

第三节　尿道狭窄

尿道狭窄是指尿道因某种原因导致管腔变细。可发生于尿道的任何部位，以男性为多见。女性尿道因短而宽大，故不易发生损伤与狭窄。

男性尿道的结构比女性复杂，分为前尿道与后尿道两部分。前尿道被尿道海绵体和球海绵体肌所包绕，血流丰富；后尿道部分的膜部尿道位于尿生殖膈之间，是后尿道最狭小和最固定的部分，在尿生殖膈与前列、腺尖部之间有一段称之为膜上部尿道的部分是最薄弱的部分，此处常在骨盆骨折时受到损伤。

正常尿道的口径是：1 岁幼儿可通过 10Fr，5 岁时可通过 15Fr，10 岁时可通过 18Fr，而成年男性可通过 24Fr 的尿道探子。

男性尿道括约肌的控制与下述 3 部分有关：①膀胱颈部；②膜部尿道由横纹肌所构成的外

括约肌;③位于外括约肌内层受 α-肾上腺素能受体控制的环形平滑肌。因此手术时要避免损伤血管神经及重要的环形括约肌。尿道嵴远端和外括约肌之间的不随意肌是在外括约肌损伤后保持括约功能的部分,术中应注意保护。

一、病因

可分为先天性与后天性两大类,在后天性中以损伤及感染为常见,值得注意的是医源性尿道狭窄并不少见,应引起重视。

(一)外伤性尿道狭窄

大都为外来暴力所致,也可以由尿道内手术器械的操作所导致,狭窄的发生与损伤程度或与损伤早期处理不当有关。狭窄是由创伤组织的纤维性变形成瘢痕挛缩所造成的,局部的尿外渗、血肿与感染促使了这一病理过程的形成。狭窄常在外伤后数周至数月发生。

在当今社会中交通事故(RTA)已成为尿道外伤的主要原因。当发生骨盆骨折时并发尿道损伤的发病率很高,其并发原因除骨折碎片的直接损伤外,更为主要的原因是骨盆受伤时所发生的剪力作用。当骨盆受到外来暴力时常发生扭转,使骨盆内径发生急剧变化,当侧方受压时其横径短缩而前后径被拉长,骨盆之软组织也发生剧烈牵拉与错位,此时膜部尿道随三角韧带及耻骨弓向前方移动,而前列腺部尿道则随前列腺、膀胱及直肠向后上方浮动,从而使最为薄弱之前列腺尖部远端的膜上部尿道被撕裂,造成后尿道损伤,是此类创伤中最为常见的。此外尚有一定比例的骑跨伤,故球部尿道狭窄也并不少见。

(二)感染性尿道狭窄

目前常见的是非特异性细菌感染所致,大多发生于尿道损伤早期的处理不当之后。病毒性及结核性感染亦可导致狭窄,但已十分少见。而在解放初期十分常见的淋菌性尿道狭窄一度极为罕见,但鉴于近年来急性淋菌性尿道炎的发病率呈明显上升趋势,淋菌性尿道狭窄的发病率在数年内将有可能增多。尿道感染性狭窄常发生于尿道腺体分布集中的部分,因此多见于前尿道,且表现为长段的尿道狭窄。

(三)医源性尿道狭窄

常由应用尿道器械时操作不当所致,如金属尿道探子、金属导尿管和内腔镜等,特别近年来由于腔内泌尿学的兴起,如 TURP(经尿道前列腺电切术)和 TURBT(经尿道膀胱肿瘤电切除手术)等在临床上广泛应用,这类医源性狭窄的发生有所增加,其好发部位以尿道外口及前尿道多见。即使是极其普通的软质导尿管的留置尤其是在长期留置的病例,如果固定方式欠妥或护理不当,特别是发生感染后未做相应有效的处理时,常可导致尿道及尿道周围发炎,最终可产生尿瘘或感染性尿道狭窄甚至闭锁。例如使用的导尿管管径过粗,使尿道内分泌物引流不畅;又如常被部分医师忽视的导尿管的正确固定位置是应将阴茎及导尿管翻向下腹部,这样可使呈"S"形的尿道的第二个弯曲点不至于因导尿管的压迫而发生阴茎阴囊交界处的"压疮",而形成尿瘘或尿道狭窄,当然选用组织相容性较好的硅胶导管对减轻感染是有利的。

(四)先天性尿道狭窄

以尿道外口为多见,多发生于有包茎的儿童及成人。在一些重复尿道、尿道下裂的畸形病例也常并发。先天性尿道狭窄由于症状不明显而易发展成严重肾积水,继发感染或肾功能受损时才被发现。女性尿道狭窄或尿瘘常与产伤、严重的会阴部或骨盆损伤、感染等有关,少见。

二、病理

尿道狭窄的病理比较简单,是由于损伤部位由纤维组织替代了正常尿道黏膜与海绵体,形成瘢痕收缩而使管腔变为窄小。Singh(1976 年)曾做了以下三个实验。

(1)对两个婴儿及两个成年男性尿道做了超薄连续切片,发现尿道腺体的分布部位与淋菌性尿道狭窄的部位相符,说明了淋菌性尿道狭窄是由于淋菌在腺体内反复感染的结果。

(2)用大白鼠做实验,将尿道造成人为损伤,又以损伤程度分为 5 组,每组又分别分为膀胱造瘘与不造瘘两部分。观察结果是尿道穿透伤组形成狭窄的机会比未穿透伤组要多;尿道损伤后未行膀胱造瘘的形成狭窄的比已行膀胱造瘘组要多。说明尿外渗与狭窄的形成是密切相关的。

(3)对 24 例尿道狭窄段组织做电镜检查,发现狭窄段组织中除纤维组织外,不同病例还有不同程度的平滑肌纤维或弹力纤维存在。因此有的瘢痕坚硬,有的较软;有的弹性大而尿道探子通过容易但扩张效果不好,此乃与组织学上的组成成分不同有关。

三、诊断

根据病史、体征、排尿情况、尿流率测定、试探性尿道扩张以及尿道镜的检查手段,本病的诊断是不困难的。尿道造影有助于了解狭窄之部位、长度、有否瘘管或假道等。尿道 X 线造影每次宜摄两张斜位片,一张是逆行尿道造影,一张为排尿期膀胱尿道造影片,后者对了解后尿道或狭窄段以上尿道的情况是至关重要的。如排尿期膀胱尿道造影未能满意地显示后尿道情况时,在已行耻骨上膀胱造瘘的病例可以采用经造瘘口将金属探子插入后尿道,同时配以逆行尿道造影的摄片方法,往往可显示狭窄的部位与长度。以往前后尿道均采用金属尿道探子替代造影剂的方法,由于手法上易发生错位而使造影结果严重失真,故已不再推荐使用。

近年来一些学者在实时超声显像技术在尿流动力学方面应用的研究中,观察到超声对尿道狭窄的诊断有较大的帮助,通过直肠探头和(或)线阵探头利用向尿道内注水或排尿动作等配合,可清楚地观察到动态的尿道声像图,不仅可观察狭窄的部位、长度,还可观察狭窄周围瘢痕的厚薄程度,此点对选择何种手术方式有很大的参考价值,如狭窄段短而瘢痕少者可首选内切开术治疗,反之则宜选择开放性手术。此外超声对在 X 线造影时不易显示的后尿道往往可获得较好的显示,有假道者常可清楚显示为其独到之处。故超声对本病是一种颇有前途的新诊断技术。

应注意狭窄可以是节段性、多发的,当尿道造影片提示尿道可能完全闭锁时,事实上不一定全长均已闭锁,超声和尿道海绵体造影术可能有一定帮助,但最后还得依靠手术探查来明确,并据此选择最为合理的手术术式才是治疗能否成功的关键。

对上尿路的功能及形态学的检查在长期的、严重狭窄的病例是需要的。还应注意有否感染、结石等并发症。

真性狭窄是指因尿道黏膜与尿道海绵体受损后组织修复所形成的瘢痕环状包绕尿道所致,而假性狭窄是一些因尿道黏膜的局限性病损而产生的黏膜间粘连而形成的狭窄。这种狭窄一旦探子通过,即可顺利扩张到 24Fr 的正常口径,一般扩张 1~3 次即可痊愈,或尿扩后留置硅胶管 3~4d,可防止粘连的再度形成,这类情形常见于留置导尿管时间稍久又有感染的病例。另一种类型的假性尿道狭窄见于尿道黏膜未曾受损,而尿道黏膜周围的海绵体等组织因故形成纤维瘢痕组织,压迫尿道黏膜使尿道内腔变细而形成的狭窄。在处理上只需切除或切开尿道黏膜外的瘢痕组织,即可见黏膜鼓起而狭窄解除,一般无须做狭窄段切除再吻合术。

在鉴别诊断上应注意与前列腺增生症、膀胱颈挛缩、神经源性膀胱、尿道结石及尿道异物等疾病相鉴别。

四、治疗

(一)尿道扩张术

一般尿道狭窄常首先采用尿道扩张这一简易的治疗方法,可使不少患者因而康复,这是一项物理性治疗,起到按摩软化瘢痕并促使其吸收的作用,使尿道扩大并保持通畅。扩张应定期进行,要循序渐进,扩张之幅度应视狭窄程度而定,操之过急或过度扩张是失败之原因,良好的麻醉有助于扩张之成功,丝状探子对严重狭窄的患者是有助的。

有学者在 1979 年曾设计了一种用不锈钢管做成的 18Fr 尿道扩张器,可在窥视下进行扩张,可避免产生假道,但由于实用价值不高而未被推广。为了防止扩张引起的尿道热,术前用抗菌药物做尿道冲洗,术前、术后口服抗菌药物均可有预防作用。当尿道有急性炎症时扩张是禁忌的。

(二)尿道内切开术

尿道内切开术是一种简单而有效的治疗方法,对尿扩失败的部分病例特别是狭窄周围瘢痕组织较少的病例和多发性或长段狭窄的病例,如果尚能通过丝状探子,均可采用本法治疗,有学者提出当应用电切镜或碎石镜而尿道不够大时,虽无狭窄亦可采用本法以扩大尿道,使腔内治疗得以进行。尿道内切开术分盲目和直视下进行两大类,在 20 世纪 70 年代以前普遍采用的是盲目法,70 年代以后因直视下尿道内切开镜的问世,使尿道狭窄的治疗发生了巨大的变化,目前已成为本病首选的手术方法。

1.盲目尿道内切开术

常用的有两种内切开刀,一种为 Maisonneuve 型,另一种是带有刻度盘的 Otis 型内切开刀。凡能通过丝状探子的病例均可采用,比较简便。一般在尿道 12 点处切开,切割后应留置相应口径之硅胶气囊导尿管,如遇严重出血可在阴茎周围进行加压包扎 1～2h,可帮助止血,拔管后尚需定期扩张 3 个月左右,疗效可达 55%～75%。其缺点是:①盲目切开难免损伤正常尿道;②丝状探子无法通过的病例不能进行;③一点切开有时效果欠佳。

2.直视下尿道内切开术

有学者在 1957 年首先报道了直视下用电刀进行尿道内切开术,由于并发症较多而未能推广应用。当 Sachse 在 1977 年开始在直视下切开可准确掌握切开部位与范围和深度,使成功率已高达 80%～85%,近期疗效可高达 92%,因此有人认为本法可作为首选术式,但对存在广泛的尿道周围病变、瘢痕多的病例和放射治疗后引起尿道狭窄的病例易导致失败,不宜采用本方法。

有学者认为做放射状多处切开比一点切开效果要好,手术成功的关键是将纤维瘢痕组织全层切开,直至松软的正常尿道周围组织为止。应注意每个环形狭窄的部位的厚度是不同的,所以要做不同深度的切开,一次切开不满意可在 2 周后待原切开处上皮化后再做第二次甚至第三次的切开。狭窄长度不是失败的因素。术后应留置 16～18Fr 硅胶导尿管 1～7d,在渗血停止后即可拔除。术前、术后应用抗菌药物预防感染,近期对无法通过导管甚至已完全闭锁的病例也有切开成功的报道。采用后尿道插入探子做引导的方法曾打通了闭锁长达 2.6cm 的病例,国内相关医院也曾成功的切通了闭锁长达 3cm 的完全闭锁的病例,近来又有学者应用冷光源置入后尿道狭窄之近端,以光做引导进行切开的技术,也有助于完全闭锁病例的成功切开。

3.直视下尿道内激光切开术

有学者于 1976 年首先在动物实验成功的基础上应用于人,激光主要是烧灼瘢痕组织使之汽化并分开,激光的切口较冷刀或电刀的创缘愈合要好,血管和淋巴管在激光照射时被封闭,减少了创面分泌物和细菌进入体内的机会,因此是清除瘢痕组织的一个较为理想的方法。在应用激光进行狭窄部位切割时,应将瘢痕全层切开,并将切口延伸至两端正常尿道组织 0.5cm 处。并应做多点切开。将可见瘢痕尽可能汽化,以提高疗效。

(三)尿道修复术

尿道修复术是一种可能完全治愈尿道狭窄的方法,适用于尿道扩张或内切开术失败和有假道或瘘管形成的病例。尿道修复术之方法繁多,有分一期也有分二期或三期手术完成的,现分别选择几种具有代表性的手术方法简介如下。

1.尿道外口切开术

尿道外口切开术应用于尿道外口狭窄的病例。手术应将狭窄段尿道向腹侧做全长切开,切开应达正常尿道 0.5～1.0cm 处止,再分别将尿道黏膜与皮肤缝合。近来有学者介绍将腹侧的包皮做倒"V"形切开并与尿道黏膜缝合,可防止狭窄之再发生。

2.尿道对端吻合术

尿道对端吻合术适用于尿道狭窄段在 3cm 以内的病例,手术可一期完成,如吻合满意可获良好效果,是应用开放性手术治疗本病的首选方法。手术必须充分切除瘢痕,充分游离两端之尿道,在无张力的条件下将两端正常之尿道组织作对端吻合,吻合口之断面应剪成斜面以防止吻合口狭小,尤其在前尿道吻合时更为必须。术后留置硅胶管 1 周左右,术后需应用雌激素以防止阴茎勃起造成吻合口出血或撕裂。为了使狭窄段较长的病例也能满意地完成对端吻合术,可以通过下列方法以利吻合:①充分游离远端尿道来减少张力,必要时游离段可直达舟状窝;②将阴茎根部之海绵体在中隔处予以分离或凿除部分耻骨联合或切除耻骨联合之方法,以求减少因尿道之弧形走向而带来的距离改变,为接近直行而缩短距离的方法,可大大扩大本术式的适应证和提高成功率。本法不适用多发性尿道狭窄和狭窄段过长的病例。

3.经耻骨联合尿道修复术

Pierce 在 1932 年将本法应用于后尿道狭窄的病例,此法有暴露好、操作方便之优点,可提高后尿道狭窄手术的成功率,尤其是对狭窄段长、急症手术时未将上浮的膀胱固定的病例,或有骨折片压迫尿道及伴有尿道直肠瘘的病例等。手术要点是切除 4cm 左右的耻骨联合,充分暴露后尿道,切除病损部分的尿道做正常尿道间的对端吻合术。对狭窄段较长远端尿道游离有困难时,可同时做会阴切口,以充分游离远端尿道,或同时做阴茎海绵体中隔切开,有利于提高手术之成功率。曾有人提出在小儿病例中采用强行撑开耻骨联合的方法,由于可能发生骶髂韧带的损伤而遗留慢性腰背痛的后遗症,故目前已不再应用。

4.尿道套入法

尿道套入法适用于后尿道狭窄段较长,膀胱上浮近端尿道高而深,经会阴切口进行吻合有困难的病例。该手术之要点是在切除瘢痕后将远端尿道断端用可吸收线固定于导尿管上,并将该导尿管经近端尿道自膀胱切口引出,并固定于腹壁,令远端尿道套入并使两尿道断端相互对合,断端对合之要求,是在不能正确对合时其相距之间隙或相重叠处均以不超过 0.5cm 为宜,否则易形成瓣膜或因缺损段过长而再度形成瘢痕。牵引用的导尿管在术后 10~14d 时可予以拔除。

5.皮片移植尿道修复术

(1)游离皮片(管)移植尿道修复术:Devine 于 1963 年首先介绍本法,适用于球部尿道以远之尿道狭窄的修复,由于手术效果较满意,其适应证在不断扩大。有学者认为对自精阜以远的尿道任何部位的狭窄均可采用,特别对阴茎悬垂部尿道的对端吻合术易发生再狭窄或尿瘘,而本法可提高手术的成功率,对狭窄段较长的病例采用游离皮管修补的方法亦可获成功。做皮片修补时先将狭窄段尿道切开,两侧均应切至正常尿道 0.5~1.0cm 处,然后取自体组织的皮片移植之。目前被采用为自体组织材料包括包皮、口腔颊黏膜及大肠黏膜等。如果尿道已闭锁,则可切除已闭锁尿道;然后将游离之皮片缝合成一皮管移植之。提高游离皮片(管)成活率的要点是:①皮片之皮下脂肪须去尽;②受移植处的组织应有良好的血供;③移植后皮片应良好地固定;④充分引流防止感染,感染是失败的主要原因。术后尿道内留置硅胶管 2 周,术后 3 个月可行器械检查,少数病例术后可能有假性憩室形成。

(2)岛状皮片移植术:适用于前尿道狭窄的一期修复术,手术方法是在狭窄段尿道的邻近部位取一皮下组织不予离断的相应大小的带蒂皮片进行尿道修补,由于皮片保存了血供,故成活率高,提高了手术的成功率。将此法应用于前尿道瘘的修补,取得良好的效果。

6.皮肤埋入式尿道修复术

皮肤埋入式尿道修复术是一种分期进行的修复术式,其术式颇多,现将具有代表性的两种方法介绍如下。

(1)Johnson(约翰逊)手术:是 Johnson(约翰逊)在 1953 年所介绍的,适用于狭窄段长的前尿道病例,手术分两期进行,第一期是将狭窄段尿道切开后将两侧之皮肤埋入并与其边缘缝合,在已完全闭锁病例可将病损的尿道切除,然后将两侧邻近组织缝合于阴茎白膜上,此缝合之要求必须紧贴阴茎白膜,否则将影响二期手术之效果。此时在尿道狭窄段形成 1 尿沟和远近 2 个尿道瘘口。6 个月可进行第二期手术,采用 Browne 的方法做尿道成形术。

(2)Turner-Warwick 手术:手术也分两期进行,第一期在切除狭窄的基础上将阴囊或邻近皮肤埋入形成尿瘘,再进行二期修复尿道。该方法适用于精阜远端任何部位的单一或多发性尿道狭窄,为了解决后尿道深部缝合时的困难,他设计了一套专用手术器械,包括一把类似鼻镜的张开器、两把不同弧度的深部缝针等,以利操作和提高手术的成功率。

皮肤埋入法仅适用于狭窄段过长而无法用各种方式进行一期尿道对端吻合的病例。

(四)尿道内支架管的应用

1989 年 Milroy(米尔罗伊)首先报道了将金属支架置于尿道的狭窄处来治疗本病的前尿道狭窄,此后相继有学者报道应用钛合金尿道内支架及用不锈钢合金制成的螺旋支架管置入狭窄段的尿道以治疗复杂性尿道狭窄。

　　用不锈钢制成的支架首先成功地应用于心血管系统,然后被应用于尿道,它可应用于前尿道或后尿道的狭窄,术后随访最长的达 20 个月,绝大部分病例术后排尿通畅,原有尿路感染者可获治愈。该支架可以取出,取出之支架发现未被尿路上皮覆盖,如再次狭窄可重新置入,未发现与支架直接有关的不良反应,被认为是一种对不愿接受开放性手术或复发的难治的尿道狭窄的治疗有前途的方法,但其远期疗效尚有待于进一步的观察。

　　当然,尿道扩张、直视下尿道内切开术及开放性尿道修复术依然是尿道狭窄的标准术式。

　　总之,尿道狭窄的病情复杂多变,临床上还没有一种术式可以解决各种类型的狭窄,但无论采用何种术式,其总的原则是一致的——彻底切除狭窄段尿道直至正常尿道组织充分暴露,周围瘢痕组织要充分清除,进行无张力的良好的对端吻合和预防感染是手术成功的关键。经耻骨联合的途径、凿除部分耻骨弓及劈开阴茎中隔等方法适用于狭窄段切除后吻合口有张力和后尿道暴露欠佳的后尿道狭窄的病例。游离皮片或岛状皮片修复术适用于前尿道狭窄的修复,而分期手术方法仅适用于一期手术无法解决的病例。对严重和复杂难治的病例,往往需同时采用 2 种或 2 种以上方法的联合应用,才有可能达到较好的治疗效果。因此必须结合具体病例及术者的临床经验来进行选择。

　　术后需进行一个时期的尿流率测定或尿道扩张来进行随访,尤以尿流率随访的办法是无损伤的,也有学者主张用尿道造影或尿道镜来判断疗效。术后随访不应少于 3 个月。如手术失败需再次行开放手术时,应在 3～6 个月后再进行。

第四节　输尿管梗阻

一、病因

　　在人群中确切的输尿管梗阻的发病率尚不清楚,但是存在输尿管结石和针对结石的治疗均为输尿管梗阻的危险因素。Roberts 等对 21 例有输尿管结石嵌顿的患者进行研究,发现结石嵌顿时间超过 2 个月,输尿管梗阻发生率为 24%。任何针对输尿管的腔内操作都有可能引起输尿管梗阻。随着输尿管镜技术的进步,现在临床上应用的输尿管镜内径越来越小,可以弯曲且有良好的成像效果,在应用输尿管镜进行操作时对输尿管的损伤越来越小。目前,由于输尿管镜的检查和治疗造成输尿管损伤的发生率已降至 1% 以下。此外,颈部、乳腺、大肠、前列腺和卵巢的恶性肿瘤的转移病变也可引起输尿管梗阻。其他可造成输尿管梗阻的良性病变包括感染性疾病(结核、血吸虫感染等)、创伤(包括在腹部或盆腔手术过程中发生的医源性损伤)、腹主动脉瘤、子宫内膜异位症、放射治疗后等。如果考虑患者的输尿管梗阻是特发性的,应进一步行 CT 检查,明确是否有输尿管恶性肿瘤或外源性压迫引起的损害。

二、临床表现

(一)症状

　　主要是上尿路梗阻引起的症状,如腰腹部疼痛,多为不同程度的持续性钝痛,大量饮水后可使症状加重。长时间的梗阻可使肾盂、肾盏和输尿管积水。同时,易合并尿路感染、结石和血尿,严重者可引起肾实质损害。继发感染时,可出现寒战、高热、腰痛、尿路刺激征等。此外,部分患者还伴有原发疾病的症状,如泌尿系结石引起的肾绞痛、血尿和膀胱刺激征等。少数患者可有肾性高血压、贫血等症状。

(二)体征

一般较少出现。在输尿管梗阻引起严重的肾积水时,可在患者腹部触及囊性肿块,为积水增大的肾脏。

三、诊断

根据病史,结合影像学检查一般可以明确诊断,主要内容为梗阻原因和梗阻部位,同时评估患侧肾脏的功能情况。

(一)实验室检查

慢性感染或双侧输尿管梗阻导致肾积水晚期,尿毒症的患者可出现贫血。急性感染期白细胞升高。白细胞升高不明显通常提示慢性感染。

一般情况下不会出现大量蛋白尿,很少出现管型。镜下血尿提示可能为结石、肿瘤、炎症。尿液中可有细菌和脓细胞。

严重的双侧肾积水时,尿液流经肾小管变缓,尿素被大量重吸收,但是肌酐没有被吸收。血生化检查提示尿素/肌酐比值大于正常。尿毒症期、血肌酐和尿素氮水平明显增高。

(二)影像学诊断

输尿管梗阻的诊断主要依靠影像学检查。输尿管梗阻影像学检查的目的在于确定梗阻的部位、程度、原因、并发症及肾功能状态等。一般情况下确定有无梗阻并不困难,但应注意早期梗阻的征象,证实尿流受阻。影像学检查应明确梗阻的平面,梗阻的部位位于扩张的尿路的远端;并确定梗阻的程度、原因和性质。输尿管梗阻的影像学表现可分为直接和间接征象。直接征象指梗阻端的影像学表现。间接征象指梗阻病变导致的继发改变,如肾盂的扩张积水、梗阻近端的输尿管扩张等。常用于输尿管梗阻诊断的影像学方法包括 B 超、排泄性尿路造影、逆行尿路造影、磁共振水成像、肾图检查等。

1.B 超检查

B 超检查是一种简单、无创的检查方法。可以发现患侧肾脏积水、输尿管在梗阻段上方的扩张,并了解输尿管梗阻的大致位置,同时,B 超检查是输尿管梗阻患者治疗后随访的重要手段。输尿管梗阻的超声表现取决于梗阻的部位和程度。如果梗阻的部位在肾盂输尿管交界处,则主要表现为肾脏集合系统的扩张。如果梗阻发生在输尿管壁内段,肾脏的集合系统和输尿管全程明显扩张。输尿管扩张在 B 超上表现为输尿管的增宽,宽度多在 1cm 以上,重度积水可在 2cm 以上。输尿管的结石、肿瘤、结核等均可引起输尿管积水,在声像图上除表现输尿管梗阻、积水的特征外,还有各自原发疾病的不同表现,在此不详述。输尿管积水可引起肾脏积水,肾窦回声分离、肾形增大和肾实质变薄是肾积水超声显像的三个特点。

B 超检查在诊断输尿管梗阻上也有其局限性。由于肾脏和充盈膀胱的声窗作用,对邻近肾盂的输尿管起始段和邻近膀胱的终末段输尿管显示较好,对这两个部位梗阻的定位诊断准确率比较高。而位于中间部位的输尿管由于位置较深,且腹部探查时易受肠道内容物和气体的干扰,常使输尿管显示不清,不易确定梗阻的部位,定位准确性较差。尽管腔内 B 超检查在临床很少使用,但是它有助于明确梗阻的部位、特性,并指导治疗。

2.排泄性尿路造影和逆行尿路造影

X 线尿路造影是临床诊断输尿管梗阻常用的检查方法。如果患者肾功能较好,排泄性尿路造影显影满意,不但可以明确显示梗阻的部位,而且可以直接显示梗阻的形态及患肾积水的程度,对输尿管梗阻的定位定性诊断符合率高。造影检查还可以观察对侧肾脏和输尿管以及膀胱的形态、功能。此外,可以根据对侧肾脏代偿情况评估患侧肾积水的程度及功能状态。对于肾功能差、排泄性尿路造影输尿管显影不满意或不宜做静脉肾造影的患者,建议行逆行尿路造影。逆行尿路造影对输尿管狭窄定位定性诊断符合率达 94.4%。

将超声和 X 线尿路造影两种检查方法结合应用,各取所长,可提高输尿管梗阻的诊断符合率。超声具有简便、无痛苦、易重复和不受肾功能影响的特点,可以判断有无肾积水及积水的严重程度。对于超声提示肾积水较轻,估计肾功能无明显损害,可采用常规静脉肾盂造影;对于超声提示有重度肾积水者,应采用大剂量静脉肾盂造影和(或)适当延长造影时间,尽量使输尿管显影。对输尿管仍未显影者行逆行尿路造影,以显示输尿管梗阻的部位及病因。对于严重肾积水、肾功能严重损害者,可考虑采用超声引导下经皮肾盂穿刺造影,不但可以明确诊断,而且可以引流积水,减轻肾盂压力,改善肾脏功能。

3.磁共振尿路成像

如果患者梗阻严重,肾脏无法显影,输尿管梗阻导致逆行插管失败,可考虑磁共振尿路成像(MRU)以明确诊断。MRU 技术是近年来磁共振成像技术的重大进展之一。这一新技术无放射性损伤,不需要插管和注射造影剂,安全可靠,患者无任何痛苦。输尿管良性梗阻多见于输尿管结石、结石取石术后、肉芽肿性炎症、结核和外伤等。MRU 可满意地显示输尿管全程和梗阻段的特征,狭窄段梗阻端一般呈光滑的锥形。MRU 还可同时显示间隔的两段以上的输尿管梗阻。结核、原发输尿管癌引起的输尿管梗阻在 MRU 上均有其特征性表现,相关章节将具体讨论,在此不详述。泌尿系统外的病变常可导致输尿管梗阻,包括盆腔肿瘤放疗后、转移性肿瘤、子宫内膜异位症和卵巢囊肿等。这些病变均可压迫输尿管,引起输尿管的梗阻。盆腔肿瘤放疗后的放射性反应和纤维化,导致输尿管梗阻,在 MRU 上表现为输尿管受压移位,发生狭窄。狭窄段附近有不规则的混杂信号的软组织影。腹膜后是恶性肿瘤转移的好发部位之一。恶性肿瘤腹膜后转移引起输尿管梗阻,在 MRU 上可表现为不同程度的肾盂,输尿管扩张。部分情况下,梗阻段较长,粗细不均,有时可见弧形压迹。梗阻附近的输尿管周围有片状、分叶状或多纹状软组织影。有的表现为输尿管梗阻端受牵拉和压迫征象。结合原发肿瘤可做出正确的诊断。卵巢囊肿、子宫内膜异位症时,MRU 除可显示输尿管狭窄,还可显示输尿管腔外的病理情况。囊肿发生粘连时,可见梗阻的输尿管周围有片状混杂的信号,有时可见囊性区。

4.肾图检查

肾图是应用肾图检查分侧肾功能最简单且常用的方法,肾图检查常用于各种疾病状态下总肾及分肾功能的监测。由于输尿管腔内治疗需要治疗侧肾功能不低于正常的 50%,才能保证治疗的成功率,因此输尿管梗阻治疗前利用肾图对分侧肾功能的评估是十分重要的。利尿肾图有助于鉴别机械性上尿路梗阻与单纯肾盂扩张。

(三)输尿管镜检查

任何病因不明的输尿管梗阻的患者建议行输尿管镜检查,必要时活检以明确诊断。

四、治疗

对于输尿管梗阻的患者,应在寻找病因的基础上解除梗阻,最大限度地保护肾功能,控制感染,防止并发症的发生。对慢性不完全性输尿管梗阻,如果患者肾功能在正常范围内,应尽快明确梗阻的原因和部位,解除梗阻和病因治疗同时进行。如果解除梗阻和病因治疗不能同时进行,先解除梗阻,待梗阻解除病情稳定后再进一步针对病因治疗。如果患者肾功能已有明显损害,应立即解除梗阻,治疗并发症,恢复肾功能,然后再针对病因进一步治疗。慢性不完全性输尿管梗阻一般并不需要急诊处理,但是在下列情况下需要急诊解除梗阻:①反复的泌尿系感染;②有明显症状(如腰痛);③反复进行性肾功能损害。一侧急性完全性输尿管梗阻,应尽快解除梗阻,尽可能保护患侧肾功能。急性完全性输尿管梗阻引起的无尿需要急诊治疗,解除梗阻。如无法接受手术治疗的患者可经皮肾穿刺留置造瘘管或逆行插管暂时解除梗阻,待病情稳定后再针对病因治疗。对于一时无法解除梗阻的重症患者,可考虑行血液透析治疗。

通常情况下,对局部病变严重、肾功能有进展性损害、肾脏形态学上变化明显、出现并发症的患者,应积极手术治疗。输尿管梗阻的手术治疗方式主要根据患肾受损的程度而定。如果患者患侧肾脏积水不重,肾功能尚可,常用腔内方法或外科修复治疗输尿管梗阻。

(一)腔内治疗

1.输尿管支架植入术

植入输尿管支架能够迅速有效地治疗大多数的输尿管梗阻,尤其是输尿管内在病变引起的梗阻。一般情况下,内在病变引起的输尿管梗阻适于腔内治疗,而外部病变压迫输尿管造成的梗阻,可考虑经皮穿刺造瘘缓解肾积水或手术治疗。如果其他治疗方法都无效或患者本身疾病预后很差,例如恶性肿瘤全身多处转移,可考虑植入输尿管支架,并定期更换输尿管支架,缓解由于梗阻引起的积水对肾脏功能的损害。Yohannes 等针对 1 根输尿管支架引流不畅的输尿管梗阻的患者留置 2 根输尿管支架,可保证良好的内引流作用。

2.球囊扩张术

(1)逆行球囊扩张术:逆行球囊扩张术曾经是泌尿外科医生治疗输尿管梗阻的重要方法。这项技术没有明显的局限性,只是需要定期扩张。在 20 世纪 80 年代,在血管造影中应用的球囊被引进应用于泌尿外科的临床治疗中。随后,应用球囊扩张后暂时植入输尿管支架的方法成为大多数泌尿外科医生和输尿管梗阻患者均可以接受的治疗方法。对于输尿管梗阻的患者,如果已引起明显的梗阻,都可接受逆行球囊扩张治疗。下列情况被视为禁忌:活动期感染、输尿管狭窄长度超过 2cm。因为在上述情况下,单独应用球囊扩张治疗梗阻很少能取得成功。

应用经尿道逆行技术在临床中较容易通过输尿管梗阻段。首先,应用逆行造影明确输尿管梗阻的部位和长度。然后在输尿管导管引导下置入一根柔软的金属导丝,使其通过梗阻处,在肾盂处盘绕。在导丝引导下置入带球囊的导管,在 X 线动态监视下,调整球囊在输尿管梗阻处的位置,使 X 线可以监测到球囊。接着,使球囊膨胀扩张,对梗阻段进行扩张。球囊膨胀达到的程度为:在球囊膨胀前,X 线可见金属导丝,随着球囊膨胀,最终无法看见金属导丝。经过 10min 治疗后退出球囊导管。用于引导的金属导丝仍留在输尿管内,引导留置输尿管支架。输尿管支架留置时间一般为 2~4 周。拔除输尿管支架大约 1 个月后,复查排泄性尿路造影、B 超和利尿肾图,了解治疗效果。随后,每 6~12 个月复查一次。少数情况下,X 线无法准确定位,可借助输尿管镜直视下置入金属导丝后再置入球囊。部分球囊扩张术可在输尿管镜下直视操作。

(2)顺行球囊扩张术:当逆行插管失败时,可考虑顺行球囊扩张术。经皮肾穿刺建立顺行通道。应用 X 线或联合输尿管镜引导金属导丝到达输尿管梗阻处,其余步骤与逆行球囊扩张类似,在此不详述。只是在放置完输尿管支架后,应留置肾造瘘管。在术后 24~48h 行 X 线检查,了解输尿管支架的位置是否正确。如果输尿管支架位置无问题,可拔除肾造瘘管。如果患者术前有明显感染或肾功能明显受损,可先留置肾造瘘管引流,待感染控制、肾功能明显改善后,再治疗输尿管梗阻。

顺行和逆行球囊扩张术治疗梗阻长度和持续时间短的输尿管狭窄有良好的效果。应用球囊扩张治疗输尿管梗阻的总有效率为 50%~76%,治疗效果最好的是非吻合口狭窄造成的医源性损伤(如输尿管镜检查),有效率可达到 85%。Ravery 等对输尿管炎症引起的输尿管梗阻进行逆行球囊扩张治疗,随访 16 个月,发现总有效率为 40%。Richter 等对 114 例输尿管梗阻患者进行球囊扩张治疗,随访 2 年以上,发现球囊扩张对梗阻段较短的患者有较好的疗效。良好的输尿管血供是手术成功的重要条件。对于长段的输尿管梗阻和输尿管血供不太好的患者,建议行腔内狭窄段切开术。在实验动物模型中,由于球囊扩张可以形成纵行裂纹,可能可以解释为什么球囊扩张可用于治疗输尿管梗阻。

3.腔内输尿管切开术

腔内输尿管切开术是球囊扩张术微创治疗输尿管梗阻的延伸,方法类似于球囊扩张术。在输尿管镜直视下或借助 X 光定位,应用逆行或顺行的方法通过输尿管梗阻段,施行梗阻段切开。因为创伤较小,一般建议应用逆行方式。患者在术后 3 年内应定期随访,行利尿肾图检查,了解是否存在远期并发症。

(1)逆行腔内输尿管切开术:逆行腔内输尿管切开术最早借助 X 光定位,应用带有软尖端的引导导丝通过输尿管梗阻段。假如导丝在 X 光定位下无法通过梗阻段,可联合应用半硬性或软性输尿管镜引导。通过梗阻段后,输尿管镜退出,导丝仍留在输尿管内。

输尿管切开的部位应根据输尿管梗阻的部位而定。一般情况下,低位的输尿管梗阻选择前内侧切口,避免损伤髂血管。高位的输尿管梗阻选择侧方或后外侧切口,避免损伤大血管。

输尿管切开可选用冷刀、电刀或钬激光,切开的范围从输尿管管腔一直切到脂肪组织。无论近端还是远端输尿管切开,切开范围应包括正常 2~3mm 的输尿管。在特定的情况下,输尿管梗阻段可先用球囊扩张,再行内切开术。同样,也可以先内切开,再应用球囊扩张。完成内切开后,通过留置金属导丝引导置入输尿管支架。一般情况下,置入的支架直径最好在12F,利于提高治疗效果。Wolf 等发现在内切开后应用肾上腺皮质激素注射到梗阻段输尿管有利于提高疗效。糖皮质激素和其他生物反应调节剂可能在未来治疗输尿管梗阻方面发挥重要的作用。

(2)顺行腔内输尿管切开术:通过逆行途径无法使输尿管镜到达梗阻处时,可考虑顺行的方法。建立经皮通道,留置造瘘管,缓解肾积水和控制感染后,扩大通道至能通过输尿管镜,剩下步骤与逆行方法基本一致。始终留置安全导丝在输尿管内,远端盘绕在膀胱内。

(3)联合应用逆行和顺行腔内输尿管切开术:在少数情况下,输尿管梗阻的部位已完全闭锁,金属导丝无法通过输尿管闭锁段,无法施行球囊扩张或内切开术。这种情况下可以考虑联合应用逆行和顺行的方法行输尿管闭锁段的切开。在治疗前,同时施行逆行造影和顺行肾盂造影,了解闭锁段的情况。通过经皮顺行通道和逆行输尿管途径同时插入输尿管镜,输尿管闭锁的两端借助输尿管镜和 X 线尽量在一条直线上靠近。然后关闭一侧的输尿管镜的光源,让对侧的输尿管镜光源透过闭锁段照到关闭光源侧,从关闭光源侧应用金属导丝沿着光源的指引通过闭锁段,或应用钬激光、小的电刀边切边通过闭锁段,使输尿管再通。一旦输尿管再通,扩大通道,置入输尿管支架 8~10 周。与其他腔内治疗输尿管梗阻方法类似,该方法的成功率与输尿管闭锁的长度密切相关。Knowles 等报道 10 例远端输尿管闭锁的患者,其中 3 例用该方法,总有效率达到 90%。

(二)外科修复

在施行任何类型的外科修复之前,必须仔细评估患者的肾脏功能,输尿管梗阻的部位、长度和程度。术前评估包括排泄性尿路造影(或顺行肾盂造影)、逆行尿路造影(必要时)、肾图检查、输尿管镜检查+活检等。完成上述术前评估后,才开始为患者制订相应的手术治疗方案。

1.输尿管-输尿管吻合术

(1)开放输尿管-输尿管吻合术:输尿管上段和中段的梗阻,如果梗阻长度在 2~3cm,首选输尿管-输尿管吻合术。由于吻合口的张力会影响输尿管的血供,导致术后再发梗阻。因此,输尿管-输尿管吻合术适于短的输尿管梗阻。对于输尿管长度是否满足输尿管-输尿管吻合要求,只有在手术中才能最终做出决定。

开放输尿管-输尿管吻合术的手术成功率很高,可达 90% 以上。假如出现吻合口漏,首先行腹部 X 线了解输尿管支架的位置,如果出现移位,调整支架位置。如果吻合口处正在使用负压装置,应停用。因为吻合口部位的负压吸引不利于吻合口的愈合。尿液反流以及膀胱痉挛也可能影响吻合口愈合,可延长尿管留置时间和使用抗胆碱药物对症处理。吻合口漏持续时间较长,可留置肾造瘘管,引流尿液。

(2)腹腔镜下输尿管-输尿管吻合术:Nezhat 等于 1992 年首次报道应用腹腔镜行输尿管-输尿管吻合术治疗由于子宫内膜异位症导致输尿管梗阻的患者。该作者于 1998 年系统回顾了 8 例接受腹腔镜下输尿管-输尿管吻合术的患者,其中 7 例患者术后吻合口通畅。总体而言,临床上对腹腔镜下输尿管-输尿管吻合术应用例数较少,在这方面的临床经验不多。但是,对于有经验的腹腔镜泌尿外科医生,该项技术仍不失为一种治疗长度较短的输尿管狭窄的微创方法。

2.输尿管-膀胱吻合术

(1)开放输尿管-膀胱吻合术:输尿管下段短的狭窄首选输尿管-膀胱吻合术。用于治疗膀胱输尿管反流的输尿管-膀胱吻合术在此不讨论。单纯开放输尿管-膀胱吻合术不同时行膀胱腰肌悬吊术或膀胱瓣修复术适用于输尿管下段长 4~5cm 的输尿管梗阻。假如术后的膀胱输尿管反流是可以接受的,可直接吻合输尿管-膀胱,不需要抗反流。否则,应行远端隧道再植术抗反流。对成年患者接受输尿管-膀胱吻合术的回顾性研究发现输尿管-膀胱吻合口是否抗反流并不影响患者术后肾功能的恢复,输尿管再发梗阻的危险性也无差异。但是,目前尚不清楚在成年患者直接行输尿管-膀胱吻合术是否能减少肾盂肾炎的发生。

(2)腹腔镜下输尿管-膀胱吻合术:已有多位学者报道成功施行腹腔镜下输尿管-膀胱吻合术。对于输尿管下段的梗阻,腹腔镜下输尿管-膀胱吻合术通常应用经腹腔联合体内缝合技术。常规放置输尿管支架。目前该手术的例数报道仍较少,经验尚欠缺。但是,从已有的文献报道来看,该手术方式较开放手术对患者的创伤要小,术后恢复时间短。

3.膀胱腰肌悬吊术

(1)开放膀胱腰肌悬吊术:膀胱腰肌悬吊术能有效治疗输尿管下段较长的梗阻、缺损以及输尿管-膀胱吻合术后持续反流或梗阻的患者,一般推荐输尿管梗阻的长度在 6～10cm 之间时施行该手术。膀胱腰肌悬吊术也被应用于断离的输尿管两端与对侧输尿管作端侧吻合术,治疗复杂的输尿管梗阻。如果膀胱容积小,不易游离,则不适合施行膀胱腰肌悬吊术。术前除了行排泄性尿路造影、输尿管镜检查外,应加做尿流动力学检查,了解膀胱容积和顺应性。一旦发现膀胱出口梗阻或神经源性膀胱,应先治疗,再行膀胱腰肌悬吊术。相比简单的输尿管膀胱吻合术,膀胱腰肌悬吊术可提供大约 5cm 的额外长度。而相比膀胱瓣修复术,膀胱腰肌悬吊术操作更简单,减少了血管损伤和排尿困难的危险。该手术对于成人和儿童的成功率均在 85% 以上,并发症很少见,主要包括输尿管再发梗阻、肠管损伤、髂静脉损伤、吻合口漏和尿脓毒症。

(2)腹腔镜下膀胱腰肌悬吊术:Nezhat 等于 2004 年报道成功应用腹腔镜行输尿管-膀胱吻合＋腰肌悬吊术。术前常规放置输尿管支架,手术过程经腹腔完成。该手术的例数报道很少,经验欠缺。但是从短期和中期随访的结果看,临床的疗效令人满意。

4.膀胱瓣修复术

(1)开放膀胱瓣修复术:当输尿管梗阻的部分太长或输尿管游离比较困难,输尿管-输尿管吻合术和输尿管-膀胱吻合术无法保证吻合口无张力的情况下,可考虑施行膀胱瓣修复术。Boari 于 1894 年在犬上成功应用该项技术。膀胱瓣可以替代 10～15cm 的输尿管,在一定的条件下,螺旋形膀胱瓣一直可以连接到肾盂,尤其在右侧。与膀胱腰肌悬吊术相似,术前患者需接受排泄性尿路造影、输尿管镜检查以及尿流动力学检查,了解膀胱容积和顺应性。发现膀胱出口梗阻或神经源性膀胱,应先治疗,再行膀胱瓣修复术。膀胱容积过小,不宜行膀胱瓣修复术。接受膀胱瓣修复术的患者数目较少,但只要膀胱瓣的血供良好,术后效果令人满意。最常见的并发症为术后再发梗阻,梗阻复发的原因大多为缺血或吻合口张力过大。偶有假性憩室形成。

(2)腹腔镜下膀胱瓣修复术:腹腔镜下膀胱瓣修复术已有成功的报道,但手术例数很少。Kavoussi 等报道了 3 例远端输尿管梗阻成功经腹腔施行腹腔镜下膀胱瓣修复术。手术过程与开放手术类似,制成膀胱瓣,与输尿管行无张力吻合。手术持续时间为 120～330min,术中出血量为 400～600mL。2 名患者术后 3 天恢复出院,1 名患者因术后出现难治性芽孢杆菌性结肠炎,住院 13 天。患者随访时间超过 6 个月,影像学检查吻合口通畅。在该报道中未提及腹腔镜下膀胱瓣修复术适合治疗的输尿管梗阻长度。在另一项研究报道中认为腹腔镜下膀胱瓣修复术适合治疗的 8~12cm 的输尿管梗阻。

5.肾脏移位术

肾脏移位术最早于 1964 年由 Popescu 报道。该手术能为输尿管上段缺损提供额外的长度,同时可以减少输尿管修复的吻合口张力。该手术方式可提供额外的 8cm 长度。在这类手术中,肾脏血管尤其是肾静脉限制肾脏游离的范围。作为解决的方法,可将肾静脉切断,重新吻合在更低位置的腔静脉。该方法现在已很少使用。

6.输尿管切开插管术

由于其他外科手术的发展,该技术已很少使用。该手术一般用于传统的输尿管-输尿管吻合术和输尿管-膀胱吻合术无法施行的 10~12cm 的输尿管梗阻。目前,该方法有新的改进,即联合口腔黏膜移植于梗阻处。

7.断离的输尿管两端与对侧输尿管作端侧吻合术

断离的输尿管两端与对侧输尿管作端侧吻合术在 1934 年由 Higgins 首次报道。该术式适于输尿管长段梗阻,剩余正常的输尿管无法吻合到膀胱上。对于残留的正常输尿管长度无法与对侧输尿管吻合,为本术式的绝对禁忌证。相对禁忌证包括既往有肾结石病史、腹膜后纤维化、输尿管恶性肿瘤、慢性肾盂肾炎和腹部-盆腔放疗史。如果接受移植的输尿管存在反流,应进一步证实并纠正。应在术前完成排尿期膀胱 X 线检查、其他相关影像学检查、输尿管镜检查,以评估双侧输尿管的功能。

多位学者报道断离的输尿管两端与对侧输尿管作端侧吻合术的治疗效果,结果令人满意。腹腔镜下施行该手术尚未见报道。

8.回肠代输尿管术

对于长段的输尿管梗阻或缺损,尤其是近段的输尿管,外科治疗始终具有挑战性。应用膀胱尿路上皮替代输尿管,重建输尿管是目前认为最理想的方法。因为尿路上皮不吸收尿液,而且可以抵抗尿液的腐蚀及致癌作用。在无法应用膀胱尿路上皮替代输尿管的情况下,才考虑应用其他组织替代输尿管。回肠代输尿管术被认为是一种令人满意的治疗复杂的输尿管长段狭窄的方法。而输卵管和阑尾并非可靠的输尿管替代物。

(1)开放回肠代输尿管术:Shoemaker 等于 1909 年首次报道为 1 例患泌尿系结核的女性患者施行回肠代输尿管术。之后,有学者应用犬对回肠输尿管的代谢和生理功能进行研究。当一段回肠直接吻合到膀胱上,膀胱输尿管反流以及肾盂的压力增高只在排尿时出现。比较犬逐渐变细和没有逐渐变细的替代肠管发现肾脏内压力以及相关代谢无差异。膀胱内压力的逆行传导取决于替代输尿管的回肠长度以及排尿时压力。Waldner 等报道如果替代输尿管的回肠长度大于 15cm,无尿液反流到肾盂。

Boxer 等对 89 例接受回肠代输尿管的患者进行随访,发现术前肾功能正常的患者仅有12% 术后出现明显的代谢问题,因此认为术前患者的肾功能是评估预后的重要因素。在另一项研究中,接近一半的术前血肌酐水平在 2mg/dL 之上的患者,术后发展为代谢性酸中毒,需要再插管引流尿液。在该项研究中,同时发现膀胱功能障碍或出口梗阻的患者术后并发症明显增高。尚无研究资料表明抗反流的吻合口、肠代输尿管的长度缩短优于标准的肠代输尿管术。综上所述,肠代输尿管术的禁忌证包括患者基础的血肌酐水平在 2mg/dL 之上、膀胱功能障碍或出口梗阻、炎症性肠炎、放射性肠炎。

在围术期，与替代输尿管的回肠有关的并发症包括早期尿外渗或尿性囊肿、肠壁水肿引起的梗阻、黏液栓、肠管扭转。尤其是肠管缺血坏死应引起临床医师的高度重视。如果患者术后出现急性腹痛，应排除肠坏死。患者术前肾功能正常，一般术后很少出现肾功能不全、电解质紊乱。假如患者术后出现明显的代谢异常，合并替代输尿管的肠管膨胀、扩张，应考虑存在膀胱尿道功能障碍。远期并发症主要是可能使替代输尿管的肠管恶变概率升高。推荐患者接受定期术后随访，手术后 3 年开始行输尿管镜检查，以利于早期发现恶变。但是，Bonfig 等对 43 例接受开放回肠代输尿管术的患者进行平均长达 40.8 个月的随访，未发现恶变。

（2）腹腔镜下回肠代输尿管术：Gill 等报道成功施行腹腔镜下回肠代输尿管术。整个手术过程包括吻合口缝合和打结均在腹腔镜下完成。尽管整个手术持续的时间比较长，达到 8h，但是手术创伤小，患者术后第 5 天就出院。

9.自体肾移植

1963 年，Hardy 首次应用自体肾移植治疗了 1 例近端输尿管损伤的患者。之后，自体肾移植手术被逐渐应用于治疗多种疾病，包括严重的输尿管损伤及缺损。通常情况下，自体肾移植主要适用于患侧输尿管严重梗阻，对侧肾脏阙如或丧失大部分功能，其他方法如肠代输尿管手术无法施行的情况下使用。由于肾脏有较长的血管，适于自体移植术。近年来，腹腔镜下自体肾移植手术已被成功应用于严重的输尿管缺损和梗阻。腹腔镜下自体肾移植一般采用经腹途径，也有学者尝试经腹膜后途径，均取得较好的疗效。首先将待移植的肾脏切除，方法同腹腔镜下供体肾切除术，然后将移植的肾脏置于髂窝处，吻合血管，近端正常的输尿管吻合于膀胱，也可以直接将肾盂与膀胱吻合。腹腔镜下自体肾移植较常规的开放自体肾移植，术后应用镇痛药物的剂量明显减少，恢复明显较开放手术快，具有微创的优势。

如果患者病情较重，输尿管梗阻暂时无法解除，可行经皮肾穿刺造瘘，引流尿液，以利于感染的控制和肾功能的改善；待患者一般情况好转后，再治疗输尿管梗阻。如果输尿管梗阻无法解除，则永久保留肾造瘘。如果患者患肾积水严重，肾实质显著破坏、萎缩或合并严重的感染，肾功能严重丧失。同时，对侧肾脏功能正常，可考虑施行肾输尿管切除术。否则，应尽可能保留肾脏，尤其是儿童和年轻患者。

第六章　心胸外科疾病

第一节　胸部损伤

一、胸壁软组织损伤

胸壁软组织损伤在胸部损伤中非常多见,包括皮肤肌肉挫伤、皮肤裂伤、肌肉撕裂伤、皮肤皮下肌肉穿通伤等。

(一)诊断标准

1.临床表现及体征

(1)有较明确的外伤史。

(2)局部疼痛:与暴力的强度、性质、持续时间及受伤部位的神经分布有关,疼痛程度可以随呼吸幅度或咳嗽、打喷嚏而改变。

(3)肿胀:由局部软组织内炎性反应渗出、瘀血或皮肤损伤所致。

(4)创面:不同的创伤性质和强度可以造成皮肤表面伤痕、破损等。

(5)功能障碍:严重损伤患者可因疼痛限制咳嗽而引起排痰障碍,导致肺不张等并发症。

(6)心率、血压、呼吸多正常。

(7)严重、大面积软组织损伤可以有心率加快、血压升高或降低、呼吸幅度变浅、呼吸频率加快。疼痛剧烈时面色苍白、出冷汗。

2.检查

拍摄后前位 X 线胸片应该正常,可以排除肋骨骨折和其他并发症。

(二)治疗原则

1.对症止痛

依据伤情严重程度给予活血、化瘀、止痛的中、西药物。

2.局部理疗

受伤早期(6h 内)局部冷敷,无继续出血迹象后热敷或选用其他理疗方法。

3.清创缝合

对有皮肤破损的患者,必须给予彻底清创,清除异物及坏死组织,充分止血,一期修复神经、血管,缝合伤口。对污染严重的伤口,妥善止血后,开始换药。

4.其他

酌情应用抗生素及破伤风抗毒血清。

二、肋骨骨折

肋骨骨折是最常见的胸部损伤,骨折多发生于第 4～7 肋,第 9～12 肋骨骨折可能伴有潜在的腹内脏器损伤。肋骨骨折分为单根单处肋骨骨折、多根单处肋骨骨折、多根多处肋骨骨折和单根多处肋骨骨折四种。多根多处肋骨骨折(一般 4 根以上)是最严重的肋骨骨折,可形成胸壁软化,引起反常呼吸运动,严重影响呼吸功能。间接暴力引起的肋骨骨折,骨折端常常向外折断,而引起开放性骨折,直接暴力引起的肋骨骨折,骨折端向胸腔内折断,常导致血胸、气胸和肺损伤等并发症。老年人骨质疏松更易发生骨折。

(一)诊断标准

1.临床表现及体征

(1)有车祸、坠落产生的胸部撞击挤压伤史。

(2)胸部疼痛明显,深呼吸、咳嗽、打喷嚏、变动体位时疼痛加剧。

(3)局部肿胀、压痛或伴有瘀血斑,胸廓挤压试验(间接压痛试验)阳性,有时可触及骨擦感或骨折断端。

(4)多根多处肋骨骨折常伴发胸壁软化,胸壁反常运动,引起低氧血症、发绀。

(5)疼痛限制咳嗽动作幅度,影响气道分泌物排出,加重肺水肿及肺不张,胸壁反常运动会在伤后数小时逐渐明显起来,呼吸音减低,也可闻及啰音。

(6)伴有血胸、气胸的患者,呼吸音可以消失,叩诊可以发现浊音区和鼓音区。

2.检查

(1)X 线较易确定肋骨连续性中断或错位的部位,并可以了解是否有血胸、气胸、纵隔或皮下气肿、肺损伤或肺不张等并发症的存在。

(2)肋软骨骨折或肋软骨与硬骨连接处骨折不能在胸片上显示,X 线需在 3～6 周后发现骨痂形成时才能确诊,必须根据病史、体征来明确诊断。

(二)治疗原则

1.闭合性肋骨骨折

(1)镇静止痛:可口服或注射止痛药,必要时可以采用骨折部位和肋间神经封闭术及"止疼泵"硬膜外或静脉持续给药止痛。有效控制疼痛有助于改善呼吸障碍。

(2)帮助患者咳嗽,雾化吸入,更换体位,排除分泌物,必要时经鼻导管或纤维支气管镜吸痰,预防肺不张及肺炎的发生。

(3)多头胸带固定胸部,有助于止痛和控制反常呼吸。

(4)抢救过程中要注意避免过多输入晶体液,一般不应超过 1000mL,如果伤情严重,应该适当使用胶体液或血液制品,避免进一步加重肺水肿。

(5)多根多处肋骨骨折,造成胸壁反常呼吸运动范围较小者,通常不做特殊处理,也可用棉垫加压包扎。当反常呼吸运动范围较大、胸壁严重塌陷时,如果患者条件允许,可以考虑手术固定肋骨,减少呼吸功能不全的时间。严重的胸壁软化及合并头部损伤或严重呼吸功能障碍时,可以行气管插管,呼吸机辅助呼吸,待胸壁相对稳定、反常呼吸消失后,停止辅助呼吸,拔除气管插管。

(6)合理选择抗生素,预防感染。

(7)有气胸、血胸等并发症时要同时处理。

2.开放性肋骨骨折

(1)常规清创、彻底清除异物、碎骨及坏死组织,缝合伤口。

（2）对开放时间过长，或污染严重的伤口，清创后引流换药。

（3）根据伤口污染程度及细菌培养结果选用敏感抗生素。

三、胸骨骨折

胸骨骨折多见于发生车祸的机动车司机，骨折部位多在胸骨上部。在胸部损伤中少见，但是容易合并不同程度的心脏损害，有较大的潜在危险性。

（一）诊断标准

1.临床表现及体征

（1）有胸部撞击伤或车祸、减速伤史。

（2）局部明显疼痛，呼吸或活动时加重。

（3）局部可扪及骨折摩擦或断端重叠畸形。

（4）常伴多根肋软骨骨折。

（5）有反常呼吸，可发绀。

2.检查

（1）X线较易确定骨折部位。

（2）要排除心脏、大血管或支气管损伤。

（二）治疗原则

（1）无移位或仅有轻度移位的胸骨骨折，对胸廓活动无明显影响，可以仅给镇静止痛，对症治疗。

（2）重症，有呼吸困难、反常呼吸的患者，行气管插管，呼吸机辅助呼吸，待呼吸功能稳定后，停止辅助呼吸，拔除气管插管。

（3）开放性胸骨骨折移位明显或伴有连枷胸，应该在全身麻醉下钢丝或钢板固定，纠正严重畸形，胸骨骨折处后放置纵隔引流管，保持引流管通畅。

（4）合理选择抗生素，预防感染。

四、创伤性气胸

气胸在胸外伤的患者中常见。气胸可以由各种锐器造成胸壁穿透伤，外界气体进入胸膜腔而形成；也可以由各种锐器伤、爆震伤、挤压伤、肋骨骨折损伤肺、支气管，因而气体进入胸膜腔而形成；还可因食管破裂而形成。可分为闭合性气胸、张力性气胸和开放性气胸三种。

（一）诊断标准

1.临床表现及体征

（1）有挤压伤、肋骨骨折或锐器伤、爆震伤等外伤史。

（2）少量气胸症状轻微，胸闷、憋气症状不明显。

（3）大量气胸可以引起呼吸困难，甚至发绀。患侧呼吸音减弱或消失，叩诊为鼓音。

（4）张力性气胸时呼吸急促、极度困难，精神紧张，大汗淋漓，四肢湿冷，甚至发绀。

（5）患侧呼吸音消失，肋间增宽，皮下气肿，纵隔气管向健侧移位，血压下降，心率增快，处于休克状态。

（6）开放性气胸可以听到随患者呼吸有气体进出伤口的声音，同时有四肢湿冷、血压下降等休克症状。

2.检查

(1)X线胸片可确定气胸的程度及是否有肋骨骨折、肺不张、纵隔移位、皮下气肿、血胸等并发症。

(2)张力性气胸时肺完全萎陷,纵隔移向健侧,皮下气肿(紧急情况下先行闭式引流或粗针头第二肋间排气处理后再拍片)。

(二)治疗原则

一般处理原则包括吸氧、镇静、止痛、化痰、排出分泌物、输血、补液,纠正休克,合理选择抗生素预防感染。

1.闭合性气胸

(1)少量气胸(肺压缩<30%),症状多不明显,可密切观察,不做特殊处理。

(2)中等以上气胸(肺压缩>50%),应行胸腔穿刺抽气或胸腔闭式引流,酌情给予止痛和抗生素治疗。

2.张力性气胸

(1)紧急情况下用粗针头在锁骨中线第二肋间刺入胸腔排气。

(2)条件允许时行胸腔闭式引流,管腔内径要粗。

(3)持续大量漏气,闭式引流不能缓解症状时,说明有较大的气管、支气管损伤或有大面积肺撕裂伤,应该及时手术探查,必要时行肺切除术。

3.开放性气胸

(1)无菌敷料覆盖、暂时闭合伤口,变开放性气胸为闭合性气胸,再行胸腔闭式引流。

(2)对情况危急的患者需要气管插管,呼吸机辅助呼吸。

(3)彻底清创、切除毁损组织、仔细止血、修复伤口。胸壁伤口缺损面积较大时,应及时手术,用带蒂肌皮瓣或人工代用品修补。

(三)临床操作标准

1.胸腔穿刺术

患者取坐位或半坐位,在预定的穿刺点局部消毒,麻醉后沿肋骨上缘刺入胸腔穿刺针,反复抽吸直至肺基本复张。

2.胸腔闭式引流术

患者取半坐位,根据X线胸片定位,多取锁骨中线第二肋间,局部消毒,麻醉,切开皮肤,将引流管置入胸腔5~8cm,皮肤缝线固定引流管,连接水封瓶。在X线证实无残留液体、气体时,拔除胸腔闭式引流管。

五、创伤性血胸

各种原因造成的胸腔内积血称为血胸。出血通常来源于肺裂伤、肋间血管或胸廓内动脉损伤,甚至大血管、心脏破裂出血均可引起血胸。轻度肺裂伤,出血常可自行停止。体循环的动脉出血常不易停止。血胸可以单独存在,也可以与其他胸部损伤同时存在。缓慢、少量出血多不凝固,大量迅速出血时就可以出现胸内血凝块,形成凝固性血胸,可不同程度地影响呼吸、循环功能。受到污染的血胸如果治疗不彻底有转变为脓胸的危险。

(一)诊断标准

1.临床表现及体征

(1)外伤后依出血量的多少,可以有不同程度的呼吸困难,出血量大而迅速时,血压下降、心率加快,出血超过 1000mL 时,可以有四肢湿冷、烦躁等休克表现,如果抢救治疗不及时会出现呼吸、循环衰竭而死亡。

(2)患侧呼吸音减低,叩诊浊,合并气胸时叩诊可以发现鼓、浊音界面。

2.检查

(1)立位或坐位 X 线胸片:少量血胸仅见肋膈角变钝或消失,中等量血胸液面可从膈顶到肺门水平不等,大量血胸液面可达肺门水平以上。平卧位 X 线胸片患侧胸腔透过度减低,并可估计血胸的严重程度。

(2)胸腔穿刺抽出血性液体即可确定诊断。

(二)治疗原则

(1)密切观察血压、心率,输血、补液,预防失血性休克,合理选择抗生素,预防血胸感染。

(2)少量血胸动态观察或胸腔穿刺,中等量需做胸腔闭式引流术,大量血胸应及时行闭式引流,必要时开胸或电视胸腔镜(VATS)急诊手术探查,凝固性血胸在病情稳定后尽早(2 周左右)开胸或 VATS 手术,清除血凝块和肺表面的纤维膜。

(3)进行性血胸的判定

①脉搏逐渐增快,血压持续下降。②经输血补液后,血压不回升或升高后又迅速下降。③重复测定血红蛋白、红细胞计数和血细胞比容等,持续降低。④胸膜腔穿刺因血液凝固抽不出血液,但连续多次 X 线检查显示胸膜腔阴影继续增大。⑤闭式胸腔引流后,引流血量连续3h 超过 200mL,或一次引流量超过 1000mL。如果有上述五项之一,就应该及时开胸探查,彻底止血。

(4)手术探查要点

①根据伤情选择开胸手术或 VATS。②仔细探查可能的出血部位,确切止血。③修补肺撕裂伤,如果裂口过大过深,无法缝合止血,可以行肺段或肺叶切除。

六、胸导管损伤

外伤导致胸导管损伤、破裂可引起低蛋白血症及水电解质紊乱。大量乳糜液积存在胸腔,压迫肺组织引起呼吸困难,时间长久以后形成纤维板,严重限制呼吸。

(一)诊断标准

1.临床表现及体征

(1)有颈、胸部外伤史或手术损伤史。

(2)外伤后数日或数周出现气短、呼吸困难。

(3)患侧呼吸音减弱,叩诊浊音。

(4)胸腔积液反复出现,或者手术后胸腔引流管内持续有较多量的引流液。

(5)可伴有电解质紊乱,营养不良。

2.检查

(1)X 线显示大量胸腔积液。

(2)胸穿抽出积液,典型表现为乳白色液体。

(3)胸腔积液乙醚、苏丹Ⅱ检查,乳糜试验阳性。

(二)治疗原则

1.非手术治疗

(1)禁食。

(2)加强营养支持,维持水、电解质、酸碱平衡。

(3)合理选择抗生素,预防感染。

(4)胸腔闭式引流,观察引流量及性状,保持肺的良好膨胀。

2.手术治疗

(1)保守治疗无效,多行胸导管结扎术。

(2)术前纠正水、电解质紊乱,给予静脉营养。

(3)术前2h口服炼乳或芝麻油,有利于在术中观察溢出乳白色乳糜液的破损处,行局部缝扎。

(4)术中不能发现破损乳糜管时可以于膈肌上方低位结扎胸导管。

(5)术后保持引流管通畅,待引流液逐渐减少时拔除引流管。

七、肺挫伤

肺挫伤常与胸壁损伤同时存在,常见于严重创伤。可导致严重的肺内分流和低氧血症,也是导致急性呼吸窘迫综合征(ARDS)的一种高危因素,如果不能及时纠正,会造成多器官衰竭而死亡。应提高对肺挫伤的认识,及时诊断和早期综合治疗,以提高抢救成功率。

(一)诊断标准

1.临床表现及体征

(1)严重的外伤史或有受强大冲击波损伤史。

(2)皮肤损伤、皮下瘀血或皮下气肿。

(3)胸痛、咳嗽、咯血、咳血性泡沫痰,呼吸困难。

(4)患侧可闻及啰音、水泡音、管性呼吸音。

(5)可伴有液气胸或气栓而出现神经症状。

(6)发生 ARDS 时严重缺氧、发绀,甚至烦躁不安、有出血倾向,尿少,昏迷,直至死亡。

2.检查

(1)X线胸片:单纯肺挫伤可表现为局限性斑片影或边缘模糊的浸润阴影。严重肺挫伤表现为单肺或双肺大片浸润阴影或团块状影。

(2)CT 能更敏感地显示肺实质的损伤类型和程度,复查 CT 可以起到随诊作用。

(3)PaO_2 低于 $60mmHg$,$PaCO_2$ 高于 $50mmHg$,血压下降。

(4)凝血机制改变,血小板降低,可出现出血倾向,也可出现高凝状态。

(二)治疗原则

1.肺挫伤、肺裂伤

(1)吸氧、控制输液速度、减少晶体液量。

(2)酌情使用抗生素,预防感染。

(3)如合并血气胸,行胸腔闭式引流术。

（4）持续大量漏气或持续严重出血时需开胸探查，必要时切除受损肺组织。

2.急性呼吸窘迫综合征（ARDS）

（1）监测血气情况及电解质，及时纠正。

（2）吸氧并保持呼吸道通畅，维持呼吸功能；吸氧无改善或二氧化碳升高、pH 降低时，应该尽快气管插管，正压通气辅助呼吸，并加用呼气末正压。

（3）条件允许可置漂浮导管监测心功能。

（4）抗生素治疗，预防肺部感染。

（5）激素治疗。

（6）治疗不对称的两侧肺损伤，有条件的话可以同时插入双腔气管插管，分侧通气。用两台呼吸机分别给两侧肺通气，呼吸频率、气道压力、吸入氧浓度、PEEP 均可以不同。

（7）保肝护肾，成分输血，必要时补充血小板。

八、创伤性窒息

创伤性窒息属胸部闭合性损伤，又称胸部挤压综合征，常常是胸部瞬间挤压伤使患者声门突然紧闭，胸腔内压力突然升高，致使头颈部毛细静脉血管破裂出血、瘀斑，从而导致脑、眼、鼻、耳、口腔等毛细血管破裂。

(一)诊断标准

1.临床表现及体征

（1）有胸部挤压伤史。

（2）轻者胸闷、气短、呼吸困难。

（3）重者头颈部皮肤紫红斑，肩部、上胸部瘀斑和出血点。

（4）眼结膜和口腔黏膜出血点，视网膜出血，视力减退，甚至失明。

（5）鼻、耳出血，耳鸣或耳聋，脑组织出血造成神经错乱，甚至昏迷，窒息死亡。

（6）肺内出血点、瘀斑可引起呼吸困难，听诊可以闻及啰音。

2.检查 X 线胸片

可见肺间质斑点状模糊阴影。

(二)治疗原则

（1）轻者吸氧、休息、对症治疗。

（2）重者镇静、止痛，吸氧、抗休克，强心利尿。

（3）紧急情况下心肺复苏，气管插管辅助呼吸。

（4）脑水肿时脱水治疗。

九、外伤性气管损伤

气管损伤是指由直接暴力或间接暴力引起的气管损伤，也包括医源性损伤，如气管切开不当、长期气管插管引起的狭窄、气管食管瘘等。气管穿透伤一般在颈部。钝器伤引起的气管损伤可以造成严重后果。医源性气管损伤包括经口气管插管造成的声门下狭窄、气管切开或环甲膜切开造成的狭窄、插管气囊造成的压迫性气管壁坏死及气管软化。

（一）诊断标准

1.临床表现及体征

（1）有外伤史或气管插管、气管切开史,要注意钝性创伤可以损伤气管支气管。

（2）受伤初期症状可以不明显,逐渐出现呼吸困难、颈部皮下气肿,有握雪感、捻发感,可以蔓延至面部及腹股沟,轻微咯血,也可伴有气胸或血气胸。

（3）随着纵隔气肿的加重,可以出现心悸、气短、烦躁不安,也可以因咳痰困难引起缺氧或肺部感染。

2.检查

（1）X线纵隔气肿和下颈部气肿是气管断裂的重要而且最敏感的征象。

（2）纤维支气管镜检查最可靠,可以见到血性分泌物及气道损伤。在呼吸衰竭时可引导气管插管正确定位,避免盲插引起的并发症,如加重气道损伤等。

（二）治疗原则

（1）吸氧、气管插管,保持呼吸道通畅。维持水、电解质平衡。适当选用抗生素。预防感染。

（2）早期气管损伤,无明显污染时可以清创一期缝合重建气道,但是要特别注意喉返神经和声的功能。当喉返神经有临时性或永久性损伤时,需要在吻合口远端做气管切开。

（3）复杂、严重的气管破碎损伤,可以从断裂的远端插入气管插管,避免组织水肿引起气管梗死,待炎症反应消退后再延期重建气管。气管和喉部交界处断裂较难处理,需请耳鼻喉科医师会诊协助。

十、支气管损伤

80%的创伤性支气管断裂发生在距隆突远端2.5cm处,首先破裂点在主支气管软骨和膜状部联合处,通常有纵隔气肿和血气胸。右主支气管损伤较左侧多见,左主支气管纵隔内部分较长,损伤造成的纵隔气肿发生率较高。

（一）诊断标准

1.临床表现及体征

（1）有胸部外伤史。

（2）呼吸困难、发绀、纵隔皮下气肿、咯血,可以伴有气胸或张力性气胸、血胸。

（3）肺不张时,呼吸音消失,纵隔移位,叩诊浊音。

2.检查

（1）纵隔气肿、皮下气肿、肺下垂征是支气管断裂的典型X线征象。

（2）纤维支气管镜检查可以明确诊断。

（3）支气管碘油造影可见盲袋状支气管,证实晚期支气管断裂。

（4）X线可以有液气胸表现。

（二）治疗原则

（1）吸氧、保持呼吸道通畅,预防感染。

（2）置胸腔闭式引流,积极处理血气胸。

（3）纤维支气管镜确定支气管损伤较大时,或闭式引流严重漏气时,需要积极手术探查。

(4)未及时处理的闭塞性支气管断裂可以行择期手术,支气管对端吻合,尽可能保留肺组织。如果肺组织已经纤维化或感染化脓,则只好行肺叶切除或全切除。

十一、食管损伤

食管损伤是指由锐器或异物造成的食管穿孔、破裂,如果处理不及时,将毫无例外地转变为急性纵隔炎、食管胸膜瘘,病死率极高。食管穿孔常发生在食管的三个解剖狭窄段。

(一)诊断标准

1.临床表现及体征

(1)患者有外伤或吞咽异物史。

(2)90%以上的患者有颈部或胸骨后剧烈疼痛,吞咽时加重,并伴有呕吐,甚至呕血。

(3)部分患者可以有呼吸困难。

(4)多数患者有纵隔或下颈部皮下气肿,甚至发展为纵隔脓肿或脓气胸。

2.检查

(1)发热,白细胞计数增高。

(2)早期X线可以见到纵隔增宽,损伤部位周围气胸或液气面,稍后可以发展为液气胸或膈下游离气体。部分患者有异物影。

(3)CT可以见到食管周围软组织内气体或脓腔紧靠食管或食管与脓腔相通。

(4)碘油食管造影明确食管穿孔部位、大小。

(5)纤维食管镜检查可以直接观察食管损伤情况。

(6)纤维支气管镜可以除外合并气管损伤。

(7)胸腔积液的pH低于6,淀粉酶高有助于诊断,引流液中见到口服的亚甲蓝可明确诊断。

(二)治疗原则

(1)早期确诊者可考虑手术修补。

(2)禁食水,尽可能减少吞咽动作。胃肠减压,减少胃液潴留。

(3)应用广谱抗生素。

(4)胃肠外维持营养或空肠造瘘保证有效肠道营养。

(5)保持水、电解质平衡。

(6)胸腔闭式引流后,口服庆大霉素盐水行食管灌洗。

(7)保守治疗无效则可开胸探查,修补裂口,并用胸膜、网膜和膈肌瓣等加固,要彻底引流。

(8)手术时要同期解决并存的食管疾病。

十二、膈破裂

下胸部的钝性暴力(撞击、碾压、坠落等)或锐器损伤(枪弹伤、刀刺伤等)均可造成创伤性膈肌破裂。

(一)诊断标准

1.临床表现及体征

(1)下胸部、腹部或季肋部外伤史,常有合并损伤。

(2)胸痛、腹痛、呼吸困难,偶有恶心、呕吐。

2.检查

(1)合并肋骨骨折时可触及骨摩擦音,胸廓挤压试验阳性。

(2)有时胸部闻及肠鸣音,合并肠梗阻时肠鸣音亢进。

(3)腹部压痛、腹肌紧张、反跳痛。

(4)腹穿可能抽到血性液体,应考虑内脏出血,或抽出伴有臭味的混浊液体,应考虑有空腔脏器破裂。

(5)X线见胸腔积液或液气胸,膈下游离气体,偶见腹腔脏器进入胸腔。

(二)治疗原则

(1)开腹损伤较小,根据伤情决定先开胸探查还是开腹探查,也可以胸腹联合切口。

(2)手术修补膈肌,还纳腹腔脏器。

(3)同时治疗合并损伤。

(4)若考虑有膈疝,则慎做胸穿和胸腔闭式引流。

十三、胸部异物

胸部异物包括子弹、弹片、金属碎片、山石、衣物布条等,这些异物可以存留在胸膜腔内、肺内,也可以存留在心脏大血管内。气管内异物常由误吸造成,如塑料笔帽、花生米、豆类等。医源性异物包括折损的造影导管等。

(一)诊断标准

1.临床表现及体征

(1)胸腔内异物:如高速运动的弹头,其温度高,常常不引起感染,也不引起临床症状,可以长期存留,无须特殊处理。碎石、外伤带入的破布条则常常引起感染,形成脓肿,而导致胸痛、发热等症状。

(2)肺内异物:存留在肺内的异物常常引起咳嗽、咯血。

(3)气管内异物:常有剧烈呛咳,较大的异物可以立即呼吸困难,缺氧、发绀,患者有三凹征,听诊哮鸣音。

(4)心脏大血管内异物:可以随血液流动而移位,通常无明显症状,如果异物进入右心室可以引起期前收缩,体动脉内异物随血流移动可以栓塞在小的动脉分支内,引起相应梗死症状。

(5)纵隔异物:容易造成纵隔内大血管出血,引起纵隔血肿。

2.检查

X线有助于发现异物的大小和性状及位置,及是否有并发症。但是某些异物在X线检查时不能显影,应特别注意。

(二)治疗原则

(1)对于有症状胸腔内异物应积极手术治疗。

(2)支气管内异物应该争取用支气管镜取出,不能取出的应该手术探查。

(3)心脏大血管内异物,应该尽早手术取出,避免引起血栓或感染,手术时必须准备体外循环机。

(4)肺内异物应及时开胸摘除异物,若深在肺实质内可行局部肺切除或肺叶切除。

十四、支气管异物

多数支气管异物发生在儿童,常见的有笔帽、植物种子等,成人支气管异物常因吞咽过快、进食时谈笑注意力不集中,而使异物进入支气管。异物进入支气管后常停留在右侧支气管内,应该急诊处理,一般可以经支气管镜将异物取出,异物未能及时取出、滞留时间过长、刺激,已经引起炎症或有尖锐结构嵌顿无法取出时行开胸手术,局部切开支气管取出异物或行肺叶切险。

(一)诊断标准

1.临床表现及体征

(1)有误吸异物史。

(2)刺激性咳嗽,气促,呼吸困难。

(3)个别患者可以有发绀。

(4)听诊患侧呼吸音减低。

2.检查

(1)X线可以显示不透射线的异物,但是不能显示其他异物。

(2)纤维支气管镜检查可以发现异物阻塞部分支气管开口。

(二)治疗原则

(1)局部麻醉或基础麻醉后,先行纤维支气管镜检查,确定异物位置,如果能用活检钳取出,较为简便。

(2)体积较大且光滑的异物,可以使用硬支气管镜、金属抓钳取出。

(3)开胸手术需要全身麻醉,双腔支气管插管,有利于术中控制呼吸,有异物阻塞支气管开口的肺组织萎陷较慢,据此可以协助验证、判断异物的位置。

(4)在异物所在部位切开支气管,取出异物,清除肉芽组织,缝合支气管。

(5)如果阻塞远端肺组织已经反复感染化脓或已经纤维化,可以行局部或肺叶切除。术后应用敏感抗生素,预防感染、肺不张、吻合瘘等并发症。

第二节　纵隔感染

纵隔感染是由不同因素导致的急性和慢性炎症性病变过程,急性纵隔感染往往由细菌感染引起,而慢性纵隔感染则常常由真菌、组织浆细胞细菌病、结核等病因所致,造成肉芽肿和纤维组织增生。

一、急性细菌性纵隔炎

常见的致病菌是葡萄球菌,其次是革兰阴性肠杆菌。常见的原因是纵隔内脏器破裂和经胸骨路径的切口感染,以食管穿孔以及吻合口瘘最为常见;其次是颈部感染经气管前间隙、咽周间隙、椎前间隙向下蔓延造成的急性下行性坏死性纵隔炎;胸内感染性病变偶尔也可以直接播散达纵隔内。

1.诊断标准

(1)有纵隔内脏器破裂或颈部等部位的感染史。

(2)高热、寒战、胸痛、呼吸急促或呼吸困难、部分患者可出现休克。

(3)颈部皮下气肿及皮下捻发音,皮下气肿迅速向全身弥散。

(4)白细胞有不同程度增高。

(5)X线检查可见纵隔增宽、纵隔及皮下气肿,有食管破裂者造影时可见造影剂外溢。

(6)CT检查可见纵隔积液、积气。

2.治疗原则

(1)积极对症治疗。保持呼吸道通畅,必要时气管切开。

(2)早期食管破裂可积极行食管破裂修补。

(3)及时放置引流,保证引流充分、通畅。

(4)选用敏感抗生素治疗。

二、肉芽肿型纵隔炎

是指各种类型的纵隔慢性淋巴结肉芽肿,大多由组织胞浆细菌病和结核引起。

1.诊断标准

(1)可有胸痛咳嗽、低热乏力、体重下降等症状。

(2)X线检查可见纵隔增宽,最常见的为右侧气管旁肿块,可有钙化。

(3)CT可见纵隔内肿块。

2.治疗原则

(1)治疗原发病,积极寻找发病原因,结核杆菌引起者应积极行抗结核治疗。

(2)有严重压迫症状者可行手术治疗解除压迫。

(3)病灶累及纵隔内脏器时,可手术治疗,缓解其引起的器质性并发症,如出血、胸膜瘘等。

三、纤维化性纵隔炎

由纵隔慢性炎症过程导致致密纤维组织在纵隔内大量沉积造成,纵隔内结构被压迫、包绕;多由真菌引起,常见的为组织胞浆细菌病,也可为肉芽肿型纵隔炎的晚期表现。

1.诊断标准

(1)纵隔内脏器受压表现,如上腔静脉综合征,气管受压可出现呼吸困难等。

(2)X线可见纵隔弥散性增宽,曲度消失,可有钙化。

(3)CT可显示脏器受压、变形情况。

(4)部分患者组织胞浆细菌病补体结合试验阳性。

2.治疗原则

(1)组织胞浆细菌病补体结合试验阳性者,可用抗真菌治疗。

(2)必要时手术解除压迫症状。

第三节　纵隔肿瘤

一、胸内甲状腺肿

位于纵隔内的甲状腺肿、甲状腺瘤和囊肿通称为胸内甲状腺肿。绝大多数为颈部甲状腺增大延续至纵隔,称作胸内甲状腺肿。胸内异位甲状腺或迷走甲状腺较少见。

正常甲状腺周围没有坚硬的结构,甲状腺肿物由于重力的作用易向纵隔生长,或者是胚胎时期在纵隔内遗留的甲状腺组织发展而来的。

(一)诊断标准

(1)主要为肿瘤的压迫症状和肿瘤特有症状。压迫气管可出现胸闷、喘鸣、刺激性咳嗽、呼吸困难、胸背疼痛或胸骨后疼痛;压迫食管可有吞咽不畅;压迫无名静脉或上腔静脉引起颈静脉怒张、颜面肿胀等表现。如果合并甲状腺功能亢进,可出现心悸、出汗、兴奋、易激动等。

(2)透视下可见肿物随吞咽上下移动。

(3)X线平片可见前上纵隔椭圆形肿块影,位于锁骨上下,多向一侧突出。气管受压可发生移位。

(4)胸部 CT 可见胸骨后、气管前间隙内圆形或类圆形软组织块影,与颈部甲状腺相延续,极少数可位于气管后方。其内多见钙化影。异位甲状腺则与颈部甲状腺不连续。

(5)核素显像(^{131}I 或 ^{99m}Tc)可用来鉴别肿物是否为甲状腺组织。磁共振(MRI)可帮助了解肿物与大血管的关系。

(二)治疗原则

(1)一经确诊应行手术治疗。

(2)有甲亢症状者,术前应给予药物治疗。

(3)手术禁忌证。

气管受压严重狭窄,无法行气管内插管;全身情况差,不能耐受全麻。

(4)手术要点。

多采用颈部领形切口,其创伤小,恢复快。因胸内甲状腺的血管多来源于颈部,所以多数胸内甲状腺都可以通过颈部切口切除。如遇下列情况:坠入性胸内甲状腺中部分血供来自胸内;巨大胸内甲状腺肿无法从胸廓入口提出;复发后再次手术因手术瘢痕操作困难;怀疑胸内甲状腺癌;伴有上腔静脉综合征或显著气管压迫、喘鸣等,需加做纵向劈开胸骨上部切口。

(5)术后处理。

常规备气管切开包;注意伤口引流情况,必要时敞开切口;术后注意有无手足搐搦、甲状旁腺功能不足的表现,以及甲状腺素水平是否低下。

二、胸腺肿瘤

最常见的胸腺肿瘤为胸腺瘤,约占胸腺肿瘤的 95%,其他较少见的胸腺肿瘤有胸腺癌和胸腺囊肿等。

(一)诊断标准

(1)多无症状,查体发现为多。

(2)当肿瘤长到一定体积时,对周围器官的压迫可出现胸痛、胸闷、咳嗽及上腔静脉梗阻综合征等。

(3)剧烈胸疼、短期内症状迅速加重、严重刺激性咳嗽、胸腔积液所致呼吸困难、心包积液引起心慌气短,周身关节骨骼疼痛,均提示恶性胸腺瘤或胸腺癌的可能。

(4)约40％左右的胸腺瘤患者可有各种伴随症状,最常见的是重症肌无力,其次是单纯红细胞再生障碍、免疫球蛋白缺乏、系统性红斑狼疮或伴发其他器官的肿瘤。

(5)诊断主要依靠影像学检查,其中 X 线检查可见一侧纵隔增宽或突向一侧胸腔的前纵隔肿物影。CT 尤其是增强 CT,可了解肿物的大小、形状、部位,和周围组织、器官、血管的关系。

(二)治疗原则

(1)胸腺瘤首选手术切除。

(2)胸腺瘤和重症肌无力的发病有相关性,切除胸腺瘤后肌无力症状可以减轻。伴有重症肌无力的胸腺瘤,术前需使用抗胆碱酯酶药物。

(3)手术禁忌证。

临床证实肿瘤无法切除或出现远处转移;全身情况差,不能耐受全麻;重症肌无力症状控制不满意,手术风险巨大者。

(4)突向双侧胸腔、瘤体较大者多采用胸骨正中切口摘除肿瘤。根据瘤体部位和性质以及有无并发症等,也可采取前外侧剖胸切口或胸腔镜下切除胸腺肿瘤。

(5)恶性胸腺瘤术后放疗可缓解症状延长寿命。

(6)术后处理。

术前合并重症肌无力的患者,术后继续药物治疗,谨防"肌无力危象"和"胆碱能危象"。

三、重症肌无力

重症肌无力是一种自身免疫性疾病,中青年发病较多见,患者体内存在抗乙酰胆碱受体的抗体,引起神经肌肉递质的传导障碍,从而引起骨骼肌无力。任何横纹肌均可累及,并且常累及多个肌群。

在疾病发展过程中,颅神经支配的肌肉首先受累,如上睑下垂、复视、面部缺乏表情、构音障碍、咀嚼无力等。四肢无力严重时妨碍梳头或上楼。呼吸肌无力是最严重和最危险的症状,严重者可导致呼吸衰竭。临床分为三型:眼肌型、躯干型、延髓型。重症肌无力患者中,少数患者合并胸腺瘤,但多数为胸腺增生。据统计胸腺瘤合并重症肌无力者为 10％～50％,而重症肌无力合并胸腺瘤者占 8％～15％。

(一)诊断标准

(1)重症肌无力患者,重复活动后可加重,休息后缓解,常表现为晨轻暮重的特点。

(2)90％的患者发病始于成年期,常在 35 岁前。

(3)抗胆碱酯酶药物(新斯的明)试验阳性。

(4)电生理肌电图检查:重复电刺激反应减退。

(5)90％以上的患者乙酰胆碱受体抗体和调节抗体水平升高。

(6)X线和CT检查,以确定是否存在胸腺肿瘤或胸腺增生。

(二)治疗原则

1.药物治疗

小儿或单纯眼肌型患者,以药物治疗为主,主要是应用抗胆碱酯酶药物。

2.手术适应证

(1)合并胸腺瘤。

(2)年轻、病程短、肌无力严重、药物治疗不易控制。

(3)对药物耐受,药物剂量逐渐增加而症状无改善。

3.手术禁忌证

(1)药物治疗效果好,病情稳定。

(2)存在肌无力危象。

(3)全身情况差,不能耐受手术。

4.手术方式

可选择颈部横切口和(或)胸骨正中切口;近年来,可采用VATS进行小的胸腺瘤和胸腺切除,或单纯胸腺切除。

手术范围:胸腺组织(瘤体)以及上至颈部、下至心膈角、两侧膈神经之间的前纵隔内所有脂肪组织的广泛切除。

5.术后处理

术后床旁常规备气管插管包,必要时呼吸机辅助呼吸。术后继续使用术前相同剂量的抗胆碱酯酶药物。

四、畸胎类肿瘤

纵隔畸胎瘤是胚胎时期部分鳃裂组织随着膈肌下降进入纵隔,随着身体发育增殖发展而成。畸胎类肿瘤包括畸胎瘤(含三种胚层成分)和畸胎囊肿(一种或两种胚层成分)。大多为良性,少数实性畸胎瘤可发生恶变。

(一)诊断标准

(1)畸胎瘤常见于20~40岁的成人,多数位于前纵隔,少数位于后纵隔。

(2)多数无自觉症状,无症状的畸胎瘤可达34％~62％。体检阳性体征很少。

(3)临床症状。

主要由肿瘤压迫邻近脏器所致,可引起咳嗽、胸痛、呼吸困难等症状。典型和特征性的表现是咳出毛发和油脂样物,提示畸胎瘤已破入支气管。破入胸腔可引起剧烈疼痛。若破入心包,可引起心脏压塞。

(4)X线表现。

为前纵隔团块影,密度多不均匀,典型的可见到油脂、钙化、骨化和(或)牙齿。CT可准确地显示病变的范围,并能根据不同的密度分辨出肿瘤内的脂肪、肌肉及其他类型组织。

(二)治疗原则

(1)一经确诊应尽早手术切除,避免并发症的发生。

（2）畸胎瘤合并感染应进行一段时期的抗感染治疗,但不宜拖延过久,不必等体温完全恢复正常。

（3）手术方式:可采用开胸术,合适情况下可考虑胸腔镜下切除肿瘤。

（4）巨大畸胎瘤切除时,在切除受损组织的同时,应避免损伤大血管,并尽可能保留肺组织。

五、心包囊肿

心包囊肿系胚胎发育过程中,部分腔隙未能完全融合而产生心包囊肿。囊肿的外面结构为纤维性囊壁,其内含清亮的液体。常位于前心膈角处,表现为圆形或椭圆形肿物,右侧多见,可有蒂与心包相连。

（一）诊断标准

（1）大多数心包囊肿患者无临床症状,多在查体时发现。

（2）多出现于青春期和成年人。

（3）部分患者可有呼吸道症状,巨大囊肿产生压迫时,可出现胸闷气短的表现。

（4）X线表现为边缘光滑的椭圆形或圆形肿块,形状可随体位而变化。CT表现为心膈角、心缘旁、主动脉与心脏交界处的圆形、椭圆形囊性肿物,边缘清楚,密度均匀,CT值0～10Hu,囊壁薄呈均匀细线影,偶有钙化。

（二）治疗原则

（1）心包囊肿一经确诊,应手术治疗,切除囊肿。

（2）手术方式:可采用开胸手术,或胸腔镜切除术。

（3）手术要点:术中尽量完整切除囊肿。

六、神经源性肿瘤

神经源性肿瘤是最常见的纵隔肿瘤之一,是产生于胸腔内周围神经、交感神经和副神经的神经成分来源的肿瘤,每个纵隔神经源性肿瘤都有一种与其神经嵴有关的胚胎来源,组织学上根据肿瘤结构中主要成分所占的比例,将纵隔神经源性肿瘤分成神经鞘肿瘤、交感神经肿瘤和副神经节细胞肿瘤三个亚型。

位于后纵隔的神经源性肿瘤多数为良性肿瘤,而发生在前纵隔的多数为恶性肿瘤。

（一）诊断标准

（1）大多数患者无临床症状,多在查体时发现。

（2）大的肿瘤可出现呼吸道症状或食管受压症状,少数患者可有神经系统症状,如脊髓受压声音嘶哑、霍纳征、肋间神经痛或臂丛神经痛。需强调的是有神经系统症状并不意味着肿瘤是恶性的。

（3）恶性肿瘤发展速度快、预后差,临床症状多无特异性。

（4）X线胸片可发现位于后纵隔的圆形或椭圆形肿物影,其密度均匀,边缘清晰,部分肿瘤影内可以发现局灶性钙化或囊性变。受累的骨质可显示骨受破坏征象。

（5）CT能显示肿瘤大小、部位以及与周围组织的关系。

（6）MRI能从三维方向显示肿瘤与周围脏器的关系,对通过肋间隙或椎间孔呈哑铃形神经鞘瘤的诊断有特殊的价值。

(二)治疗原则

(1)一经诊断,首选手术切除。

(2)切除肿瘤力求彻底,应注意切除椎间孔内的肿瘤组织。

(3)良性肿瘤完整切除后预后较好。

(4)恶性肿瘤切除不彻底者,应注意术后加做放疗。

七、纵隔支气管囊肿

支气管囊肿是一种少见的纵隔病变,是胚胎时期气管、支气管树异常分化形成的。常见于气管旁、隆突下、食管旁。

(一)诊断标准

(1)临床症状可轻可重,无症状患者多为意外发现。较大的囊肿可出现呼吸道或消化道压迫症状,也可引起上腔静脉梗阻、肺动脉狭窄等症状。

(2)X 线检查。

较小的支气管囊肿因被纵隔结构掩盖不易发现,较大的囊肿在后前位胸片上表现为自纵隔突出的半圆形或椭圆形阴影,密度均匀一致,界限清晰,偶有液平。

(3)CT 显示为球形阴影,密度视囊内容物而变化,本身无强化,但是囊壁可有增强或钙化,与支气管相交通时囊肿内可出现气液平面。

(二)治疗原则

(1)一经诊断均应手术治疗,合并感染时术前应予抗感染治疗。

(2)争取完整切除囊肿。若囊肿不能完整摘除,残余囊壁用碘酊涂抹以破坏上皮的分泌功能。

(3)术中仔细分离粘连,防止损伤周围组织。

(4)合适的囊肿可在胸腔镜下切除。

八、食管囊肿

正常情况下胚胎前肠壁空泡最终闭合形成食管的管腔,若某单一空泡与食管壁分离并持续存在,即为食管囊肿。常为单房、圆形或椭圆形,表面有肌纤维,内覆食管黏膜上皮,囊内有清亮的标色或绿色黏液。

(一)诊断标准

(1)临床表现与囊肿的大小和部位有关,症状多无特异性。囊肿较大时可引起呼吸道受压症状和(或)吞咽障碍。

(2)X 线或 CT 表现与支气管囊肿几乎完全一样,唯一不同的是其囊壁很少出现钙化。

(3)上消化道造影可见食管壁有光滑的圆形或弧形充盈缺损,一侧黏膜纹理消失,对侧黏膜形态正常,可见钡剂分流征。

(4)超声胃镜检查提示壁外肿物。

(二)治疗原则

(1)一经诊断应手术切除,当囊肿与气管、支气管、食管或主动脉紧密相连,完整切除有困难时,可手术剥除囊壁内衬的黏膜上皮而保留囊壁外层,同样可达到治疗目的。

(2)术前最好放置胃管,巨大囊肿或有并发症时,术中应注意避免损伤食管。

九、纵隔淋巴源性肿瘤

纵隔淋巴源性肿瘤常常由全身系统的淋巴瘤累及纵隔所致,也就是继发性淋巴瘤,仅5%~10%的纵隔淋巴瘤为原发性的。原发性纵隔淋巴源性肿瘤是以纵隔肿块为原发表现而无全身淋巴结肿大的病变。

(一)诊断标准

(1)纵隔淋巴瘤主要出现在成年人,男性多于女性。前纵隔多见。

(2)临床表现局部症状如胸痛、胸闷、咳嗽,全身症状如乏力、低热、盗汗等。肿块压迫上腔静脉可致上腔静脉梗阻的表现。有的患者可无症状。

(3)X线平片上一般可发现位于前上纵隔的肿物影,可以呈圆形、椭圆形或分叶状,肿块向两侧胸膜腔突出。

(4)CT能清楚地显示肿块的大小、部位、范围以及周围邻近脏器受侵的程度。同时还可显示有无胸腔积液和心包积液。

(5)MRI能更好地显示肿物与血管的关系。

(6)纵隔淋巴源性肿瘤的确诊主要依靠活检。经皮针吸穿刺活检,由于获取的组织较少,往往较难获得明确的诊断。必要时可采用纵隔镜或胸腔镜淋巴结活检。

(二)治疗原则

(1)纵隔淋巴瘤对于化疗和放疗很敏感,故化疗和放疗是基本的治疗方法。

(2)由于淋巴瘤常侵犯周围重要脏器,且大多数情况下完整切除纵隔淋巴瘤较困难,所以纵隔淋巴瘤不适宜积极的外科处理。

(3)对孤立的单发淋巴瘤可考虑手术切除,完整切除肿瘤后加放疗、化疗可有效地提高存活率。

十、纵隔淋巴管肿瘤

淋巴管瘤是一种少见的淋巴管源性良性病变,它不是真正意义上的肿瘤,一般认为它是先天性发育异常,以淋巴管增生为主要特征。囊状水瘤是最常见的淋巴管瘤。

(一)诊断标准

(1)纵隔淋巴管肿瘤临床上常无症状,查体时也多无阳性发现,当肿瘤较大压迫周围组织脏器时,可引起前胸不适、胸闷、咳嗽等症状。

(2)X线表现为纵隔内圆形或椭圆形有分叶阴影,可突向一侧也可向左右两侧膨出,其界限清楚,密度均匀,很少有钙化。

(3)CT扫描显示淋巴管瘤表现为单房或多房性、密度均一的囊性占位病变,边界清楚、锐利,壁薄。典型的纵隔淋巴管瘤为水样密度。

(4)大多数纵隔淋巴管肿瘤位于前上纵隔,有时可由颈部向下延伸到纵隔,位于后纵隔较少见。

(二)治疗原则

(1)一经诊断首选手术治疗。

(2)囊内注射硬化剂效果不理想;放射治疗不仅不能使肿物缩小,还有促发恶变的可能。

(3)术中若不能完整切除肿瘤,应尽可能多地切除肿瘤囊壁,并缝扎囊壁创面以免复发。

十一、纵隔血管瘤

纵隔血管瘤是一种血管系统肿瘤,起源于血管内皮细胞,被普遍认为是先天性发育畸形所致。纵隔血管瘤少见,多数位于前纵隔。大部分纵隔内血管瘤是良性血管瘤,主要为海绵状血管瘤或是毛细血管型血管瘤。30%纵隔血管瘤为恶性,包括血管内皮瘤和血管肉瘤。

(一)诊断标准

(1)75%的患者年龄在 35 岁以下,发病高峰在 10 岁以内。

(2)多无症状,大部分为查体时发现纵隔阴影。出现症状多为肿瘤压迫或侵犯周围脏器或组织所致。

(3)X 线胸片显示肿瘤为圆形或分叶状肿块,多位于前上纵隔。发现病灶内存在静脉石具有诊断价值,这一特征性表现出现在约 10%的纵隔血管瘤患者。

(4)CT 可以清楚地显示肿瘤与周围脏器的关系,能更清晰地显示静脉石的存在。增强 CT 还可看出肿瘤与周围血管有相同的强化。

(5)恶性血管瘤界限不清,可呈现出向周边侵蚀性生长的特点。

(二)治疗原则

(1)一经诊断应手术切除。

(2)对于肿瘤呈侵袭性生长,包绕重要血管或脏器,活检病理检查无恶性发现,且患者无临床症状,则不必强行手术切除。

(3)对于不能完整切除的血管瘤,也应尽可能多地切除肿瘤,电灼和严密缝合残余囊壁,以防日后复发。

(4)对于血管瘤,不推荐放疗。

第四节　膈肌疾病

一、膈疝

先天性膈疝:是指腹腔脏器由发育不全膈肌缺损的部分突入胸腔,最常见的先天性缺损是位于膈肌后外侧部分的胸腹裂孔疝。

(一)诊断标准

(1)先天性膈疝多数病例在出生前通过超声可获得诊断。新生儿出现呼吸窘迫,伴有肠道梗阻症状,体检发现患侧呼吸音减弱或消失,有时可听到肠蠕动音。

(2)典型病例经胸腹部联合摄片可获诊断:①胸腔内可见胃及肠袢;②纵隔向对侧移位;③腹腔充气肠袢缺少或消失。

(3)不典型病例可以放置胃管进行造影片检查,胸腔内可见胃或肠道显影。

(二)治疗原则

1.确诊后应积极准备手术治疗

(1)胎内诊断后,应将产妇转至有新生儿外科的医院分娩。

(2)对于症状较轻的患儿,可以在充分术前准备后,尽快手术治疗;对于呼吸窘迫严重的患儿,除了少数有疝内容物绞窄需要急诊手术外,多数情况下需要积极的对症和支持治疗,改善症状后再行手术。

2.手术要点

一般情况下可采用腹部切口,将疝入胸腔的腹腔脏器还纳入腹腔,缝合膈肌缺损,多数情况下需用肌瓣或人工材料修补膈肌缺损,以防止张力大、膈肌过于低平对患儿以后的不良影响。

二、膈膨升

膈膨升是指膈肌的连续性和与周围组织的附着是完整的,但其部分或全部异常升高凸向胸腔;膈膨升可分为先天性或非麻痹性以及获得性或麻痹性。先天性膈膨升是由膈肌发育异常导致膈肌肌纤维显著减少而形成的,左侧多见。获得性膈膨升是指各种因素导致膈神经损伤而产生膈肌麻痹所形成的,如外伤、感染、肿瘤及医源性损伤等。两者发病基础虽然不同,但在一些影像学表现和导致的病理生理学改变是相似的。

(一)诊断标准

1.临床症状

由于膈肌活动受限,临床症状以呼吸困难为主要表现,可伴有呕吐等症状,新生儿症状往往较重;成年人可有咳嗽、乏力以及恶心、反酸等消化道症状。

2.体格检查

可见胡佛氏征,即吸气时患侧肋骨下缘向中线移位,患侧呼吸音减弱或消失,气管向健侧移位,患侧胸部有时可听见肠鸣音。

3.X线摄影

可见膈肌升高,纵隔移向健侧,腹部脏器移向胸腔。

4.X线透视

可发现膈肌矛盾运动和纵隔摆动。

(二)治疗原则

(1)新生儿膈膨升伴有严重呼吸困难,应积极改善缺氧症状,胃肠减压,必要时气管插管,待症状改善后尽早手术治疗。

(2)对于有症状的儿童及青年,可择期手术治疗;对于成年人症状轻微者,可暂不行手术治疗,症状严重者,可择期手术治疗。

(3)常用的手术方法如下膈肌折叠术,使膈肌恢复到正常位置,可通过开胸或胸腔镜实施。

三、膈肌肿瘤

膈肌的原发肿瘤临床少见,膈肌的原发肿瘤主要来源于间叶组织,但也可来源于神经组织。膈肌的良性肿瘤主要包括脂肪瘤、囊肿、纤维瘤、畸胎瘤等,恶性肿瘤主要包括纤维肉瘤、平滑肌肉瘤等。继发性膈肌肿瘤常来源于其周围器官如肺、肝、胆囊、食管、结肠等的肿瘤转移或直接浸润。

(一)诊断标准

(1)膈肌肿瘤的临床表现无特异性。良性肿瘤常无症状,由常规胸片发现。恶性肿瘤可有呼吸时疼痛,或有膈附近胁肋部的饱胀感,甚至有气短、咳嗽等。

(2)X 线和 CT 可见膈肌表面局部膨出的肿块影,B 超有助于鉴别膈附近实质脏器如肝脏等。

(二)治疗原则

原发性膈肌肿瘤应采取手术治疗。良性肿瘤及边界清楚的局部恶性肿瘤手术时需把肿瘤及附近的正常膈肌一并切除,如肿瘤位于膈肌边缘,需切除邻近的部分胸壁,缺损的膈肌可对端缝合,若缺损过大,可采用人工材料修补。

第五节　房间隔缺损

一、历史回顾

1953 年,Gibbon 在体外循环下成功为 1 例患者进行了心脏房间隔缺损修补术,使得房间隔缺损成为第一种在体外循环技术支持下进行心内矫治的心脏疾病,这次手术对心脏外科学界具有划时代的意义,标志着心血管外科步入了一个崭新的体外循环时代。而在此之前,由于缺乏人工辅助循环的支持,心内直视手术只能依赖低温降低全身代谢及流入道的阻断(避免气体栓塞)抑或人体间并行循环来完成,而该类方法创伤大,手术窗口短,有极高的病死率。

二、房间隔缺损分类及病理生理

房间隔缺损是胚胎发育期原始心房分隔成左、右心房过程中,因某种影响因素,第一房间隔或第二房间隔发育障碍,导致的间隔遗留缺损,左、右心房存在血液分流的先天性畸形。依据房间隔缺损位置的不同,其通常被分为三种不同类型,继发孔型房缺、原发孔型房缺及静脉窦型房缺。继发孔型房缺是最常见的房间隔缺损,其位于靠近卵圆窝的房间隔中部,静脉窦型房间隔缺损通常位于房间隔与上腔静脉开口处,也可位于下静脉开口及冠状静脉窦开口处(导致无顶冠状静脉),此类房缺经常伴有肺静脉异位引流。房间隔缺损是一种常见的先天性心脏病,其中继发孔型房缺以女性患者为主,占 65%～75%,其他类型的房间隔缺损男女比例类似。

心内的分流决定了房缺病理生理的改变,而房缺分流量的大小取决于缺损的大小及左右心室顺应性、肺血管发育情况等因素。左心室肥厚(纤维化)所导致的左心顺应性降低、二尖瓣狭窄等因素均会导致左向右分流增加,相反导致右心室顺应性下降的因素(诸如肺动脉高压或肺动脉瓣狭窄)及三尖瓣狭窄也能够导致左向右分流减少,甚至产生右向左分流。通常情况下显著的左向右分流定义为其肺循环血流量/体循环血流量(Qp/Qs)比值大于 1.5 或者出现右心明显扩张,而此种程度的分流往往可导致远期不良预后,需要及早干预。

三、临床表现、诊断及评估

房缺患者在早期可无任何临床症状,仅在体格检查时发现心脏杂音而得以确诊,但随着年龄增长绝大部分会出现症状,出现症状的时间具有很大的个体差异,其与房间隔缺损大小有一定的联系。心房水平的大量分流量,可以导致肺充血明显,而易患支气管肺炎,同时因体循环血量不足而影响生长发育。当痛哭、屏气、肺炎或心力衰竭时,右心房压力可超过左心房,出现暂时性右向左分流而呈现出青紫。随着患者年龄增大,房间隔缺损患者可表现出生长发育落后、活动耐力降低、反复呼吸道感染及不明原因的栓塞等表现,并且出现心脏增大、肺循环压力及阻力增高、心力衰竭以及房性心律失常等。

目前,对于房间隔缺损的诊断方式主要依赖临床影像学手段,但传统的体格检查、胸片及心电图仍是有效的早期筛查及评估方式。

1.体格检查

对于部分出现心脏增大的患者,心脏检查可见心前区隆起,心界扩大,扣诊可有搏动增强;在肺动脉瓣区可听到由于肺动脉瓣相对狭窄产生的Ⅱ~Ⅲ级收缩期杂音,肺动脉第二音增强及固定分裂。左向右分流量大时,可在胸骨左缘下方听到三尖瓣相对狭窄所产生的舒张期隆隆样杂音。肺动脉扩张明显或伴有肺动脉高压者,可在肺动脉瓣区听到收缩早期喀喇音。

2.心电图

典型表现有右心前导联 QRS 波呈 rSr 或 rSR,或 R 波伴 T 波倒置。电轴右偏,有时可有P-R 延长,如果出现房颤,心电图可以帮助诊断。

3.超声心动图

经胸超声心动图能够评价房缺的种类、大小、分流的方向,以及肺静脉的解剖回流情况,也能够评价心脏房室大小及功能情况,如果合并三尖瓣反流,通过多普勒测定反流速度,也能估算肺动脉收缩压指标。

4.心导管检查

随着越来越多无创的检查方式的问世,心导管检查已经不再作为单纯的诊断手段,但其仍作为评价肺循环体循环血流比(Qp/QS)、肺血管阻力以及各心腔内压力及血流动力学参数的金标准。同时经心导管介入房间隔封堵治疗也是治疗部分类型房间隔缺损的经典方法。

近些年来随着影像学技术的进步,越来越多的影像学技术帮助我们不仅能够准确全面地评估房间隔缺损,更能直接发现继发的心脏结构功能的改变,从而指导外科治疗方案的选择。其中以磁共振显像(MRI)及三维食道超声心动图(TEE)尤为突出。不同于传统影像学检查,MRI 能够提供较超声更为清晰的房间隔缺损图像,及其周边解剖结构的详细信息,同时还能够对双心室(尤其是右心室)功能及形态提供准确的评价。同样,三维 TEE 的独特之处在于能够全面地显示房间隔缺损及周边结构(提供外科视角级的图像),精确地测量房间隔大小,测定分流的方向及程度,并能够实时地引导介入治疗。

四、房间隔缺损的治疗手段及评价

一般而言,只要房间隔缺损有明显分流(Qp/Qs>1.5 或者出现右心室扩张),都应给予及时的干预。但是如果出现以下情况,则不需要或者不能够关闭房间隔缺损:房间隔缺损较小,直径<10mm,且分流量也较小的患者,需要定期进行监测及评估;明确的晚期肺动脉高压,肺血管阻力>8U/m²,合并右向左分流;妊娠患者诊断房缺应于分娩后 6 个月进行手术治疗;出现严重的左心功能降低,也不适合立即行手术。

目前,治疗房间隔缺损的方式有内科介入治疗及外科治疗。

(一)内科介入治疗

通过股静脉通路,通过特殊的输送装置,将房间隔封堵器放置于房间隔上,从而达到消除分流的作用。但经导管内科封堵治疗仅适合于部分原发孔型缺损且直径较小并且有很好边界的缺损,而对于静脉窦型、原发孔型房间隔缺损,以及一些较大的且边界不良的继发孔型缺损,或合并其他心内畸形的患者,外科治疗仍是唯一有效的治疗方式。同样,也有研究证实,接受介入治疗的患者远期可能发生封堵器脱落、移位,对心内组织结构的磨损等严重并发症,长期的随访至关重要。

随着外科治疗水平的日新月异,外科治疗的方法也变得更为丰富,除了传统的经正中胸骨体外循环下心内直视手术,一些新的技术如体外循环微创外科手术(腔镜辅助经侧胸小切口房缺修补或机器人手术等)也开始作为常规的治疗手段。同样,我国一些心血管中心采用不停搏经胸外科微创房间隔封堵术的方法,通过右胸肋间隙切口,暴露左心房,在三维食道超声引导下,通过输送系统,将封堵器放置于房间隔上从而关闭封堵,也取得了不错的效果。与内科介入封堵相比,其优点主要在于易于准确调整封堵器位置,无须 X 线引导,适合于一些较大边界较差的原发孔房间隔缺损的患者。

(二)外科治疗

1.外科解剖

尽管在形态学上右心房构成了单一的腔室,但它是由 2 个部分组成的:静脉窦部和心房体部。静脉窦部略呈水平,其实为上下腔静脉的延续,窦房结位于上腔静脉入口处静脉窦部和心房体部的交界区域,其容易受到在右心房上外科操作的损伤。与内壁光滑的静脉窦部形成对比的是,心耳侧壁有诸如梳状的肌肉结构。静脉窦部上方的内侧壁中央为卵圆窝,而在前内侧心房壁后方为主动脉根部,此区域无冠窦和右冠窦与心房毗邻。三尖瓣位于右心房内的前下方,三尖瓣环跨过膜性室间隔将其分为心室间部位及心房间部。传导束就位于该区域心室部附近的区域。

2.手术方式、并发症预防及预后

所有类型的房间隔缺损均可以使用胸骨正中切口(或低位正中切口及乳房下右胸切口),对于不同类型的房间隔缺损,体外循环的静脉插管策略也有所不同,对于静脉窦性房缺选择上腔静脉直角插管能够更大程度地帮助暴露缺损。如果对于小切口及机器人微创手术,通常采用股动静脉插管(或是股动脉+切口内上下腔静脉插管)的插管方式,但由于是右心手术,在主动脉阻断时必须对上下腔静脉进行阻断,其操作难度较传统的开胸手术高。建立体外循环后,应仔细探查房间隔缺损位置、大小、肺静脉引流情况以及三尖瓣功能。应避免损伤窦房结,主动脉根部结构,并防止肺静脉狭窄。对于较小的房间隔缺损可采取直接缝合的方式,应缝合房间隔两侧较厚的心内膜组织;对于较大的房间隔缺损,应采用补片修补的方式以分担潜在张力。对于静脉窦型房缺合并右上肺静脉异位引流,依据其肺静脉的粗细、开口的位置选择不同的手术方式:对于肺静脉异位开口于右心房上部并距离缺损较近的患者,可以采用补片在关闭缺损时,直接将肺静脉隔入左心室;如果肺静脉异位开口于上腔静脉内且距离缺损位置较远,且肺静脉较细,流量较低,可不行处理。但如肺静脉粗大,流量大,则应采用针对肺静脉异位引流的特殊手术方式完成外科修复。目前,房间隔缺损外科治疗已经成为一种极为安全的手术,

其远期预后也较为良好。

五、启示与展望

心脏房间隔缺损的外科治疗是第一种运用人工辅助循环技术治疗的心脏疾病,其演变过程从某种程度上反映了整个心脏外科领域技术的转变。近些年来,依托科技在计算机技术及材料学领域的巨大突破,一些先进的临床诊断设备、人工材料以及外科微创手术设备不断问世,使得我们对这一古老疾病诊断及治疗方式再一次发生了巨大的变化,安全、微创的内外科综合治疗理念已经成为治疗房间隔缺损新的方向。

第六节　室间隔缺损

一、概述

室间隔缺损是最为常见的先天性心脏病,约占先天性心脏病总量的 50%,其中 20% 是单纯的室间隔缺损。近些年来,随着影像学诊断水平的提高,室间隔缺损的诊出率已经有了很大的提高[新生儿为(1.56～53.2)/1000]。室间隔的解剖结构较为复杂,其发育于胚胎期第 4～5 周,各部分如果发育不全或互相融合不良,则导致相应部位的室间隔缺损。近些年来,随着外科技术围术期管理,体外循环技术的不断进步,以及内科经导管微创介入治疗的发展,室间隔缺损治疗的成功率及其远期预后水平均得到了显著提升。

二、室间隔缺损解剖命名及病理生理

目前常用的 Soto 标准将室间隔分为膜部及肌部两个大类。膜部室间隔(由非肌性纤维组织构成)是一个相对较小的区域,其位于肌部室间隔流入及流出道上缘及三尖瓣及主动脉瓣之间的膜性区域,三尖瓣半环将这一区域分为房间隔部及室间隔部。肌部室间隔范围较广(除了膜部间隔以外的其他区域),其实是个非平面结构,可分为流入道部、肌小梁部以及漏斗部室间隔。室间隔缺损的分类对于其治疗方式至关重要,取决于其所处的室间隔解剖位置。一般而言学者们习惯于将室间隔分为膜周部缺损、肌小梁部(肌部)缺损、流入道室间隔缺损(合并于心内膜垫缺损,又名房室间隔缺损),以及漏斗部室间隔缺损(可进一步分为脊内型及脊上型,或称之为双动脉干下缺损)。

室间隔缺损病理生理基础是其所产生的左向右分流,分流量取决于缺损的大小,左、右心室压力阶差及肺血管阻力。婴幼儿出生早期由于左右心室压力近乎相同,室间隔缺损分流量较小,所以早期可以无任何症状,但随着双心室压力差的变化,患儿将逐渐出现症状。如不合并右心室流出道梗阻,或肺动脉高压,室间隔缺损将导致左向右分流,继而导致肺动脉、左心房及左心室容量负荷增加。随着室缺病程进展,肺小动脉管壁内膜增厚、管腔变小、阻力增大,引起器质性肺动脉高压,最后导致不可逆的右向左分流,出现艾森门格综合征。部分较小的室间隔缺损如肌部,膜周部缺损在成长过程中可以自行愈合,但较大的缺损及一些特殊类型缺损如主动脉瓣下缺损,其发生自行愈合的概率极低。由于分流所导致的流体力学作用,主动脉瓣下缺损可以导致进行性的主动脉瓣膜脱垂,部分膜周部缺损分流对三尖瓣的冲刷也可以直接导

致三尖瓣关闭不全,对于这些类型室间隔缺损,应该采取更为积极的外科治疗策略。

三、临床表现、诊断及评估

缺损直径较小、分流量较少者,一般无明显症状,多在体检时发现心脏杂音(全收缩期杂音),或 B 超检查发现室间隔缺损。缺损大、分流量多者,症状出现较早,表现为活动后心累气急,活动受限,生长发育迟缓。直径较大的室间隔缺损,肺瘀血和心力衰竭发展较快,并可反复发生肺部感染,重者在婴幼儿期,甚至新生儿期可死于肺炎或心力衰竭。一旦发生肺动脉高压及右向左分流,便可出现发绀,此时已至病变晚期。目前,对于室间隔缺损的诊断方式主要依赖临床影像学手段,但传统的体格检查、胸片及心电图仍是有效的早期筛查及评估方式。

(一)体格检查

分流量小者,除胸骨左缘第 3～4 肋间闻及Ⅱ～Ⅲ级或Ⅱ级以上粗糙的全收缩期杂音外,无其他明显体征。缺损大、分流量大者,左前胸明显隆起,杂音最响部位可触及收缩期震颤。肺动脉高压者,心前区杂音变得柔和、短促,而肺动脉瓣区第二音明显。

(二)心电图

在一定程度上,心电图改变可以反映心内分流的程度。分流较小的室间隔缺损的心电图正常,中至大量分流的室间隔缺损心电图常有左心室高电压和左心室肥厚。合并中等肺动脉高压的患者,心电图可表现为双侧心室肥厚;严重肺动脉高压者,则有时肥大或伴劳损。

(三)超声心动图

经胸及食道超声心动图均能够评价室间隔缺损的种类、大小、分流的方向,以及心脏房室大小及功能情况,同时还能明确显示主动脉瓣膜及三尖瓣病变反流,并通过多普勒测定三尖瓣反流速度,也能估算肺动脉收缩压指标。

对于室间隔缺损而言,诊断及评估肺部血管发育、阻力、双心室功能(尤其是右心室功能)尤为重要,完成这些评估需要更为复杂的一些手段。

(四)心导管造影片

虽然随着越来越多无创的检查方式的问世,心导管检查已经不再作为单纯的诊断手段,但对已怀疑出现肺动脉高压的患儿,其仍作为评价肺循环/体循环血流比(Qp/Qs)、肺血管阻力以及各心腔内压力及血流动力学参数的金标准。同样,内科经导管介入治疗也很大程度地依赖经心导管造影片。

(五)磁共振 MRI

磁共振是一种较新的影像学手段,其主要的优势就是提供清晰而全面的心脏图像,清晰地显示室间隔缺损的位置,尤其是肌部室间隔缺损的位置,并全面地评估其他合并心脏畸形及各心室功能(尤其是右心室功能)的改变。

四、室间隔缺损的治疗

一般来说,婴幼儿时期对于有症状的室间隔缺损应当进行积极治疗,对一些分流量较小(Qp/Qs<1.5)且没有临床症状的室间隔缺损可以不进行积极干预,但需保持定期随访观察,而对于出现并发症,诸如瓣膜反流、心功能不全,合并感染性心内膜炎等情况,应该采取积极的内外科治疗方式。对于不同类型的室间隔缺损,其治疗方案也有所不同。近年来,随着内外科技术的飞速发展以及围术期管理理念的进步,对不同类型的缺损采用更为个体化的治疗方案

已经成为未来治疗该类疾病的一种趋势。

(一)室间隔缺损介入治疗

内科经导管介入封堵是一种微创的治疗室间隔缺损的方式,其可以避免体外循环。外科切口的损伤,已被运用于治疗部分膜周部以及肌部室间隔缺损,由于采用封堵器对室间隔进行封闭,所以需要室缺具有较小的直径、良好的边界,以及较好的解剖位置从而便于导管通路的建立(并不适合较大及某些特殊类型的室缺,如干下型及心尖肌部缺损的治疗)。但内科介入封堵也伴随着其特有的并发症,除了残余分流,封堵器移位脱落,导致瓣膜反流等并发症之外,大规模研究已经证实对于膜周部缺损封堵,远期严重的三度传导阻滞的发生率高达3%~5%。

(二)室间隔缺损外科治疗、并发症及预后

如前所述,室间隔解剖相对复杂,对于不同类型的室间隔缺损其手术方案的制订也会不尽相同。目前外科仍是治疗室间隔缺损的主要方式,传统的外科手术方式为胸骨正中切口体外循环下行室间隔缺损修补。近年来,经右胸切口胸腔镜辅助微创手术、机器人辅助室间隔修补手术及经胸微创室间隔封堵术,已经在国内的一些心血管中心开展,这些技术提供了新的微创治疗方法,取得了较好的效果,其适应范围、近期并发症及远期疗效有待进一步临床研究。

行膜周部室间隔缺损外科手术时,由于此类缺损靠近传导通路,准确地了解此区域的外科解剖有助于在手术中避免损伤传导组织。房室结通常位于 Koch 三角的顶端,Koch 三角的边界为三尖瓣隔瓣瓣环、Todaro 腱膜以及作为基底部的冠状静脉窦。几乎所有的膜周部位缺损都适合采用经心房入路,心脏停搏后于心房做一纵行或斜行切口,牵开切口边缘,从而暴露三尖瓣及 Koch 三角。外科暴露膜周部室间隔缺损的方式有两种:第一种是采用 5-0 缝线牵拉三尖瓣瓣下腱索;第二种是游离三尖瓣隔瓣改善暴露。较小的缺损可采用直接缝合的方式,对于较大的缺损应使用补片进行修补,可使用 5-0 双头半圆针,沿室间隔缺损肌肉肌缘 12 点钟位置开始缝合,并按照顺时针或逆时针方向完成缝合,缝合过程中应当注意避免损伤主动脉瓣膜(室间隔缺损 9~11 点钟方向)及传导束(室间隔缺损 3~6 点钟方向),连续缝合至传导束区域后应浅缝靠近缺损边缘发白的心内膜组织,或者在离开缺损下缘 3~5mm 外放置缝线,损暴露不佳,则需要采用单针加垫的多个间断缝合如果室间隔缺损的肌肉缘非常脆弱,抑或室间隔缺来代替连续缝合的技术。

对于漏斗部室间隔缺损的外科修补,由于其位置较高,通常采用经肺动脉及右心室切口作为外科入路,如果存在严重的主动脉瓣膜关闭不全,在闭合室间隔缺损之前应于主动脉做一切口,进行主动脉瓣成形手术,从而保证心肌停搏液灌注。在关闭缺损时,应尽量避免损伤主动脉及肺动脉瓣膜。对于此类缺损,我国的学者创新性地使用经胸封堵技术,在超声引导下置入特殊设计的偏心封堵器,在封堵缺损的同时最大可能地避免了干扰主动脉瓣膜的功能,一些前期的研究也得到了令人鼓舞的结果。

外科治疗肌部位室间隔缺损,尤其是对于心尖部及多发肌部缺损极具挑战性。肌性室间隔缺损具有完全的肌肉边缘,可发生在肌肉室间隔的任何位置。因为右心室内有较多排列错综复杂的网状肌小梁结构,外科探查及暴露往往比较困难,术后残余分流的发生较多。为了帮助外科显露,根据其所处的位置,可经右心室切口进行修补。对于靠近心尖部的室间隔缺损,更可采用左心室心尖部切口进行修补,但是由于行经心室切口出现术后心功能不全的概率较高,此种手术路径并不作为常规术式使用。有学者提出,运用内科微创介入封堵联合外科修补的杂交治疗技术,可以避免为改善暴露而切开右心室,有效缩短体外循环辅助时间,提高手术成功率并降低围术期风险。同样,近些年来,国内一些学者采用术中直视下封堵;也有人在经食道超声引导下行经胸封堵技术。在不停搏的情况下,通过右心室表面的穿刺点,将封堵器释放在室间隔缺损处。早期经验显示,外科封堵技术对婴幼儿无血管通路限制,操作成功率更高,伞盘释放位置更为准确。使用该方法,不仅可以对外科暴露困难的单纯肌部缺损进行有效治疗,更可以结合外科手术对多发肌部缺损进行一站式的外科杂交治疗(外科修补容易显露的缺损/对于心尖部难以显露进行经胸封堵治疗)。

室间隔缺损外科治疗围术期并发症主要取决于患者的年龄、肺血管阻力、缺损的种类,以及是否出现残余分流等。数据显示,目前对于单发的室间隔缺损(不合并肺动脉高压),外科修补术的围术期病死率仅约 1%(大于 1 岁);对于小于 1 岁的患者,围术期风险则较高(报道的病死率约 2.5%甚至更高)。对于多发肌部室间隔缺损,单纯的外科手术风险同样较高(约 7%左右),其主要是由大量分流导致的右心室重构,肺动脉压力升高,为改善暴露行心室切开所导致的心功能不全,以及较高的残余分流发生率等因素所致。近些年来,由于杂交技术的广泛应用,联合不停搏封堵技术及传统外科手术(如上所述),能够显著地降低该类患者的围术期风险,提高手术成功率。室间隔缺损外科修补术具有较好的远期效果,其远期可能的并发症包括三度房室传导阻滞(<1%)、残余分流,以及持续性肺动脉压力升高等,但发生概率均较低。

五、启示与展望

作为一种复杂多变的先天性心脏病,室间隔缺损的诊疗发展体现了多学科协作发展的学科理念进步,从诊断、评估、治疗以及评价等多个领域中不同学科知识、观念及技术的穿插融合,构成了目前治疗不同类型室间隔缺损的观念的主线。充分运用杂交技术的观念,结合心内科介入、传统外科开胸及微创外科治疗技术,依据不同患者的实际情况制订出个性化的诊疗方案,力求安全、微创的内外科综合治疗理念已经成为治疗该类疾病全新的方向。

第七节　自发性气胸

因肺脏实质或脏层胸膜在无外源性或介入性因素的影响下破裂,引起气体在胸膜腔内蓄积,称为自发性气胸。自发性气胸根据造成气体溢入胸膜腔的原因分为特发性气胸和继发性气胸。特发性气胸多见于青少年,体型瘦高,在 X 线胸片上甚至在开胸手术直视下脏层胸膜表面往往见不到明确的病灶。继发性气胸在中老年人多见,往往由肺内原有的病灶破裂所致,如肺大疱、肺结核、肺脓肿、肺癌等。

1724 年,Boerhaave 在关于自发性食管破裂的报道中描述了胸膜腔内大量积气并伴肺脏萎陷,从而第一次报道了这种无胸部外伤而发生的气胸。1826 年,Laennec 描述了气胸的临床特征。多年来,这种疾病一直被认为是结核病的并发症。1932 年,Kjaergaard 首次强调在大多数气胸患者中存在着非结核性的病因。

自发性气胸的发病率文献报道差异较大,为(4~47)/10 万,我国在 1995 年福州呼吸急症学术会议上共报告自发性气胸 8826 例,而实际上自发性气胸的发病率可能更高。自发性气胸多见于男性,男女之比约为 5∶1。

一、病因与发病机制

自发性气胸的病因构成随着社会和医学的发展而发生着变化。1932 年,Kjaergard 报告的自发性气胸的病因多为胸膜下肺大疱。20 世纪 50 年代,结核病成为自发性气胸的常见病因。随着对结核病的有效的药物治疗和流行病学控制,由结核病引起的自发性气胸的发病率有所下降。20 世纪 80 年代以后,随着社会人口老年化的进程,老年性慢性阻塞性肺气肿引起的自发性气胸的数量有增多的趋势。同时,随着一些特殊社会现象的出现,由获得性自身免疫缺陷症(AIDS)患者患卡氏肺囊虫感染引起的自发性气胸数量亦有所增加。气胸的发生与病变的肺泡内压骤增有关,一般来说,引起正常肺泡破裂所需的压力为 7.8~13.7kPa(58.6~103.0mmHg),而有病变的肺泡和肺大疱所能承受的压力远远小于正常肺泡,所以容易破裂,尤其是在以下这些情况容易发生气胸:剧烈咳嗽,腹压增高;呼吸道感染引起局部气道半阻塞状态,气体只能进入远端肺泡而排出不畅,使受阻远端肺泡内压升高;哮喘持续状态;机械通气,气道内持续正压,超过病变肺泡所能承受的压力极限;一些体力活动时,如突然用力、突然改变体位、打哈欠等。

(一)胸膜下肺大疱破裂

青少年自发性气胸多因肺尖部胸膜下的肺大疱破裂所致。胸膜下肺大疱大多分为两类。①胸膜下微小肺大疱(bleb),直径小于 1cm,常为多发,可发生于肺尖部、叶间裂边缘及肺下叶边缘。这类微小肺大疱往往是支气管和肺部炎症愈合、纤维组织瘢痕形成过程中牵拉及通气不畅所致。胸膜下微小肺大疱所致的自发性气胸在 X 线胸片上或手术时不易发现病灶,故亦称为"特发性气胸"。②胸膜下肺大疱(bullus),常为单发,多发生于肺尖部,由于脏层胸膜先天性发育不全,逐渐出现肺大疱。这类自发性气胸常见于瘦高体型的青少年,在手术过程中,除发现肺大疱外,常不能找到与之相关的肺实质内的基础病变。这两类肺大疱破裂引起的自发性气胸可在剧烈活动、咳嗽、喷嚏后诱发,亦可在安静状态下发生。

(二)大泡性肺气肿破裂

由于慢性阻塞性肺部疾患使肺泡单位过度充气,久之出现肺泡壁破坏,即小叶中心型肺气肿和全小叶型肺气肿,肺泡进一步融合压迫肺泡间隔和肺间质形成大疱性肺气肿。其特点是在 X 线胸片和胸部 CT 片上可见到大疱内有被压得极薄的血管和肺泡间隔,以此与巨大肺大疱鉴别。当肺实质内残气量进一步增加,压力过高引起脏层胸膜破裂就出现气胸。40 岁以上的男性多见,常伴有慢性咳嗽、长期吸烟史、支气管哮喘史等。

(三)肺结核

20 世纪 50 年代,肺结核是引起自发性气胸很重要韵因素之一。其发病机制主要如下。

(1)陈旧的结核性瘢痕收缩,造成小支气管扭曲、阻塞,形成局限性肺大疱破裂。

(2)肺的活动性结核空洞直接破裂。

(3)由结核性损毁肺间接引起对侧肺组织代偿性肺气肿,当出现感染、支气管阻塞时,引起其远端肺泡过度膨胀而破裂。

・实用临床外科常见病诊治技术・

20 世纪 80 年代,随着有效的抗结核药物的应用,肺结核的发病率明显降低,由肺结核引起的自发性气胸的发生率亦有明显下降。1988 年,Beg 报告的 95 例小儿自发性气胸的原因中,肺结核占 21%,仅次于化脓性感染。近些年来,结核病的发病率又有上升的趋势,应当注意随之而来的气胸并发症。

(四)其他

1.感染

金黄色葡萄球菌性肺炎和先天性肺囊肿继发感染后破裂是儿童自发性气胸发生的主要原因。随着各种高效抗生素的临床应用,肺脓肿破裂引起的脓气胸已经少见,而肺部真菌感染引起的自发性气胸的报道日渐增多。获得性免疫性缺陷综合征(AIDS)的伴随疾患卡氏肺囊虫性肺炎亦可引起自发性气胸,Beers 证明其发病机制可能是广泛的肺间质炎症、肺的囊性蜂窝状组织坏死。

2.恶性肿瘤

靠近脏层胸膜的癌性空洞破裂入胸膜腔可引起气胸,肺癌引起远端支气管阻塞形成局限性气肿继而破裂。尤其是转移性肉瘤可导致气胸,在儿童中,气胸可以是骨肉瘤肺转移的第一个表现。

3.月经期自发性气胸

Maurer 等在 1968 年报道了月经期自发性气胸。1972 年,Lillingto 等把这种气胸命名为月经期气胸。30～40 岁为发病的高峰期,90% 发生在右侧。常在月经开始后 48～72h 内发生。发生原因可能有:月经期 PGF2 水平增高,导致肺泡破裂;月经期宫颈黏液栓缺乏,空气通过子宫颈、输卵管和横膈孔进入胸膜腔;胸膜或肺的子宫内膜异位症。

4.获得性免疫缺陷综合征患者的气胸

获得性免疫缺陷综合征患者的自发性气胸通常发生在卡氏肺囊虫肺炎(PCP)的基础上。患 PCP 的艾滋病患者,大约有 6% 发生气胸。卡氏肺囊虫导致坏死性肺炎合并弥散性胸膜下肺大疱。气胸常常是双侧、顽固、易复发,漏气时间长,保守治疗后复发率高达 65%。大约 1/3 的患者表现为同时或非同时性双侧气胸。患 PCP 的艾滋病患者,若并发气胸,住院病死率则高达 50%,在需要通气支持的患者中,其病死率接近 90%。

二、临床特征

(一)病理和病理生理

自发性气胸根据气体在胸膜腔内的蓄积量和胸膜腔内压力增高的程度,可将其分为单纯性气胸和张力性气胸。虽然这两种类型自发性气胸的诱因和发病机制可以相同,但其引起的病理生理改变和临床表现可以有根本差别。

1.单纯性气胸

由各种原因引起脏层胸膜表面的病变组织破裂,气体进入胸膜腔后,患侧肺脏被压缩萎陷,使破裂的病变肺泡或肺大疱内的压力减低,破口闭合不再漏气,胸膜腔内的气体不再增多,此时,胸腔内压为正压。由于两侧胸腔压力不平衡,纵隔被推移向健侧,在呼吸运动中,两侧胸腔内压力的变化接近,纵隔无明显摆动。

・278・

2.张力性气胸

脏层胸膜表面的破口形成单向活瓣,吸气时胸膜腔内压降低,活瓣开放,气体进入;呼气时胸膜腔内压升高,活瓣关闭,气体不能排出,使胸膜腔内气体量不断增加,压力逐渐升高,患侧肺脏被完全压缩萎陷,从而完全丧失通气和换气功能。胸膜腔内压增高使纵隔明显向健侧移位,健侧肺脏部分被压迫,影响健肺的通气和交换功能。纵隔移位使与心脏连接的大血管发生扭曲,影响血液向心流动。当胸膜腔内压增高到一定程度,气体通过壁层胸膜或纵隔胸膜进入纵隔或胸壁,产生纵隔气肿或患侧胸部、头、面、颈部的皮下气肿,皮下气肿标志胸膜腔内气体蓄积的程度,同时亦可以减低胸膜腔内的压力。

(二)临床表现

气胸患者临床症状和体征取决于基础病因、肺萎陷的程度及是否存在基础肺部疾病。自发性气胸多为单侧,亦可为一侧发作后经治疗痊愈后另一侧再次发作。右侧比左侧稍多,10%的患者为双侧同时发作,大约11.5%的患者有阳性的自发性气胸的家族史。

1.临床症状

(1)呼吸困难。气胸发作时患者均有呼吸困难,其严重程度与发作的过程、气胸的类型、肺被压缩的程度和原有的肺功能状态有关。张力性气胸的患者可有明显的呼吸困难。单侧闭合性气胸,在年轻的呼吸功能正常的患者,可无明显的呼吸困难,即使肺被压缩大于80%,亦仅能在活动时稍感胸闷,而在患有慢性阻塞性肺气肿的老年患者,肺被轻度压缩就有明显的呼吸困难。急性发作的气胸,症状可能更明显;而慢性发作的气胸,健侧肺脏可以代偿性膨胀,临床症状可能会较轻。

(2)胸痛。常在发生气胸当时出现突然尖锐性刺痛和刀割痛,与肺大疱突然破裂和肺被压缩的程度无关,可能与胸膜腔内压力增高、壁层胸膜受牵张有关。疼痛部位不肯定,可局限在胸部,亦可向肩、背、上腹部放射。明显纵隔气肿存在时,可出现持续的胸骨后疼痛。疼痛是气胸患者最常见的主诉,而且在轻度气胸时,可能是唯一症状。

(3)刺激性咳嗽。自发性气胸时偶有刺激性咳嗽。

(4)其他症状。气胸合并血气胸时,如出血量多,患者会心慌、血压低、四肢发凉等。张力性气胸时,患侧肺被极度压迫,同时纵隔亦向健侧移位,患者除了高度呼吸困难外,临床上还会出现发绀、血压下降,甚至窒息、休克。合并皮下气肿时,患者前胸、颜面部肿胀,纵隔移位可造成心脏、大血管移位、大静脉扭曲,影响血液回流,出现体循环淤滞的表现,如静脉怒张等。

(5)反复发作。自发性气胸在首次发作后的复发率为50%。90%的复发见于曾经发病的一侧。在第2次发病后,复发率增高到80%。复发的危险因素为有两次以上的气胸发作史、X线胸片显示巨大囊疱、身高与体重的比值增大。

2.体征

(1)胸部体征。患侧胸廓隆起,呼吸运动减弱,肋间隙增宽,患侧胸部叩诊呈鼓音,听诊患侧呼吸音弱或消失。左侧气胸并纵隔气肿时,在胸骨左缘可闻及与心搏一致的高调粗糙的杂音,称 Hamman 征,可能与心脏搏动时撞击左侧胸膜腔内气体和纵隔内气体有关。张力性气胸合并皮下气肿时,可在前胸壁、头面部触及捻发感。

(2)气管、心脏向健侧移位,尤其在张力性气胸时更为明显。

（3）呼吸频率增快、口唇发绀，多见于张力性气胸。

3.放射学征象

（1）X线表现。胸片是诊断气胸最可靠的方法，可显示肺萎陷的程度、肺部情况、有无胸膜粘连、胸腔积液及纵隔移位等。胸片上显示无肺纹理的均匀透亮区的胸膜腔积气带，其内侧为与胸壁平行的弧形线状肺边缘。少量气体往往局限于胸腔上部，常被骨骼掩盖，此时嘱患者深呼气，使萎陷的肺更为缩小，密度增高，与外带积气透光区形成更鲜明的对比，从而显示气胸带。大量气胸时，患侧肺被压缩聚集在肺门区，呈球形阴影。有些患者在胸片上可以见到肺尖部肺大疱；在血气胸存在时，可见液气平面；当胸内存在粘连带时，萎陷的肺失去均匀向肺门压缩的状态，在 X 线胸片上显示出不规则状压缩，或肺压缩边缘呈分叶状；患侧膈肌明显下移，气管、心脏向健侧移位；合并纵隔气肿时，可见纵隔和皮下积气影。

根据 X 线胸片，大致可计算气胸后肺脏受压缩的程度，这对临床处理气胸有一定指导意义。Kircher 提出简便计算法：

肺被压缩的面积（气体占据的面积）（%）=[（患侧胸廓面积－患侧肺的面积）/患侧胸廓面积]×100%

根据上述公式可以推算，当积气带宽度相当于患侧胸廓宽度 1/4 时，肺被压缩大约 35%；当胸内积气带宽度相当于患侧胸廓宽度的 1/3 时，肺被压缩 50%；当胸内积气带宽度相当于患侧胸廓宽度的 1/2 时，肺被压缩 65%。根据气胸量的多少可把气胸分为三类：小量气胸（<20%）、中量气胸（20%～40%）、大量气胸（>40%）。

在临床上，气胸有时不易识别。例如，急症或外伤患者在仰卧或半卧位时用便携式放射照相机所摄的胸片可能使气胸征象模糊不清，尤其在肺尖或肺野外侧区域积气不会显示出气胸征象；由于胸膜疾病、胸部外伤或既往手术引起的多处胸膜粘连可表现为局限性气胸，容易与肺大疱或大疱性肺气肿相混淆。

（2）胸部 CT 扫描。能清晰显示胸腔积气的范围和积气量、肺被压缩的程度，在有些患者可以见到肺尖部肺大疱的存在，同时胸部 CT 还能显示胸腔积液的多少。尤其是对含极少量气体的气胸和主要位于前中胸膜腔的局限性气胸，在 X 胸片上容易漏诊，而 CT 则无影像重叠的弱点，能明确诊断。

（三）鉴别诊断

1.肺大疱

多次反复发作的气胸，由于胸内有粘连，气胸易形成局限性包裹，此时在 X 线胸片上易与张力性肺大疱相混淆。气胸往往有突然发作的病史，而张力性肺大疱则是长时间反复胸闷，X 线胸片上张力性肺大疱在胸壁边缘尤其是肋膈角处可见到纤细的肺大疱边缘线。气胸和张力性肺大疱的鉴别很重要，把张力性肺大疱误诊为气胸而放置胸腔引流管很容易引起严重的病理生理改变。

2.支气管断裂

支气管断裂是造成外伤性张力性气胸的原因之一。支气管断裂往往有胸部的外伤史，外伤的特点是加速运动过程中突然停止的过程，支气管断裂引起的张力性气胸，胸腔引流管常有持续性溢气，在 X 线胸片上可见到"肺下垂征"，即萎陷的肺上缘低于肺门水平，而一般原因引起的气胸,肺萎陷是朝向肺门的。

3.急性肺栓塞

急性肺栓塞在临床上可有呼吸困难等症状,同时常伴有发热、咯血、休克、血白细胞增高等,一般多有下肢反复发作的静脉血栓形成史或长期卧床史,X线胸片无气胸征象。

4.其他

胸痛、呼吸困难等症状在临床上应与心肌梗死、胸膜炎、急腹症等鉴别。

三、治疗

(一)一般治疗

各型气胸患者均应卧床休息,限制活动,化痰、镇咳、止痛,有胸腔积液或怀疑有感染时,应用抗生素,严重呼吸困难者可予吸氧治疗。一般肺压缩<20%,不需抽气等外科治疗,胸膜腔内的气体可以按每日1.5%的速度吸收。

(二)急性气胸的处理

急性气胸肺被压缩>20%,应当抽气减压,促使肺脏复张。抽气部位在患侧锁骨中线第二肋间,局限性包裹性气胸应当在胸片的指导下定位,在积气最多的部位抽气。肺被压缩>60%,或怀疑有张力性气胸的可能者,应当安放胸腔引流管,接水封瓶排气,安放部位亦是患侧锁骨中线第二肋间,或积气最多的部位。通过胸腔引流管可以观察其有否持续溢出、肺脏复张情况以及胸腔内出血情况。

(三)张力性气胸的处理

张力性气胸可引起严重的病理生理改变,故紧急排出胸腔内高压力的气体十分重要。在紧急情况下,可用18号针头尾端套扎上消毒指套或避孕套,指套端剪开一小口,针头经患侧锁骨中线第二肋间进入胸腔内,高压气体可以冲出,患者吸气时,胸腔内压力降低,指套闭合,阻断空气进入胸腔。在紧急排气后,患者情况趋于平稳或被转送到有救治能力的医院,应当安放胸腔引流管,以利气体排出,观察气胸的发展变化、促使肺复张,希望肺脏复张后,破裂的部位能与胸壁之间形成粘连,从而治愈张力性气胸。胸腔引流管一般安放48～72h之后,摄X线胸片,若肺完全复张,则用血管钳夹闭胸管24h后再复查胸片,病情稳定,可以拔除胸管;若肺膨胀不全,应当放开止血钳,继续进行胸引,必要时可用双瓶负压吸引法,使调节瓶的负压维持在-0.785～-0.981kPa,经过上述治疗,大多数(80%～90%)的患者可以被治愈,若经上述治疗仍不奏效,则应积极考虑外科手术治疗。一般来说,胸腔引流管安放时间不应超过7～10d,时间过长有可能经胸管介入感染,或由于长时间肺不能复张,在萎陷的肺脏表面会有纤维性包裹形成,有可能给以后的肺复张和进一步治疗带来困难。

(四)特殊类型气胸的处理

1.双侧同时发生的自发性气胸

占自发性气胸到2%～6%。双侧同时发生气胸,由于双侧均丧失正常的呼吸功能,十分危急,必须及时处理。首先,应当行双侧胸腔闭式引流,减低胸腔内的压力,使肺膨胀,从而维持相对正常呼吸所必需的肺容量和气体交换面积,尤其是在决定手术治疗前,更应术前积极安放胸管,以防在麻醉、气管插管呼吸机正压通气的情况下,加重病情,然后根据患者情况酌情选择手术方式。对于年轻无肺内病变的患者,可行一期手术,胸骨正中切口,切开纵隔胸膜,同时处理双侧气胸,或先做一侧开胸,处理一侧气胸后,再用同样的方法处理另一侧气胸。对于年龄较大或有肺部疾患者宜行分期手术治疗,先行一侧根治术,另一侧安放引流管,待手术治疗侧基本痊愈后,再行对侧手术治疗。

2.自发性血气胸

占自发性气胸的 2%～12%,胸内粘连带在气胸时被撕断,导致血管出血,因此,自发性血气胸的处理除了一般处理气胸的方法外,临床上更需注意胸腔内出血的量和出血速度。出血较少时,可行保守治疗,如安放胸腔引流管,给予止血药,适当输液等;当出血量较大时,患者在临床上会出现内出血的各种表现,如大汗、心率快、烦躁,甚至休克,胸腔引流管内出血量＞100mL/h,持续 3h,此时应积极开胸探查,找到并处理出血源,当然全身支持疗法亦很重要,如输血、抗休克治疗等;当胸腔内慢性出血或急性出血处理不及时时,会出现凝固性血胸和机化性血胸,此时亦应手术清除胸内凝血块,以防肺脏被压迫萎缩或继发胸腔内感染。

(五)手术治疗

外科手术治疗自发性气胸应当包括,切除破裂的肺大疱及已经形成的肺大疱,切除引起肺大疱的基础病变,摩擦壁层胸膜或胸腔内喷洒滑石粉使脏壁层胸膜之间产生粘连,使胸膜腔闭合,解除纤维素包裹或纤维板对肺脏的束缚,促使肺膨胀等。适当的外科治疗能促进气胸治愈,有利于肺脏尽早复张,同时亦可确切了解引起自发性气胸的基础病变,采取可靠的根治性治疗措施,防止复发。

1.手术适应证

(1)张力性气胸。经过安放胸腔引流管 5～7d 后仍有大量气体溢出,同时 X 线胸片示肺复张不良者,说明可能破口较大,不能通过胸管引流的治疗方法而愈合,需手术治疗,切除肺大疱。

(2)复发性气胸。首次自发性气胸发作,应建议用保守的安放胸腔引流管方法进行治疗,如痊愈后同侧再次发作自发性气胸,多主张用外科方法进行治疗。在手术中,除了切除肺大疱和其基底部的相关肺实质病变外,还应进行胸膜腔融合术,防止术后气胸再次复发。

(3)慢性气胸。自发性气胸在急性发作期治疗不恰当,使萎陷的肺脏表面纤维素沉积,形成纤维板,使肺表面破口不能闭合,同时肺脏难以复张。外科治疗的目的是缝闭肺表面破口,另外,切除肺脏表面的纤维板或切开纤维板,使肺尽可能复张。

(4)血气胸。占自发性气胸 2%～12%。自发性气胸时,肺脏突然被压缩,可使原已存在于胸腔内的粘连带牵拉断裂,胸腔内粘连带的血供来自体循环,出血不易自行止住,故可引起胸腔积血。当胸腔引流管内的引流量＞100mL/h,持续 3h,同时患者有心率增快、出冷汗、血压下降等表现,胸管内引流出的血流接近体温时,应积极行外科治疗,其目的是切除肺大疱,找到出血源止血,清除胸腔内积血和血块,防止机化性血胸和脓胸形成。

(5)皮下气肿。皮下气肿一般提示胸腔内气体压力较高,气体溢入胸壁皮下。皮下气肿的形成实际上是减低胸腔内压力的机制,但皮下气肿、纵隔气肿严重时可压迫纵隔内器官、血管、气管等,造成相应的临床症状,故可在锁骨上、颈部进行多处 1～2cm 的切口,并分离至皮下结缔组织、肌肉浅面,使气体能够溢出。手术注意无菌操作。

2.手术方法

(1)开胸直视手术。可以在直视下探查肺大疱及其基底部的肺内病变,能全面探查脏层胸膜,发现那些已经形成但尚未破裂的肺大疱、肺小疱,可以发现并处理引起出血的胸腔内粘连带。手术的具体方法包括肺大疱切除、折叠缝合、瘢痕切除、肺内病变切除等,术中可用干纱布擦拭壁层胸膜表面,促进术后胸膜粘连融合。经典的手术途径是经患侧后外侧切口,经肋间进入胸腔;亦可经腋下横行或纵行小切口,经肋间进入胸腔,小切口对患者损伤小,术后恢复快,并发症少,对呼吸功能的影响小;双侧同时发生的气胸,在一期行双侧手术时,可选择胸骨正中切口。手术方式的选择如下。

肺大疱缝扎术:适用于肺脏边缘的肺大疱,直径<5cm,在大疱的基底部用血管钳夹肺组织,并行全层贯穿缝合结扎,全层间断褥式或重叠贯穿缝合结扎,可不切除肺大疱。

肺大疱切开缝合术:适用于基部较深,直径>5cm 的肺大疱一般均有一支或两支小的支气管与肺大疱相通,切除部分肺大疱,在其基底部缝扎,然后将肺大疱壁折叠,全层褥式重叠贯穿缝合大疱基部和脏层胸膜。

肺切除术:适用于肺组织广泛破坏并已失去功能,而健侧肺功能良好者。

壁层胸膜摩擦:对于广泛多发肺大疱或在探查中未发现明确肺大疱的患者,可用干纱布摩擦壁层胸膜,使其充血,促进术后形成脏、壁层胸膜粘连,从而闭合胸膜腔。

脏层胸膜剥脱或切开。对于慢性气胸患者肺脏由于长期处于不张或膨胀不全状态,其表面形成纤维素包裹及纤维板,使肺脏复张很难。手术中可剥除纤维板,如果纤维板与脏层胸膜粘连紧密、不能剥除时,可考虑在肺脏表面放射状切开纤维板甚至脏层胸膜,破坏肺表面的纤维板的整体性,有可能使肺复张。

(2)电视辅助的胸腔镜外科(VATS)。目前已经在临床上广泛应用。VATS 创伤小,不损伤胸壁的肌肉和神经,对胸腔内的情况亦能通过内镜转换成电视图像而清晰可见。1937 年,Sattler 第一次报道了用胸腔镜治疗气胸。1980 年,Weissberg 和他的助手使用胸腔镜探查胸膜下肺大疱和阻碍肺复张的胸膜粘连。胸腔镜技术用来治疗自发性气胸的主要方法包括,用钛夹夹闭破裂的肺大疱,用直线切割缝合器切除肺大疱及其肺实质内的基础病变,电灼或用激光烧闭胸膜下肺小疱,滑石粉胸内喷洒促使胸膜腔粘连。胸腔镜下应用激光(Nd:YAG)对自发性气胸有治疗作用。Torre 对 85 例自发性气胸患者,经胸腔镜应用激光烧灼肺大疱和部分脏层胸膜的瘢痕,其中 80 例随诊 5~86 个月无复发,在 2 例病灶>2cm 的患者激光治疗失败,3 例复发。

目前多用直线切割缝合器切除肺大疱及其引起肺大疱的基础病变,直线切割缝合器在切除肺大疱的同时闭合肺残面,避免切面漏气。应用缝合打结器,在切除肺大疱后,缝合断面。亦可用喷胶的方法粘堵肺大疱的破口或切除肺大疱后的肺残面。在 VATS 切除肺大疱完成后,将滑石粉胸腔内喷洒,有助于预防自发性气胸的复发。

Vanden Brekel 等回顾性地分析 710 例自发性气胸患者,其中 622 例经胸腔镜治疗(88%),在胸腔镜下发现肺大疱。VATS 手术成功率 88%。

在胸腔镜下,有多种治疗手段能使自发性气胸治疗后的复发率降低。自从 VATS 技术出现后,外科治疗自发性气胸的指征有了一些变化。有人主张胸管引流 72h 无效就应尽快行

VATS;对于复发性气胸,应当更积极地进行外科治疗,其中首推 VATS。

有研究为 36 例自发性气胸患者行 VATS,所有患者均有同侧反复发作史,曾反复胸穿、反复安放胸腔引流管。胸腔镜探查发现,22 例肺尖部有单个肺大疱,14 例为多发性肺小疱。分别用钛夹夹闭肺大疱基底部并切除,或用直线切割缝合器将其切除,同时胸腔内喷洒 2～4g 滑石粉,用纱布均匀涂抹在胸膜表面。胸管安放平均 1.7d,住院时间 3.8d。8 例在术后出现一过性高热,可能与滑石粉胸内喷洒有关。VATS 后随诊 6 个月至 5.5 年,患侧肺膨胀良好,再无气胸发作。

(3)胸膜粘连融合术。自发性气胸的复发率较高,自发性气胸第一次发作后的复发率为 30%,每次复发后的再发率更高。一般在外科切除肺大疱的同时均应用物理的方法或胸腔内喷洒促粘连剂,使脏层、壁层胸膜融合,从而消灭胸膜腔间隙,即使肺内再次形成肺大疱并破裂,空气亦不能造成全肺被压缩萎陷。

常用的方法如下,在手术同时用干纱布摩擦壁层胸膜,使其充血,或在术中向胸内喷洒滑石粉等其他黏合剂,通过这些物质刺激胸膜产生炎症,促使胸膜腔闭合。滑石粉胸膜腔内喷洒的量为 2～4g,以能覆盖全部胸膜表面为度。Weissberg 等对 200 例气胸患者经胸腔镜喷入 2g 滑石粉治疗气胸,首次成功率 88%,对失败的 12% 患者再次喷入滑石粉治疗,使成功率提高到 97%。上海医科大学中山医院对 40 例,持续性和复发性气胸患者从胸腔镜喷入 3g 滑石粉治疗,随访 2～7 年,复发率为 5%。其他类型的粘连剂,如高渗糖、四环素等均因刺激性较大,目前已被弃用。

有关滑石粉胸膜腔喷洒后能否导致亚性肿瘤的问题备受关注。Viskum 等报告 99 例自发性气胸患者,经胸腔镜胸膜腔内喷洒滑石粉后,随访>20 年,2% 复发。在资料完整的 50 例患者中,在 X 线胸片上 11 例正常,37 例有轻、中度胸膜改变,如肋膈角变平,或有小的胸膜斑片,部分钙化。在 11～40 年的随访中,未发 1 例出现恶性病变。滑石粉胸膜粘连融合术后,患者可有高热,一般持续 2～3d,另外这种做法有可能为今后开胸手术带来较大困难。

第八节　支气管扩张症

支气管扩张症是以支气管树的异常扩张为特征的一种常见的慢性支气管疾病。本病是由于支气管及其周围肺组织的炎症使管壁弹力层和肌层破坏,引起支气管变形和支气管持续性扩张。支气管扩张可分为先天性和继发性两种。先天性支气管扩张是支气管先天发育不良,呈囊状扩张,常伴有心脏异位、鼻旁窦炎和胰腺囊性纤维化。继发性支气管扩张的基本致病因素是支气管-肺脏的反复感染和支气管阻塞,过去常与麻疹或百日咳有关,现在与革兰阴性杆菌引起的肺部感染有关。反复感染使支气管各层组织,尤其是平滑肌纤维和弹力纤维被破坏,支气管壁的支撑作用被削弱,当吸气时支气管腔内压力增高,支气管同时受到胸腔内负压的牵引而扩张。由于支气管阻塞,在呼气时气体不能排出,大量分泌物长期淤积在支气管腔内,从而加重支气管壁的炎症和破坏程度,逐渐发展成为支气管扩张。

一、病理和病理生理

支气管扩张的形态可分为囊状、柱状和混合状，先天性支气管扩张多为囊状，继发性多为柱状。

典型的支气管扩张的病理改变是支气管壁组织破坏，管腔扩大，管壁上皮呈急性及慢性炎症和溃疡，纤毛柱状上皮常为鳞状上皮所替代，支气管周围亦有炎症变化、纤维化、机化或肺气肿。支气管血管与肺血管之间的交通支开放、吻合增多。

支气管扩张的病理改变与支气管扩张的数量和所并发的肺实质病变有关，当病变范围比较广泛时，支气管黏膜上皮被破坏，纤毛摆动所致的呼吸道自洁作用减弱或消失，分泌物潴留在支气管腔内不能排出，从而加重支气管的炎症，刺激引起支气管痉挛，出现阻塞性通气障碍，通气/血流比例失调。

支气管扩张症患者肺循环血管与支气管动脉循环血管之间的交通支开放增多，解剖分流增加，同时随着通气/血流比例的区域增大，生理分流亦日渐明显，可以出现弥散功能障碍、低氧血症，甚至呼吸功能衰竭。病变严重者，肺间质毛细血管床广泛破坏，肺循环阻力增加，右心室后负荷增加，出现右心室肥厚、右心功能衰竭。

二、临床表现

病程呈慢性，发病年龄多为青年，最常见的症状为咳嗽、咳痰、咯血和反复肺部感染，临床症状的轻重与支气管病变的轻重和感染程度有关。临床上将以咳痰为主的称为"湿性支气管扩张"，典型的痰液在放置数小时后，可分为三层，上层为泡沫、中层为黏液、下层为脓性物和坏死组织。

以咯血为主的占57%～75%，咯血量从痰中带血至大量咯血，咯血量与病情的严重程度、病变范围不一定平行。部分患者以咯血为唯一症状，临床上称为"干性支气管扩张"，常见于结核性支气管扩张。反复肺部感染可引起高热、乏力、贫血等全身中毒症状，严重者可引起气促、发绀。

在 Nicotra 等人的一系列报告中，咳嗽是最主要的症状，占90%;51%的患者有反复发作的咯血，多数患者也可常伴有胸膜性胸痛的反复发热病史，还可有呼吸困难。在体格检查时，合并反复肺部感染的患者，局部叩诊呈浊音，可闻及不随体位变化而改变的湿性啰音和哮鸣音。患者常伴有杵状指(趾)。体格检查常无特异性所见，杵状指(趾)见于不足5%的病例，偶可见到慢性鼻旁窦炎所致的鼻息肉，在肺基底部可闻及捻发音、喘鸣音和粗糙的呼气期干啰音，肺心病和营养不良并不常见，一旦出现此类症状，提示为晚期。

放射学检查有一些特征性的征象对诊断支气管扩张有帮助。

通常首先应拍标准X线胸片，其征象包括：由支气管周围纤维化和分泌物潴留所致的肺纹理增粗、斑片状或融合的肺阴影或肺不张表现，偶尔可见囊状扩张的支气管。CT是目前较好的检查方法，CT可发现支气管扩张的表现、严重程度及分布，已可替代支气管碘油造影片。如要准确地诊断支气管扩张，应至少在急性感染控制6～8周后，再做支气管造影片或CT检查。

10mm 层厚的 CT 扫描有66%的敏感率和92%的特异性，而1.5mm 薄层 CT 扫描(HRCT)的敏感率是84%，特异性是92%。CT 扫描另一个超过支气管造影片的优点是更好地显示了支气管周围炎症和肺间质病变。

放射性核素肺血流灌注扫描在支气管扩张患者的术前评估方面是重要的,因为其可证实 CT 影像正常却潜在支气管扩张的异常区域。这可解释为:支气管动脉的增生,造成体-肺动脉分流,使病变区域放射性核素灌注不良,这种血流阻断不仅提示了较 CT 影像更广泛的病变范围,而且也影响治疗方法的选择。相反,灌注正常提示支气管扩张为早期,不需手术治疗。灌注正常也见于肺段或肺叶不张,邻近的正常肺组织占据了其解剖部位(假阴性)。

支气管扩张患者应进行的其他检查包括:用以除外异物或肿瘤的支气管镜检查,痰培养和药敏的细菌学检查,针对囊性纤维化的 Sweat 试验、鼻旁窦的 X 线或 CT 片等,以及简单的免疫学检查,其包括血清免疫球蛋白测定(B 淋巴细胞)、淋巴细胞计数和皮肤试验(T 淋巴细胞)、白细胞计数和分类(吞噬细胞)、补体成分测定(CH_{50},$C_3 C_4$)。局限性支气管扩张者的肺功能检查多正常,一些作者发现弥散性支气管扩张有类似慢性支气管炎表现的呼吸道阻塞,严重的支气管扩张患者,可见伴低血氧的混合型通气障碍。如果需要,还可能做其他检查。如支气管动脉造影片,以证实咯血部位;如果怀疑有胃食管反流,做食管检查;活检呼吸道上皮的纤毛超微结构检查等。

三、治疗方法

(一)内科治疗

几乎所有的支气管扩张患者最初的治疗方案都是内科治疗,包括控制感染、支气管扩张药和积极的物理治疗。一般而言,抗生素有益于减少每日痰量、改变脓痰性质和减少住院天数,长期使用抗生素可能对某些患者有益。支气管扩张药,通常使用喷雾剂,易于减轻黏膜水肿和支气管痉挛。物理治疗对于多段病变者是最重要的,其包括体位引流、每日拍背数次、呼吸锻炼、宣教呼吸保健原则等。支气管扩张内科治疗的其他方法有增加黏液流动性的湿化、祛痰药,减少刺激物的接触,如烟草等。

内科治疗的另一重要方面是治疗相关疾病,如鼻旁窦炎、胃食管反流、免疫球蛋白缺乏症等。每年注射百日咳、麻疹及流感的疫苗也有帮助。

(二)外科治疗

1.手术适应证

Hodder 等人提出,手术切除的适应证必须满足以下条件:术前通过支气管造影片或 CT 证实为局限性支气管扩张;有足够的心肺功能储备以耐受准备做的切除术;有不可逆表现,不是早期可治疗的病况;有明显的持续慢性咳痰、反复或明确的咯血、反复肺炎发作等症状;充分的药物治疗失败。

明确病变的范围是外科治疗的先决条件。因为术中很难准确判断哪些肺段受累,术中可能有帮助的间接征象是受累肺段或肺叶膨胀差、触及扩张的支气管,异常肺的表面多无炭末沉着。所有手术患者,至少在术前 48h,必须充分给予有效的抗生素,以及拍背和体位引流等积极的物理治疗。

2.手术方法

支气管扩张症外科治疗的目的是去除所有的受累肺段,同时最大限度地保留肺功能,最终必须至少剩余两个最小肺叶或六个肺段以保证足够的肺功能。技术上,支气管扩张的手术既是非常容易，又是非常困难的，均应采用双腔插管，以避免术中病变肺内的脓液流入对侧肺脏。由于脏、壁层胸膜间的粘连较重，必须在胸膜外游离肺叶，手术操作难度会增加，下叶的支气管扩张，其粘连常在膈面，必须非常小心地游离这些粘连，因为偶有支气管扩张不能与叶内型肺隔离症鉴别，操作中可能误伤异常体动脉。肺动脉及其分支周围肿大的淋巴结，也会延长游离血管的时间。支气管周围的支气管动脉增粗，如果不能仔细地确认及结扎，可能最终导致术中和术后出血。

弥散性和多肺段病变的患者，手术疗效难以预知，一般应避免手术。满足以下适应证的患者，手术可能有益：药物治疗无效的有症状者，可手术完全切除病变；不能控制的咯血，或支气管动脉栓塞后复发；需要姑息手术，即切除多数受累的肺叶或肺段，以缓解症状。

3.治疗效果

对于95%的患者来说，手术是有益的，局限性病变者的疗效更佳。手术病死率为1.4%～2.2%，并发症发生率约为24%，88%～95%的患者术后可以症状改善甚至无症状。

第九节　肺脓肿

一、概述

细菌引起肺实质局限性感染和坏死并有脓腔形成即为肺脓肿。广义上讲，它包括了结核性、真菌性、寄生虫性和细菌性脓腔，感染性肺大疱、肺囊肿和支气管扩张，肺梗死后肺脓肿，以及肺部肿瘤内坏死脓腔和肿瘤阻塞支气管远端发生的肺脓肿。狭义上讲，肺脓肿主要是指源于肺内化脓性感染而产生的肺脓肿。感染细菌的来源可经呼吸道，如误吸，也可能是全身他处感染继发引起的肺感染，如脓毒血症或败血症所致肺部感染。

早在1936年抗生素问世以前，Neuhoff等人报告了他们外科引流治疗肺脓肿的个人经验，得出结论是大多数严重的肺脓肿病例都需要外科手术处理。他们还强调拖延治疗至并发症威胁患者生命时，急性肺脓肿的严重性才被认识。支持治疗包括维持营养和体位引流等在今天虽然很重要，但是抗生素的问世彻底改变了我们治疗肺脓肿的思路。

自从第二次世界大战以来，有效的抗生素出现了，它明显地改变了肺脓肿的自然病程，也显著地降低了外科引流的治疗作用。第二次世界大战前，肺脓肿是一种致死的疾病，患者常常是到了病程晚期，中毒症状很重呈现极度衰竭时，才来找胸外科医师进行引流，可想当时外科治疗会有什么样的结果。肺脓肿早期外科就参与治疗其结果显然不同。1942年，一组122例肺脓肿早期施行开放引流，仅有4例死亡。20世纪40年代后期临床上开始使用青霉素，许多肺炎经抗生素治疗得到有效控制，肺部感染很少会发展到肺脓肿阶段，结果需要外科手术处理的肺脓肿病例很少，即便有，也是选择性的肺叶切除，很少施行肺脓肿外引流。随着抗生素、抗代谢药、激素和免疫抑制剂的应用，改变了周围细菌的生态学，无论是非特异性肺脓肿还是原发性肺脓肿，发生率均明显降低。另一方面，高龄、机体抗感染能力减低情况下，机会性感染所致的肺脓肿发生率增加了，机会性肺脓肿的治疗更为困难。

二、病因和病理

化脓菌引起的肺脓肿多数因咽喉部感染性物质误吸而致,如牙龈感染或咽喉部感染时,老年患者咳嗽反应受到抑制,感染性分泌物容易被误吸,早年牙科和扁桃体手术后肺脓肿发生率较高。另外,患者在失去知觉的情况下,像酗酒者或全身麻醉状态下以及昏厥、脑血管意外,患者常处于卧位,特别是仰卧位,感染性分泌物因重力关系可直接流入右主支气管,然后进入上叶后段和下叶背段,临床上这两个部位均是原发性肺脓肿常见之处。最常见的致病菌是厌氧菌,其他有甲型和乙型溶血性链球菌、葡萄球菌、非溶血性链球菌、假孢子菌属和大肠杆菌。实际工作中多是未等细菌培养结果出来,就已经开始应用抗生素,因此细菌培养多不能获得阳性致病菌。一旦液化坏死物经引流支气管排出,含有脓液和空气的脓腔——肺脓肿便形成了。

肺脓肿的形成需要三个因素:细菌感染、支气管堵塞、机体抗感染能力低下。其病理过程是化脓菌造成肺实质破坏。开始细菌引起肺部感染,支气管阻塞后致使远端肺段发生肺不张和炎变,感染未能得到有效控制,支气管堵塞未能有效解除,引起肺段血管栓塞和破坏,继之产生大面积的肺组织坏死和液化,周围的胸膜肺组织也呈现炎性改变,终于形成脓肿。急性肺脓肿的内壁衬纤维脓性物质,它与周围实变的肺组织混为一体。当病变经过急性阶段后,支气管阻塞未能及时完全解除,引流不畅,感染未彻底控制,肺脓肿可进入慢性阶段。

慢性阶段的肺脓肿,其内壁逐渐变成纤维肉芽组织,显微镜下的特点是存在富含脂质的巨噬细胞。以后的病理过程为脓腔内壁衬有低柱状上皮甚至假复层纤毛柱状上皮细胞。到了此阶段,脓肿周围的肺组织产生瘢痕,瘢痕组织收缩并逐渐堵塞脓腔。慢性肺脓肿期间感染反复发作,既有受累肺组织病变,又有支气管病变;既有组织破坏,又有组织修复;既有急性炎症,又有慢性炎症。结果表现为肺组织中一界限分明的脓腔,周围肺组织有不同程度的炎变和纤维化。慢性肺脓肿具有明确的特点:肺脓肿最初发生在肺组织的表浅部位;肺脓肿与一个或多个小的支气管相通;脓肿不断向周围蔓延发展,晚期不受肺段和肺叶的限制,可跨段、跨叶形成多个互相沟通的脓腔。

急性期肺脓肿可侵犯周围胸膜表面,引起胸膜炎、胸腔积液或者脓胸。若脓肿穿透胸膜腔,则出现张力性脓气胸。晚期或忽略了的肺脓肿,可破入纵隔、心包或膈下,分别引起化脓性纵隔炎、化脓性心包炎以及膈下感染。

(一)吸入性肺脓肿

误吸是最常见的肺脓肿原因,因酗酒或药物所致意识丧失时,呕吐最常造成误吸。头部外伤、精神病发作、全身麻醉均是加重误吸发生的因素。某些引起食管梗阻的病变,如贲门失弛缓症、食管狭窄、食管癌或胃食管反流,是产生肺脓肿的次要原因。肺脓肿还可因头部和颈部感染蔓延而致。儿童期的肺脓肿应当考虑有无异物存留造成支气管内梗阻。有人强调体位可引起某些肺段发生肺脓肿,特别是上叶后段和下叶的背段,误吸后最容易发生肺脓肿。

(二)肺梗死后脓肿

过去一直认为肺梗死是肺脓肿的最常见原因,现在这种观点已经改变了。似乎上述误吸造成肺脓肿的理论更有道理,因为它是基于解剖学和临床观察而得出的。毫无疑问脓性栓子可产生肺脓肿,栓子可来自不洁流产或前列腺炎所致盆腔静脉血栓;来自周围化脓性血栓性静脉炎;肝脓肿、化脓性胰腺炎或化脓性腹膜炎后躯体静脉含有感染性的栓子,它们均可产生肺脓肿。抗生素已经明显地减少了上述的各种感染源,脓性栓子引起肺脓肿的发生率也较过去显著降低。

(三)创伤后肺脓肿

胸部穿透伤或钝性伤偶可发生肺脓肿。创伤后肺内血肿,可因血源性细菌、误吸或肺内异物而发生感染。并非所有存在于肺内的异物都需要摘除,但是肺内异物引起肺脓肿时,不摘除异物肺脓肿就不可能痊愈。非胸部创伤患者长期住院、昏迷、卧床或败血症常常引起肺部并发症,像肺不张、肺炎,有时发生肺脓肿。这种肺脓肿多是医院内获得性细菌感染,治疗起来相当困难,对此重要的是应有充分的认识而积极预防。

(四)纵隔或腹腔感染扩散肺脓肿

膈下或纵隔感染引起最常见的肺胸膜腔并发症是脓胸,但是如果胸膜腔有粘连,肺又紧密粘连于邻近的壁胸膜上,膈下感染或纵隔感染可能直接穿透肺组织,形成肺脓肿。此种肺脓肿可继发于阿米巴或化脓性肝脓肿,以及任何原因所致的膈下脓肿。肺脓肿也可继发于纵隔炎,最常见于食管穿孔或破裂。治疗这种类型的肺脓肿,成功的关键在于有效地处理原发疾病。

(五)支气管梗阻肺脓肿

支气管梗阻多因肿瘤和异物而致,少见的原因有支气管内结石、炎性支气管狭窄,这些器质性梗阻造成远侧肺段或叶支气管分泌物引流不畅,继发肺部感染,加重肺不张,可发展成肺脓肿。因为支气管梗阻可能导致肺脓肿,经积极抗生素和支持疗法,肺部局限性反复感染无明显改变,应行纤维支气管镜检查,除外支气管梗阻。

(六)坏死性肺炎后肺脓肿

金黄色葡萄球菌、Ⅲ型肺炎球菌、铜绿假单胞菌、克雷白杆菌感染都容易造成肺实质坏死形成肺脓肿。金黄色葡萄球菌感染多为原发性感染灶,特别是在儿童期。肺炎球菌容易致老年患者产生肺脓肿。院内获得性感染,特别是革兰阴性菌常发生在严重创伤者、经历大手术患者,即主要发生在免疫力明显抑制的患者。免疫机制严重抑制及营养状态极差的患者,发生肺炎或肺脓肿后,常很快导致败血症和死亡。

(七)原有肺病变的肺脓肿

原有肺内支气管囊肿或后天性肺大疱,发生继发性感染后,X线上也会产生类似"肺脓肿"样改变。若感染前已知原有肺囊肿或肺大疱和(或)胸片上有一界限清楚的气液平,周围没有明显肺浸润表现,那么应当高度怀疑肺囊肿感染或感染性肺大疱的可能。对此鉴别可在纤维支气管镜下用带有导丝的塑料管进行抽吸,抽出液检查可给诊断带来很大的帮助,同时也作为治疗的一部分。少见的情况是肺隔离症继发感染后产生肺脓肿,肺隔离症形成的肺脓肿对单纯非手术治疗反应很差。怀疑此类肺脓肿时,应行主动脉造影片显示畸形血管,也可防止术中发生意外大出血。

(八)癌性肺脓肿

空洞型肺癌是中年吸烟男性患者最常见的肺脓肿原因,对这种患者应尽早行纤维支气管镜检查,明确诊断后及时手术切除可获得长期存活。

(九)机会性肺脓肿

由于有效的广谱抗生素应用,在化脓性肺炎的阶段即得以控制,因此原发性或称非特异性肺脓肿很少能形成,目前这种类型肺脓肿的发生率明显降低了。机会性感染而致的肺脓肿则表现为更为突出的问题。机会性肺脓肿多发生在婴幼儿或年迈患者,机体对于感染缺乏有效防御能力,身体其他系统有严重疾病,肺脓肿仅是系统疾病的一种并发症。早产儿、支气管肺炎、先天性发育畸形、手术后、恶病质、存在其他感染或系统性疾病,这些对于早期婴儿来说,都是发生机会性肺脓肿的重要因素。对于老年患者来讲,全身系统性疾病、恶性肿瘤(特别是肺部或口咽部的恶性肿瘤)、长期应用激素或免疫抑制剂治疗、放射治疗以及围术期,均构成老年患者机会性肺脓肿的基础条件。机会性肺感染呈多发而非单一的肺脓肿,其中绝大多数为医院内的获得性感染。从细菌学上讲,致病菌也不同于典型的吸入性肺炎后的肺脓肿,金黄色葡萄球菌仍是最主要的致病菌,其他还有甲型溶血性链球菌、卡他奈瑟菌、肺炎球菌、变形杆菌、大肠杆菌和克雷白杆菌。偶尔长期应用抗生素,从痰中可培养出罕见细菌。机会性肺脓肿发生部位无明显区别,脓肿可出现在肺的任何部位,临床发现右侧肺脓肿多于左侧。

三、临床表现

由于产生肺脓肿的原因不同,临床症状和严重程度也不一致。有的肺炎发作后随即出现发热和咳痰,也有误吸后间隔数天或数周后,临床才出现发热和咳痰。肺脓肿患者的痰多呈脓性混有血液,痰量很多且有恶臭味。若将痰液存于容器内静置,可发现痰液分层,最底层为黄绿色沉淀,中间层为黏液,最表层为泡沫。部分肺脓肿患者可有胸痛,呈持续性胸膜疼痛。在症状的复杂性方面,肺脓肿与其他肺化脓性疾病或感染性空洞性肺病变,没有更多的区别。典型的患者常有以上呼吸道感染的病史,并有发热及感染中毒症状,胸痛不多,咯血少,常见咳脓性痰,有时为腐败性脓痰。痰量可能很多也可很少,颜色可有绿色、棕色、灰色或黄色,酱油色痰提示可能是阿米巴性肺脓肿。婴儿期甚至儿童期葡萄球菌性肺炎,常因毒血症、呼吸困难、发绀和感染中毒性休克而掩盖了肺脓肿的症状和体征。这些可突然发作,也可能因为胸膜下脓肿破裂造成脓气胸,加重了肺脓肿的症状。儿童最常见发热、厌食、衰弱等症状。

急性肺脓肿患者,常呈重病容,体温高,心动过速,呼吸增快。呼吸有臭味,受累肺部表面胸壁触诊可能有压痛。叩诊常发现浊音,呼吸音减低,不一定听到啰音。当肺脓肿与支气管相通时,可闻及管性呼吸音,此时还会听到干性及湿性啰音。胸部体征随着脓肿与支气管的状态,经常发生着变化,日日不同,因此需要仔细反复地进行胸部体检。杵状指是许多慢性缺氧性肺部疾病经常存在的体征,肺脓肿患者很明显,在肺脓肿发作后 2 周就可能出现杵状指,随着治疗肺脓肿痊愈,杵状指也逐渐消退。有的患者可以在胸壁听到血管性杂音。

四、放射学检查

病初胸部 X 线表现缺乏肺脓肿的特征和气液平,表现为某部分肺浸润,有或无肺不张。病变可累及一个肺段或多个肺段甚至整个肺叶。一旦肺脓肿与支气管相通,直立位或侧卧位胸像可发现气液平面,这是放射学上肺脓肿的特征性表现。仰卧位或俯卧位,包括断层像,均不能显示气液平的存在,因此,检查者常常忽视体位对显示病变的影响,未能及时发现病变。肺脓肿的特征为病变周围有肺实质浸润带。薄壁脓肿并有气液平,提示化脓性肺囊肿或肺大疱合并感染,常伴有胸腔积液、脓胸和脓气胸。腔壁增厚呈结节状提示癌性空洞的可能。此外,肺门或纵隔淋巴结明显增大提示肺癌。偶尔肺脓肿与合并有支气管胸膜瘘的脓胸鉴别有一定困难,此时可应用超声波检查或 CT 以帮助鉴别。上消化道造影片检查有时用于肺脓肿或反复发作肺炎的患者,上消化道吞钡造影片可显示胃食管反流、肿瘤引起的食管梗阻、食管狭窄或贲门失弛缓症,这些疾病均可产生消化道内容物误吸到呼吸道,导致肺炎和肺脓肿,这种情况对于儿童病例尤为重要。

五、鉴别诊断

需要与化脓性肺脓肿相鉴别的有癌性空洞、肺结核空洞、合并支气管胸膜瘘的脓胸、肺囊肿感染、空洞性真菌感染、肺大疱合并感染。由于肺癌的发生率逐年增高,首先要鉴别的是肺癌,特别是中年男性吸烟者。

六、治疗

多年以前,公众一致的意见是全身支持疗法,包括营养维持、胸部呼吸物理治疗及各种体位引流,这些都是肺脓肿重要而有效治疗方法。适当的抗生素治疗不仅降低了肺脓肿的发病率,而且改变了肺脓肿的治疗方式和治疗结果。在抗生素问世之前,治疗肺脓肿均采用保守性方法,如前所述的支持疗法和支气管镜方法。保守疗法无效的肺脓肿患者;需要进行一期或二期手术治疗,结果并发症和病死率很高,长期随诊表明结果均不满意。今天积极肺部灌洗,适当的营养支持,输血补液,注意引起肺脓肿的原因,如口腔卫生、误吸和酒精中毒等尽管都非常重要,但是抗生素的应用明显地改变了肺脓肿的临床治疗效果,现在肺脓肿很少需要行外引流或肺切除手术。正如 LeRoux 所总结肺脓肿的治疗主要包括:适当的抗生素;引流脓液;肺组织发生不可逆损害并持续有症状,或出现威胁生命的大出血,施行肺切除。外科的治疗作用保留到某种特殊情况,包括:内科治疗失败;怀疑存在肺癌;严重咯血;慢性肺脓肿以及肺脓肿的并发症,如脓胸或支气管胸膜瘘。根据 Rubin 的结果,在一般临床工作中,需要外科处理的肺脓肿占不到 15%,但是忽略了或不适当治疗的病例,外科治疗的比例会更高些。成功的内科治疗意味着,经 4～5 周积极抗生素治疗后症状明显减轻,胸片上不留残腔,或仅有直径 2em 以下薄壁囊腔。如果经 5 周治疗后仍遗有固定大小的残腔,特别是直径大于 2cm 的薄壁残腔,症状持续存在,则需行外科手术切除。否则患者将持续有咯血或复发感染,长期预后很差。经适当抗生素治疗后,虽遗有小的薄壁残腔患者却无明显症状,经数周或数月观察也可能完全愈合不一定需要外科处理。

诊断慢性肺脓肿时,应进行痰培养和涂片检查以鉴定致病菌,包括需氧菌和厌氧菌。这些可能需要经支气管穿刺抽吸或支气管镜获得确切的致病细菌,以排除口腔细菌污染标本。痰检查还应当包括真菌、抗酸菌和瘤细胞检查。一旦诊断肺脓肿则立即施以广谱抗生素,以后再依细菌培养和药物敏感度结果,调整抗生素。一般来讲,抗生素应用后几天至 1 周,临床症状就有明显改善。某些病例可能需要数周甚至月余的抗生素治疗,直到胸部 X 线上脓肿完全吸收征象出现为止。需要提及的是临床症状改善比 X 线的表现早出现数日或数周。如果患者临床症状改善,尽管有气液平存在,有或无周围肺组织浸润,则不需要外科处理。

差不多所有肺脓肿患者都需要进行支气管镜检查,支气管镜检查的目的:为细菌培养提供最确切的材料;早期排除支气管梗阻的原因如异物、肉芽肿或肿瘤;可经支气管镜直接抽吸脓液;刺激肺脓肿的支气管内引流。支气管镜检查应用硬管和软管(纤维支气管镜),并要有一定的技巧,避免操作时脓液大量溢入支气管内,突然发生窒息。当患者经治疗后症状无明显改善或放射学上脓肿无吸收的证据,可能需要多次支气管镜检查。已有报告,在 X 线透视下经支气管导管进行脓腔引流。纤维支气管镜用于肺脓肿的治疗,有逐渐代替外科的趋向,一组 26 例肺脓肿的治疗中,无 1 例需要外科处理。

经抗生素和支持疗法,一般人群急性肺脓肿的病死率明显下降,绝大多数患者可获得治愈。80%～90%的肺脓肿患者不需要外科处理即可治愈。

Barnet 等认为,内科成功治疗的决定因素在于开始治疗前症状持续的时间和脓腔的大小。根据他们的意见,若开始治疗前症状已出现 12 周,最初脓腔直径超过 4cm,单纯内科治疗多不会成功。

外科引流包括内引流和外引流。若患者持续发热超过 10～14d,治疗 6～8 周胸片上仍无改善的征象;或出现某些并发症,如咯血、脓胸或支气管胸膜瘘,则都需要进行外科引流处理。介入性治疗的进展使得放射科医师在透视下,经皮肤将引流管置入肺脓腔内,获得成功的治疗。临床经验显示经皮穿刺引流一般不会造成脓胸,即使在正压通气辅助呼吸的情况下,也可成功地进行经皮穿刺引流而无并发症。在某些病例的治疗过程中,应考虑早期行经皮穿刺引流,7 岁以下的儿童患者对于保守治疗反应很差,经皮引流应早期进行。同样,巨大肺脓肿也应早期引流。有人观察所有的肺脓肿迟早都接近胸壁,只要选择合适的投照位置,经皮穿刺进行肺脓肿的外引流都会获得成功。

外科胸腔造口,直接进行肺脓肿引流,是治疗急性肺脓肿的有效方法。在操作过程中有两点需要注意:第一,确切定位,可摄正侧位甚至斜位胸像,预先计算好肋骨切口,有疑问时可在皮肤上做出标记;第二,术者进行胸腔造口时必须肯定脓肿处的肺组织与其壁层胸膜已经发生粘连,否则可能会发生脓腔的脓液散布于游离的胸膜腔内。一般采取气管内双腔插管全身麻醉,切除 5～6cm 的肋骨,已经发生粘连的胸膜呈灰色增厚不透明,先用注射针进行穿刺抽得脓液确定脓肿的深度和位置,抽得标本送细菌学和病理学检查。电刀切开脓肿表面的肺组织进入脓腔,抽吸和刮除清创,最后置入粗口径的引流管或蘑菇头引流管,连接水封瓶或负压吸引。胸腔引流后,患者的临床症状可有明显迅速改善,痰量减少,发热减退,引流量逐渐减少。术后肺漏气是经常见到的,随着愈合过程;漏气于数天至 2 周停止。当患者情况逐渐改善,引流量减少,漏气停止,可停掉负压抽吸,剪短胸管,用敷料包盖,患者可下床活动。胸管可能留置数周,患者可带管出院。出院后还应进行随诊,因为肺脓肿与支气管相通,一般不主张进行胸管灌洗。当患者情况完全改善,胸片表明肺脓肿吸收愈合,可拔除引流管。引流口随时间将逐渐闭合。胸管引流术并非完全没有问题,继发性出血、脓气胸或脑脓肿均可因肺脓肿本身或胸管引流操作所诱发。但是胸管引流对某些危重患者、大的脓肿可能是救命的,经胸管引流的患者晚期发生支气管胸膜瘘病例罕见。

经抗生素治疗,引流或不行引流,大多数急性肺脓肿病例均可获满意的治疗效果。偶尔急性肺脓肿可进入到慢性肺脓肿,脓腔壁增厚,周围的肺组织发生不可逆的病变,临床上患者出现持续发热、咳嗽和咳痰的症状。导致发生慢性肺脓肿的因素有脓腔引流不畅,支气管梗阻和脓肿穿破到胸膜腔产生脓胸。在这种情况下需要进行肺切除,多数是肺叶切除即获痊愈。其他肺切除的指征有大咯血和反复发生的严重咯血。慢性肺脓肿行肺的楔形切除或肺段切除常产生并发症,因为切除边缘的肺实质常含有病变,术后肺持续漏气和脓胸的发生率较肺叶切除高,临床胸外科医师多不采用。在大多数情况下,肺通气灌注扫描常能确定病变范围,若显示一叶肺完全无功能,则需行肺切除。手术时需要注意的是采取双腔插管麻醉,以防止脓液在手术操作过程中流入对侧或同侧健康的肺叶,有可能的话尽早钳闭患侧支气管。手术中可能发现胸膜增厚并布满增生的血管,肺门处严重粘连,先行抽吸减压可使手术操作更为安全进行。长期慢性炎症使得支气管血管屈曲、增粗,淋巴结肿大致密粘连,不仅粘连到支气管,也粘连至肺动脉及其分支。解剖肺门时尤应慎重以免发生大出血。术毕严密止血是另一值得注意的问题,手术出血多是从淋巴结的渗血和小的出血,或是来自粘连面上小的系统动脉出血,而不是肺动脉出血。系统动脉压力高,出血多不容易自行止住。术后胸膜腔引流应充分,至少应放置2根粗口径的引流管,以利于肺的迅速膨胀,阻止肺漏气,确切避免术后脓胸的发生。慢性肺脓肿切除不仅改善患者慢性症状,移除肺部病灶也有助于防止肺脓肿的复发。

某些肺脓肿对适当治疗无明显反应,也可能原发病实际上是支气管肺癌,肿瘤阻塞了支气管,以致远端发生肺脓肿,或大的肿瘤本身发生缺血性坏死形成癌性空洞。放射学上提示癌性空洞的线索有脓肿壁厚且不规则,脓腔内壁可见到壁内结节。支气管镜检查和毛刷细胞学可明确诊断。若经3~4周抗生素治疗,脓肿无明显反应,支气管镜检查未能获得肯定的诊断结果,则需行开胸探查。

七、小结

现今原发性吸入性肺脓肿的病死率与早年结果明显不同,也不同于严重疾病获得性肺脓肿,经有效抗生素治疗后,非特异性肺脓肿的病死率从10~15年前的25%左右降低到目前的5%。与此相反的是机会性肺脓肿(即继发于系统性疾病的肺脓肿),75%~90%的患者可能死亡,说明机会性肺脓肿病死率一直很高,反映伴随疾病的重要性以及并发症对于预后的影响作用。及时迅速辨识肺脓肿的存在,尽快地应用有效的抗生素,对某些病例选择性施行肺切除手术,在某种程度上可能会改变肺脓肿不尽如人意的治疗结果。

此处不讨论血源性播散性肺脓肿,它们是菌血症或败血症引起的,通常都是多发性肺脓肿,很少需要外科手术处理。但是 Mc Millan 于 1978 年报告了 12 例血源性肺脓肿,他们中的大多数是海洛因成瘾者,开胸手术仅有 1 例死亡。

第七章　骨外科疾病

第一节　髋关节脱位

　　髋关节外伤性脱位,过去被认为是少见的损伤。据国外学者统计,近 20 年这种损伤的发病率明显增高。髋关节脱位占四大关节(肘、肩、髋、膝)脱位的第 3 位。患者多为青壮年男性,常由挤压伤、撞车及塌方等强大致伤暴力造成。常合并身体其他部位的损伤。在严重的复合伤患者中,髋关节脱位常被漏诊。当合并同侧股骨干骨折时,因髋关节脱位的畸形变得不明显,也易漏诊。因此,在临床上对上述外伤必须注重全面检查,以免造成对髋关节脱位的漏诊或误诊。髋关节外伤性脱位及骨折脱位是骨科的急症,对患者应进行详细的物理检查及全面的 X 线分析,必要时行 CT 检查,并及时进行复位。如脱位时间过长,有可能发生股骨头缺血性坏死和严重的骨性关节炎。根据股骨头与髋臼的关系,一般可分为 3 种类型:股骨头停留在髂坐骨结节连线的前方者为前脱位;停留在该线后方者为后脱位;股骨头被挤向中线,冲破髋臼底部或穿过髋臼底而进入盆腔者为中心脱位。其中后脱位最常见。

一、髋关节后脱位

(一)病因

　　多由间接暴力所致,当髋关节于屈曲、内收及内旋位,股骨颈前缘紧贴髋臼前缘而形成以此为支点的杠杆,髋关节囊的后部及下部极为紧张,如有强大暴力撞击膝前方,即可使股骨头穿破该部造成后脱位。髋关节屈曲度数越大,越容易引起单纯性后脱位。例如,驾驶员膝关节受到撞击时,Funsten 等称之为"撞击脱位",如髋关节处于轻度外展位,则易合并髋臼后上缘骨折或股骨头骨折。少数后脱位的患者,向后上移位的股骨头可挤压坐骨神经引起损伤。

(二)创伤病理学

　　主要病理变化为股骨头向后冲击突破关节囊时,造成关节囊后下部广泛损伤,圆韧带断裂,股骨头血运遭到破坏,但前侧的髂股韧带仍保持完整,使患肢产生屈曲、内收、内旋畸形。偶尔髂股韧带同时断裂,则患肢呈短缩内旋畸形,此时易误诊为股骨或转子间骨折。髋关节后脱位并发髋臼后缘骨折者约占 32.5% ,合并股骨头骨折者为 7%～21%。髋关节后脱位关节囊广泛破裂者,容易整复。若关节囊裂口小,则易卡住股骨颈,使复位困难。有时股骨头冲出髋臼后缘后方穿入梨状肌和上子肌之间,被梨状肌缠绕,影响复位。另外,髋臼后缘和股骨头骨折片、髋臼内圆韧带阻塞,均可妨碍股骨头复位。

(三)分型

　　(1)根据股骨头脱位后的部位,分为髂骨型和坐骨型。股骨头脱向髋臼后,上方者为髂骨型,比较多见;脱向髋臼后下者为坐骨型,较少见。

　　(2)Thompson-Epstein(1951)依据合并关节面骨折的程度,将髋关节后脱位分为 I ～V

型。其中对髋关节后脱位合并股骨头骨折，Pipkin(1975)又将其分为Ⅰ～Ⅴ型。

(四)诊断

有明确的外伤史，伤后髋部疼痛，明显肿胀，髋关节功能完全丧失，呈现屈曲、内收、内旋及下肢短缩的典型畸形。大转子向后上移位，患侧臀部隆起可触及股骨头，被动活动髋关节时疼痛加重，并引起保护性肌肉痉挛。

X线上可见股骨头脱出髋臼之外，与髋臼上部重叠。股骨内收，明显内旋，大转子突出，小转子消失，内旋越明显，股骨颈越短。髋关节前后位X线示Shenton线中断。

髋臼后缘骨折，骨折片常被脱位的股骨头推向上方，顶在股骨头之上。股骨头骨折多发生在股骨头内侧一半，骨块呈刀切状，股骨头脱出髋臼外，骨块留在髋臼内。合并髋臼骨折、股骨头骨折及股骨颈骨折时，宜加摄髋关节旋前位照片。Urist以主张拍摄后斜位X线，即髋关节旋后60°，可显示髋臼后缘。复位前必须仔细观察X线上的3个解剖部位。

(1)股骨头骨折。

(2)髋骨折的位置及骨折块的大小。

(3)无移位的股骨颈骨折，闭合复位时可能发生移位。

(五)治疗

对新鲜髋关节后脱位，应尽早复位，一般不应超过24h。若患者一般情况差，应积极改善，待休克纠正后，再行整复。根据Thompson-Epstem分类法，对不同类型的脱位应采取合适的治疗方法。单纯髋关节后脱位(Ⅰ型)应在全身麻醉或腰麻下手法整复。合并骨折(Ⅱ～Ⅴ型)或有其他并发症时，则应早期手术切开复位和内固定。

1.手法整复

(1)Allis法：患者取仰卧位，助手用两手按压双侧髂嵴固定骨盆，术者一手握住患肢踝部，另一前臂置于患肢腘窝处沿畸形方向牵引，屈髋屈膝至90°，内外旋转股骨，使缠绕在股骨颈上的关节囊和肌肉解脱，当听到股骨头纳入髋臼的弹响时，示复位成功。

(2)Stimson法：患者俯卧于检查台末端，患肢屈髋屈膝90°，助手固定骨盆或健侧下肢，术者用手下压小腿近端，同时内旋股骨，使脱位的股骨头滑向髋臼，复位成功。本法创伤最小，对年老体弱病例可以用此法整复。

(3)Bigelow法：患者取仰卧位，助手按住两侧髂前上棘固定骨盆，术者一手握住患肢踝部，另侧手前臂置于患肢腘窝部，沿大腿纵轴方向牵引，同时屈髋屈膝并内收、内旋髋关节，使膝部贴近对侧腹壁。此时由于"Y"形韧带松弛，股骨头贴近髋臼前下缘。在继续牵引下，股骨头可通过外展、外旋、伸直进入髋臼。此法复位用力较大，可能引起骨折或增加髋关节软组织的损伤，因此操作切忌暴力。

复位后的处理：经上述手法复位成功后，可将患肢伸直，见畸形消失，做内收、外展等被动活动不受限，以进一步证实复位成功。复位后为使关节囊得到良好的修复，可用皮肤牵引固定于轻度外展位3周。为防止再脱位，应避免髋关节屈曲、内收、内旋动作。3周后扶双拐下地活动，但2～3个月内患肢不负重，以免缺血的股骨头因受压而塌陷，以后每隔2个月拍髋关节X线一次，证明股骨头血运供给良好，无股骨头坏死者方可弃拐，逐渐恢复正常活动。

2.切开复位

(1)适应证:①因软组织嵌入影响复位,手法复位失败者;②合并髋臼或股骨头负重区骨折者;③合并同侧股骨颈或转子间骨折者;④伴有骨盆耻骨体骨折或耻骨联合分离者;⑤合并坐骨神经损伤,需探查坐骨神经者。

(2)麻醉和体位:硬膜外麻醉,患者取侧卧位。

(3)手术步骤如下。

切口:一般采用髋后外侧切口,若合并坐骨神经损伤或髋臼骨折需手术处理者,应做髋后侧切口。

显露股骨头和髋臼,清除髋臼内的血块和碎骨片。股骨头可穿过外展肌或外旋诸肌,有时发现坐骨神经处于股骨头、颈的前面。为避免损伤坐骨神经,必须仔细从股骨头上切除或分离阻挡股骨头复位的肌肉、关节囊和韧带,扩大关节囊裂口,使股骨头复位

对合并髋臼骨折(Ⅱ～Ⅴ型),可将直角拉钩插入骨盆与大转子之间做牵引,骨膜下向上剥离臀小肌,可见髋臼后上缘大的三角形骨折块,并有旋转或向前、向后移位。将骨折块复位,并用1～2枚螺丝钉固定或用弧形钛板、螺钉固定。

对合并股骨头骨折(Ⅴ型),股骨头凹下方的骨折片应予切除。如骨块是从股骨头负重面而来的,可用螺丝钉或可吸收螺钉做内固定,切除部分软骨,使钉帽略低于关节软骨面。如股骨头、颈均有骨折,除行两处内固定外,股骨颈后侧有缺损者宜做带股方肌蒂骨瓣植骨术。如股骨头、髋臼均有骨折,同时行复位内固定。高龄患者可行人工股骨头或全髋关节置换术。

术后处理:皮肤牵引4～6周后,扶双拐下地活动。

二、髋关节前脱位

(一)病因

髋关节外伤性脱位中,前脱位占10%～15%。多见于高处坠落事故或发生车祸时大腿外展,膝关节撞击在车板上。当患者处于下蹲位,来自背部的外力使股骨颈或大转子撞击髋臼缘,以此为支点形成杠杆作用,股骨头通过前关节囊离开髋臼面发生前脱位。根据髋关节屈曲的程度决定是前下脱位或前上脱位。Pringle等认为前下脱位是髋关节同时外展、外旋屈曲的结果。髋关节外展外旋、伸直则造成髋关节前上脱位。

(二)创伤病理学

髋关节前脱位是指股骨头位于髋臼冠状面的前方。髋关节囊前下方有裂口,髂股韧带一般保持完整。髋关节前脱位常常与股骨头骨折同时发生,当股骨头通过髋臼前下缘时可发生股骨头切线骨折。同时可引起大转子骨折,常规拍摄X线可以发现。髋关节前下脱位时,闭孔的前外侧顶端可使股骨头的前上方造成锯齿状骨折,可经CT检查确定诊断。

(三)分型

根据股骨头所处的位置分为2型。

(1)闭孔型:股骨头停留在闭孔前,压迫闭孔神经。此型多见。

(2)耻骨型:股骨头脱位后,位于前上方,达耻骨水平支,可压迫动脉、静脉。此型少见。

(四)诊断

患者受伤后,髋部疼痛、肿胀。患肢呈外展、外旋和轻度屈曲畸形,并较健肢长,在闭孔或

腹股沟附近可见局部隆起或触到脱位的股骨头,髋关节功能丧失被动活动时可引起疼痛和肌肉痉挛。X线可见股骨头在闭孔内或耻骨上支附近。

(五)治疗

新鲜髋关节前脱位应立即在全身麻醉或蛛网膜下隙阻滞下行手法复位。

1.Allis 法

患者取仰卧位,屈膝屈髋,使腘绳肌放松,助手固定骨盆,另一助手握住小腿上部,将患肢在股骨的轴线上向外方牵引,并逐渐屈髋、外展、内旋患肢。术者用手向髋臼方向推挤股骨头,牵引下内收患肢,畸形消失,复位成功。这是一种安全有效的复位方法。

2.Bigelow 法

患者取仰卧位,髋关节部分屈曲、外展。Bigelow 提示 2 种复位方法,首先是上举法,牵引下用力屈曲髋关节,除耻骨型脱位外,这种方法容易复位。假如上举法失败,可沿畸形方向牵引,使髋关节外展,突然地内旋、伸髋,达到复位。术者应用这种方法要慎重,因为突然的内旋可能导致股骨颈骨折。Polesky 报道了前脱位复位后发生移位的股骨颈骨折。复位前要仔细观察 X 线,注意是否存在无移位的股骨颈骨折。为防止这种并发症,复位操作应轻柔,切忌手法粗暴。

3.Stimson 法

这种方法首先用于急性髋关节后脱位,有时亦可用于前脱位。患者俯卧于手术台上,患肢下垂,髋、膝关节屈曲 90°,助手固定骨盆,术者握住小腿并向下持续牵引,同时旋转患肢即可使其复位。复位后的处理:复位后行皮肤牵引 3 周,下肢置中立位。为预防再脱位,应避免患肢外展及外旋。少数闭合复位失败者,股骨头嵌入髂腰肌及前关节囊中,应行切开复位。手术宜用前外侧切口。术后行皮肤牵引 3 周。

三、髋关节中心脱位

(一)病因

多为暴力作用于大转子外侧,使股骨头冲击髋臼底部,引起髋臼底部骨折。如外力继续作用,股骨头可连同髋臼骨折片一起向盆腔内移位,形成中心脱位。髋关节中心脱位常合并腹腔脏器、股骨干及膝部损伤。临床上可因此造成髋关节中心脱位漏诊,应引起注意。

(二)创伤病理

髋关节中心脱位同时合并髋臼骨折,骨折多呈星状或为粉碎性,股骨头可突入盆腔。如髋臼骨折片夹住股骨颈,复位困难。

由于此型脱位首先涉及关节面,故晚期最易并发创伤性关节炎。

(三)分型

1.Ⅰ型

髋臼底部横行或纵行骨折,股骨头无移位。此型损伤轻,比较多见。

2.Ⅱ型

髋臼底部有骨折,股骨头呈半脱位进入盆腔。此型损伤较重,也比较多见。

3.Ⅲ型

髋臼底部粉碎骨折，股骨头完全脱位于盆腔，并嵌入于髋臼底部骨折间。此型损伤严重，比较少见。

4.Ⅳ型

髋臼底骨折并有髋臼缘骨折或同侧髂骨纵行劈裂骨折，骨折线达臼顶，股骨头完全脱位于盆腔。此型损伤严重，很少见。

(四)诊断

Ⅰ、Ⅱ型脱位，局部有肿胀和疼痛，关节活动受限，患肢无明显短缩畸形。

Ⅲ型脱位，局部肿胀和疼痛严重，关节活动受限，检查时可触(听)及骨擦感(音)，患肢短缩，大转子内移。

Ⅳ型脱位，除上述症状外，臀部、腹股沟可出现广泛血肿，局部软组织挫伤严重。

根据体征确定髋关节中心脱位比较困难。患者常合并头部、胸腹部及坐骨神经损伤，应引起注意。X线检查可以确定诊断。通过骨盆前后位X线可明确股骨头和髋臼关节的改变。骨盆内、外旋斜位片可清楚地显示髋臼骨折线从骨折移位。Pcarson指出骨盆骨折1/3以上的患者有髋臼损伤，从X线上不容易显示。如果耻骨上、下支骨折，髋臼多有损伤。CT扫描及CT三维重建可用于髋臼中心粉碎性骨折，确定骨折片大小、移位程度。Stewait和Milford提出股骨头软骨的损伤及暴力导致细胞内分子的变化，将造成不良后果，常规X线检查不能显示，有待进一步研究。

(五)治疗

大多数髋关节中心脱位需用闭合牵引治疗，只有少数严重的中心脱位才考虑行手术治疗。

1.牵引治疗

(1)对Ⅰ型脱位采用皮牵引，对Ⅱ型宜选用胫骨结节牵引。牵引重量为3～4kg。牵引1周后开始髋关节功能锻炼，2～3周逐步减少牵引重量，4～5周去掉牵引，扶拐下地，待3个月后可逐渐负重，先从1/4体重开始，1年后恢复重体力劳动。若负重过早易引起股骨头缺血坏死等并发症。

(2)Ⅲ、Ⅳ型骨折宜用纵向及侧方双牵引。纵向牵引可选用股骨髁上或胫骨结节牵引；侧方牵引在股骨大转子外侧钻入1～2枚长螺钉，由前向后穿透对侧皮质，牵引方向与纵轴牵引成直角，两者牵引重量相等，一般为6～12kg，定期拍摄X线检查，调整牵引重量，争取在3～4周使股骨头复位。维持骨牵引8～12周。牵引下即开始进行髋关节的活动，模造关节，使髋臼内壁骨折部位充满瘢痕组织，表面形成一层纤维软骨。去牵引后不负重活动，3个月后逐步负重走。即使X线显示髋臼骨折对位不满意，髋关节仍可获得较好的功能。

2.手术治疗

(1)适应证：Freeman等认为年轻患者若能耐受手术，当出现下述情况可考虑手术治疗。

股骨头在骨盆内，被髋臼碎骨片嵌顿，闭合复位失败。

在穹隆部或髋臼盂和股骨头之间存在碎骨片，使股骨头无法复位。

股骨头或穹窿部有一块或数块较大的碎骨片，用牵引方法无法复位。

在同侧同时存在股骨干骨折，不能用牵引治疗。

选择手术入路时可用髂腹股沟进路修复髋臼或股骨头的骨折,后侧进路显露后面髋臼的骨折。

(2)经髂股沟切口(髋关节前外侧切口)手术步骤如下。

麻醉和体位:可选用全身麻醉或硬膜外阻滞麻醉。患者仰卧,患侧臀部垫高 45°。

切口:起自髂嵴的中部,沿髂嵴向前至髂前上棘,然后沿腹股沟至耻骨联合。

进入髂前窝,显露骨折部,在髂骨嵴上开始做骨膜下剥离,从外侧走向内侧剥离软组织,进入髂前窝内,将髂腰肌及髂肌向内侧牵开。显露骨盆内后及耻骨上支。用手法将髋臼内板的大骨折块复位。手术完毕,分层缝合切口。必要时可将大骨块植于髋臼内板,用钛板、螺丝钉固定。

术后处理:同髋关节后脱位合并髋臼骨折切开复位术后。

第二节　股骨颈骨折

股骨颈骨折系指由股骨头下至股骨颈基底部之间的骨折。股骨颈骨折对骨科医师一直是一个巨大的挑战。

一、股骨颈骨折分类

股骨颈骨折有多种不同的分型方法。

(一)按骨折部位分类

1.头下型

骨折线完全在股骨头下,整个股骨颈在骨折远段。显然这类骨折对血供损伤严重,临床多见。

2.头颈型

骨折线的一部分在股骨头下,另一部分则经过股骨颈,由于遭受剪应力,此型临床最常见。

3.经颈型

全部骨折线均通过股骨颈中部,此型临床甚为少见。

4.基底型

骨折线位于股骨颈基底部,其后部已在关节囊外,此型血供保留最好。

(二)按骨折移位程度分类(Garden)

1.Ⅰ型

不完全性的嵌插骨折,股骨头斜向后外侧。

2.Ⅱ型

完全的无移位骨折。

3.Ⅲ型

完全骨折并有部分移位,可通过股骨头向骨小梁方向做出判断,但两骨折块尚保持相互间的接触。

4.Ⅳ型

骨折块完全移位。

(三)AO 分型系统

股骨颈骨折被分为股骨头下无或微移位型(B1 型),经颈型(B2 型),或移位的头下骨折(B3 型),这些类型又可进一步分型,B1 型骨折又有外翻 15°及以上的嵌插(B1.1),外翻小于15°(B1.2),无嵌插(B1.3);经颈型(B2 型)骨折又分颈基底部(B2.1 型),伴内收的颈中型(B2.2型),伴剪切的颈中型(B2.3 型);有移位的股骨头下骨折(B3 型)又分为中度外翻合并外旋(B3.1型),中度垂直翻转及外旋移位(B3.2 型),或显著移位(B3.3 型)。B3 型骨折的预后最差。

目前临床上 Garden 的分型系统应用最为广泛,但无论应用哪一种分型系统,均应把嵌插骨折从无移位的股骨颈骨折中区分开来。这类骨折具有明显的稳定性,可行保守治疗或非手术治疗,因为几乎 100%的嵌插骨折均可愈合,但有 15%以上可发生再移位,因此对这类患者可选用闭合多枚螺钉固定,防止再移位的发生。对 GardenⅡ型,由于无嵌插,也就骨折本身没有固有的稳定性,如不行内固定,则几乎所有骨折均发生移位。

二、股骨颈骨折临床表现和诊断

对老年人摔跌后诉髋部或膝部疼痛者,应考虑股骨颈骨折的可能。对移位明显的股骨颈骨折诊断并无困难,体格检查时可发现大转子上移至髂前上棘与坐骨结节连线以上,腹股沟韧带中点下方有压痛;患肢轻度屈曲,内收并有外旋,短缩畸形,但肿胀可不明显;叩击患者足跟时可致髋部疼痛加重。X 线检查可明确诊断,并进一步判断类型。多数患者伤后即不能站立和行走,部分骨折端嵌插的患者症状很轻,下肢畸形也不明显,极易漏诊,对此类患者,应 CT或 MRI 检查,也可嘱卧床休息,2 周后再次摄片复查。

三、股骨颈骨折治疗

稳定的嵌插型骨折即 GardenⅠ型,可根据情况使用非手术治疗,如外展位牵引或穿用"⊥"形鞋保持伤肢于外展、旋转中立位等。但由于患者多为老年人,为避免长期卧床所引起的多种并发症,并且有约 15%移位率,也可选经皮螺钉固定,对 GardenⅡ型因缺乏稳定,均应闭合复位内固定。

复位和内固定是治疗移位型股骨颈骨折的基本原则,多用 Garden 对线指数判断复位程度。正常正位片上股骨干内缘与股骨头内侧压力骨小梁呈 160°,侧位片上股骨头轴线与股骨颈轴线呈一直线(180°),Garden 证实,如果前后位上股骨头的压力骨小梁和股骨内侧皮质的夹角在 155°~180°,则骨愈合的比率增高,而缺血性坏死的发生率较低;在侧位上虽然应尽量争取矫正前倾角,但复位后 155°~180°也可接受。同时证实,无论在哪一平面上对线指数小于155°或大于 180°时,缺血性坏死的发生率从 7%增至 65%。

股骨颈骨折内固定的装置已研制出很多,实验证明加压单钉抗旋转强度较差。加压多钉类为目前较受欢迎的治疗方法。Kyle 和 Asnis 提出用空心螺钉 3~4 根固定骨折效果好,Van用生物力学方法比较 4 种内固定物即三翼钉、滑移式钉板、加压单钉及加压多钉后认为,3 枚加压螺纹钉的抗压、抗张强度及抗扭转能均在其他 3 种固定物之上。Mecutchen 等报告加压螺纹钉治疗股骨颈骨折不愈合率仅为 1.8%,术后股骨头坏死率为 11%,螺纹钉治疗效果明显优于其他治疗方法。Bout 等通过研究指出由于空心螺钉直径小,故对骨质及髓内血管损伤小,3 枚钉呈三角形立体固定,故稳定性好,能有效防止股骨头旋转及下沉,而且其手术适应证比较广。我们最常使用空心螺丝钉固定股骨颈骨折。假若外侧皮质骨质疏松或粉碎相当严重,也可考虑侧方小钢板固定。

准确良好的复位是内固定成功的必要条件,一般对股骨颈骨折选择闭合复位,切开复位仅适用于闭合方法无法复位的患者。

(1)闭合复位方法 Whitman 法。

牵引患肢,同时在大腿根部加反牵引,待肢体原长度恢复后,行内旋外展复位。Leadbetler 改良了 Whitman 法,主要是屈髋屈膝 90°位牵引。牵引复位采用胫骨结节骨牵引(1/7 体重),在～2 日内致骨折复位,牵引的方向一般为屈曲,外展各 30°,如有向后成角,可在髋伸直位做外展 30°。

目前多采用先用缓慢的皮牵引或骨牵引数日,等患者可手术后,在麻醉下在骨科牵引床上先将伤肢外展、外旋位牵引到骨折端有分离后,再内旋患肢,稍放松牵引,一般可获得良好复位。

(2)切开复位。

患者取仰卧位,一般选择 Watson-Jones 入路,可向近端和前侧延伸,切开关节囊后,直视下复位操作。在牵引床上切开复位,因关节囊紧张,影响暴露,增加手术操作难度。在复位时应注意股骨颈的旋转问题,建议在复位及克氏针临时固定后,拍片和透视检查。

(3)闭合复位。

空心螺钉内固定(AO)患者于骨折复位床上牵引复位满意后,通过外侧切口显露大转子和股骨上端长约 8cm,切开皮肤、皮下组织和阔筋膜,剥离股外侧肌起点和后方,并向前牵开。首先在股骨颈前方打入 1 根螺纹导针,以确定股骨颈前倾角,并通过透视证实导针的位置,将平行导向器斜面紧贴于股骨大转子下外侧,通过中心孔向股骨头内钻入第 2 根导针,进针方向应平行于第 1 根导针,透视下位置良好后,拔去第 1 枚导针。通过平行导向器边缘 3 个孔分别钻入 3 根导针,经透视 3 根导针位置适当,且深达股骨头软骨面下方,即拔除第 2 枚导针,完成导针的定位,使用直接的测量装置确定 3 根导针进入的深度,计算钻孔的深度,

使用中空钻头及中空丝锥钻孔和攻丝,选择螺丝钉,螺纹部分最好位于对侧骨折块,拧入中空螺丝钉后松动牵引,加压旋紧。透视下证实骨折、螺钉位置良好。必要时可应用垫圈以防止螺丝钉头沉入近侧皮质内。

术后处理:术后第 1 天,患者可坐起,是否负重取决于骨结构的稳定性,不主张患者在床上做直腿抬高运动,以免增加股骨颈的剪力。大多数患者允许术后扶双拐保护下立即部分负重,至骨愈合,始可完全负重。

(四)股骨颈骨折的人工假体置换

关节置换术的出现,无疑对股骨颈骨折的治疗产生一次很大的冲击。虽然术式较传统内固定术为大,但术后早期恢复关节功能,避免了卧床所引发的褥疮、肺部感染,使其一度为很多医生所热衷。对年老、骨质疏松、骨折不愈合及股骨头坏死变形的病例,它确实是恢复关节功能的有效办法。人工关节置换术治疗股骨颈骨折的优点如下。

(1)避免了股骨颈骨折不愈合及股骨头坏死问题。

(2)降低并发症的发生率。

(3)治疗时间短。

(4)提高患者的生活质量。

但另一方面,假体置换的并发症,如松动、感染、假体断裂、髋臼磨损、关节周围异位骨化等也暴露出来。特别对于中青年患者,因关节活动强度较大,使髋关节置换术出现较高的手术失败率。Colles 曾对 43 例(51 髋)50 岁以下股骨颈骨折患者行全髋置换术,随访 3～15 年,41％做了返修术,有的患者甚至进行了多次返修术。Rogmar 发现关节置换组 2 年后失败率达6％,25％的患者有行走障碍,1.5％则有严重的髋部疼痛。另外,近年来,多钉内固定技术的应用,良好的复位和坚强的内固定已解决早期下床活动和负重的问题。

基于以上的优点和缺点,针对有移位的关节囊内骨折选择假体置换的治疗应符合下列条件。

(1)生理年龄应在 65 岁以上。

(2)髋关节原伴发疾病,如骨性关节炎,强直性脊柱炎,股骨头无菌性坏死等。

(3)恶性肿瘤病理性骨折。

(4)陈旧性股骨颈骨折。

(5)伴有股骨头脱位的股骨颈骨折,因为这种损伤环境下,必定会发生缺血性坏死。

假体的选择:人工假体有单极股骨头、双极股骨头和全髋置换术。单极半髋假体置换可产生持续性疼痛和突破髋臼的并发症。随着双极假体的发展,单极假体使用日渐减少。Hasan等通过随访认为双极人工股骨头置换在平均 6.1 年随访后虽无髋臼的破坏,但远期疗效仍不及全髋置换。对体质较弱的高龄(大于 80 岁)患者,估计存活期较短,采取全髋关节置换术的耐受性差可选用双极人工股骨头置换。由于第 4 代骨水泥技术(髓腔冲洗,负压下搅拌骨水泥,使用随腔塞,骨水泥由骨水泥枪加压注入及中置器使用),使股骨骨水泥柄假体松动与非骨水泥柄无差别,因此老年患者股骨颈骨折仍采用骨水泥固定为主;而髋臼侧,Kavanagh 等报道术后 15 年骨水泥翻修为 14％,Poss 等报道非骨水泥术后 11 年翻修为 3.1％,因此,对骨质疏松不是非常明显者,仍主张选用非骨水泥。

第三节　股骨转子部骨折

一、股骨转子间骨折

股骨转子间骨折是指股骨颈基底以下、小转子下缘水平以上部位的骨折,是老年人的常见损伤,患者平均年龄较股骨颈骨折高。老年人的转子间骨折常在骨质疏松基础上发生,股骨上端的结构变化对骨折的发生与骨折的固定有较大影响。转子部血运丰富,骨折时出血多,但愈合好,很少有骨不连发生。

（一）损伤机制

身体失去平衡而跌倒时，负重侧下肢将承受过度外旋、内旋或内翻的传导暴力，或于跌地时大转子直接受力而导致股骨转子间骨折。老年人的股骨上端因骨质疏松而力学强度下降，骨折危险性明显增加。转子部受到内翻及向前成角的复合应力时，往往在小转子部形成高应力区，导致小转子或包括股骨距的蝶形骨折，或该部的压缩骨折——骨折近端嵌入远端，而将远骨折片内侧松质骨压缩，复位后可在远骨折端留下三角形骨缺损。小转子区的蝶形或嵌插骨折，均可显著减弱股骨后内侧支柱的稳定性，复位后有明显的髋内翻倾向。

（二）诊断

老年人跌倒后髋部疼痛，不能站立或行走。局部肿胀压痛，伤肢外旋一般较股骨颈骨折明显，可伴短缩内收畸形。由于系囊外骨折且局部血供较丰富，伤后出血较多，加以患者多是老年人，应注意发生创伤性休克的可能。

（三）分类

1.Evans 分类法

第一大类：指骨折线从股骨大粗隆的外上方斜向内下方（小粗隆）。该类又分为以下 4 型。

（1）Ⅰ型：指通过大小粗隆之间的裂缝骨折，或骨折间移位不超过 3mm 者。此型不仅稳定，且愈合快、预后好。

（2）Ⅱ型：指大粗隆上方开口，而小粗隆处无嵌顿或稍许嵌顿（不超过 5mm）者，伴有轻度髋内翻畸形。此型经牵引后易达到解剖对位，且骨折端稳定、预后好。

（3）Ⅲ型：于小粗隆部有明显嵌顿，多为近侧断端内侧缘嵌插至远侧端松质骨内。不仅髋内翻畸形明显，牵出后，被嵌顿处残留骨缺损，以致很容易再次髋内翻，甚至持续牵引达 4 个月以上，也仍然无法消除这一缺损。因此属于不稳定型。此种特点在临床上常不被初学者所注意。

（4）Ⅳ型：指粉碎性骨折，与前者同样属于不稳定型骨折，主要问题是因小粗隆部骨皮质碎裂、缺损或嵌入等而易继发髋内翻畸形。因此，在治疗上问题较多。

第二大类：指骨折线由内上方（小粗隆处）斜向外下方（股骨干上端），实际上是粗隆下骨折，易引起变位。主要是近侧端外展、外旋及前屈，而远侧端短缩及内收，这类骨折多需手术治疗。本型又可分为两型，即单纯型与粉碎性骨折。

2.改良 Boyd 分类法

（1）Ⅰ型：无移位骨折，稳定。

（2）Ⅱ型：有移位，伴小转子小块骨折，近骨折段内翻，稳定。

（3）Ⅲ型：有移位，伴后内侧粉碎性骨折和大转子骨折，近骨折段内翻，不稳定。

（4）Ⅳ型：转子间及后内侧皮质粉碎骨折，伴转子下骨折，不稳定。

Ⅰ、Ⅱ型骨折的后内侧支柱和股骨距保持较好的整体性，骨折面整复对合后能够支撑股骨上端的偏心载荷而不易发生塌陷。Ⅲ、Ⅳ型骨折后，转子部后内侧支持结构失去完整性，受载时骨折端内后侧易塌陷而内翻。

(四)治疗

1.Evans 第一类骨折

治疗的基本要求是充分纠正和防止内翻移位。稳定的转子间骨折可采用牵引治疗。但老年患者可因长期卧床引起较多并发症,甚至导致死亡。因此,许多学者建议即使骨折稳定也应采用内固定,使患者能早期坐起和下床活动。不稳定的转子间骨折特别是后内侧支撑结构有严重损伤时,牵引治疗常难以防止髋内翻畸形,应选用较可靠的内固定治疗。

稳定的 Evan I 型骨折,或 Boyd I、II 型骨折,若做内固定治疗可考虑较简单的经皮三枚螺纹钉内固定。方法详见本章第二节股骨颈骨折,但螺纹钉应更加倾斜,最下一枚螺纹钉仍应紧靠股骨距和股骨颈内侧皮质或采用"V"形钉强斜度固定。手术创伤很小,尤其是前者,进钉的戳孔无须缝合,手术次日患者可坐起,2～3 周后可用双拐下床做不负重活动。

不稳定的 Evans I 型骨折,或 Boyd II、IV 型骨折,应选用更加坚强的内固定,主要有以下两类。

(1)钉-板类。

以动力性髋关节螺钉(DHS)为代表。

动力性髋关节螺钉是专门为股骨转子间骨折设计的内固定装置。贯穿骨折段的螺钉与安放在股骨上段外侧的钢板籍套筒相连,加上股骨头上的载荷可分解为促使近骨折段内翻和沿螺钉轴线下压的两个分力,钉板的特殊连接方式可有效地抵抗内翻分力而保留使骨折线加压的轴向分力,从而保持骨折部的稳定性。理想的螺钉位置应在拉力骨小梁和压力骨小梁的交界处和股骨头的中心,并偏向股骨颈的内侧。如局部有严重骨质疏松,螺钉易于失稳而导致内固定失败。

(2)髓内固定装置。

如 Ender 钉、Gamma 钉、PFN 钉、PFNA 钉等。

髓内固定装置的主要优点是降低了弯曲力臂的长度,因而降低了作用于固定装置上的弯矩,提高了装置的稳定性。

Ender 钉:Ender 钉需在 X 线透视指引下,将几枚(一般为 3 枚)可弯曲成弧形的钢针从股骨内髁打入髓腔,穿过骨折线到达股骨头部。优点为不需切开骨折部、创伤小、操作比较简便、手术时间短。但 Ender 钉控制旋转的能力不完全可靠。

Gamma 钉:Gamma 钉是由 Zickel 钉演化而来。它由一根近侧粗、远侧细的髓内针和一枚通过髓内针插入股骨颈部的拉力螺钉组成。根据髓内针远端有无交锁螺钉,又可分为动力型和静力型。Gamma 钉控制旋转的能力比较强。

PFN 钉:PFN 钉是由国际内固定研究学会(AO/ASIF)设计的,其具备 Gamma 钉力臂短、弯矩小及动力加压的优点,同时还增加了防旋的髋螺钉,颈内双钉承重,增加了防旋、抗拉、抗压能力,远端的凹槽设计减少了应力集中造成的再骨折。但对于严重骨质疏松患者,愈合过程中可能出现髋内翻,承重的拉力钉可能出现退钉,防旋钉也可能切割入关节腔。因此在手术时需要获得更好的复位,对两枚螺钉的位置分布也有很高的要求。

PFNA 钉:PFNA 钉是在 PFN 基础上改进而来的,主钉顶端 6°的外翻弧度使主钉可以顺利插入髓腔,近端部分由螺旋刀片替代了传统的拉力螺钉,可同时达到抗旋和稳定支撑的作用。近年来,推出的二代 PFNA 钉则更适合亚洲人股骨近端解剖特点。

2.Evans 第二类骨折

远骨折片有向上内移位的强烈倾向,牵引或一般的钢钉固定均较难控制。如患者全身情况允许,以切开复位内固定为宜。

术前可先做胫骨结节牵引,全身情况稳定后尽早手术。内固定可选择钉-板固定(包括各种角钢板)、Zickel 钉固定或长短 2 枚相对重叠的梅花形髓内钉固定。

后者安放较简易,可在显露骨折线后先向近骨折段逆行击入一枚较长的梅花形髓内针,然后整复骨折,将上述髓内针向远骨折段顺行击入。再用一枚较短的梅花形髓内针与第一枚髓内针对合后击入,以充满股骨近段髓腔。术后可做皮肤牵引或穿用"⊥"形鞋,以防止肢体旋转。3~6 周后持双拐下地做不负重活动。

(五)并发症

1.全身并发症

伤后应注意防止创伤性休克,老年患者应加强预防肺炎、压疮、尿路感染等因长期卧床所致的并发症。如手术治疗,术后应尽早坐起和下床做不负重锻炼。

2.局部并发症

转子间骨折很少发生骨不连,但髋内翻畸形的发病率很高。如果内固定欠坚固,不稳定型转子间骨折再移位的可能也较大,因此应重视内固定的选择。一旦发生较严重的髋内翻畸形且明显影响行走功能时,需考虑截骨矫正手术。

二、转子下骨折及大小转子骨折

(一)转子下骨折

转子下骨折一般指小转子下缘以下 5cm 范围内的骨折。既可单独发生,也可与粗隆间骨折伴发。在各种股骨上段骨折中,粗隆下骨折的发病率最低。

1.损伤机制

单纯转子下骨折多见于年轻人,多由较大的直接暴力引起,不少病例骨折为粉碎型。而与转子间骨折伴发的转子下骨折可发生在骨质疏松的老年人,可因平地摔跌等较轻外伤引起。

转子下骨折后,近端受臀肌、髂腰肌和外旋肌群的牵拉而呈屈曲、外展、外旋移位,远端则受内收肌群和下肢重力的影响而向上、向内、向后移位。

2.诊断

伤后局部明显疼痛肿胀,伴伤肢内收、短缩畸形。骨折部出血较多,需防止失血性休克。外伤暴力较大的,应注意检查有无多发性创伤。

3.分类

有多种分类。Schilden 将粗隆下骨折分为 3 型。

(1)Ⅰ型:横形或短斜形骨折,多由弯曲扭转暴力引起,也可称为两部分骨折,骨折线与股骨干纵轴接近垂直。

(2)Ⅱ型:长斜形或螺旋骨折,伴有或不伴有蝶形骨片,多由扭转暴力引起,也可称为 3 部分骨折。

(3)Ⅲ型:4 块或 4 块以上的粉碎性骨折,骨折线延伸到转子间部,多由扭转与直接暴力联合引起。

上述分类法较简单易记,能反映骨折机制、部位和稳定性,对治疗有指导意义。

4.治疗

(1)牵引治疗:转子下骨折可牵引治疗,在屈髋 90°、屈膝 90°位做骨牵引。但发生畸形愈合或延迟愈合的机会较多。

(2)切开复位内固定:股骨转子下部承受的应力较大、较复杂,因此对固定的要求较高。通常可选用钉-板或髓内固定。钉-板固定的效果取决于股骨内侧皮质连续性的恢复程度。如果内侧骨皮质粉碎,失去良好的支撑作用,内固定可因承受较大的弯曲力而逐渐疲劳失效。

适合于粗转子下骨折的髓内固定形式有各种类型的交锁髓内针。当转子下骨折粉碎不严重时,可选用近侧交锁的动力性交锁髓内针。若骨折严重粉碎并伴有缩短时,可在髓内针的近、远侧均插入交锁螺钉,做静力性固定。

Zickel 钉是一种特殊的专为转子下骨折设计的髓内固定装置,由 1 个特殊形状的髓内钉和其他附件组成。其近端有 1 个孔道,用 1 枚三翼钉通过该孔道插入股骨颈和股骨头,再用 1 枚固位螺钉将三翼钉固定在髓内钉上。这样可牢固地固定近侧和远侧骨折端,允许早期下床活动。Zickel 钉于 1966 年用于临床后不断进行改进,随后又出现了多种同一原理的改良装置如 Russell-Taylor 钉等,均有固定可靠、允许早期下床锻炼的优点。

5.并发症

(1)延迟愈合:转子下骨折片多数为皮质骨,因此较松质骨愈合慢。如有过度牵引则更易并发延迟愈合。

(2)内固定失败:转子下部承受的应力较大,特别是做钉板固定时,钢板可由于承受循环弯曲载荷而疲劳断裂。而坚固的钉板固定可能导致板下骨的疏松,去除钉板后应注意防止再次骨折。

(二)大转子、小转子骨折

单独的大、小转子骨折罕见,多由撕脱暴力引起,一般预后较好。

大转子为臀中肌的附着点,小转子为髂腰肌的附着点,偶尔因为两块肌肉的强烈收缩而导致大、小转子的撕脱骨折。大转子位置表浅,也可直接触地致伤。大、小转子骨折后局部压痛,其中大转子处可见肿胀及皮下瘀斑髋部活动可仅有轻度障碍。最后诊断需依赖 X 线。

撕脱的骨块较大且移位明显的患者,可切开复位后螺丝钉固定。无明显移位者,不需特殊处理,卧床休息即可。

第四节　股骨骨折

一、股骨干骨折

股骨干骨折是临床上常见骨折之一,约占全身骨折 6%,男多于女,呈 2.8∶1。

多发生于 20～40 岁的青壮年,其次为 10 岁以下的儿童。股骨是体内最长、最大的骨骼,且是下肢主要负重骨之一,如果治疗不当,骨折可引起长期的功能障碍及严重的残疾。股骨骨折治疗必须遵循恢复肢体的力线及长度，无旋转，尽量保护骨折局部血运，促进愈合；采用生物学固定方法及早期进行康复的原则。目前有多种治疗股骨干骨折的方法，骨科医师必须了解每一种方法的优缺点及适应证，为每位患者选择恰当的治疗。骨折的部位和类型、骨折粉碎的程度、患者的年龄、患者的社会和经济要求以及其他因素均可影响治疗方法的选择。

股骨干骨折应包括小转子下 5cm 的转子下骨折、骨干骨折及股骨髁上部位的骨折。此 3 个组成部分的解剖及生物力学特点各有不同，诊断治疗前，应考虑到各个部位的解剖特点。股骨是人体中最长的管状骨。骨干由骨皮质构成，表面光滑，后方有一股骨粗线，是骨折切开复位对位的标志。股骨干呈轻度向前外侧突的弧形弯曲，其髓腔略呈圆形，上、中 1/3 的内径大体一致，以中上 1/3 交界处最窄。股骨干为三组肌肉所包围，其中伸肌群最大，由股神经支配；屈肌群次之，由坐骨神经支配；内收肌群最小，由闭孔神经支配。由于大腿的肌肉发达，股骨干直径相对较小，故除不完全性骨折外，骨折后多有错位及重叠。股骨干周围的外展肌群，与其他肌群相比其肌力稍弱，外展肌群位于臀部附着在大转子上，由于内收肌的作用，骨折远端常有向内收移位的倾向，已对位的骨折，常有向外弓的倾向，这种移位和成角倾向，在骨折治疗中应注意纠正和防止。否则内固定的髓内钉，钢板可以被折弯、折断，螺丝钉可以被拔出。股动、静脉在股骨上、中 1/3 骨折时，由于有肌肉相隔不易被损伤。而在其下 1/3 骨折时，由于血管位于骨折的后方，而且骨折断端常向后成角，故易刺伤该处的动、静脉。

（一）发病机制

股骨干骨折多为高能创伤所致，如撞击、挤压、高处跌落。另一部分骨折由间接暴力所致，如杠杆作用、扭转作用等。前者多引起横断或粉碎性骨折，常合并多系统损伤，后者多引起斜面或螺旋形骨折。儿童的股骨干骨折可能为不全或青枝骨折。

股骨干上 1/3 骨折时，骨折近段因受髂腰肌，臀中、小肌及外旋肌的作用，而产生屈曲、外展及外旋移位；远骨折段则向后上、内移位。

股骨干下 1/3 骨折时，由于膝后方关节囊及腓肠肌的牵拉，骨折远端多向后倾斜，有压迫或损伤动、静脉和胫、腓总神经的危险，而骨折近端内收向前移位。

（二）分类

根据骨折的形状可分为以下类型。

1. Ⅰ 型

横行骨折，大多数由直接暴力引起，骨折线为横行。

2. Ⅱ 型

斜形骨折，多由间接暴力所引起，骨折线呈斜行。

3. Ⅲ 型

螺旋形骨折，多由强大的旋转暴力所致，骨折线呈螺旋状。

4. Ⅳ 型

粉碎性骨折，骨折片在 3 块以上者（包括蝶形的）。

5. Ⅴ 型

青枝骨折 ，断端没有完全断离，多见于儿童。因骨膜厚，骨质韧性较大，伤时未全断。

Winquist 将粉碎性骨折按骨折粉碎的程度分为 4 型。

（1）Ⅰ型：小蝶形骨片，对骨折稳定性无影响。

（2）Ⅱ型：较大碎骨片，但骨折的近、远端仍保持 50% 以上皮质接触。

（3）Ⅲ型：较大碎骨片，骨折的近、远端少于 50% 接触。

（4）Ⅳ型：节段性粉碎骨折，骨折的近、远端无接触。

最严重的粉碎或节段型骨折也可分为 3 种类型。

（1）为单一中间节段骨折。

（2）短的粉碎节段骨折。

（3）为长节段多骨折块的粉碎骨折。节段骨折意味着节段骨折块区有中度缺血，为不稳定骨折，内固定治疗更为复杂。

从治疗观点来看，分类上最有意义的是骨折的部位。在中段骨折，骨的直径相对一致，容易用髓内钉固定，同样也适合于牵引治疗。由于有肌肉包绕及软组织合页的作用，易于维持骨折甚至粉碎骨折的稳定。而股骨远近端较宽，皮质结构较差，并有可造成畸形的肌肉附着即造成内固定和牵引维持位置的困难。

（三）临床表现及诊断

一般有受伤史，受伤肢体剧痛，活动障碍，局部畸形肿胀压痛，有异常活动。结合 X 线一般诊断并不困难。特别要注意以下几点。

（1）股骨骨折常出血量较大。闭合性骨折据估计在 1000～1500mL，开放性骨折则更多，由于失血量较大及骨折后的剧烈疼痛，须注意发生创伤性休克的可能。

（2）股骨干骨折患者局部往往形成较大血肿，且髓腔开放，周围静脉破裂。在搬运过程中常又未能很好制动，髓内脂肪很易进入破裂的静脉，因而在股骨干骨折的患者，应注意脂肪栓塞综合征的发生。

（3）由交通伤等强大暴力导致股骨干骨折的患者，在做出股骨干骨折诊断之后，应注意有无其他部位的损伤，尤其是在髋关节部位，须排除髋关节骨折脱位，股骨颈及转子间骨折。因在有股骨干骨折情况下，髋部损伤常失去典型畸形。X 线应包括上下髋膝关节。

（4）常规的远端血运及运动检查排除神经血管的损伤。在股骨髁上骨折时应注意股动脉损伤的可能。有时骨折本身并没有引起神经损伤，但如伤后肢体处于外旋位，腓骨头最易受压，常可发生腓总神经麻痹。

（5）由挤压伤所致股骨干骨折，有引起挤压综合征的可能性。

（四）治疗对策

股骨干骨折的治疗有不同的方法，作为骨科医生重要的是如何正确地分析创伤病理特点，需综合考虑患者年龄、骨折类型、部位、粉碎程度、职业要求、经济状况、技术与设备条件等，再做适当选择。

具体的治疗方法可分为保守治疗和手术治疗两种。保守治疗又分外固定法和牵引法；手术治疗也包括外固定和内固定两种。治疗原则是尽可能达到良好的复位，包括对位和对线，防止旋转、成角和短缩或过牵畸形。同时，要医患配合，在保持良好复位的基础上，适当对患肢进行功能锻炼，以促进功能尽快得到良好恢复。

1.保守治疗的外固定

在急救时应就地对患肢进行外固定,可用小夹板、木板,甚至可将患肢和健肢用绷带捆在一起。捆绑时助手将患肢踝部略加牵引后再固定,可部分复位并减轻疼痛。

可用夹板或石膏托外固定,在古代尚有用麻布包裹或其他材料包裹的外固定方法。但即使包裹上下两个关节,由于没有抵抗肌肉的牵引力,必定发生畸形愈合。髋入字石膏也是外固定的一种方法,但护理不方便,并发症多,肌肉萎缩,易关节僵硬,故已很少使用。

由于以上原因,1970 年以来 Mooney 开始实验带有膝部铰链的石膏支具治疗股骨中段和远段骨折,它允许逐渐负重,可以改善肌肉和关节的功能。目前还有用现代高分子材料做成的髋膝踝支具或大腿免负荷支具等。主要并发症是股骨短缩,内翻畸形,膝关节活动度小。现在,外固定多数已被新的内固定技术取代。

2.牵引

牵引是治疗股骨干骨折历史悠久的方法,具体有以下几种。

(1)Bryant 牵引:通常用皮牵引方式,适用于 3 岁以下儿童。牵引时双腿垂直向上悬吊,牵引重量以臀部稍稍离开床面为宜。此牵引便于护理。3～4 周后经 X 线证实有骨痂形成即可拆除牵引。由于儿童愈合能力较强,并有过度生长的倾向,因此骨断端重叠 1～2cm,轻度向前外成角可接受,维持对线即可。但旋转畸形需严格控制,因为旋转畸形是不能矫正的。

(2)Russell 牵引:同样可用于儿童股骨干骨折,适用于 3～12 岁儿童,此牵引较为舒适,护理方便。同样强调维持对线,短缩 1～2cm 影响不大,严格控制旋转。一般儿童需牵引 6～8 周。Russell 牵引同样适用于成人,对长斜形或螺旋形骨折容易得到良好对线及复位。但对横断骨折,对位较为困难,可以通过调整髋膝角度以及垫垫子等方法稍加纠正。

(3)骨牵引:可用 Thomas 架或 Braun 架,患肢放于架上,床尾垫高,以使身体重量作为反牵引力。对患肢行胫骨结节或股骨髁上滑动骨牵引,牵引重量为身体重量的 1/7～1/6。优缺点同上,对长斜形和螺旋形骨折效果较好,对横断骨折对位较困难。

Bryant 牵引和 Russell 牵引属皮牵引,使用的材料已从过去的布胶布发展为现在的皮牵引支具,使得张力性水疱、瘙痒等并发症大大减少。牵引在 1970 年以前是治疗股骨干骨折最常用的方法,通常至少需住院 6 周,然后给予髋入字石膏外固定,在伤后 3～6 月去除石膏,并开始髋膝功能锻炼。常见并发症是膝关节僵硬、延迟愈合、短缩畸形,同时存在住院时间长、卧床时间长、治疗费用高等弊端,所以,热衷于牵引治疗的医生已逐渐减少,转为手术治疗。目前,牵引只作为骨折早期固定的临时方法。

3.支架外固定手术

用外固定支架进行手术治疗股骨干骨折并不是良好的适应证。因为外固定架的固定针经常把股四头肌与股骨干固定在一起,影响膝关节功能。并且针道的感染率高,达 50%。一般来说,外固定架仅作为暂时短期固定装置。用外固定治疗股骨干骨折的最好适应证是:感染性股骨干骨折;挤压伤所致的广泛软组织损伤和骨缺损;Ⅲ度开放骨折;同侧肢体部位多发骨折,如骨盆骨折合并股骨干骨折,应用于有生命危险的多发创伤患者。由于大腿部肌肉力量强大,宜选用环型或半环型的支架,单侧支架很难维持对位对线。针必须从前外穿至后内方向,针需通过内侧皮质,通过股外侧肌的影响比经股直肌小。

4.内固定手术

是治疗股骨干骨折常用、疗效确切的方法。主要包括髓内钉固定和钢板固定两种。

(1)髓内钉固定:1916年HeyGroves首先采用金属棍行髓内固定,但由于金属反应、感染和棍的折断等并发症放弃使用。1940年Kuntscher报告髓内钉治疗的经验,这标志着现代髓内钉固定的开始。临床疗效的良好促使这项技术在二战中的欧洲和北美广泛传播。髓内钉是一个负荷分担装置,能将应力传递到骨上,减少钢板固定的应力遮挡作用,所以是相对较好的固定方式。

髓内钉固定适用于股骨干部小粗隆以下距离膝关节间隙9cm以上之间的各种类型的骨折,包括单纯骨折、粉碎性骨折、多段骨折及含有骨缺损的骨折。但16岁以下儿童的股骨干骨折原则上不宜使用,因为可能损伤骨骺影响骨干生长。

术前准备应包括:拍摄股骨全长正、侧位X线(各含一侧关节)。研究X线,分析骨折类型,估计髓内钉固定后的稳定程度,若稳定性差则采用静力型固定,否则可采用动力型固定。动力型固定因为具有动力压缩增加应力刺激的作用,利于骨折早日愈合。同时,应了解患者患侧髋关节及膝关节的活动度,有无影响手术操作的骨性关节病变,比如髋关节的僵硬会影响手术的进行。术前一天开始应用预防性抗生素。常用连续硬膜外麻醉,亦可采用气管插管全身麻醉。手术体位一般采取患侧垫高的仰卧位,或使用骨科手术牵引床。仰卧位时插钉较困难,需将患肢尽量内收,以充分暴露梨状窝。侧卧位使得插钉相对容易,适用于肥胖病人及股骨近端骨折;但对术中复位、拍X线有影响,远端锁钉的置入也比较困难。摆体位时需注意防止会阴部压伤及坐骨神经牵拉伤等。

闭合复位交锁髓内钉内固定技术:闭合复位髓内钉固定具有损伤小、失血少、血供破坏小、愈合快等优点,并且皮肤表面无瘢痕,感染率低,仅约0.8%。但需要骨科专用手术床及影像增强透视机等特殊设备。

操作时先在大粗隆顶端沿着股骨轴线作一5cm的切口,然后在大粗隆内后的梨状窝处,用开路器锥子开路,插入导针,透视下闭合复位骨折使导针顺利通过骨折端,然后通过导针用可弯曲的髓腔锉扩大髓腔至所需要大小,选择相应长度和直径大小的髓内钉顺导针顺行插入。先置入远端锁钉,再置入近端锁钉。髓内钉近端应与大粗隆顶点平齐,远端应距离股骨髁2~4cm。直径应比使用的最大号扩髓器小一号或1mm,以避免髓内钉嵌顿于髓腔内。术中可能会因为偏心扩髓而加重骨折,钉穿过骨折端时可由于复位欠佳而穿入软组织或嵌入内外侧骨皮质,均应注意。

术后常规使用抗生素。动力型固定者可用石膏托保护2~3周,防止旋转畸形。能配合的患者可早期下地活动,扶拐,逐渐负重直至临床愈合。积极功能锻炼,早期注重髋膝关节活动范围的恢复,一般预计4~6周恢复正常,后期恢复肌力。

开放复位交锁髓内钉内固定术:与闭合复位插钉比较,可以直视下复位,更易于达到解剖复位及改善旋转移位的稳定性;容易发现影像上所不能显示的骨折块及无移位的粉碎性骨折;易于处理陈旧性骨折;可以不需要骨科专用手术床及影像增强透视机等特殊设备;对粉碎骨折和斜形、螺旋形骨折可以加用环行钢丝固定以增加固定的牢固性。但切口大、失血多、瘢痕大、愈合时间较长。通常在闭合复位失败时使用,或没有影像增强透视机等特殊设备条件下使用。

手术操作和术后处理与闭合复位内固定没有明显差别。

(2)开放复位钢板螺钉内固定:钢板固定是偏心固定,是一个负荷装置,与髓内钉相比,其力臂长 1～2cm,内植物吸收更多的应力(多于 70%),所以增加了内固定失效的风险,以及取出钢板后再骨折的可能。20 世纪 80 年代始,随着髓内钉技术的改进,髓内钉已逐渐将其取代成为首选方法。

钢板固定的作用有时有其特殊性,比如多发创伤的患者,患者在手术台上的体位使其难以使用髓内钉固定。另外钢板固定适用于儿童股骨干骨折,因钢板固定无须通过骨骺线,不影响生长发育。此外,钢板内固定往往不需要特殊的设备和术中拍片,这也是其优点。

多选择直外侧切口,把骨外侧肌向前牵开,自外侧肌间隔前显露股骨干。钢板固定一般选择动力加压钢板,放置在股骨的后外侧,也即其张力侧,从不同角度拧入螺钉。钢板对侧有骨缺损时必须植骨。骨折两端需各有 4～5 枚螺钉。术后处理与髓内钉相似,只是负重时间适当延迟。一般来说,钢板应在一年后取出,取出后 3～6 月避免重体力劳动或体育活动。

5.并发症

(1)血管与神经损伤:股骨干骨折引起股动脉损伤的概率小于 2%,穿动脉破裂的机会更高,但发生率均不高。如果出现血压不稳,局部肿胀可触及波动,则需手术探查,结扎动脉。股骨干骨折可损伤股神经和坐骨神经,发生率亦不高,主要发生在穿通伤,比如枪击伤。手术中过度牵引、体位不当引起肢体受压等也可引起神经损伤,此种损伤往往是一过性的。

(2)畸形愈合:畸形愈合通常是股骨干骨折牵引和石膏治疗的并发症,或与内固定不当、活动过早有关。一般认为股骨干短缩大于 1cm,旋转畸形超过 10°,成角畸形大于 15°,就可能产生症状,需设法纠正。

(3)延迟愈合与不愈合:骨折不愈合和延迟愈合的定义尚有分歧。一般来说,股骨干骨折 6 个月仍未愈合即可诊断为延迟愈合。超过一年仍未愈合可认为骨折不愈合,或者说不进行再治疗就不能愈合的骨折。导致延迟愈合的主要因素有开放性骨折、手术时过多剥离骨折端软组织、骨折端稳定性不够、骨折端分离、感染和大量吸烟史。骨折不愈合的原因主要是骨折端血运不良、骨折端不稳定、感染和严重的骨缺损。

治疗上,根据不同的病理特点采用不同的方法。肥大型的骨折不愈合,表明骨折区的血运良好和成骨能力强,不愈合是由固定不良造成的,所以要改善固定条件,常常采用加压内固定的方式使骨折端达到稳定的固定以促使骨折愈合。萎缩型骨折不愈合,常常由感染所致,局部的血运和成骨能力均差,除需牢固的固定外,植骨是必要的。对于具有窦道的感染性骨折不愈合,通常采用先闭合伤口的方法,待感染稳定半年后再重新内固定和植骨。

(4)感染:有报告股骨干骨折钢板内固定术后的感染率约为 5%,多发生于开放性骨折软组织损伤严重者。对于开放污染的伤口,可放置引流、局部灌洗以预防感染,甚至暂时不做内固定而用外固定。

(5)再骨折:再骨折通常发生在愈合过程中的两个时期:骨痂形成早期和内固定取出后。前者往往发生在保守治疗的病例,后者常出现于钢板取出后。用钢板固定的股骨干由于应力遮挡的作用,愈合后往往强度不够,取出钢板后易于再骨折。所以取出钢板后应有 2～3 个月的保护期,避免剧烈运动。治疗上可采用交锁髓内钉等较可靠的方法再固定。

(6)膝关节功能障碍:股骨干骨折后膝关节功能障碍是常见的并发症。大多与长期固定或未能早期进行功能锻炼有关,导致股四头肌的股中间肌粘连和瘢痕化。预防的关键是在坚强内固定的基础上早期功能锻炼。若已发生,严重者需行股四头肌成形术,松解膝关节和髌韧带下方的粘连,切除已瘢痕化的股四头肌。

(7)内植物弯曲和折断:并不少见,原因与固定不当、过早负重、材料质量等有关。若骨折类型是粉碎性或缺损的,则手术固定时需植骨以期骨性愈合而获得骨性支撑,减少此类并发症。发生折断后原则上应去除原内植物,使用更可靠的方式固定。

6.治疗方案

股骨干骨折究竟采用哪一种方法治疗,主要取决于患者的年龄、骨折的类型和设备条件。儿童股骨干骨折,一般采用保守治疗。如果是开放性损伤、骨折端间有软组织嵌入、多发伤等,可考虑采用内固定,但内植物不应选择髓内钉,以免损伤骨骺。

成人股骨干骨折,一般来说应首选交锁髓内钉内固定,易维持长度,控制旋转。并且最好采用闭合复位固定的方式,以减少骨折端血运的破坏。如设备技术条件有限,也可采用钢板内固定或保守治疗。外固定架并不是股骨干骨折良好的固定方式,因为股骨有丰厚的肌肉,针道易发生感染且影响膝关节功能锻炼,外固定架仅适用于Ⅲ度开放损伤、粉碎性骨折、骨感染等情况。

二、股骨髁上骨折

(一)发病机制

股骨髁上骨折是指发生在腓肠肌起点 2~4cm 范围内的骨折,在 75 岁以上的女性和 15~24 岁男性发生率最高。随着交通运输业及工农业的发展,由高能量损伤造成的此类损伤不断地增多,而且并发症多,伤残率高,是难治的骨折之一。

直接暴力或间接暴力均可造成股骨髁上骨折,膝关节僵直而骨质疏松者,由于膝部杠杆作用增加,也易发生此骨折。

(二)分类

股骨髁上骨折根据受伤时的暴力方向及膝关节所处的位置可分为屈曲型和伸直型,而屈曲型较多见。屈曲型骨折的骨折线呈横行或短斜面形,骨折线从前下斜向后上,其骨折远端因受腓肠肌牵拉及关节囊紧缩,向后移位。有刺伤腘动脉的可能。骨折近端向前上可刺伤髌上囊及前面的皮肤。伸直型骨折也分为横断及斜行 2 种,其斜面骨折线与屈曲型者相反,从后下至前上,骨折远端在前,骨折近端在后重叠移位。此种骨折患者,如腘窝有血肿和足背动脉搏动减弱或消失,应考虑有腘动脉损伤。

股骨髁上骨折在 AO 组织分型中属于股骨远端骨折的 A 型,可分为:A_1,单纯的股骨髁上骨折;A_2,单纯的股骨髁上骨折,仅伴有 1 个游离的骨折块;A_3,单纯的股骨髁上骨折,伴有 1 个以上的骨折块。

(三)临床表现及诊断

一般患者都有外伤史,伤后大腿下段剧烈疼痛,膝关节活动障碍,局部肿胀压痛明显,有反常活动,患肢短缩畸形。有时伴有患肢足背动脉减弱或消失,足趾活动感觉障碍,需排除腘动脉或坐骨神经损伤。X 线检查可明确诊断股骨髁上骨折,并可以根据骨折线分型。血管 B 超检查有助于判断有无腘动脉损伤,若怀疑有腘动脉损伤,应加强观察肢端血循,也可动态行小腿血管 B 超检查,必要时行 DSA(数字减影血管造影片)检查。

(四)治疗对策

髁上骨折治疗的难点在于复位及维持复位,这是由大腿强大的肌肉作用所致。

1.保守治疗

以闭合治疗为主,但需要长时间卧床,并常有骨质畸形愈合以及膝关节活动受限。近 10 年来随着骨科手术技术及材料工具的发展,采用手术治疗已越来越多。一般认为,股骨髁上骨折闭合治疗的适应证如下:无移位骨折;嵌插稳定型骨折;严重骨质疏松;不具备相应的医疗条件;全身条件欠佳,不能耐受手术;脊髓损伤、截瘫;局部感染、骨髓炎。

(1)骨牵引:适用于有移位的股骨髁上骨折,屈曲型骨折用股骨髁上牵引,伸直型骨折用胫骨结节牵引。持续 4～6 周。X 线显示有早期骨痂后改用石膏或支具外固定。

(2)石膏外固定:适用于儿童青枝骨折和无移位骨折。用长腿管型石膏屈膝 20°功能位外固定,6 周后去除并行功能锻炼。

闭合治疗的目的不是要解剖复位而是要恢复其长度和力线,因为骨折靠近关节,并非明显的移位畸形就可导致膝关节创伤性关节炎。一般认为,复位要达到如下要求:①在冠状位(内外侧)的畸形小于 7°;②矢状面(前后侧)的畸形小于 10°;③短缩畸形小于 1.5cm;④关节面移位小于 2mm。

2.手术治疗

由于手术技术和内固定材料的发展以及抗生素的应用,近 30 年来,凡是比较手术和非手术治疗结果的文献均提示,开放复位内固定手术的疗效要优于非手术治疗。手术适应证如下:复位未达到功能要求;骨折端有软组织嵌顿;有血管神经损伤。

(1)股骨逆行髓内钉(DFN):DFN 是近年来较为常用的一种治疗股骨远端骨折的方法。也可用于股骨远端合并股骨干骨折或胫骨平台骨折,以及膝关节置换后假体周围骨折。DFN 具有髓内钉共有的优点:良好的力学稳定性,应力遮挡作用小;闭合复位穿钉时,避免手术给骨折端带来的二次损伤,不破坏骨折端的血运,从而愈合率高、感染率低。

术前常规拍 X 线应包括正侧位,必要时加拍斜位以了解股骨髁间有否骨折。手术时取仰卧位,膝部髌骨内侧切口或髌韧带正中纵向切口,在股骨髁间窝后交叉韧带股骨附力点前方开孔,复位后插入股骨逆行髓内钉并锁好交锁钉。运用 DFN 可能会引起膝关节感染、膝关节僵直、髌股关节退变和滑膜金属反应等并发症。

(2)动力加压髁螺钉(DCS):DCS 也是近年来较常用的一种方法,其技术操作较以往常用的 95°角钢板更容易掌握,可以较容易地正确选择髁螺钉的入点,钢板易于与股骨干轴线一致,不用像打进髁钢板的髁叶时要考虑髁叶有否上下倾斜旋转以保持髁叶与膝关节平行,而打进髁螺钉时只需要考虑两个平面,相对简单。对于合并股骨髁间骨折的,DCS 更有优势,其髁螺钉可以起到拉力螺钉的作用,使骨折块间加压,增加稳定性。不过,在低位的髁上骨折时,应注意,除了髁螺钉外,还应有至少 1 枚以上螺钉经过钢板固定在骨折远段,以防止骨折远段旋转而引起前后成角畸形。

手术切口应选择后外侧或外侧,不应该用前外侧,因为后者容易损伤股四头肌与股骨间的滑动装置,导致股中间肌粘连,影响膝关节活动。

(3)股骨远端解剖形钢板解剖形钢板是根据骨骼特定部位的解剖形态设计的,适合于干骺端及其骨干移行处的骨折内固定。有左右侧(或内外侧)之分。在力学上,它没有 DFN、DCS 和角钢板坚强。因为螺钉和钢板之间没有固定关系,螺钉可在钢板孔内移动,所以如果经过钢板拧进远断端的螺钉较少,而且骨折端不稳定、复位张力大时,在移走临时复位装置后,远断端可能还会移位从而产生内外翻畸形。

(4)95°角钢板:对于股骨髁上骨折来说,角钢板是一种有效的内固定物,它的侧叶和髁叶连成一体,稳定性好,经过多年的临床使用显示效果良好。但在手术操作时,要求技术娴熟,因为要考虑角钢板在三维平面的理想位置。正常的股骨干轴线与膝关节水平面形成 99°的生理角度,因为股骨远端成倒梯形,近窄远宽,约 4°,减去后就是角钢板的 95°。角钢板髁叶的入口应位于关节间隙上方 1.5cm。打进角钢板时应确定远侧骨折块没有内移,需要助手在内髁用力反方向作用。在选择角钢板时,角钢板髁叶的实际长度应比 X 线上的要短,因为 X 线往往会放大 15%,若是过长而穿出内侧骨皮质,则会引起活动时局部软组织的疼痛。

(5)Rush 钉、Ender 钉与外固定架:这两种方法都不常规使用。Rush 钉、Ender 钉属于髓内钉固定,容易引起钉移位、骨折移位畸形愈合。外固定架主要用于严重开放性骨折,容易引起股四头肌粘连。所有的手术,术前后均应给予抗生素。如果骨折内固定牢靠,术后 2~3 天可开始使用持续被动活动器锻炼,以期减少肢体肿胀、股四头肌粘连和增加膝关节的活动范围,并鼓励患者进行肌肉等长收缩锻炼和适当的主动运动。内固定物的取出应在一年后。

(三)并发症

包括感染、复位不良、内固定不稳、内固定物大小不当、骨折不愈合、内固定物折断、深静脉血栓形成、脂肪栓塞等。此外,股骨髁上骨折最常见的并发症是膝关节活动障碍和僵直。术后早期恢复的重点在于增加膝关节的活动度,1 个月时应达到屈曲 90°。晚期可通过进行膝关节松解术纠正。

三、股骨髁间骨折

(一)发病机制

股骨髁间骨折是关节内骨折,其骨折机制多系沿股骨纵轴的垂直暴力,向下压股骨髁部,遭受胫骨髁间脊的向上反力,如一楔子致股骨内外块骨折并向两侧分离。股骨髁间骨折多由高能损伤所致,骨折块多粉碎。有时骨折块向后移位损及腘动脉、腓总神经、胫神经,伤后应注意观察肢端感觉血循,以便及时发现血管神经损伤。

(二)分类

股骨髁间按骨折线的形状可以分为"Y"形和"T"形,亦可为粉碎性。AO 分类中属于股骨下段骨折中的 C 型:C_1,完全关节内骨折,关节及干骺端简单骨折;C_2,完全关节内骨折,关节内简单骨折,干骺端粉碎骨折;C_3,关节内粉碎骨折。

(三)临床表现及诊断

伤后膝部肿胀疼痛,不能活动,关节内积血。X 线检查可显示髁部骨折移位情况,如单髁骨折多向后移位,双髁"Y"形骨折,髁向两侧分离,股骨干如一楔子,插入两髁之间。CT 平扫及三维重建可明确骨折块形态及移位情况。如伴有腘动脉损伤,膝关节肿胀严重,并伴有剧烈疼痛,足背动脉搏动减弱或消失,行血管 B 超检查可以明确动脉血循。仔细检查肢端感觉可以早期发现有无神经损伤。

(四)治疗

髁间骨折属于关节内骨折,若治疗效果不佳,会导致膝关节功能障碍。主要原因如下。

(1)行牵引治疗或闭合复位者,较难以达到解剖复位,从而遗留发生创伤性关节炎的解剖基础。

(2)骨折移位及出血,发生在膝关节髌上囊或股四头肌与股骨之间的滑动装置,经牵引或石膏固定治疗者,易发生关节内外的粘连,导致膝关节活动功能障碍。

(3)行切开复位者,如无坚强内固定,则仍需外固定,不能得到早期锻炼活动膝关节,而发生膝关节粘连。

(4)长期外固定后,会发生膝关节软骨退变,而发生膝关节疼痛、功能障碍。

由此可见,关节面的未解剖复位与关节内外粘连是股骨髁间骨折疗效不佳的主要原因。因此,股骨髁间骨折的治疗要求是,早期手术予以关节面的解剖复位,清除关节内积血及碎骨块,适当坚强内固定,恢复完整的关节面及正常的关节关系。术后负压引流,防止关节内积血。术后镇痛,以利早期膝关节屈伸活动功能锻炼,防止关节粘连及僵直。

1.非手术治疗

非手术治疗包括石膏托外固定、骨牵引等,仅适用于无明显移位(关节面移位小于 2mm)且稳定的股骨髁间骨折,或无法耐受手术的患者。但长期的牵引或外固定会导致膝关节粘连、膝关节活动功能障碍。没有解剖复位的关节面会导致创伤性关节炎的发生。

2.外固定支架治疗

外固定支架是一种介于手术与非手术治疗之间的半侵入固定方法,由于它具有操作简便、创伤小,并且可牵引、复位、固定、调整骨折端紧密度,便于早期功能活动等优点而受到青睐。特别是近年来,众多学者在增加灵活性和稳定性方面对外固定进行了改进后,应用于高能损伤或火器损伤所致的股骨髁间开放粉碎骨折,加上抗生素的使用,感染率有了明显的下降。然而,股骨髁间粉碎骨折使用外固定支架,其膝关节内骨折难以解剖复位,往往需要固定膝关节,加上股骨髁间穿针不便且易松动、针道感染率较高等限制了外固定支架广泛的应用。因此,现代创伤学者更趋向于积极的手术内固定,除非合并其他部位或脏器的严重损伤需以抢救生命为首要目的或战伤骨折的早期救治时,方考虑采用外固定支架临时固定、暂时治疗或与有限的内固定结合使用。

3.手术治疗

股骨髁间骨折手术治疗的目的是关节面的解剖结构的重建、旋转和轴线的恢复、将髁部稳定的固定到股骨干上,以及术后的早期功能活动锻炼。现在的手术治疗技术已转变为微创接骨术(MIO),MIO 包括:治疗关节内骨折的经关节的关节重建和逆行钢板接骨术(TARPO),这项技术获得了更好的手术显露、关节内碎骨块的妥善处理骨折的加速愈合和更好的功能恢复结果;治疗关节外骨折的微创经皮钢板接骨术(LISS),骨折部位不予广泛暴露,只需皮肤的小切口。

随着内固定器材的发展和完善,AO 角钢板、动力髁螺钉(DCS)、锁定钢板、AO 股骨髁上髓内钉(DFN)的相继出现,并得到广泛的应用,股骨髁间骨折的疗效有了较大的提高。

(1)经关节的关节重建和逆行钢板接骨术:TARPO技术由Krettek等于1996年首先提出,在治疗股骨髁间骨折时,该技术着力解决了两个问题。

第一,完全的关节面显露(和复位、固定)的困难。

第二,因大手术切口所致的干骺端失活,以及感染、植骨需要和潜在的骨不连等问题。

TARPO技术采用髌旁侧方入路,将髌骨半脱位或外翻,便可完全显露整个股骨远端关节面,直视下对关节面的骨折进行解剖重建,常采用松质骨拉力螺钉固定,也可用小的皮质骨螺钉按"拉力"模式固定;对骨干或干骺端的骨折块进行闭合复位,通过改进的肌肉下钢板植入进行固定,保存骨折周围的软组织,无须骨折部位的广泛显露。

(2)双钢板固定:对股骨髁间严重粉碎骨折,为了获得旋转和轴线的恢复,一般不推荐DCS、角钢板固定(单一钢板固定易引起内翻塌陷),而采用双钢板固定。双钢板一般不推荐CP、DCP,可采用外侧解剖钢板加内侧的支撑钢板固定,若采用双侧锁定钢板固定效果更佳。Jazeawi等采用锁定双钢板(用多枚4.5mm皮质骨螺钉横行连接两钢板并用螺帽在钢板外侧套入螺钉以锁定)加植骨治疗C3型股骨髁间骨折,获得了满意疗效。并在股骨远端关节内骨折模型上进行了实验研究,在循环加载前、后生物力学测试中,锁定钢板结构比常规的双钢板结构能显著增加固定的稳定性。因此,这项技术特别适用于螺钉抓持力不足的股骨远端粉碎骨折和骨质疏松性骨折。它提供了增强固定稳定性的一个简单选择,避免了骨水泥的潜在应用。

此手术常采用内外侧入路,先采用TARPO技术,髌旁外侧切口显露完全显露整个股骨远端关节面,直视下对关节面的骨折进行解剖重建,常采用松质骨拉力螺钉固定,在外侧放置股骨外侧解剖钢板固定;再在膝内侧切一辅助切口,从肌肉下插入一支撑钢板固定。术中对骨折块可以采用间接复位技术,尽量保护骨折块的血循。术后关节内放置负压引流,术后应用镇痛泵,术后第一天就开始进行膝关节屈伸活动功能锻炼。

(3)AO角钢板、DCS:一些C_1、C_2型股骨髁间骨折可以采用AO角钢板、DCS固定,但AO角钢板、DCS固定需注意控制股骨髁间骨折的旋转和轴线。这两类钢板的手术方法在上文已有详细描述。此类内固定术后第一天即可进行膝关节的活动功能锻炼。

(4)股骨髁上髓内钉(DFN):近年,随着髓内钉的改进,特别是DFN应用于一些股骨髁间骨折C_1和C_2型骨折的治疗,取得了满意的结果。特别是关节镜技术的成熟,关节镜辅助下AO股骨远端髓内钉DFN治疗股骨下段骨折,具有膝关节创伤小、感染率低、内固定坚强可靠、骨折愈合率高、允许膝关节早期功能锻炼和负重的优点,并且符合21世纪外科治疗微创化的优点,是治疗股骨下段骨折的理想选择。

手术方法:术前患者应拍带标尺的股骨全长片,以便选择合适的DFN髓内钉;手术可采取连续硬膜外麻醉或全身麻醉,患侧大腿下方垫枕成屈膝45°位,大腿上段上气囊止血带;关节镜从标准的前内外侧入路进入,切口长约0.5cm,常规探查内外侧半月板、交叉韧带、髁间突有无骨折,清理关节内血肿,在克氏针辅助下采用间接复位技术,予以骨折复位,以克氏针临时固定(注意避开DFN钉道),并在膝关节外侧切一3cm切口,用1~2枚拉力松质骨螺钉固定(注意螺钉应适当偏后,以免影响髓内钉的进入),再从髌韧带正中切一约3cm创口,在关节镜引导下,在股骨髁间后交叉韧带止点前方 0.5～1cm 处,钻入导针 10～15cm,髌韧带套筒保护下,直径 13.0mm 钻头扩髓至 3～4cm,去除保护套、导针,不再使用导针,清除骨和软骨碎屑,彻底冲洗关节腔,插入髓内钉,再在髓内钉远近端装上锁钉,拔出克氏针。所有患者术后第一天开始进行膝关伸屈活动功能锻炼,术后 2 周内屈膝可达 90°以上。

注意问题:术前膝关节应该垫高 45°位,以利骨折复位及膝关节处进入髓内钉;术中股骨髁扩髓之前,应常规探查膝关节以了解有无股骨下段骨折合并交叉韧带、关节软骨、半月板损伤;交锁髓内钉进针点应在髁间窝后交叉韧带止点前方约 1cm 两髁中点,以防造成膝内外翻畸形,偏后则容易造成股骨髁间劈裂骨折;扩髓和进钉时应注意保护髌骨,膝关节清理时应注意保留一定的髌前脂肪垫,以减少术后膝前疼痛的发生率;术中应时刻记住微创的原则,尽量保留骨膜,不强求骨折端的完全解剖复位,以减少碎骨块对血液循环的破坏,促进骨折的愈合;术中钉尾需埋入软骨面下 1～3mm,过浅则易导致屈膝时与髌骨相撞击,导致膝关节疼痛,过深则不易拆除;DFN 安装完毕应常规再次清理关节腔,以免术后关节内异物形成;对一些年龄大的骨质疏松的患者,髓内钉远端应选用螺旋刀片锁定。

四、股骨髁骨折

(一)股骨单髁骨折

股骨单髁骨折属于完全关节内骨折,多由膝部砸伤,或屈膝位的纵向暴力所致。股骨单髁骨折后,移位的关节面不平整,可导致创伤性关节炎;内外髁的不平衡致膝内翻或膝外翻,使下肢失去正常的力线,会继发膝关节和髋关节的退变。另外,股骨单髁骨折常伴有膝关节内外韧带损伤及半月板损伤。

股骨单髁骨折分型在 AO 组织中属于股骨远端骨折中 B 型:B_1 外髁矢状面的部分关节内骨折;B_2 经内髁矢状面的部分关节内骨折;B_3 经股骨髁额状面的部分关节内骨折。

股骨单髁骨折常伴有外伤史,膝关节肿胀疼痛明显,拍 X 线可以发现骨折线,可以明确诊断,但有时仅拍常规的正侧位片很难发现后髁的骨折,就需要行 CT 检查。另外,行 MRI 检查可以发现韧带和半月板损伤及一些隐性骨折。

无移位的股骨单髁骨折可以行非手术治疗;移位的股骨单髁骨折需要手术治疗,以防出现轴线对线不佳、创伤性关节炎、膝关节僵直以及膝关节不稳等并发症。非手术治疗包括牵引治疗和石膏固定治疗,行牵引治疗者应该将患肢置于托马架上,在牵引中活动膝关节。行长腿石膏固定治疗,对于一些合并有侧副韧带损伤的患者不失是一种好方法,但固定时间不可长于 4 周。去石膏后练习活动膝关节。移位的股骨单髁骨折需要手术治疗,通常采用松质骨拉力螺钉固定即可提供足够的稳定,但骨质疏松者常需支撑钢板固定。术后应早期进行膝关节屈伸活动功能锻炼。

(二)内髁骨折

股骨内髁骨折无移位可以保守治疗,有移位则需行手术治疗。手术采用硬膜外麻醉,大腿上段上止血带,切开复位采用膝关节内侧切口,直视下予以骨折块解剖复位,保留骨折块残留的骨膜,克氏针临时固定,根据骨折块的大小,采用 1～3 枚松质骨拉力螺钉固定,也可采用可吸收螺钉固定,埋头处理,常规术中探查膝关节内半月板和前后交叉韧带组织,半月板损伤需一期处理,交叉韧带损伤可一期或二期重建。若条件允许可采用膝关节镜辅助下经皮螺钉固定术。骨质疏松严重者需切开复位内侧支撑钢板固定。术中常规放置引流管,术后第一天即可进行膝关节的屈伸活动功能锻炼。

(三)内髁后部骨折

内髁后部骨折手术时若采用内侧切口,则无法予以正确的拉力螺钉技术固定,常需采用膝关节后侧切一辅助切口予以从后向前攻入拉力螺钉,为避免下一次的手术创伤,常可采用可吸收螺钉固定。

(四)外髁骨折

外髁骨折手术时,若采用切开复位,采用膝关节外侧入路,采用克氏针辅助下复位,尽量保护骨折块的血供,用松质骨拉力螺钉固定时埋头处理。股骨外髁表面软组织较少,尽量采用经皮螺钉固定技术。若能配合膝关节镜一起使用可以监视关节面复位情况及膝关节内损伤情况,疗效更佳。

参考文献

[1]王凯峰.普外科常见病及周围血管疾病诊疗学[M].北京:中国纺织出版社,2020.

[2]杨军.神经外科诊疗基础与手术实践[M].北京:中国纺织出版社,2021.

[3]徐冬,肖建伟,李坤,等.实用临床外科疾病综合诊疗学[M].青岛:中国海洋大学出版社,2021.

[4]高一鹭.神经外科诊疗常规[M].北京:中国医药科学技术出版社,2020.

[5]任建军.胆胰外科常见术式优化操作经验与技巧[M].北京:人民卫生出版社,2020.

[6]李志鸿.外科疾病综合诊疗学[M].昆明:云南科技出版社,2020.

[7]赵海旺.现代肝胆外科手术与微创应用[M].天津:天津科学技术出版社,2020.

[8]程伟才.现代外科手术新进展[M].哈尔滨:黑龙江科学技术出版社,2020.

[9]李辉.新编外科常见病的诊断与治疗[M].沈阳:沈阳出版社,2020.

[10]徐文忠.临床心胸外科疾病诊疗[M].沈阳:沈阳出版社,2020.

[11]简学仲.临床肝胆外科疾病诊治[M].沈阳:沈阳出版社,2020.

[12]袁磊.普通外科基础与临床[M].天津:天津科学技术出版社,2020.

[13]王萍.普通外科疾病诊治策略[M].长春:吉林科学技术出版社,2020.

[14]门秀东.普通外科诊疗思维[M].天津:天津科学技术出版社,2020.

[15]韩飞.普外科常见病的诊疗[M].南昌:江西科学技术出版社,2019.

[16]吕民,刘乃杰,陈琪.现代外科疾病手术学[M].南昌:江西科学技术出版社,2018.

[17]张玉国.临床常见普外科疾病学[M].西安:西安交通大学出版社,2017.